디지털 헬스케어를 위한

의료 IT 융합기술

분석 및 응용

남상엽 · 최선정 · 홍재혁 · 임용순 공저

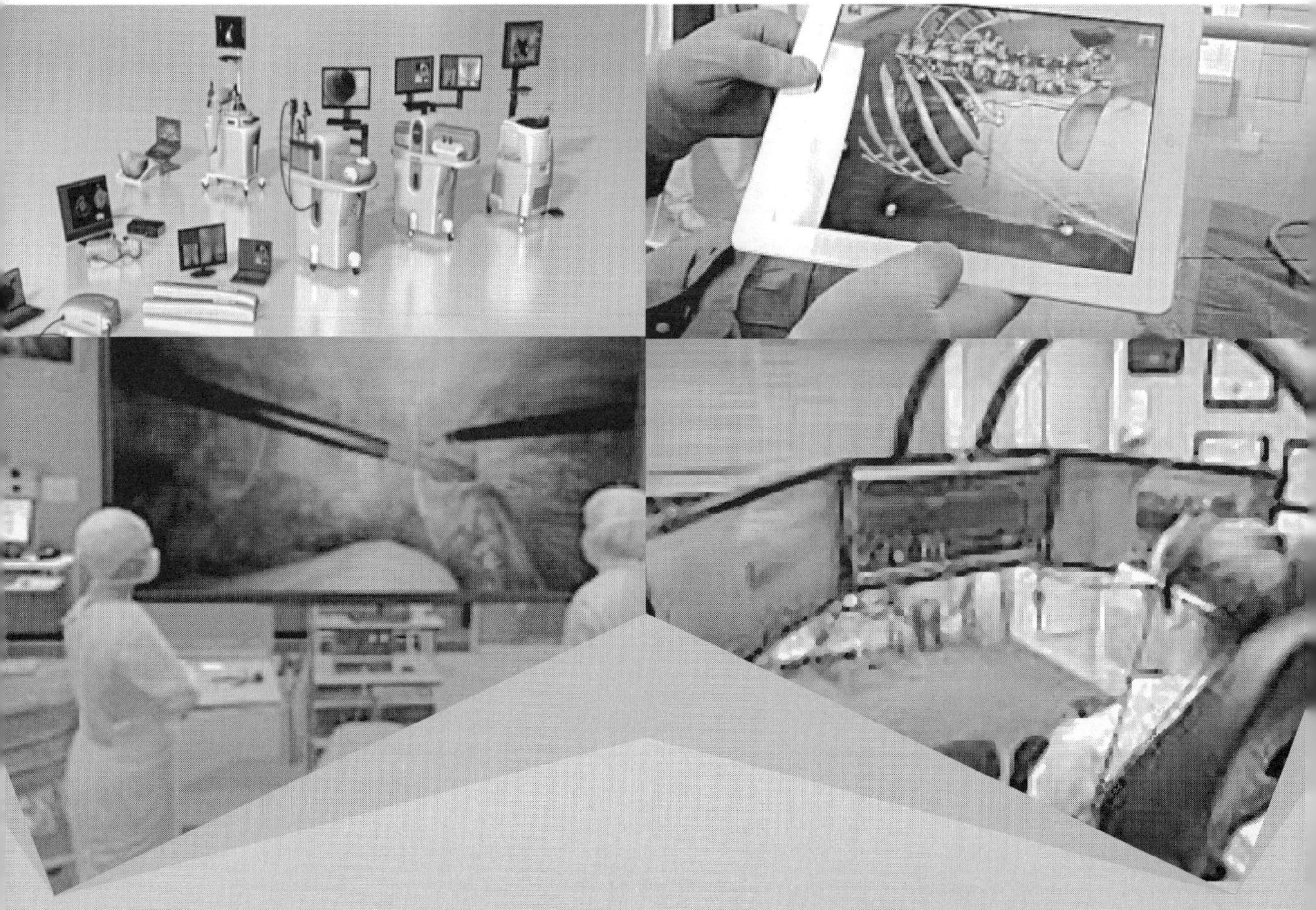

도서출판 상 학 당

欲爲大者 當爲人役

크고자 하거든 남을 섬기라

학습 모듈코드	1903000401_15v1

대분류	중분류	소분류	세분류	능력단위
전기전자/19	전자기기개발/03	의료장비제조/00	의료기기연구개발/04	의료기기연구개발기획/01

의료 IT 융합기술 분석 및 응용

머리말

의료와 기술이 융합된 기술을 통하여 스마트 헬스케어는 의료 데이터를 기반으로 지능화된 서비스를 사용자의 개인별 건강상태와 시간, 장소의 제약없이 실시간으로 모니터링 및 관리하고 건강정보 및 질병 상태 등을 분석하여 최적화된 맞춤형 진료를 제공하는 서비스 또는 시스템으로 탄생하게 되었다.

스마트 헬스케어 산업은 고령화, 의료비 지출 증가와 같은 사회적 요인과 인공지능, 빅데이터, 사물인터넷, 블록체인, 디지털트윈, AR/VR, 5G 등 4차 산업혁명 연관기술의 발전에 힘입어 급성장하고 있다.

스마트 헬스케어 관련 제품과 서비스의 확대로 기존의 의료는 환자에 대한 치료 중심에서 일반인의 예방진단 분야로 확대되고 있고, 우리 주변에서도 스마트 워치, 인공지능을 활용한 진단 서비스 등 이와 관련한 사례를 쉽게 찾아볼 수 있게 되었다.

즉 스마트 헬스케어는 전통적인 병원중심의 의료산업 영역에서 정보통신기술(ICT)을 의료분야에 결합하여 개인의 건강을 위하여 보다 편리하고 다양한 형태의 건강 서비스 및 치료를 제공하는 의료시스템 플랫폼이다. 이는 유·무선 통신망(5G)의 정보기기를 이용하여 언제, 어디서나 환자(개인)의 상태를 지능적으로 모니터링하면서 환자(개인)정보와 질병정보 등을 분석하여 질병의 예방, 상태파악, 진단, 치료. 예후 등 관리하여 실시간으로 최적화된 맞춤형 보건의료서비스 제공하는 것을 의미한다.

헬스 3.0시대에서 의료분야는 과거의 치료중심에서 예방중심의 확장하고 있다. 예방을 위해 정밀한 검진 개인 데이터가 필요하고, 이러한 데이터의 리소스의 축적으로 맞춤형 진료를 수행한다. 의료와 IT 융합기술은 일반적으로 하드웨어, 소프트웨어, 서비스 분야로 분류된다. 하드웨어 기술분야는 제품 서비스 일체형 단품 형태 제품 부품 등이고, 소프트웨어 기술분야는 의료 건강관리 콘텐츠, 미들웨어, 플랫폼 통신 네트워크 등이 있다. 서비스 기술분야는 진단 서비스, 건강관리 서비스 등으로 구분한다.

의료 IT융합은 의료분야에 IT를 융합하여 새로운 가치를 만들어내는 것으로, 시간과 공간에 구애받지 않고 언제 어디서나 건강을 관리하고 증진시키며 질병을 예방하고 관리하는 ICT 건강관리 서비스, 병원 내 장비를 디지털화하고 이를 하나의 통합된 프로그램으로 제어, 네트워크화하여 진료 효율을 높이고 최상의 의료서비스를 제공하는 디지털병원, IT기술을 의료기기에 접목하여 효율을 높이고 새로운 형태의 진단 및 치료를 가능하게 하는 IT의료기기, 대규모로 축적되는 의료정보의 효율적 활용을 추구하는 의료정보의 활용 등 혁신적인 기술들이 나타나고 있다.

디지털 스마트 의료 인프라 기술은 m-Health를 포함하는 e-Health와 빅데이터, 유전체학 및 인공지능 등과 같은 신흥분야를 포괄하는 포괄적인 용어로 정의한다. 디지털 스마트 의료 인프라 관련 기술로는 원거리 5G통신, 빅데이터, 클라우드 등과 같은 컴퓨팅 구조, 사이버 보안, IoT(Internet of Things)/IoMT(Internet of Medical Things) 등이 있으며, 응용기술 분야로는 전자건강기록(EHR : Electric Health Record), 전자의료기록(EMR : Electric Medical Record), 임상연구 워크플로우(Clinical workflow), 인공지능(AI), 가상/증강현실기술(Virtual/Augmented Reality), 고급분석(Advanced analytics), 임상 의사결정 지원시스템(CDSS, Clinical Decision Support System), 펨테크(Femtech, 여성의 건강관리 수요에 기여하는 테크놀러지 솔루션), 업무관리 소프트웨어(Practice Management Software), 디지털 치료제(Digital Therapeutics) 등이 해당된다.

디지털 스마트 의료 인프라 기술은 새로운 의료 모델과 확장된 접근성, 개선된 결과 및 효율성에 대한 큰 가능성을 제공한다. 전 세계적으로 고령화, 만성질환의 증가, 의료진 부족, 긴 대기시간, 품질관리 문제, 공통기술 플랫폼의 필요성 등에 따라 디지털 헬스 인프라 기술의 수요증가가 예상되고 있다.

의료와 빅데이터 융합분야는 생활습관 데이터, 임상정보, 건강보험정보, 약물반응성 데이터, 유전체 정보뿐만 아니라 데이터 마이닝 등 새로운 비즈니스 기회를 창출하고 있다. 인간 게놈은 30억 개의 염기쌍으로 구성된 약 2만 개의 유전자로 구성된 3기가 바이트(3G Byte)의 데이터이다. 서열 이외에도 구조/기능해석, 질병 상관관계, 인구 집단 내 차이 등의 가치있는 데이터들을 어떻게 마이닝을 하느냐에 따라서 엄청난 보석을 얻을 수가 있는 무궁무진한 데이터이다. 이 데이터를 기반으로 다양한 기업 및 연구소들은 암, 유전질환 및 만성질환 환자들을 진단하고 치료하기 위해 다양한 오믹스 빅데이터 및 인공지능기술을 적용하고 있다. 이러한 가치 있는 바이오 빅데이터들을 활용하고 공유하기 위한 많은 시도도 함께 이뤄지고 있다.

의료인공지능 융합기술은 매우 오래된 역사와 다양한 기술방법론에 기반하고 있다. 추론(Inferencing)에 바탕을 둔 심볼릭 러닝(Symbolic Learning), 다양한 기계학습 중에 생물학적 신경망을 모델링 한 인공신경망(Artificial Neural Net)과 딥러닝, 통계학적 원리에 기반한 베이시안 모델(Bayesian Model) 등으로 구분된다.

인공지능 기반 의료기기(소프트웨어)는 인공지능으로 의료 데이터를 분석하여 질병의 진단 또는 예측 등을 목적으로 하는 의료기기(소프트웨어)를 말한다. 즉 인공지능(AI) 의료기기는 컴퓨터를 이용해 기계학습 등으로 인간의 지적능력 일부 또는 전체를 구현하는 기술이 적용된 의료기기이다. 제품의 예를 들면 유방촬영 영상에서 인공지능을 이용하여 유방암 의심 부위 및 악성 존재 가능성을 제시하는 소프트웨어 등이다.

블록체인은 모든 의료나 건강 관련 정보를 저장하고 유통하기에는 부적절하기 때문인데, 예컨대 X레이나 MRI 등 대용량 이미지 정보는 직접 저장하기 어렵고 개인식별정보(PII : Personally Identifiable Information)도 공개적으로 노출되면 위험하다. 이러한 문제점을 해결하기 위해 블록체인에 직접 정보를 저장하는 'On-Chain' 데이터와 별도의 전통적인 데이터베이스에 저장된 정보를 위해 블록체인에 저장된 링크를 포인터로 사용하는 'Off-Chain' 데이터 등 두 가지 유형의 정보저장방식을 사용 가능하다.

의료기기는 환자나 의료인 등이 사용하기 전에 안전성과 유효성이 확보되어야 하며, 이러한 안전성과 유효성을 입증하기 위한 방법으로 임상시험을 실시하는 경우가 있다. 의료기기 허가를 위한 임상시험은 대상 적응증 환자를 새롭게 모집하여 실시하는 전향적 임상시험을 주로 하였으나, 인공지능 기반 의료기기(소프트웨어)는 미리 확보된 신뢰성 있는 의료 데이터를 이용하여 평가하는 후향적 임상시험을 적용하는 것도 고려할 수 있다. 후향적 임상시험은 임상시험에 대한 결과를 신속하고 효율적으로 도출할 수 있어 임상시험 기간 단축 및 비용이 절감되는 큰 장점이 있다. 하지만, 후향적 임상시험은 기존의 의료 데이터를 이용하기 때문에 데이터 수집방법, 유효성 평가변수 등 다양한 사항들을 고려하여 임상시험을 설계하여야 한다.

이 교재는 의료기기, 의료 IT융합, 컴퓨터, 정보통신, 인공지능, 콘텐츠, 핀테크 엔지니어링, 보안 등 4차산업 관련 의료, 보건, 공학, 금융 및 경영 분야의 입문자를 대상으로 의료 IT기술에 대한 기본적인 지식이 없어도 단계별 필요지식 및 수행과정을 꾸준히 따라오면 의료 IT 융합기술에 관련 지식을 얻어 이해하는 단계로 발전하여 능력향상이라는 숲을 볼 수 있도록 눈높이를 맞추는 데 1차적인 목표를 두었다.

이 교재의 주요구성은 다음과 같다.

학습 1. 의료와 IT 융합기술의 개요, 학습 2. 의료와 IT 융합기반의 인프라 기술, 학습 3. 의료와 빅데이터 기술융합, 학습 4. 의료와 인공지능 기술융합, 학습 5. 의료와 블록체인 기술융합, 학습 6. 의료와 사물인터넷 기술융합, 학습 7. 의료와 XR 기술융합, 학습 8. 의료와 디지털콘텐츠 기술융합, 학습 9. 의료와 디지털트윈 기술융합, 학습 10. 의료와 3D

프린팅 기술융합, 학습 11. 의료와 디지털마커 기술융합, 학습 12. 의료와 5G/원격 기술융합, 학습 13. 의료와 IT 기술융합의 미래

특히 각 장에서는 수행순서에 따른 수행질문에 따라 임의적으로 해법을 제시하여 창의적인 사고를 학생들이 추가로 작성하고 제시된 수행과제를 보다 많은 지식을 상호간 문제점에 대하여 토론하고 확인할 수 있다.

이 교재가 출간되기까지 가장 많은 지원과 아낌없는 격려를 보내주신 도서출판의 상학당 남승우 사장님 및 의료 IT 융합기술 및 분석 활용 관련 자문 및 논문, 보고서 사이트 등 자료 제공을 해주신 관련 교수님, 병원, 의료기기 생산업체 등 기업 및 의료 관련 단체에 대하여 지면을 빌려 깊은 감사의 말씀을 드리고, 특히 스마트 헬스기술 관련 자료를 제공해 주신 Bioin(생명공학정책연구센터), 인터넷 블로그 및 관련 연구소 자료집에 올려주신 저자들 등 관련 관계자 여러분에게 감사의 마음을 전합니다. 이 책에서 부족했던 점이나 기타 문의사항과 관련한 자료 제공 및 지원은 도서출판 상학당을 통해 지속적으로 지원할 계획이며, 수행에 필요한 자료 등, 기타 보충자료 또한 지속적으로 업데이트할 예정이므로 독자 여러분의 따뜻한 질책과 조언을 부탁드립니다.

저자 씀

차 례

의료 IT 융합기술 분석 및 응용 학습모듈 위치

대분류	19. 전기전자
중분류	03. 전자기기개발
소분류	09. 의료장비제조

세분류	능력단위
01. 의료기기 품질관리 02. 의료기기 인, 허가 03. 의료기기 생산	
04. 의료기기 연구개발	08. 의료기기 전, 임상 시험 지원
	09. 의료기기 개발문서 작성관리
	10. 의료기기 생산 기술지원
	01. 의료기기 연구개발기획
	02. 의료기기 개발 계획 수립
	03. 의료기기 개발 위험관리
	04. 의료기기 하드웨어 설계제작
	05. 의료기기 소프트웨어 설계제작
	06. 의료기기 기구 설계제작
	07. 의료기기 성능검사

의료 IT 융합기술 분석 및 응용 학습모듈 개요

1. 학습 모듈의 목표

의료 IT 융합기술 분석 및 응용의 학습 목표는 의료와 IT의 개념을 이해하고 이를 통한 융합, 활용하는 분야에 대한 분석 및 응용분야를 이해하는 데 기본목표를 두고 있다. 그리고 의료기기의 기본적인 개념인 의료기기 연구개발에 대하여 의료기기를 개발하기 위한 연구개발기획, 개발계획수립, 개발위험관리, 하드웨어 설계제작, 소프트웨어 설계제작, 기구 설계제작, 성능검사, 전·임상 시험지원, 개발문서 작성관리, 생산 기술지원을 포함하는 의료기기 연구개발의 전체 과정을 분석하고 활용함으로써 의료기기의 성능, 개발, 운영, 개념, 생산 등 능력 등을 기초학습하는 데 부가목표로 한다.

2. 선행 학습

의료기기 시험 및 검사에 대한 이해, 설계도서, 표준시방서 이해, 전자공학 지식, 의료공학 지식, 의료기기, 블록체인 기술, 빅데이터 기술, 5G 네트워크 기술, 인공지능, 클라우스 기술, 인터넷 기술, 가상현실, 증강현실, 공간정보, ICT, 플랫폼, 바이오헬스, 컴퓨터 활용 능력, 의료기기 시장동향 보고서, 국내외 의료기기 기술기준 규격(MFDS, FDA, CFDA, CE 등), 의료기기 기술동향(기술 보고서, 신기술 보고서, 논문 등), 국내외 통계 자료(식품의약품안전처, 보건복지부, 한국보건산업진흥원 등), 인허가 및 성능기준 자료, 프로그래밍 언어, 소프트웨어 공학 기초, 의료 기기학, 의료 기기 법규 등

3. 핵심 용어

빅데이터, IoT, 인공지능, 시뮬레이션, 클라우드, 5G. 분석기술, 가시화/시각화 운영기술 의료기기 시장동향, 국내외 의료기기 기술기준 규격(MFDS, FDA, CFDA, CE 등), 소프트웨어 밸리데이션, 라이브러리, 아키텍처 구현 도구, 소프트웨어 아키텍처 설계 생명 주기, 품질 속성 시나리오, 소프트웨어 위험 관리, 소프트웨어 개발 도구, 기증 검증과 오류, 소프트웨어 검증 보고서 의료 기기 시험법 등

4. 교육과정 학점 및 이수시간

학 습	교육과정 학점 및 이수시간	
	학점	이수시간
1. 의료와 IT 융합기술의 개요	3	3
2. 의료와 IT 융합기반의 인프라 기술	3	3
3. 의료와 빅데이터 기술융합	3	3
4. 의료와 인공지능 기술융합	3	3
5. 의료와 블록체인 기술융합	3	3
6. 의료와 사물인터넷 기술융합	3	3
7. 의료와 XR 기술융합	3	3
8. 의료와 디지털콘텐츠 기술융합	3	3
9. 의료와 디지털트윈 기술융합	3	3
10. 의료와 3D프린팅 기술융합	3	3
11. 의료와 디지털마커 기술융합	3	3
12. 의료와 5G/원격 기술융합	3	3
13. 의료와 IT 기술융합의 미래	3	3

의료 IT 융합기술 분석 및 응용 학습모듈 명세서

학습명	학습내용명
1. 의료와 IT 융합기술의 개요	1-1 스마트 헬스케어의 탄생 1-2 의료와 IT 융합기술의 분류 1-3 진화하는 의료와 IT 융합기술
2. 의료와 IT 융합기반의 인프라 기술	2-1 의료와 IT 융합기반의 인프라 기술의 개요 2-2 의료와 IT 융합의 주요 응용기술 현황
3. 의료와 빅데이터 기술융합	3-1 의료와 빅데이터 기술융합의 개요 3-2 의료와 빅데이터 융합의 응용
4. 의료와 인공지능 기술융합	4-1 인공지능 기술의 개요 4-2 의료와 인공지능의 융합기술 4-3 인공지능 기반 의료기기의 임상 유효성 평가
5. 의료와 블록체인 기술융합	5-1 블록체인 기술의 개요 5-2 의료분야에서 블록체인의 기술 5-3 의료분야에서 블록체인 기술 적용
6. 의료와 사물인터넷 기술융합	6-1 의료 사물인터넷(IoMT) 기술의 개요 6-2 의료분야에서 사물인터넷의 기술 6-3 의료분야에서 사물인터넷 기술 적용
7. 의료와 XR 기술융합	7-1 XR 기술의 정의 및 개요 7-2 의료분야의 VR/AR/MR 기술 적용 7-3 의료분야의 VR/AR 기술의 성능 유효성 검증
8. 의료와 디지털콘텐츠 기술융합	8-1 디지털콘텐츠의 개요 8-2 의료융합콘텐츠 융합기술
9. 의료와 디지털트윈 기술융합	9-1 디지털트윈 기술의 정의 및 개요 9-2 의료와 디지털트윈 융합기술 9-3 의료와 디지털트윈 융합기술 적용
10. 의료와 3D프린팅 기술융합	10-1 3D프린팅 기술의 정의 및 개요 10-2 의료와 3D프린팅 융합기술 적용

학습명	학습내용명
11. 의료와 디지털마커 기술융합	11-1 디지털 바이오마커 관련 기술 11-2 의료와 디지털 바이오마커 융합기술의 적용
12. 의료와 5G/원격 기술융합	12-1 5G 기술의 정의 및 개요 12-2 원격의료의 정의 및 개요 12-3 의료와 5G/원격 기술융합 적용
13. 의료와 IT 기술융합의 미래	13-1 의료와 IT 기술융합의 미래 개요 13-2 의료와 IT 기술융합의 미래 구현

학습 1	의료와 IT 융합기술의 개요
학습 2	의료와 IT 융합기반의 인프라 기술
학습 3	의료와 빅데이터 기술융합
학습 4	의료와 인공지능 기술융합
학습 5	의료와 블록체인 기술융합
학습 6	의료와 사물인터넷 기술융합
학습 7	의료와 XR 기술융합
학습 8	의료와 디지털콘텐츠 기술융합
학습 9	의료와 디지털트윈 기술융합
학습 10	의료와 3D프린팅 기술융합
학습 11	의료와 디지털마커 기술융합
학습 12	의료와 5G/원격 기술융합
학습 13	의료와 IT 기술융합의 미래

학습 목표

1. 의료와 IT 융합기술의 개요를 이해할 수 있다.

1-1 스마트 헬스케어의 탄생

1. 의료와 IT 융합을 통한 스마트 헬스케어의 탄생

의료와 기술이 융합된 기술을 통하여 스마트 헬스케어는 의료 데이터를 기반으로 지능화된 서비스를 제공한다. 이는 사용자의 개인별 건강상태를 시간과 장소의 제약없이 실시간으로 모니터링 및 관리하고 건강정보 및 질병상태 등을 분석하여 최적화된 맞춤형 진료를 제공하는 서비스 또는 시스템으로 탄생하게 되었다.

스마트 헬스케어 산업은 고령화, 의료비 지출 증가와 같은 사회적 요인과 인공지능, 빅데이터, 사물인터넷, 블록체인, 디지털트윈, AR/VR, 5G 등 4차 산업혁명 연관기술의 발전에 힘입어 급성장하고 있다.

스마트 헬스케어 관련 제품과 서비스의 확대로 기존의 의료는 환자에 대한 치료 중심에서 일반인의 예방진단 분야로 확대되고 있다. 우리 주변에서도 스마트 워치, 인공지능을 활용한 진단 서비스 등 이와 관련한 사례를 쉽게 찾아볼 수 있게 되었다.

즉 스마트 헬스케어는 전통적인 병원중심의 의료산업 영역에 정보통신 기술(ICT)을 의료분야에 결합하여 개인의 건강를 위하여 보다 편리하고 다양한 형태의 건강 서비스 및 치료를 제공하는 의료시스템 플랫폼이다. 이는 유·무선 통신망(5G)의 정보기기를 이용하여 언제, 어디서나 환자(개인)의 상태를 지능적으로 모니터링하면서 환자(개인)정보와 질병정보 등을 분석하여 질병의 예방, 상태파악, 진단, 치료, 예후 등을 관리하여 실시간으로 최적화된 맞춤형 보건의료서비스 제공하는 것을 의미한다.

[그림 1-1]처럼 의료방식의 변화 원인은 4차 산업혁명의 핵심기술인 ICT기술과 의료의 융합으로 의료산업 상태계를 변화시켜, 현시대의 삶의 정의와 접근 방식을 새롭게 제시함에 따라 건강에 대한 접근 방식이 변화되었다.

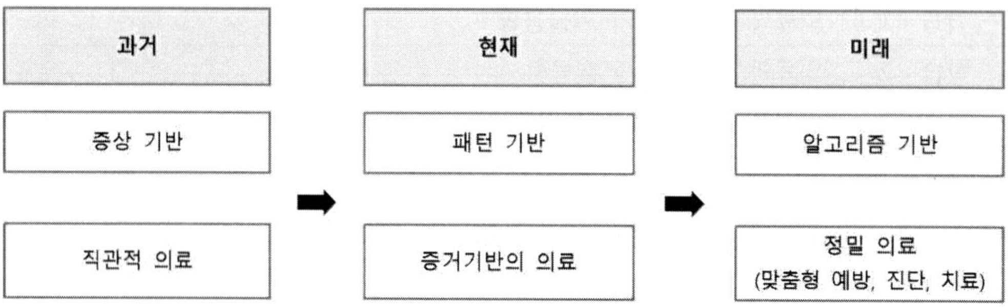

[그림 1-1] 의료방식의 변화

2. 스마트 헬스케어 서비스와 IT 융합의 발전과정

스마트 헬스케어 서비스의 발전 동향은 다음 3단계로 구분한다.

1) 헬스케어 1.0('18~21세기 초)

헬스케어 1.0은 18~21세기 초에 해당되는 서비스로써 공중보건 및 질병치료를 목적으로 Tele-헬스케어 및 e-헬스케어 기반으로 병원 내 치료 서비스를 목적으로 수행되었다.

2) 헬스케어 2.0(21세기 후반)

헬스케어 2.0은 21세기 후반 이후 인간의 기대수명 증가와 웰빙, 웰니스 등의 중요성이 부각되면서 치료 및 예방 서비스 등의 u-헬스케어 기반으로 새로운 생태계가 탄생하게 되었다.

〈표 1-1〉 헬스케어 서비스와 ICT 융합의 발전과정

구 분	Tele-헬스케어	e-헬스케어	u-헬스케어	스마트 헬스케어
시 기	'90년대 중반	'00년대 초반	'00년대 후반	'10년대 이후
서비스	병원 내 치료	치료, 정보제공	치료, 예방	치료, 예방, 복지, 안전
공급자	병원	병원	병원, ICT 기업	병원, ICT 기업, 보험사, 서비스기업 등
수요자	의료인	의료인, 환자	의료인, 환자, 일반인	의료인, 환자, 일반인

출처 : 스마트 헬스케어 유망시장 동향 및 진출전략, KOTRA

3) 헬스케어 3.0

헬스케어 3.0은 스마트 헬스케어를 기반으로 치료중심에서 사전진단 및 예방, 일상생활에서의 건강관리로 무게중심이 이동하고 건강관리 및 예방으로 패러다임이 변화되었다.

헬스케어 3.0 시대에는 의료와 ICT 융합으로 의료의 BIG 데이터 접근 및 확보 방식이 변화되고 있다. 스마트 헬스케어는 융합된 기술의 의료 IT기기 서비스 App을 사용하는 환자(일반인) 개개인의 질환관리, 건강관리, 식습관관리 등의 다양한 형태의 서비스로 발전 중이다. 이를 기반으로 정밀의료, 원격의료, 모니터링 서비스 등 개인별 맞춤형 치료 서비스와 스마트 헬스케어 서비스가 종합적으로 생애주기 전반을 관리해주는 범위로 확대될 것으로 예상된다.

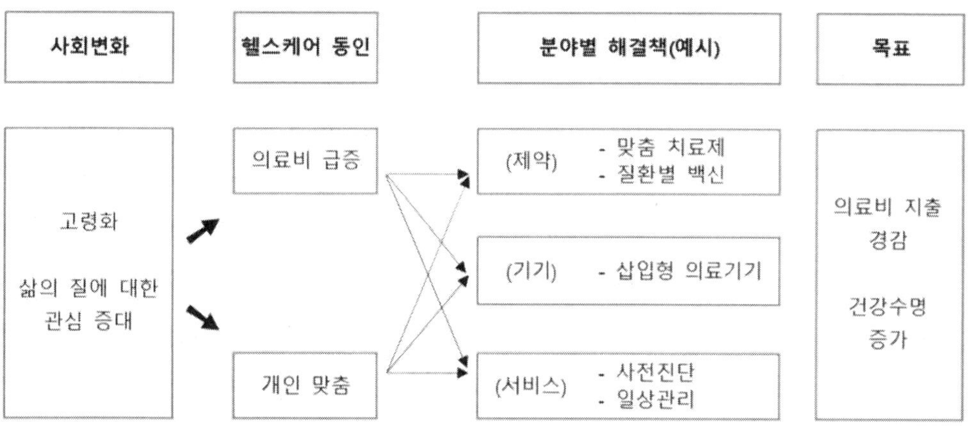

[그림 1-2] 헬스케어 3.0 시대

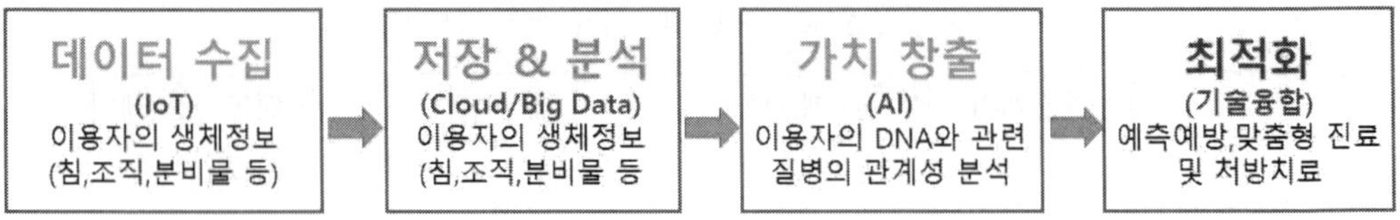

[그림 1-3] 지능형 스마트 의료체계

헬스 3.0시대에서 의료분야는 과거의 치료중심에서 예방중심으로 확장하고 있다. 예방을 위해 정밀하게 검진한 개인 데이터가 필요하고, 이러한 데이터 리소스의 축적으로 맞춤형 진료를 수행한다.

[그림 1-3]처럼 스마트 의료체계는 4P[Predictive(예방), Personalize(개인화), Precision(정밀화), Participation(참여화)]경향으로 발전 · 성장하고 있다.

최근 질병군은 암, 치매, 사회적 감염(㉥사스, 메르스, 신종 코로나 바이러스 등)으로 크게 구분된다. 이러한 질병들의 IoT센서 기술을 통하여 건강이나 상황의 인지 데이터를 모으고 마이닝하여 예방체계를 구축하고 클라우드에 저장 · 분석 · 연구하여 바이오메디컬 인포매틱스 플랫폼(Biomedical Informatics Platform)을 구축한다. 또한 빅데이터 관리, 인공지능을 통한 질병 관계성 분석 등을 통하여 더욱 정밀한 진단과 진료의 가치창출을 추진하는 임상지원시스템(CDSS : Critical Decision Support System)을 도구로 활용하고 최적화되고 있다.

1-2 의료와 IT 융합기술의 분류

의료기술과 IT 기술이 융합된 기술을 기반으로, 각종 센서나 의료상황의 데이터를 사물이터넷(IoT)기술로 독립된 클라우드 서버에 저장되어 5G 인터넷망을 이용하여 공유하거나 저장된다. 저장된 클라우드의 데이터는 인공지능(AI : Artificial Intelligence)을 이용하여 마이닝하고 분석한다. 이렇게 분석된 리소스를 바탕으로 다양한 의료, 제약, 건강, 보건 등의 스마트 헬스케어 산업이 탄생함으로써 활용시간과 장소가 갖는 한계를 극복하고 언제 어디서나 개개인 건강상태를 실시간 측정하여 환자(사용자)에게 예방, 개인맞춤 관리 중심의 최적화된 의료 서비스를 제공하는 계기를 마련하게 되었다.

1. 의료와 IT 융합기술의 분류

의료와 IT 융합기술은 일반적으로 하드웨어, 소프트웨어, 서비스 분야로 분류된다. 하드웨어 기술분야는 제품 서비스 일체형(단품 형태 제품) 부품 등이 있다.

소프트웨어 기술분야는 의료 건강관리 콘텐츠, 미들웨어, 플랫폼 통신 네트워크 등이 있다.

서비스 기술분야는 진단 서비스, 건강관리 서비스 등으로 구분한다.

1) 하드웨어 기술분야

하드웨어 기술분야는 건강관리 관련 데이터들을 수집하기 위해 하드웨어, 웨어러블, 스마트 기기 등의 데이터를 수집하는 기술로써 개인건강관리 기기, 웰니스 기기, 통신기기, 부품 센서 등으로 구분한다.

〈표 1-2〉 하드웨어 기술분야

상세분류	설 명	관련 제품 및 용도
제품 서비스 일체형 (단품 형태 제품)	(개인건강관리 기기) 건강관리를 위해 건강 생체신호를 측정하는 (의료)기기, 식약처 승인이 필요한 기기 (웨어러블 기기) 건강증진개선을 위해 신체에 착용되어 생체신호 측정과 모니터링을 하는 기기	게이트웨이
		혈당, 혈압, 심전도 활동량 측정
		요화학 소변 분석
		헤모글로빈 측정
		체성분, 체지방 측정
		의료용 센서 삽입 스마트기기
		현장검사 기기(POCT)
		밴드 목걸이형, 부착 패치형, 인체 삽입형
부 품	부품장치 시약	시약 바이오센서
		저장 및 디스플레이 장치
		통신장치

2) 소프트웨어 기술분야

소프트웨어 기술분야는 건강관리에 관련된 애플리케이션 플랫폼 시스템 등에서 수집된 데이터들을 분석하는 기술로써 의료·건강 정보 솔루션, 개인건강기록 솔루션, 인공지능(AI) 및 빅데이터 기반 분석툴, 플랫폼 등으로 구분한다.

<표 1-3> 소프트웨어 기술분야

<table>
<tr><th>상세분류</th><th>설 명</th><th>관련 제품 및 용도</th></tr>
<tr><td rowspan="6">의료건강 ·
관리 콘텐츠</td><td rowspan="6">(건강정보 제공 App)
일반적 의학정보, 운동정보, 영양정보 등 건강정보 제공
(맞춤형 건강관리 App)
개인 건강정보를 수집하여 맞춤형 건강관리 제공</td><td>웰니스(휴식방법, 요가, 뷰티팁 등) App</td></tr>
<tr><td>영양관리 및 정보제공 App</td></tr>
<tr><td>의학적 정보제공(약품, 질병, 복약 등) App</td></tr>
<tr><td>개인건강기록(PHR) App</td></tr>
<tr><td>병원기록관리 App</td></tr>
<tr><td>피트니스 또는 운동관리 App</td></tr>
<tr><td rowspan="3">미들웨어,
플랫폼
통신네트워크</td><td rowspan="3">(의료정보관리 플랫폼/DB)
의료기관 의료정보 통합저장/관리시스템
(개인건강정보관리 플랫폼/DB)
건강의료정보 통합저장관리</td><td>의료정보관리 플랫폼(EMR, EHR)</td></tr>
<tr><td>개인건강정보관리 플랫폼</td></tr>
<tr><td>기 타</td></tr>
</table>

3) 서비스 기술분야

서비스 기술분야는 환자(사용자)별 개인맞춤형 건강관리 및 의료 서비스를 제공하며 병원, 보건소 등을 중심으로 서비스를 운영하는 기술로써 건강정보 · 분석 서비스, 개인 맞춤형 건강관리 서비스, 원격의료 서비스 등으로 구분한다,

<표 1-4> 서비스 기술 분야

<table>
<tr><th>상세분류</th><th>설 명</th><th>관련 제품 및 용도</th></tr>
<tr><td rowspan="2">진단
서비스</td><td rowspan="2">(진단 서비스)
유전자 의료진단 서비스</td><td>체외진단 서비스</td></tr>
<tr><td>유전자/유전체 분석 서비스</td></tr>
<tr><td rowspan="5">건강
관리
서비스</td><td rowspan="5">(건강관리 서비스)
하드웨어 기기의 건강정보 및 의료정보 분석 건강관리 서비스
(원격의료 서비스)
원격으로 행해지는 의료 서비스 및 진단</td><td>개인건강검진 관리 서비스</td></tr>
<tr><td>개인건강기록(PHR)관리 및 맞춤형 서비스</td></tr>
<tr><td>노인건강관리 서비스</td></tr>
<tr><td>건강관리 포털 서비스</td></tr>
<tr><td>원격상담 원격모니터링 서비스</td></tr>
</table>

1-3 진화하는 의료와 IT 융합기술

1. 의료 디지털 융합기술의 유형

의료 디지털 융합기술은 IT와 의료기술의 융합으로 [그림 1-4]처럼 의료기기, 의료서비스, 병원원정보화, 의료정보 등의 고부가가치 산업을 창출할 것이다.

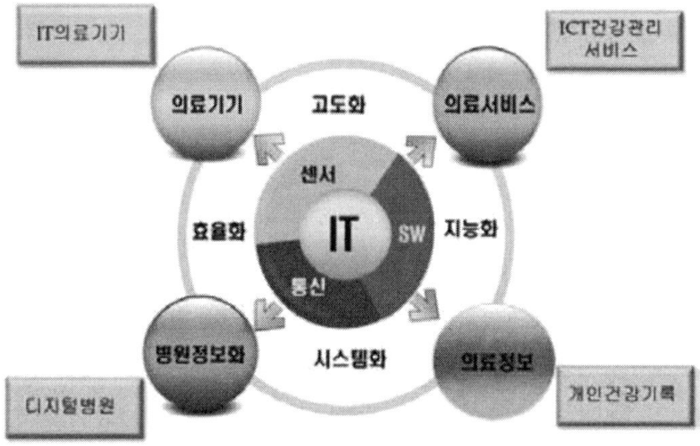

[그림 1-4] 의료와 IT의 융합

의료 IT 융합은 의료분야에 IT를 융합하여 새루운 가치를 만들어내는 것으로, 시간과 공간에 구애받지 않고 언제 어디서나 건강을 관리하고 증진시킨다. 또한 질병을 예방하고 관리하는 ICT건강관리서비스, 병원 내 장비를 디지털화하고 이를 하나의 통합된 프로그램으로 제어, 네트워크화하여 진료 효율을 높인다. 또한 최상의 의료서비스를 제공하는 디지털 병원, IT기술을 의료기기에 접목하여 효율을 높이고 새로운 형태의 진단 및 치료를 가능하게 하는 IT의료기기, 대규모로 축적되는 의료정보의 효율적 활용을 추구하는 의료정보의 활용 등 혁신적인 기술들이 나타나고 있다.

이러한 의료와 IT 융합기술의 유형은 〈표 1-5〉처럼 분류한다.

1) 바이오 인포매틱스

바이오 인포매틱스 기술은 바이오에 의해 생성된 다양한 생명현상의 정보를 통계적, 전산적인 방법을 이용하여 저장, 분석, 활용하는 기술로 신약개발, 질병 진단 및 치료, 농산물 품종개량 등 유전자 정보를 고부가가치 산업에 활용하기 위하여 바이오 전반에 관한 데이터를 다루는 종합적인 분야이다.

〈표 1-5〉 의료와 IT 융합기술 유형

대분류	중분류	세분류	활동영역
진 단	바이오 인포매틱스	• 바이오 데이터 처리기술 • 바이오 데이터 마이닝기술 • 바이오 데이터 통합관리기술 • 바이오 인포매틱스 응용 서비스	지원기술 건강 및 의료 의학 영역
	바이오 전자소자	• 바이오 정보처리소자기술 • 바이오 정보단말기술	
커뮤니케이션	생체정보 인터페이스	• 뇌-컴퓨터 인터페이스 • 감성 인터페이스 • 생체신호 인터페이스	교육 서비스, 보안, 로봇 등 다양한 활용 분야
	바이오 컴퓨터	• 연산용 바이오 컴퓨터 • 분석용 바이오 컴퓨터	

2) 바이오 전자소자

바이오 전자소자는 생체물질과 마이크로 소자를 합하여 새로운 개념의 소자를 만드는 기술이다. 이는 바이오 센서 등 생체물질과 IT공학을 융합한 분야, 나노 바이오 소자 및 나노 소재를 이용한 질병 진단 및 치료기기(랩온어 칩 등), 바이오 MEMS(미세기전 집적시스템) 등이 이 분야에 포함된다. 바이오 소자는 바이오 정보처리소자와 바이오 정보단말의 2개 기술을 포괄한다.

3) 생체정보 인터페이스

뇌파, 안전도, 근전도, 심전도, 맥파, 호흡신호, 혈압, 체온, 엑스선 영상, 초음파 영상 등 각종 형태의 생체정보의 처리, 분석, 인식을 통하여 새로운 IT서비스를 가능하게 하는 인터페이스이다.

4) 바이오 컴퓨터

바이오 컴퓨터는 DNA를 비롯한 생체정보 소재를 이용하여 연산모델 기술개발 등을 통한 정보처리, 정보저장, 분자진단 및 치료 등에 응용 가능한 기술이다.

마이크로 바이오칩(BioMEMS/LOS) 기술은 초소형, 고감도의 휴대형 진단기를 구현하는 기술로서 실질적으로 스마트 헬스케어 서비스의 보편화에 절대적으로 필요한 기술이다.

바이오 멤스(BioMEMS)기술은 소형화된 기판 위에 미세구조의 회로, 센서, 매개체(Actuator)를 집적화시킨 기술이다.

2. 디지털 헬스 융합기술 특징 및 활용

향후 더욱 주목할 만한 의료와 IT 융합기반의 디지털 헬스 관련 기술로는 안면인식기술, 블록체인, 클라우드, 자연어 처리 및 대화형 가상 도우미, 인공지능, 5G 무선 네트워크 등으로 전망한다. 이 기술들은 신약연구부터 진단, 병원 보안, 질병관리 등 다양한 분야에서 활용이 가능하다.

〈표 1-6〉 디지털 헬스 관련 융합기술 특징 및 활용

기술명	특 징	디지털 헬스에서의 활용
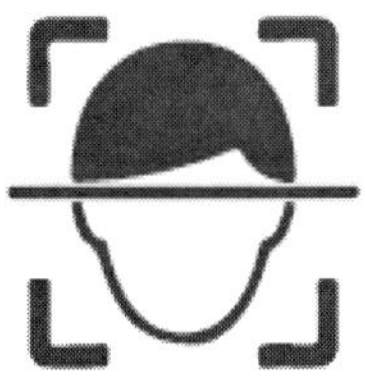 안면인식기술	• 캡처된 디지털 이미지를 데이터베이스에 저장된 정보와 비교하는 생체인식 및 인증의 일종 • 접근 제어/보안, 은행/결제, 인터넷/전자상거래, 법 집행 및 유권자 검증에 일반적으로 사용 • 보안, 개인정보 및 윤리적 고려사항이 채택을 제한할 수 있으며, 시스템이 환자를 인식하지 못한다는 이유로 환자가 의료서비스를 거부당할 수 있다는 우려 존재	• 병원 보안 • 의료, 지급인 및 제약 정보시스템에 대한 보안 로그인 • 특정 의료조건 또는 의약품 관련 문제 진단 • 새로운 AI 시스템 • 상호운용성 및 가상 보건시스템 확장에 따른 환자검증 • 기분 또는 감정 상태의 평가 또는 감정분석 • 데이터분석
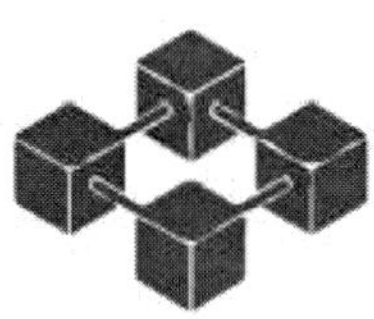 블록체인	• 분권/분산형 원장으로 거래기록을 제공하면서도 모든 당사자의 신분을 보호, 레코드는 한번 기록되면 수정 불가 • 가상 화폐거래를 보호하기 위한 수단으로 활용되는 블록체인은 높은 확실성이 요구되는 모든 환경에서도 활용 가능 • 블록체인은 복잡한 기술로 얼마나 안전한 기술인지 명확하지 않은 것이 단점	• 처방 검증 • 지불 거래 : 특히 여러 지급인, 보험회사 또는 제공자가 관련된 거래 • 개인 건강정보 보안
 클라우드	• 빅데이터 분석이 보건 IT에 보편화됨에 따라 사내 컴퓨팅 및 보관시설을 유지하는 비용이 부담으로 작용 • 클라우드 서비스는 유연하게 확장되어 고정 비용 인프라를 가변 비용 서비스 솔루션으로 전환하는 동시에 최첨단 컴퓨팅 및 스토리지 집약적인 애플리케이션을 지원하는 방법을 제공 • 클라우드 서비스는 고속 네트워크를 통해 제공되기 때문에 대역폭은 일부 의료 기관에서 문제가 될 수 있으며, 데이터 이동시 보안문제가 단점	• 전자건강기록(EHR), 청구서, 환자상태 기록데이터 등의 상태 IT 애플리케이션 호스팅(사업자가 주로 개인 홈페이지의 서버 기능을 대행하는 것) • 새로운 빅데이터, 예측분석 및 AI 애플리케이션 • 주요 상태 IT 애플리케이션을 위한 장애방지 및 재해복구 기능

기술명	특 징	디지털 헬스에서의 활용
 자연어 처리 및 대화형 가상 도우미	• 대량의 비정형 데이터에서 암묵적 의미를 이해하기 위해 AI를 문자와 구어의 해석에 적용하며 다양한 방법으로 작업 흐름을 개선 • 소비자는 24시간 일반 의료정보나 개인 건강 데이터에 접근하기 위해 또는 신뢰할 수 있는 출처의 질문에 대한 답을 찾기 위해 제공자, 지불자 또는 공인된 전문가 소스가 제공하는 보조자에게 문의	• 의료기록에서 의미 찾기 • 지급요청 및 보험금 청구 처리 • EHR 시스템에서 사용자가 직접 이용하는 (Front-end) 인터페이스로 전환 • 중요한 문서상 이슈를 의료진에게 전달
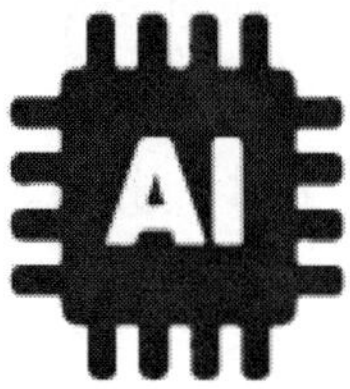 인공지능	• AI 기술은 약물발견과 연구, 임상 의사 결정 지원, 의료 영상 및 진단에 가장 유용한 것으로 입증 • 불필요한 절차와 비용의 제거, 입원치료와 병원관리, 환자데이터 및 위험분석, 청구 처리, 약물발견의 최적화	• 예측 통찰력 및 위험분석 • 임상 의사결정 지원시스템 • 의료영상 및 진단 • 신약개발 및 연구 • 만성 질병관리
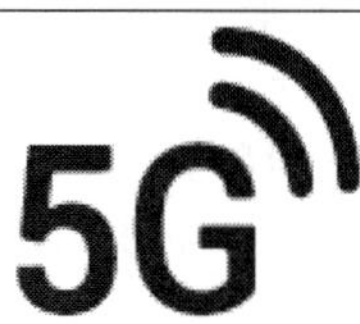 5G 무선 네트워크	• 현재 운영되는 네트워크보다 대기 시간이 짧고 훨씬 더 많은 수송을 지원 • 다중 연결과 다중 동시데이터 경로가 가능	• 웨어러블 기기 성장 • IoMT가 어디에 있든 대규모 RPM의 비전을 실현할 수 있는 네트워크

출처 : 프로스트앤설리번, Global Digital Health Outlook(2020), 2019.8

수행 내용

재료 · 자료

- 의료와 IT기술의 융합 관련 자료

기기(장비 · 공구)

- 컴퓨터, 문서작성 프로그램, 프린터, 주변기기

안전 · 유의사항

- 의료 및 IT 관련 장비의 안전 및 유의사항을 숙지한다.

수행 순서

01 의료 분야의 3가지 데이터에 대하여 분석하라.

의료 분야에는 크게 3영역의 데이터가 있다. 하나는 EMR(Electronic Medical Record)을 중심으로 구축된 진료 데이터로 병원이 보유한 데이터나 국가기관, 보험회사, 등의 보유한 데이터가 있다. 또 하나는 유전체 지놈 데이터이며, 또한 개별 생활환경 Life-log 데이터다. 환경과 생활습관 자료는 개인이 속한 집단이 살아가는 물리적 생활환경과 자신이 생성해 가는 생활행태를 포함한 다양한 스마트 웨어러블 플랫폼이 수집한 경험과 속성이 포함된 자원데이터로 형성된다.

의료산업은 각 데이터 자원의 가치를 발굴해낼 수 있는 창의적인 모델을 발굴하여 사업화할 수 있다. 진료 데이터를 통해서 전통적인 증상 발현후의 치료뿐만 아니라 좀 더 환자 개인에게 적합한 예측 진단, 처방을 통한 정밀의료 서비스를 제공한다. 또한 유전체 분석을 통해 잠재적인 취약한 질병 부분을 찾아내고 예방 서비스를 진행하며, 환경 데이터 분석으로 식이요법이나 운동 처방, 스트레스 관리, 지역사회 감염병 대응 등을 할 수 있는 다양한 확장성을 가지고 있다.

1. EHR과 EMR

전자건강기록(EHR : Electronic Health Record)은 의료전문가가 환자에 대한 정보를 만날 때마다 신속하게 입력하여 업데이트함으로써 디지털 기록을 생성할 수 있는 시스템을 의미한다.

EHR은 전자의무기록(EMR : Electronic Medical Record)에 비해 환자에게 도움을 제공하기 위한 포괄적인 정보를 제공한다.

- EMR : 환자의 병력 진단 약물 예방접종 및 알레르기 정보가 포함된 것으로 기존의 종이 차트를 디지털화한 수준이다.
- EHR : 환자와 관련된 건강관리정보, 의료정보, 재활정보가 하나의 레코드에 수집 및 저장되어 상호 운용성 및 자유로운 액세스가 보장된다. 따라서 EHR은 접근이 가능한 하나의 환자기록을 통해 환자에 대한 완벽한 케어(Care)가 가능한 생태계 구축이 가능하다.

〈표 1-7〉 EMR과 EHR의 특성 비교

구 분	EMR(Electronic Health Record, 전자의무기록)	EHR(Electronic Health Record, 전자건강기록)
접 근	• 정밀함을 기반으로 가장 아프고 치료 비용이 높은 환자를 대상 1~5%	• 가장 광범위한 환자 그룹으로의 통합 의료서비스를 확대
정보 흐름	• 제한적이고 분절된 형태 • 수동프로세스에 의해 수행 • 임상팀으로 전달 제한	• 디지털 및 모바일화 • 광범위한 치료팀과 환자 간 양방향 정보전달
초 점	• 제한된 범위 • 대부분 약물관리 퇴원계획에 활용	• 전체적 범위 • 환자의 의료, 사회경제, 행동건강적 요구를 포함
활용장소	• 비용납부자 병원 및 의사의 업무	• 대체적인 1차 진료소 및 환자의 집을 포함하는 점점 더 분산된 생태계로 확장
치 료	• 환자의 진단 또는 의료행위 종료 후 사후 대응	• 예측분석 및 유전학을 통한 사전처치 및 예방 개인화 가능
보 상	• 무료 서비스 이용 • 의료관리 보상비용이 거의 제한적	• 가치기반 • 헬스케어 자원의 품질을 높이고 중복 활용을 방지하기 위한 강력한 재정적 인센티브
목 적	• 의료 위험감소와 비용통제를 위한 활용관리	• 효과적이고 효율적인 의료서비스 제공을 위한 환자 사회보건조직 지역사회의 참여

출처 : 프로스트 앤 설리번, Growth Opportunities from the Evolution of Electronic Health Record (EHR) in Europe, Forecast to 2024,
- Actionable Strategies and Tactics to Accelerate Growth in a Transforming Market, 2020.2, 생명공학정책연구센터 재가공

- EHR은 EMR의 진화된 형태로써 통합의료(Care Coordination)의 개념 확대에 따라 광범위한 이해관계자 및 활동기술 등이 포함한다.

의무기록 체계 발전단계는 다음과 같다.

〈표 1-8〉 의무기록체계 발전단계별 특징

단계	단계명	주요 특징
1	사무자동화(AMR) (Automated Medical Record)	• 환자관리와 의료보험 청구 등 원무 간편화 목적 • 단순반복적인 업무와 행정업무의 자동화
2	전자보관(CMR) (Computerized Medical Record)	• 환자의 진료기록을 컴퓨터에 저장관리 • 종이차트의 스캔 및 이미지 형태로 저장보관
3	전자의무기록 (EMR)	• 병원 내 의무기록의 공용활용을 위한 전자의무기록 • 전자정보의 세분화 및 체계적으로 구분하여 저장관리
4	전자의무기록체계 (EHR)	• 의료기관간의 진료정보의 교환 및 공유
5	개인건강기록(PHR) (Personal Health Record)	• 개인의 진료기록과 건강기록을 모두 포함

02 한국에서 의료 및 스마트 헬스케어 관련 정보를 수집하기 위한 기관에 대하여 분석하라.

다음의 기관 등을 이용하여 의료관련 기술, 산업 및 시장 동향 등의 정보를 파악한다.

1. 한국보건산업진흥원(www.khidi.or.kr)

보건산업 제도 선진화, 의료 서비스 산업화 등 현안 이슈의 대응 방안을 시의성 있게 제공하고, 중장기 산업발전 전략을 제시하며, 세계 경제변동과 국내 보건산업의 영향 등 산업전망 및 파급효과 분석 등 산업분석과 통계 DB 및 제공 시스템을 운영하고 있다. 특히 의료기기 산업정보가 별도의 섹션으로 시장동향 관련 정보를 제공하고 있다.

2. 의료기기정보기술지원센터(www.mditac.or.kr)

의료기기정보기술지원센터는 국내 신개발 의료기기 동향 및 임상정보 등에 관한 종합적인 정보 · 기술 지원 등으로 의료기기 산업을 육성하고 의료기기 안전관리 향상에 기여하기 위한 기관으로, 의료기기 산업 및 인허가 등에 관한 동향정보를 제공하고 있다.

특히 의료기기 통합 정보뱅크를 운영하고 있어 국내외 기준 규격, 시험기관 현황 정보, 해외 수출국 정보, 인허가 정보 등을 제공하고 있다.

3. 한국의료기기공업협동조합(www.medinet.or.kr)

한국의료기기공업협동조합은 의료기기 제조업체로 구성된 단체로 현재 수출 증진을 위한 국내외 전시회의 개최와 참가, 의료기기 산업 재직자 교육, GMP 전문 교육, 비교임상 및 성능평가 지원 등의 사업을 운영하고 있다. 특히 해외 진출을 위한 전시회 정보 등을 파악할 수 있다.

4. 한국의료기기산업협회(www.kmdia.or.kr)

한국의료기기산업협회는 의료기기 정보 제공, 표준 통관 예정 보고, 의료기기 생산 및 수리실적 접수 및 보고, 의료기기 광고 사전 심의, 법규 · 보험 · 윤리 · 홍보 · 국제 교류 · IVD · 미래 융복합 육성 · 의료기기 산업 발전 · 총무 위원회 활동, 건강보험 치료 재료 수가 관련 협의, 산업 육성 지원 및 정책 제도 연구 업무를 수행하고 있다.

5. 기타 민간 기관

국내외 의료기기 시장 동향에 관련 리포트를 유상으로 제공하고 있다.

출처 : NCS 의료기기 연구개발 학습모듈, 의료기기 연구개발 기획

03 신개념의 의료기기에 대하여 분석하라.

1. 4차 산업혁명과 디지털 헬스케어 분야로 발전

4차 산업혁명의 핵심기술로 인하여 의료보건 산업분야에 지속적인 변화를 보이고 있다. 의약품, 의료기기가 IT와 융합됨으로써 신개념 의료기기가 등장하는 등 의료기기 산업에 나타나고 있는 다양한 기술의 융복합으로 의료보건 산업의 영역을 규정하는 경계는

허물어 질 것이며, 전통적인 의료산업의 영역으로 확대될 것이다. 그동안 의료영역(진단 및 치료)에 머물던 의료산업이 안티에이징(Antiaging)산업, 웰리스(Wellless)산업, 건강 관리 등과 같은 건강관리 영역(예방과 관리)으로 확대되고 있다.

4차산업 핵심기술 발전으로 인하여 인공지능, 빅데이터, 로봇기술, 생명과학 등과 더불어 정보통신 융합으로 새로운 의료 융합시대의 혁신적인 변화가 예고되고 있다.

〈표 1-9〉 디지털 헬스케어 주요 분야

부 문	내 용
디지털 메디컬 기기	질병진단 혹은 치료, 예방을 위한 제품 디지털 진단을 포함하는 개념
디지털 치료제(테라피)	치료분야에서 특정한 임상적 결과를 달성하기 위한 제품 (예 당료, 천식관리를 위한 소프트웨어)
웨어러블(Wearables)	소비자용을 개발된 생체신호 측정장비
원격의료(Telehealthcare)	원거리에서 제공되는 헬스케어 서비스 원격 환자 모니터링을 포함하는 개념
분석 & 빅데이터	다양한 종류의 데이터를 결합 및 분석
기 타	헬스케어 소비자 계약 등

출처 : 이승관 글로벌 디지털 헬스케어 기술동향과 과제

사전 예방 서비스, 관리 중심 체계로 개선된 기술이 텔레케어(Telehealthcare)기술이다. 대상자의 평상시 생활정보를 빅데이터와 인공지능(AI)의 융복합 기술로 수집해 패턴화함으로써 응급 상황을 미리 감지할 수 있다.

최근의 게이트웨이 장비는 WCDMA망/LTE망을 이용하던 기존 장비와 달리 5G망을 사용하는 것은 물론 와이파이(WiFi), 지그비(Zigbee), 블루투스(Bluetooth) 네트워크 기술까지 모두 적용된다. 텔레커어 서비스는 가정용 알람과 휴대용 모바일로 나뉘어 사용 장소에 따라 가정용과 모바일로 나눌 수 있고, 응급 호출이 이뤄지는 방식에 따라 수동 알람과 자동 알람으로 나눌 수 있다.

디지털 헬스케어 주요 수혜분야는 EMR, EHR, PHR, 원격진단, 원격의료, 모바일헬스 응용 분야 등으로 정보의 지속성과 접근성, 예방 및 맞춤형 진료를 가능하게 해준다.

〈표 1-10〉 디지털 헬스케어 관계 당사자별 혜택

분 야	환 자	제공자	비용 지불자
EMR(Electronic Medical Records)	읽고 이해가 용이	저장 및 활용 용이, 효율성과 생산성 증가	-
EHR(Electronic Health Recode)	향상된 진단과 치료	조정과 정보 의사결정	신속한 결제 시스템
PHR(Personal Health Records)	개인 웰니스와 관리	정보의 지속성	헬스케어 연계 및 문제예방
Remote Diagnostics	중복검사 감소	접근성 용이	저비용
Telecare	전문가 진료 접근성 증가	생산성 증가 및 헬스케어 자원 부담 감소	저비용
m-Health applications	더 많은 진료 및 시간 절약	선제적이고 맞춤형 진료 가능	-
Big Data/Analytics	정확한 진료 향상된 진료	진단향상 및 치료 정확도 증가	저비용

참고 : CISCO, "The Digitation of the Healthcare Industry: Using Technology to Transform Care," 2017. pp.6-7

2. 디지털 헬스케어의 핵심기술

디지털 헬스케어의 주요 핵심기술은 비침습 · 무구속 · 무자각 건강정보 측정기술, 맞춤형 진단 및 현장진단 기술, 개방형 건강관리 플랫폼 기술, 맞춤형 건강관리 서비스 기술로 구분이 가능하다.

디지털 헬스케어 국내 기술 수준은 세계 최고 기술 보유국인 미국 대비 약 80.9%로 기술 격차는 약 1년이다. 측정 기술 분야는 미국 대비 약 75%로 기술격차는 약 1.5년이며, 맞춤형 진단 및 현장진단 기술분야는 미국 대비 약 75%로 기술격차는 약 1.5년이다. 개방형 건강관리 플랫폼 기술 분야는 미국 대비 약 85%, 맞춤형 원격 건강관리 서비스 기술 분야는 미국 대비 약 88.6%로 기술격차는 약 1년이다.

〈표 1-11〉 디지털 헬스케어 핵심기술

핵심기술명	과제명	요소기술의 세부내용
비침습 무구속 무자각 건강정보 측정기술	비침습 자가건강진단 기술	• 비침습성 추출 생체시료(뇨, 머리카락, 타액, 눈물 등) 측정·분석기술 • 간소화 악침습성 생체치료(혈액, 뇌척수핵) 추출기술
	무구속 생체신호 측정 기술	• 전기적 비접속 생체신호 측정기술 • 신체 접촉용 임피던스 센서 • 활동 모니터링 및 일상성 추출기술
	무자각 생활정보 패턴 측정기술	• 웨어러블 디바이스(Wearable Device, 옷, 시계, 안경 등) • u-Health 기능성 생활용품(가전제품, 가구, 주택, 자동차 탑재 센서)
	인체 이식형 생체신호 측정 기술	• 생체적합 바이오칩/센서 • 무선 인체 삽입 센서 • 원격 신호 전달 장치 • 무전원 센서
맞춤형 진단 및 현장 진단기술	유전정보 기반 맞춤형 진단 기술	• 맞춤형 질병진단이 가능한 DNA 유전정보 기반 질병 진단침/센서기술
	현장 진단 바이오칩/센서 기술	• 혈액·소변·타액 등의 질병 바이오 마커 농도를 현장에서 바로 측정할 수 있는 바이오칩/센서기술
개방형 건강관리 플랫폼기술	개인 건강 레코드 구축·공유·활용 기술	• 개인 건강 정보를 레코드로 구축하고 공유하며 활용하기 위한 기술로 개인 건강 레코드의 표준화, 개인건강 레코드의 교류 등의 기술을 포함
	건강 빅데이터 분석 기술	• 건강관련 코호트 빅데이터 분석기술 • 축적된 개인 건강정보의 빅데이터 분석을 통한 개인 건강 추이 예측 기술
	모바일 건강관리 서비스 플랫폼 기술	• 표준 기반 건강정보의 빅데이터 분석을 통한 개인 건강 추이 예측 기술 • 서비스를 위한 개방형 API 기술
맞춤형 원격건강 관리 서비스 기술	원격 건강 모니터링 기술	• 원격시스템에 의한 환자의 실시간 모니터링 • 실시간 모니터링에 의한 실시간 진단
	맞춤형 원격진료 기술	• 생명-의료 빅데이터 기반 환자의 맞춤형 진단 • 원격의료시스템에 의한 환자의 원격진단-원격상담, 원격병리진단, 원격방사선진단 등 • 특히, 독일은 원격의료 및 모바일에 의한 연계기반의 헬스케어 디지털 진료체계 시스템 구축 및 활용기술 분야 진출이 활발하여 디지털 헬스케어 진료기술이 활성화
	맞춤형 원격치료 기술	• 원격시스템에 의한 환자의 실시간 관리-원격간호, 원격처방, 원격재활 등 • 원격 의료시스템에 의한 맞춤형 원격 치료-원격 심장치료, 원격 정신치료, 원격방사선치료, 원격 피부치료, 원격치과질환 치료, 원격수술 등

출처 : 2017 MEDICA CONNECTED HEALTHCARE FORUM, 2017.11.13./KIST, 15대 국가 융합기술 수준조사, 2014.

04 의료 분야의 규제에 대하여 분석하라.

1. Positive Regulation 방식

우리나라의 규제는 Positive Regulation 체계로 되어 있어 신기술이 개발되고 수익모델을 갖추어 상용화되기 위해서는 관련 법을 만들고, 법제화에 따라 인증이나 허가를 획득하여 사업화가 이루어진다. 관련 법규 제정이 선행하여야 사업을 추진하는 구조이다.

한국은 포지티브 방식 규제여서 아이디어와 기술이 있어도 관련 법제화와 기존 밸류체인의 사업모델 이해당사자 간의 갈등으로 사업적 진입이 늦다. 현실적으로 한국의 규제 방식이 하루라도 빨리 네거티브 방식으로 전환되어야 할 필요가 있다.

2. Negative Regulation 방식

산업 선진국은 Negative Regulation 방식이다. 도전적인 선도 신기술을 적용하여 기술창업(Start-up)을 할 수 있고, 사업화 과정에서 나오는 병폐나 악영향을 규제하는 제한적 규제를 한다. 그래서 실리콘밸리는 새로운 아이디어를 첨단기술을 활용하여 네가티브 규제를 우회하여 가능한 새로운 시장을 생성하고 개척한다. 그런 배경으로 '우버'와 '에어비앤비', '스페이스X', '23 and Me' 같은 비즈니스모델이 나오고 신성장을 이끌어 간다.

미국은 신기술 연구개발이 앞서 있고, 네거티브 방식의 규제를 통해 사업 모델도 빨리 숙성할 수 있는 조건을 갖추었다. 여기에 글로벌 선도시장도 있고 스타트업 창업을 활성화 하는 인큐베이팅, 액셀러레이팅, 투자유치 등의 시스템 네트워크를 갖춘 기술창업 생태계가 경쟁적으로 활성화되어 있어 많은 유니콘 기업의 성공사례가 나오고 있다.

또한 거대 이머징 마켓인 중국의 산업 정책은 사후규제 방식으로 선진 산업국을 추월할 수 있는 방법을 일단 추진하며 사회적 부작용이나 악영향이 발생하는 문제에 대하여 사후에 조정하고 규제에 나서는 정책이다. 그렇게 해서 미국의 경제산업 플랫폼과 견주는 '알리바바의 알리페이', '바이두', '텐센트의 위챗' 등 신기술 방식의 비즈니스가 크게 성장해가고 있다.

여기에 중국은 퀀텀 점프를 시도하고 있다. 지금 산업인프라와 기반기술의 경쟁력이 뒤지는 분야에서는 한 단계 기술 장벽을 뛰어 넘는 다음 단계의 미래기술 수준에 집중 투자하여 글로벌 경쟁력을 키우자는 것이다. 내연 자동차 분야보다는 전기차와 공유 드론택시 사업에서 경쟁력을 높여 공해문제와 차세대 모빌리티 기술에 집중 투자하여 선도

산업을 추진하는 방식이다. 자동차를 못 만들지만 바로 우주선과 스마트 도시는 경쟁력을 갖추기 위해 집중하고 선택하는 것이다. 이런 중국의 선택에서 나온 것이 사후규제다. 일단 새로운 기술이나 아이디어를 사업화 해보고, 이후에 인민들에게 위해가 되거나 시장을 문란하게 하면 규제를 한다.

05 의료기기 분야의 시장에 대하여 분석하라.

의료기기 시장은 질병치료중심에서 질병예방중심 체질개선을 반영한 AI 등 디지털 헬스케어의 산업 확대가 이어질 것이라는 전망이 나왔다.

또한 코로나19 여파로 인한 폐질환 관련 의료기기 및 진단키트는 활기를 보일 것이며 비필수 의료나 임상시험 관련 의료기기, 외부 활동 감소로 인한 정형외과 · 창상 관련 의료기기 시장은 추춤할 수 있다.

헬스케어 트렌드인 의료의 개인 질병 예측과 예방은 지속될 것이고 헬스케어 산업과 데이터, ITC 산업이 융합한 디지털 헬스케어 확대는 이어질 것이다.

과거 의료기기가 하드웨어와 소모품으로 구성됐다면 지금은 웨어러블, 빅데이터, 건강기록 분석 등으로, 미래에는 로봇, AI, AR 등으로 변화할 것이다.

의료기기 시장 판도가 과거기록 및 증거기반 치료에 활용된 의료용 제품에서 실시간 증거 기반 치료인 웨어러블, 빅데이터 등 의료 플랫폼을 거쳐 예방-정밀의료로 이어지는 의료 솔루션영역으로 발전한다는 것이다.

최근 AI진단 기술로 코로나19 진단 보조에 나서고 있는 국내 AI진단 기업 메디컬아이피가 미래 먹거리 산업의 선례이다.

메디컬아이피의 인공지능솔루션은 코로나19 확진 정확도를 98.7%까지 끌어올리고 있다. 현재 메디컬아이피는 웹사이트에 솔루션을 무료로 배포해, 현재 53개국 1300여 기관에서 활용하고 있는 것이다.

아울러 코로나19 여파가 지속될 경우 긴급하지 않은 의료기기 개발은 지연되고 비필수 의료기기 역시 고전할 수 있다.

코로나19로 치과미용이나 임상시험 등 비필수적인 수술이나 의료가 중단될 수 있고, 현재까지도 국내 업계는 어려운 시간을 보내고 있다.

이밖에 정형외과 의료기기, 창상치료 의료기기 등 역시 수요가 감소할 것이다. 반면 폐 진단 영상기기와 체외진단기 시장 발전에는 속도가 붙을 것이다.

체외진단기는 국내 업체는 물론 글로벌 시장 역시 상당히 커지고 있는 상황이며 이 같은 분위기는 지속될 것이다. 폐를 검사하는 X-ray나 흡입기 같은 약물전달기기 등 폐질환 관련 의료기기 수요도 높아질 것이다.

출처 : 히트뉴스(http://www.hitnews.co.kr)

학습활동.1 교수 · 학습 방법

교수 방법

- 의료와 IT 융합기술의 개요에 대한 관련 용어, 구성, 방식 이해 정도를 파악한 후 수업을 진행한다.
- 교수자의 주도로 의료와 IT 융합기술의 개요 등의 내용을 PPT 자료로 제시한 후 설명한다.
- 가능하면 사전에 개인별 학습자료를 준비하여 모든 학생이 참여할 수 있는 문제 해결식 수업, 협력수업이 가능하도록 한다.
- 의료와 IT 융합기술의 개요 전 과정을 작업의 순서에 따라 단계적으로 실습이 이루어질 수 있도록 지도한다.
- 교재를 통해 수업을 준비하는데 있어서 필요한 모든 정보나 팁, 힌트 등 도움이 될 만한 내용들을 확인할 수 있다.
- 학생들이 만들게 될 각 모델들은 수업시간에 중점적으로 다뤄질 부분과 어휘, 질문, 답을 포함하고 있으며 또한 탐구할만한 추가적인 아이디어들도 포함하고 있다.

학습 방법

- 의료와 IT 융합기술의 개요에 대한 관련 용어를 숙지하고, 의료와 IT 융합기술의 개요에 대해 이해한다.
- 의료와 IT 융합기술의 개요의 각 단계별 중점사항을 체계적으로 학습한다.
- 의료와 IT 융합기술의 개요의 수행순서의 전 과정을 실습한다.
- 의료와 IT 융합기술의 개요의 내용을 이해한다.
- 의료와 IT 융합기술의 개요를 이해하고 숙달이 될 때까지 학습한다.

학습활동.1 평가 및 피드백

평가 준거

- 평가자는 피평가자가 수행 준거 및 평가 내용에 제시되어 있는 내용을 성공적으로 수행할 수 있는 지를 평가해야 한다.

학습내용	평가항목	성취수준		
		상	중	하
의료와 IT 융합기술의 개요	의료와 IT 융합기술의 개요를 이해할 수 있다.			

평가 방법

- 작업 포트폴리오

학습내용	평가항목	성취수준		
		상	중	하
의료와 IT 융합기술의 개요	의료와 IT 융합기술의 개요를 이해할 수 있다.			

- 필기시험

학습내용	평가항목	성취수준		
		상	중	하
의료와 IT 융합기술의 개요	의료와 IT 융합기술의 개요를 이해할 수 있다.			

- 체크리스트를 통한 관찰

학습내용	평가항목	성취수준		
		상	중	하
의료와 IT 융합기술의 개요	의료와 IT 융합기술의 개요를 이해할 수 있다.			

- 피드백

1. 작업 포트폴리오
   - 제출한 보고서를 평가한 후 주요사항에 대하여 표시하여 돌려준다.
2. 필기시험
   - 평가결과 성적이 저조한 학생은 보고서 제출 기회를 부여한다.
3. 체크리스트를 통한 관찰
   - 실습 과정에서 평가한 후 개선해야 할 사항 등을 정리하여 돌려둔다.

참 | 고 | 문 | 헌

1. 스마트 헬스케어 유망시장 동향 및 진출전략, KOTRA, 2019.10.
2. 이승관, 글로벌 디지털 헬스케어 기술동향과 과제, IITA, 2017.12.13.
3. 프로스트 앤 설리번, Global Digital Health Outlook(2020), 2019.8.
4. 박찬호 · 이장우, 인공지능 헬스케어 산업의 실용화 동향, 정보통신기획평가원, 2020.6.17.
5. 김주한, 빅데이터 기반의 개인 맞춤의료 서비스, BioINpro 13호, 2015.
6. 스마트 헬스케어 의료기기 기술, 표준 전략 보고서, 식품의약품안전평가원, 2018.8.
7. 신현묵, 디지털헬스, 의료IT환경의 융합, brunch.co.kr, 2016.4.17.
8. 이광의, 미래경제뉴스(http://www.mirae.news), 2020.2.
9. 김홍진, 히트뉴스(http://www.hitnews.co.kr), 2021.1.11.
10. 류원옥 · 한인탁, IT와 의료기술 융합 전망, 정보통신연구진흥원, 2008.7.16.
11. 김승환, 의료IT융합기술 연구동향, 전자공학회지, 2016.12.

학습 1	의료와 IT 융합기술의 개요
학습 2	**의료와 IT 융합기반의 인프라 기술**
학습 3	의료와 빅데이터 기술융합
학습 4	의료와 인공지능 기술융합
학습 5	의료와 블록체인 기술융합
학습 6	의료와 사물인터넷 기술융합
학습 7	의료와 XR 기술융합
학습 8	의료와 디지털콘텐츠 기술융합
학습 9	의료와 디지털트윈 기술융합
학습 10	의료와 3D프린팅 기술융합
학습 11	의료와 디지털마커 기술융합
학습 12	의료와 5G/원격 기술융합
학습 13	의료와 IT 기술융합의 미래

학습 목표	1. 의료와 IT 융합기반의 인프라 기술 이해할 수 있다.

2-1 의료와 IT 융합기반의 인프라 기술의 개요

1. 의료와 IT 융합기반의 스마트 인프라 기술 정의 및 범위

의료와 IT 융합기반의 디지털 스마트 의료 인프라 기술은 입원환자 실시간 모니터링, 의료기관간 협진이 가능한 5G, MIoT, 빅데이터/인공지능 등 디지털 통신 기술을 사용한다. 또한 비즈니스 및 임상 연구 워크플로우, 환자 데이터 관리 등 디지털 의료 서비스 제공을 위한 인프라 기술로 정의한다.

디지털 스마트 의료 인프라 기술 분야는 건강 프로세스 자동화, 환자 참여 및 이동성 등의 3가지 영역에 중점을 두어 정의한다.

[그림 2-1]처럼 디지털 스마트 의료 인프라 기술은 m-Health를 포함하는 e-Health와 빅데이터, 유전체학 및 인공지능 등과 같은 신흥 분야를 포괄하는 포괄적인 용어로 정의한다. 디지털 스마트 의료 인프라 관련 기술로는 원거리 5G 통신, 빅데이터, 클라우드 등과 같은 컴퓨팅 구조, 사이버 보안, IoT(Internet of

Things)/IoMT(Internet of Medical Things) 등이 있다.

응용 기술분야로는 전자건강기록(EHR : Electric Health Record), 전자의료기록(EMR : Electric Medical Record), 임상 연구 워크플로우(Clinical Workflow), 인공지능(AI), 가상/증강 현실 기술(Virtual/ Augmented Reality), 고급분석(Advanced Analytics), 임상 의사결정 지원시스템(CDSS, Clinical Decision Support System), 펨테크(Femtech, 여성의 건강관리 수요에 기여하는 테크놀러지 솔루션), 업무 관리 소프트웨어(Practice Management Software), 디지털 치료제(Digital Therapeutics) 등이 해당된다.

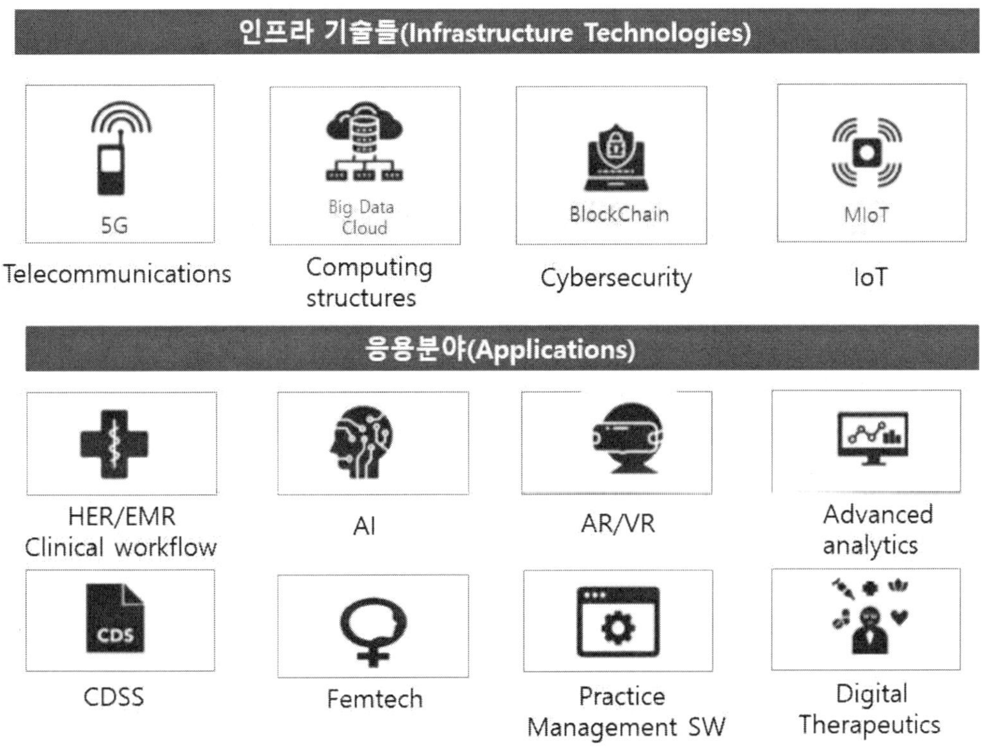

[그림 2-1] 의료와 IT기반의 디지털 스마트 의료 인프라 기술

출처 : 프로스트앤설리번, Global Digital Health Outlook(2020), 2019.8

디지털 스마트 의료 인프라 기술은 새로운 의료 모델과 확장된 접근성, 개선된 결과 및 효율성에 대한 큰 가능성을 제공한다. 전 세계적으로 고령화, 만성 질환의 증가, 의료진 부족, 긴 대기시간, 품질관리 문제, 공통 기술 플랫폼의 필요성 등에 따라 디지털 헬스 인프라 기술의 수요 증가가 예상되고 있다.

클라우드 기반 정보기술(IT)을 활용하여 의료 생태계 전반에서 생성되고 있는

EHR, 커넥티드 의료기기, 스마트폰에 의해 포착된 방대한 임상, 재무, 사회 경제적 및 기타 빅데이터의 새로운 자원을 활용하는데 초점이 맞추어 지고 있다.

의료와 IT 융합기반의 디지털 헬스케어 인프라 기술은 관련된 기기와 서비스 등을 제작, 허가, 출시하는데 있어서 필요한 행정 및 관련법과 기반 기술을 포괄하여 스마트 헬스케어 인프라라고 정의한다.

〈표 2-1〉 의료와 IT 융합기반 스마트 인프라와 기술 비교

구 분	설 명	관련 제품
스마트 헬스케어 인프라	스마트 헬스케어를 위한 행정, 관련법, 인허가 등	컨티뉴아 등 서비스 인증, 기기 등록 및 인허가 등
스마트 헬스케어 기술	스마트 헬스케어를 위한 기반기술	프로토콜, 보안, 서비스 프로파일, 표준 등

2. 주요 국가의 디지털 스마트 헬스 인프라 기술의 이슈

주요 선진국에서는 디지털 스마트 헬스 인프라 기술이 주요 이슈로 부각되어 정부의 지원이 진행되는 가운데, 정치적 상황 및 의료 산업 시스템 등의 문제를 제기하고 있다.

1) 미 국

미국의 의료시스템은 미국의 정치적 주요 이슈이며, 최근 대선에서도 큰 영향을 주었다. 또한 사이버 보안에 대한 우려는 상호 운용성 획득에도 영향을 끼칠 것으로 예상되고 있다.

2) 영 국

영국은 국립보건원(NHS)의 장기계획 구축으로 의료서비스 개선을 위한 임상 우선순위 등을 선정하였으나 브렉시트, 코로나 등 불확실한 정치 · 사회적 상황이나 지불제도 등으로 디지털 헬스 인프라 분야에서 지출이 둔화될 가능성 존재한다.

3) 유 럽

유럽은 기대수명 증가에 따른 만성질환 지출 증가가 예상되며, 원격 환자 모니터링 시스템 및 집단기반의 건강 관리가 의료 서비스의 중요한 부분으로 차지하고 있다.

집단기반 건강관리(PHM : Population Health Management)는 특정 집단의 건강상태를 빅데이터 기반으로 분석하고, 달성 가능한 목표를 도출하여 정보통신(ICT)을 활용해 맞춤형 치료법을 적용하고, 효율성과 의료접근성을 높이고 있다.

4) 일 본

일본의 모든 의료 및 기술 회사는 정부의 적극적인 지원으로 관련 사이트 및 프로세스를 혁신하고 있다. 이로 인해 원격의료, 인공지능 및 디지털 치료제에 대한 관심이 증가하고 있다. 그러나 일부 국가 의료 산업 시스템은 소비자 의식 등 준비 상태가 다소 둔한 상태이다.

5) 중 국

중국의 디지털 헬스시장은 높은 성장률로 규모가 확대될 전망이며, 중국의 Alibaba, Tencent, Baidu 및 Neusoft 등 대기업 중심의 헬스케어용 기업 및 소비자 기술에 투자가 이루어지고 있다. Alibaba는 신흥시장에서 클라우드 분야에, Tencent는 보건의료제공체계에 관심을 가지고 있다. 중국은 AI를 활용해 병원과 연계해 환자 데이터의 원활한 공유를 목표로 하고 있다.

2-2 의료와 IT 융합의 주요 응용기술 현황

1. 인공지능

인공지능기술은 모든 산업 분야에 걸쳐 활용되고 있다. 특히 의료와 IT 융합기반의 디지털 헬스 응용기술에서 AI분야의 투자규모는 비약적으로 증가하였다.

디지털 헬스 응용의 인공지능 기술이란 질병을 진단 또는 예측함에 있어 인간의 지능(학습능력, 추론능력, 지각능력, 이해능력 등)을 수행할 수 있도록 개발된 기술(기기)을 의미한다.

현재 스마트 헬스케어에서 가장 많이 보편화된 인공지능 분야는 데이터 기반의 의료 서비스이다. 특히, 인공지능이 적용된 웨어러블 디바이스는 신체 일부에 착용함으로써 개인의 생체신호를 모니터링하고 분석한다.

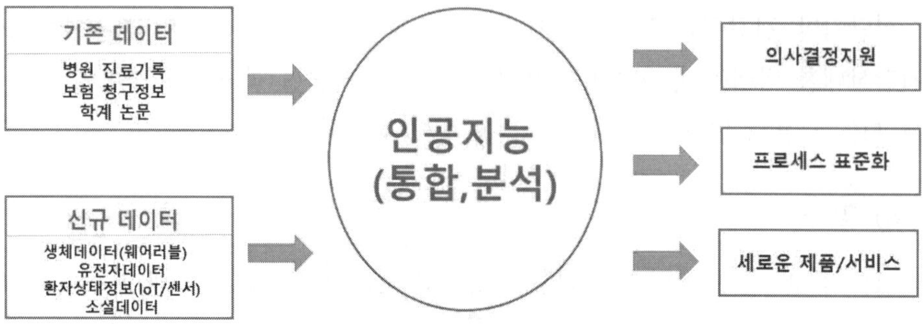
기존 데이터
병원 진료기록
보험 청구정보
학계 논문
신규 데이터
생체데이터(웨어러블)
유전자데이터
환자상태정보(IoT/센서)
소셜데이터
인공지능
(통합,분석)
의사결정지원
프로세스 표준화
새로운 제품/서비스

[그림 2-2] 인공지능기술의 디지털 헬스 응용방식

출처 : 소프트웨어정책연구소, "인공지능 기반 의료기기 기술개발의 장점", 2018.

웨어러블 디바이스의 기술은 크게 5가지(입력, 처리, 출력, 전원, 응용)로 구분되는데, 인공지능은 처리기술에 주로 활용되고 있다.

애플은 스마트 워치를 통해 얻은 고객의 데이터를 활용하여 Healthkit이라는 플랫폼을 운영하고 있다. 이는 개인의 생체신호를 입력하는 것은 물론, 맞춤형 헬스정보를 전달하여 자사 디바이스에 대한 충성도를 높이는데 기여하고 있다.

기존과는 다른 방법으로 생체 데이터를 수집하고 활용하는 경우도 있다. 의류에 디바이스를 설치하여 체온, 심박 데이터를 수집하거나 침대와 디바이스를 결합하여 사용자의 수면 데이터를 분석하기도 한다. 또한 전동칫솔을 통해 개인의 양치습관을 수집하여 올바른 양치습관을 돕는 등 일상생활에서 다양한 데이터를 활용하여 사업화하는 기업들이 많아지고 있다.

자체 디바이스를 생산하지 않고 빅데이터만을 활용하여 의료 서비스를 제공하는 사업모델도 있다. 인간의 유전자정보를 활용하여 사용자의 질병 가능성을 예측하기도 하고, 채팅 애플리케이션을 통해 사용자의 평소 기분이나 행동을 분석하여 정신질환을 진단하기도 한다.

2. 디지털 치료제

1) 디지털 치료제의 정의

디지털 치료제(DTx : Digital Therapeutics)는 개인의 유전정보, 임상정보, 생활습관 정보 등을 분석하여 질병의 진단, 치료, 예측, 예방 및 관리를 위해 환자에게 근거 기반한 치료적 개입(Evidence-based Therapeutic Interventions)을 제공하는 소프트웨어 의료기기로 SaMD(Software as a Medical Device)의 한 종류이다.

학습 2

2) 디지털 치료제의 탄생

[그림 2-3]처럼 보통 1세대 신약(1900년대)은 합성신약으로 알약이나 캡슐의 형태로 제공되는 저분자 화합물(Small Molecule)이다.

2세대 신약(1990~2000년)은 바이오 의약품(Biologics)으로 주사제로 맞는 단백질 혹은 항체라고 할 수 있다.

3세대 신약(2000~2010년)으로 세포 치료제(Cell/Gene Therapies)를 들기도 한다. 이런 정도가 현재 의료계에서 널리 받아들여지고 있는 약의 범주라고 할 수 있다.

4세대 신약(2017년 이후)으로 디지털 치료제(Digital Therapeutics, 줄여서 DTx)로써 디지털 헬스케어의 데이터를 중심으로 측정, 통합, 분석을 거치면서 디지털 헬스케어가 구현된다.

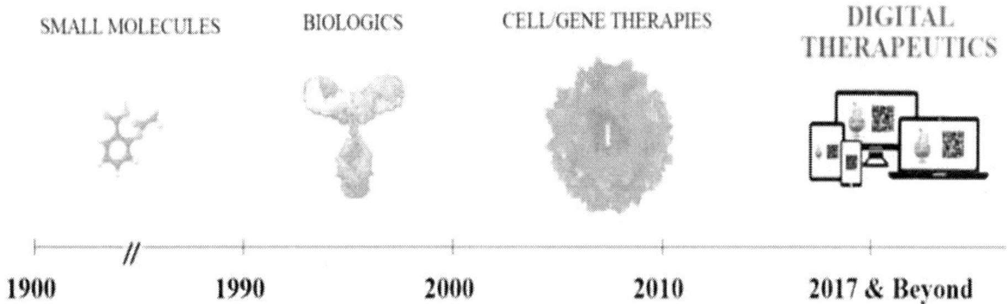

[그림 2-3] 디지털 치료제의 탄생

디지털 치료제는 디지털 기술과 의료가 접목된 새로운 형태로 개발에 소요되는 시간과 비용이 전통적인 치료제(의약품)에 비해 크게 절감되는 장점을 이용하여 환자를 치료하는 약으로 사용하겠다는 분야이다. 특히 스마트폰 애플리케이션, 게임, VR, 챗봇, 인공지능 등의 '소프트웨어'에 기반하여 환자를 치료하는 것을 디지털 치료제로 정의하고 있다.

디지털 치료제의 주요 목적은 용도별로 ① 건강관리, ② 질병의 관리 · 예방, ③ 다른 약물과 최적화, ④ 질병치료로 나뉜다. 특히 모두 근거를 기반한 치료효과(RWE, Real World Evidence)를 입증해야 한다. 치료제 개발이 어려운 중추신경계(CNS, Central Nervous System) 질환과 만성질환, 인지행동치료(CBT)를 행동변화에 쓰인다.

3. 원격의료

1) 원격의료의 정의

원격의료(Telehealth)란, e-Health의 하위 개념으로서 환자와 의료 공급자 간에 원거리에서 정보통신기술(ICTs)을 사용해 의료 서비스를 제공하는 것을 의미한다. e-Health(electronic Health)는 Local Site 또는 원거리에서 예방, 진단, 치료, 모니터링, 교육 및 관리 목적으로 Electronic Health Data를 공유, 저장 및 검색하기 위해 Health Sector에서 전자통신 및 정보기술을 결합한 사용을 의미한다.

원격의료에 대한 정의는 ① 디지털 통신기술 및 서비스를 활용, ② 원거리에서 원격으로, ③ 의료 및 건강관련 서비스 제공 등 3가지 요소를 중심으로 정의한다.

원격의료는 예방, 건강 증진 및 치료위주의 의료 서비스, 건강관리 서비스, 연구 및 평가, 의료 서비스 제공자의 지속적인 교육을 포함한 임상 및 비임상 서비스 등 다양한 의료 서비스를 포함한다.

원격의료는 한 가지의 분야에 국한되기 보다는 생태계의 다양한 플랫폼, 시스템, 장치, 제품(Enablers), 네트워크, 데이터 센터 및 의료 전문가를 포함하는 포괄적 개념이다

COVID-19 이후 원격의료 시장의 급성장에 대응하기 위하여, 원격의료 시행에 필요한 구성요소와 관련 생태계를 이해할 필요성을 제기하고 있다.

원격의료 서비스 공급자가 급증하는 수요를 충족할 수 있는지 여부와 더불어, 병원이 대면의료 유지정책을 선택하거나 원격의료로의 전환 절차를 연기하는 등 원격의료 서비스 공급자의 수익창출 기회를 감소시키는 생태계에 대한 선행적 이해가 필요하다.

2) 원격의료의 범위

원격의료의 범위는 가상내원(Virtual Visits), 원격환자 모니터링(RPM, Remote Patient Monitoring), 모바일 헬스(mHealth, Mobile Health), 개인 응급대응 시스템(PERS, Personal Emergency Response System)으로 분류한다.

(1) 가상 내원

가상 내원(Virtual Visits)은 특정 건강상태를 평가, 치료 또는 분류할 수 있는 서비스이다.

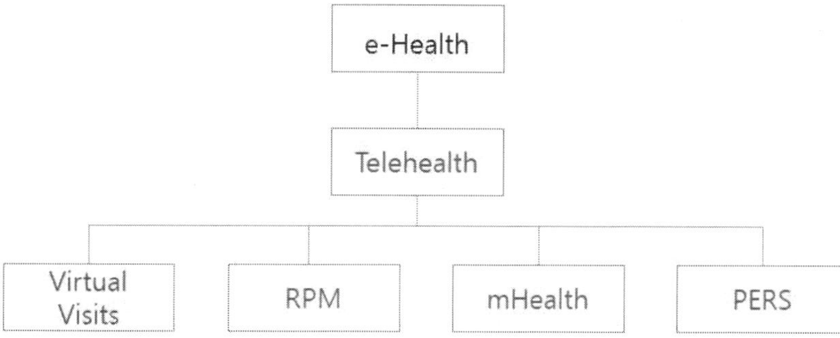

[그림 2-4] 원격의료의 범위

공급자가 주치의와 유사한 서비스 또는 원격 피부과, 원격 정신건강 진료와 같은 전문 분야의 서비스 제공이 가능하다. 가상내원은 컴퓨터나 스마트폰 등 통신기술을 기반으로 한 간단한 의료서비스로 개인계정을 통해 로그인하고, 전화나 문자메시지 등으로 '즉시 방문' 또는 '진료예약'을 하면 의료진이 연락하는 시스템이다.

가상내원 서비스를 설정하기 위해서는 의사들의 네트워크로 구성된 서비스 공급자 및 환자 간의 네트워크 플랫폼 등 다양한 구성요소가 필요하다.

(2) 원격환자 모니터링

원격환자 모니터링(RPM : Remote Patient Monitoring)은 개인의 건강 상태를 지속적으로 평가하는 데 사용되는 기술로서, 인공지능(AI) 기술과 결합하여 인구 고령화로 증가하는 의료비 문제에 대한 솔루션이 될 것으로 전망이다. 생리적 모니터링(혈압, 혈당, 체중 및 체온), 약물 투여 알림, 식이요법 및 운동량, 낙상 모니터링, 우울증에 대처하기 위한 툴(Tool)을 포함한다.

(3) 모바일 헬스

모바일 헬스(mHealth)는 무선 네트워크, 앱, 장치 및 웨어러블을 사용하여 환자에게 원격 건강 서비스를 제공하는 모바일 기술로, 스마트폰 보급률 상승에 따라 시장이 꾸준히 성장할 것으로 전망한다.

모바일 헬스(mHealth)는 일반 패킷 무선 시스템(GPRS, General Packet Radio System), 5세대 또는 6G 이동통신(5G 및 6G 시스템), 위성항법장치(GPS : Global Positioning System), Bluetooth 기술을 포함한 보다 복잡한 기능 및 애플리케이션뿐만 아니라 휴대폰의 핵심 유틸리티인 음성 및 단문 메시징 서비스(SMS)의 사용 및 자본 환원(Capitalization)을 포함한다.

(4) 개인 응급 대응 시스템

개인 응급 대응 시스템(PERS : Personal emergency response system)은 의료 응급 상황에 처했을 때 사용자가 비상 대응을 시작할 수 있도록 하는 소비자 중심 기술로, 환자의 웰빙 및 수면 패턴 관리, 낙상 또는 응급 상황에 대한 대응 가능하다.

4. 빅데이터

1) 의료와 IT 융합기반 빅데이터 기술의 개요

의료와 IT융합기반 빅데이터 기술은 디지털 경제 실현에 기초적이고 필수적인 미래 자원으로 간주되고 있다. 이는 중요한 기초 전략자원으로 노령화 등으로 의료비 지출 비중이 확대됨에 따라 공공위생, 임상 적용, 산업 발전 측면에서의 빅데이터 융합이 강조되고 있다.

미래의 생산력인 인공지능(AI), 사물인터넷(IoT) 블록체인(Block Chain), 엣지 컴퓨팅(Edge Computing), 인지 컴퓨팅(Cognitive Computing), 증강현실(AR), 상황인식(SA), 5G 등 다양한 4차 산업 기술과의 융합 발전이 가속화되고 있다.

빅데이터와 인공지능의 융합기술은 의약 발전, 만성질병 예방 및 관리, 의료서비스 개선과 더불어 '인터넷+의료건강' 또는 의료분야의 AI 분석과 머신러닝, 딥러닝을 통한 예측 모델 구축, 상품 개발 및 마케팅 등을 중심으로 한 빅데이터 응용을 적극 확대하고 있다.

'빅데이터+AI' 융합 서비스기업은 의료기관에게 환자정보 관련 빅데이터를 제공하고, 의사의 진단 및 치료를 보조할 뿐만 아니라 의학 연구를 위한 데이터를 제공하여 디지털 서비스 융합 의료산업의 발전을 가속화하고 있다.

플랫폼 기업의 빅데이터 융합 서비스도 점차 고도화되고 있으며, 최근에는 정형, 비정형 빅데이터에 대한 분석을 토대로 CT영상을 판독하고 증상 분석을 통해 질병을 식별하는 서비스로 발전하고 있다.

2) 개인의 빅데이터

의료분야 빅데이터의 활용은 흔히 병원정보시스템의 EMR자료나, 건강보험 자료 등을 의료분야 빅데이터로 생각하는 경향이 있지만, 실제 의료분야에서 가장 기대되는 빅데이터는 한 개인에 관한 모든 데이터의 총합을 뜻하는 '개인 빅데이터(Personal Big Data)'이다.

개인 빅데이터는 크게 3가지로 개인 진료정보, 개인 라이프로그 및 개인 유전체 정보로 구성된다.

각각의 데이터의 성격이나 생산방식은 다를지라도 최종적으로는 한 개인의 건강 및 일상에 관한 모든 정보이므로 개인중심적이며 기존의 분석 방식이나 통계방법으로 해결할 수 없는 빅데이터라는 특성을 공유한다. 또한 IT기술의 발달 없이는 생성될 수 없었던 데이터들로써 각각은 따로 태어났더라도 IT 기술 안에서 하나로 접목되고 융합되어 새로운 응용분야를 창조해나가고 있다.

(1) 개인 진료정보

전통적인 병의원 진료를 통해서 얻어지는 개인 진료정보이다. 과거 종이차트와 필름 형태로 생성되어 병의원별로 관리되던 진료기록은 빠른 의료정보화 단계를 거쳐 방대한 개인 빅데이터의 기반이 되었다. 이 전자건강기록(EHR : Electronic Health Record) 데이터는 임상 진료뿐 아니라 지능형 의사결정 지원 시스템을 가능케 하고, 의료진사이, 의사-환자 사이의 정보교류 촉진으로 의료의 질과 효율을 향상시키고 의학 연구에도 크게 기여하고 있다.

(2) 개인 라이프로그

개인 빅데이터는 개인 라이프로그(LifeLog)로 한 개인의 일상생활 활동에 관한 모든 데이터를 말한다. 개인의 운동, 식이, 수면, 그리고 각종 생체계측 센서를 통해 다양한 개인 라이프로그가 스마트폰에 저장되고 있다.

이제 많은 사람들이 스마트폰을 통해 자신의 건강정보를 스스로 관리하기 시작했다. 예전에는 건강 관련 데이터는 거의 의료기관에서만 생성되고 관리돼왔음을 생각하면 개개인이 자신에 대한 데이터를 스스로 생성 관리하기 시작한 것이다. 놀랍게도, 그리고 역사상 최초로, 라이프로그를 통해서 환자분들 스스로 자기 자신의 건강 데이터를 생성하고 관리하는 시대가 열렸다. 개인 건강정보 운영의 이 새로운 패러다임을 의료계에서는 큰 관심으로 지켜봐야 한다.

(3) 유전체 정보

유전체 정보는 최신 DNA 분석기술로 가능해진 개인의 정보다.

DNA의 발견 이전에도 '부전자전, 자식이 부모를 닮는' '유전 현상'은 잘 알려져 있었다. 과학자들은 오랜 동안 이러한 유전현상을 매개하는 물리적 존재, 즉 유전물질의 존재를 확신했다. 개인유전체 시대의 개막은 DNA뿐 아니라 조직마다 발현이 다양한 RNA와 단백체 분석, DNA자체의 변성으로 인해 발생하는 질환인 암

유전체분석, 여러 감염질환을 일으키는 바이러스나 박테리아의 메타유전체 분석, 사람의 피부나 장에 기생하는 기생충과 박테리아의 유전체 분석 등 일명 다중오믹스 시대, 개인 빅데이터의 왕국이 도래한 것이다.

유전체 정보는 개개인의 상세한 생물학적, 유전적 정보를 분석한 자료에 기반하여 약물 반응과 질환 발생위험을 예측한다는 점에서 맞춤의학에서 핵심적인 역할을 한다.

5. 플랫폼 기술

의료와 IT 융합기반의 디지털 헬스케어는 다양한 소스(의료기관, 생체신호 획득기기 등)로부터 획득된 데이터를 통합하고 관리하며, 이를 분석하여 사용자에게 제공하는 서비스까지 포함하여 디지털 헬스케어에 이용될 수 있는 전반적 기술요소를 포함한다. 플랫폼 기술 요소들에는 클라우드, IoT 기술, 데이터 교환과 상호운용성 관련 인프라, 보안 인프라 기술 등이 있을 수 있다.

의료와 IT 융합기반의 플랫폼 기술은 의료정보시스템(EMR, PACS, OCS 등)을 근간으로 서비스를 제공하기 위한 기술이다. ICT 융합기술을 기반으로 하는 스마트 헬스케어 플랫폼은 환자의 다양한 건강 관련 정보를 습득 활용하며 환자 행동양식과 변화 상태를 모니터링하고 관리하는 상호작용형 서비스로 발전하고 있다.

디지털 헬스케어 분야에서 클라우드(Cloud) 기술도 미래를 가속시킬 핵심 기술로 주목받고 있다. 클라우드 기술은 하드웨어 기술과 함께, 클라우드 환경을 관리하는 소프트웨어 기술의 개발 및 클라우드 서비스의 개발 등을 포괄한다. 클라우드 플랫폼은 대용량의 저장시스템과 모든 지역에서도 접근이 가능하다는 장점이 있다. 의료 분야를 포함하는 공공부문 클라우드 서비스 유통 및 활용 가이드라인(2017.11)이 배포됨에 따라 의료 클라우드의 도입 활용이 늘어날 것으로 예상되고 있다.

데이터 상호운용성은 현재 가장 이슈가 되고 있는 분야는 FHIR(Fast Healthcare Interoperability Resource) 로서 현재 3.0버전의 Draft작업이 진행되고 있으며, 표준화 진행이 함께 진행되고 있다. FHIR은 HL7에서 개발된 표준으로 전자 의료정보를 교환하기 위한 목적을 지니며, 의료 환경에서 다루어지는 다양한 정보들을 'Resource' 형태로 구현하고 이를 이용하여 다양한 의료정보 간 상호운용성을 보장하는 표준이다. 2014년 2월에 FHIR의 Release1을 시작으로 2017년 3월 Release3이 발표되었다.

수행 내용

재료 · 자료

• 의료와 IT기술의 융합 관련 자료

기기(장비 · 공구)

• 컴퓨터, 문서작성 프로그램, 프린터, 주변기기

안전 · 유의사항

• 의료 및 IT 관련 장비의 안전 및 유의사항을 숙지한다.

수행 순서

01 전통적인 의료기기와 스마트 헬스케어 기기에 대하여 비교 · 분석하라.

최근 의료기기 시장은 전통적인 제조업체 또는 의료정보시스템이 지배해왔던 환경에서 스마트 헬스케어라는 새로운 시장을 통해 변혁의 시기를 맞고 있다.

현 시대는 소득증가 및 의료기술의 발전으로 삶의 질이 높아지고 건강에 대한 접근방식과 삶에 대한 사고 및 정의가 변화되면서 기존의 치료중심의 의료 패러다임이 예측(Predictive), 예방(Preventive), 개인맞춤(Personalized), 참여(Participatory) 중심으로 변화되고 있다.

특히 빠르게 진행되고 있는 고령화로 인해 의료비 지출이 급증하고 있고, 만성질환자를 위한 의료 수요 또한 계속 늘어나고 있는 상황에서 스마트 헬스케어는 효과적 해결책이자 대안으로 주목 받고 있다.

기존의 전통적인 의료기기와 스마트 헬스케어 제품의 특징적 차이를 〈표 2-2〉와 같이 이해할 수 있다.

스마트 헬스케어 기기 분야는 정보통신 및 기타 최첨단 과학기술을 빠르게 융합시키는 특징을 갖고 있으며, 기존 의료기기와 달리 네트워크를 이용하여 다른 기기 또는 앱 등과 밀접하게 연결된다. 또한 제품 출시 사이클도 기존 의료기기와 비교해 1/10 정도로 짧아지는 특징을 갖고 있고, 복잡도의 측면에서도 여러 기능이 융복합되는 특징을 나타내고 있다. 그러므로 이러한 스마트 헬스케어 기기와 관련 산업 육성을 위해서는 기존 의료기기 방식과는 다른 규제 및 관리방안에 대한 고민이 필요하다.

〈표 2-2〉 기존 의료기기 대비 스마트 헬스케어 기기의 특징 비교

	전통적인 의료기기	스마트 헬스케어 기기
물리적 기반	Hardware 기반	SaMD(Software as a Medical Device)와 같이 소프트웨어 포함
주요 기술	전자기적 제어 및 측정 기술	정보통신 신기술(클라우드, 빅데이터, 인공지능, 딥러닝, 사물인터넷, 무선네트워크, 3D 프린팅 등)
연결성	독립적인 기기로서 동작하고 데이터의 흐름은 일반적으로 단방향	다양한 형태의 네트워크에 연결되어 상호운영성을 가지고 외부 기기 또는 소프트웨어(앱) 등과 밀접하게 결합되어 양방향으로 데이터 통신
보안성	물리적 보안에 집중	커넥티드 디바이스가 가지는 다양한 위협요소들을 내포하고 있음
제품 출시 사이클	개발에서 출시까지 장기간의 시간이 소요되고, 출시된 제품은 10년 이상 시장에서 이용(디자인 기능 변경이 하드웨어 제약 때문에 빠르게 변하지 못함)	소프트웨어 기반의 기기와 작은 기능들과 소프트웨어가 융합되어 돌아가는 기기의 경우, 기획에서 개발까지 1년이 걸리지 않는 경우도 많고 상대적으로 라이프 사이클도 짧음
마켓 접근성	기존 의료기기는 오프라인 시장이 기반이었고, 접근대상은 의사나 환자 등 실 환자들에게 제약	온라인 마켓(앱스토어 포함) 등 다양한 경로로 다양한 유저들이 접근 가능
위험도	전통적 의료기기는 고위험(High Risk) 기기들로 이로 인한 규제의 강화가 필수요인	스마트 헬스케어 기기의 경우, 고위험 기기도 있지만 상대적으로 위험도가 거의 없는 기기들이 많음(활동량계 등)
지능	-	스마트 헬스케어 기기는 인공지능 기술과 결합하여 축척된 지식을 처리/분석하여 새로운 지식을 생산 사용자에게 보다 나은 정보 및 서비스를 제공
복잡도	복잡도가 낮고, 하나의 기기가 하나의 역할을 수행	여러 기능들이 융합되어 복잡도가 높고, 하나의 기기로 다양한 역할을 수행하는 기기의 등장

02 스마트 헬스케어기기의 분류에 대하여 분석하라.

스마트 헬스케어기기는 스마트 헬스케어를 지원할 수 있는 ICT 기술과 융합된 헬스케어기기를 뜻한다. 스마트 헬스케어기기는 기존의 의료기기 및 개인건강관리를 위한 의료기기, 헬스케어 사물인터넷 기기, 유헬스기기 등을 포함한다.

의료기관에서 이용되는 스마트 헬스케어기기들은 다양한 ICT기술들과 결합한 스마트 베드, 의료용 스마트 카트, 스마트 체온계, 스마트 혈압계 등과 같이 네트워크 기술이 결합된 의료기기 제품들이 등장하고 있다.

유헬스케어 의료기기는 원격진료의 목적으로 의료진과 환자들이 사용하는 의료기기로, 의료기관 이외의 장소에서 환자의료정보 및 생체정보를 측정 · 수집하고 의료기관에 전송 · 저장하여 의사의 진단을 도와준다.

원격 진료를 위한 유헬스케어 의료기기는 식약처에서 2011년 신설품목으로 고시한바 있다.

〈표 2-3〉 스마트 헬스케어기기 분류

구 분	설 명	관련제품	규제 대상
의류기관용 스마트 헬스케어 기기	의료기관에서 진단, 저지, 지료에 이용되는 ICT기술과 결합된 의료기기	인퓨선썸프, PCA, CAD 소프트웨어 등	대상 (식약처 승인)
유헬스케어 의료기기	원격진료를 위해 생체신호를 측정 · 관리를 돕는 ICT융합 기기로 위해도가 높은 기기	혈당측정, 유헬스케어 게이트웨이 등	대상 (식약처 승인)
헬스케어 사물인터넷 기기	사물인터넷을 통해 건강 정보 및 생체정보를 측정 · 제어 · 관리하는 기기	체중계, 심박계, 체온계, 혈당계, 혈압계, 활동량계 등	대상 예정 (식약처 승인)
웰니스기기 (개인용 건강관리제품)	건강증진/개선을 위해, 이용되는 생체신호 측정 및 모니터링과 생활상태 개선을 위한 도움을 주는 기기로 위해도가 낮은 기기	활동량 측정, 밴드형 체지방 측정기, 혈압관리 앱 등	비대상

03 식품의약품안전처의 의료기기 등급 분류기준에 대하여 분석하라.

최신 IT 기술과 함께 급성장하는 전자의료기기는 의료기기법에서 정한 의료기기 중 전기 또는 자기 이용하는 기구, 기계장치로 정의할 수 있다. 식약처의 전자의료기기 기준규칙에 따라 각종 전자의료기기를 별도로 규격화하였다.

의료기기법 시행규칙과 의료기기 등급분류 및 지정에 관한 기준과 절차에 따라 등급에 따라 시장에 유통이 가능하다. 인체에 유해성이 낮은 1등급은 단순 신고만으로 허가를 받을 수 있고 2~4등급은 일련의 심사과정을 거쳐 의료기기 품목허가를 받아야 한다.

등 급	내 용	비 고
1등급	• 잠재적 위해성이 거의 없는 의료기기 • 개인과 공중보건에 미치는 잠재적 위해성이 낮은 경우	의료용 칼, 가위, 영상 저장 · 조회용 소프트웨어 등
2등급	• 잠재적 위해성이 낮은 의료기기 • 개인에게 중증도의 잠재적 위해성을 가지며 공중보건에 미치는 잠재적 위해성이 낮은 경우	전동식침대, 영상전송 · 출력용 소프트웨어
3등급	• 중증도의 잠재적 위해성을 가진 의료기기 • 개인에게 고도의 잠재적 위해성을 가지며 공중보건에 중증도의 잠재적 위해성을 가지는 경우	엑스선촬영장치, CT, MRI 등
4등급	• 고도의 위해성을 가진 의료기기 • 개인과 공중보건에 고도의 위해성을 가지는 경우	심장박동기, 흡수성 봉함사 등

04 한국 의료분야의 디지털 뉴딜 정책에 대하여 분석하라.

한국의 디지털 뉴딜 정책은 DNA(Data, Network, AI) 생태계 강화, 교육인프라 디지털 전환, 비대면 산업 육성, SOC 디지털화이다.

디지털 의료 헬스분야는 데이터 댐에 포함된 헬스 케어 데이터 개발, AI + X 7대 프로젝트로 포함된 신종 감염병 예후 · 예측과 의료 영상 판독 진료, 스마트 의료 인프라 구축에 포함된 스마트 병원, 호흡기 전담 클리닉, AI 정밀 의료 등이다. 즉, 인공지능 데이터 개발과 데이터 경제 가속화, 인공지능 융합 응용 개발, 디지털 기반 스마트 의료 인프라 구축, 비대면 의료 제도화 및 활성화로 요약할 수 있다.

예를 들어 디지털 뉴딜로 촉발되는 미래 예상 전개도는 [그림 2-5]와 같다.

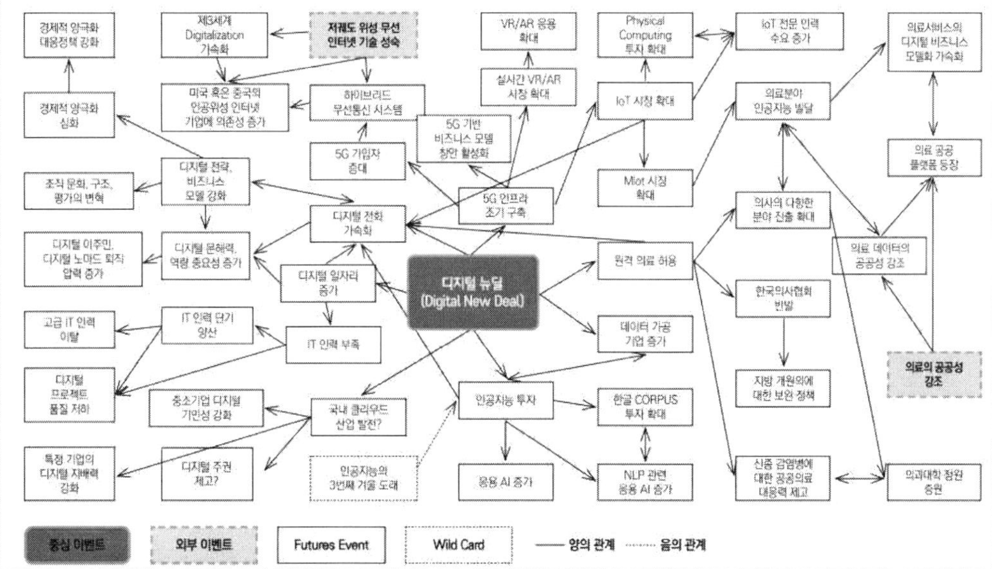

[그림 2-5] 디지털 뉴딜로 인한 미래 예상 전개도

의료 인공지능 분야는 의료비 부담과 의료 사고의 증대, 중화나 안전 위험, 응급의료 서비스에 대한 낮은 신뢰도, 낮은 의료 접근성, 의료 인력 부족 문제 등을 해결할 수 있는 대안으로 큰 주목을 받는 분야이다. 인공지능 의료기기에 대한 기술 및 제품 개발이 많아지면서 인허가 기준과 표준화에 대한 요구도 함께 높아졌다.

최근에는 의료 빅데이터를 기반으로 하는 분석과 예측 기능이 디지털 헬스케어의 핵심 기능이 되었다. 특히 의료 인공지능의 경쟁력은 양질의 의료 데이터를 얼마나 효과적으로 축척하고 활용할 수 있는 냐에 좌우된다.

최근 데이터 3법(개인정보보호법, 정보통신망법, 신용정보법)이 개정됨으로써 AI와 빅데이터를 활용하여 본격적인 의료 데이터를 활용하는 장벽이 낮아지고 디지털 스마트 의료시장이 전환점이 될 것이다.

학습활동.2 교수 · 학습 방법

교수 방법

- 의료와 IT 융합기반의 디지털 헬스케어 인프라 기술에 대한 관련 용어, 구성, 방식 이해 정도를 파악한 후 수업을 진행한다.
- 교수자의 주도로 의료와 IT 융합기반의 디지털 헬스케어 인프라 기술 등의 내용을 PPT 자료로 제시한 후 설명한다.
- 가능하면 사전에 개인별 학습 자료를 준비하여 모든 학생이 참여할 수 있는 문제 해결식 수업, 협력 수업이 가능하도록 한다.
- 의료와 IT 융합기반의 디지털 헬스케어 인프라 기술 전 과정을 작업의 순서에 따라 단계적으로 실습이 이루어질 수 있도록 지도한다.
- 교재를 통해 수업을 준비하는데 있어서 필요한 모든 정보나 팁, 힌트 등 도움이 될 만한 내용들을 확인할 수 있다.
- 학생들이 만들게 될 각 모델들은 수업시간에 중점적으로 다뤄질 부분과 어휘, 질문, 답을 포함하고 있으며 또한 탐구할만한 추가적인 아이디어들도 포함하고 있다.

학습 방법

- 의료와 IT 융합기반의 디지털 헬스케어 인프라 기술에 대한 관련 용어를 숙지하고, 의료와 IT 융합기반의 디지털 헬스케어 인프라 기술에 대해 이해한다.
- 의료와 IT 융합기반의 디지털 헬스케어 인프라 기술의 각 단계별 중점 사항을 체계적으로 학습한다.
- 의료와 IT 융합기반의 디지털 헬스케어 인프라 기술의 수행순서의 전 과정을 실습한다.
- 의료와 IT 융합기반의 디지털 헬스케어 인프라 기술의 내용을 이해한다.
- 의료와 IT 융합기반의 디지털 헬스케어 인프라 기술을 이해하고 숙달이 될 때까지 학습한다.

학습활동.2 평가 및 피드백

평가 준거

- 평가자는 피평가자가 수행 준거 및 평가 내용에 제시되어 있는 내용을 성공적으로 수행할 수 있는 지를 평가해야 한다.

학습내용	평가항목	성취수준		
		상	중	하
의료와 IT 융합기반의 디지털 헬스케어 인프라 기술	의료와 IT 융합기반의 디지털 헬스케어 인프라 기술을 이해할 수 있다.			

평가 방법

- 작업 포트폴리오

학습내용	평가항목	성취수준		
		상	중	하
의료와 IT 융합기반의 디지털 헬스케어 인프라 기술	의료와 IT 융합기반의 디지털 헬스케어 인프라 기술을 이해할 수 있다.			

- 필기시험

학습내용	평가항목	성취수준		
		상	중	하
의료와 IT 융합기반의 디지털 헬스케어 인프라 기술	의료와 IT 융합기반의 디지털 헬스케어 인프라 기술을 이해할 수 있다.			

- 체크리스트를 통한 관찰

학습내용	평가항목	성취수준		
		상	중	하
의료와 IT 융합기반의 디지털 헬스케어 인프라 기술	의료와 IT 융합기반의 디지털 헬스케어 인프라 기술을 이해할 수 있다.			

- 피드백

1. 작업 포트폴리오
   - 제출한 보고서를 평가한 후 주요사항에 대하여 표시하여 돌려준다.
2. 필기시험
   - 평가 결과 성적이 저조한 학생은 보고서 제출 기회를 부여한다.
3. 체크리스트를 통한 관찰
   - 실습 과정에서 평가한 후 개선해야 할 사항 등을 정리하여 돌려둔다.

참 | 고 | 문 | 헌

1. 스마트 헬스케어 유망시장 동향 및 진출전략, KOTRA, 2019.10.
2. 이승관, 글로벌 디지털 헬스케어 기술동향과 과제, IITA, 2017.12.13.
3. 프로스트 앤 설리번, Global Digital Health Outlook(2020), 2019.8.
4. 박찬호 · 이장우, 인공지능 헬스케어 산업의 실용화 동향, 정보통신기획평가원, 2020.6.17.
5. 김주한, 빅데이터 기반의 개인 맞춤의료 서비스, BioINpro 13호, 2015.
6. 식품의약품안전평가원, 스마트 헬스케어 의료기기 기술, 표준 전략 보고서, 2018.8.
7. 한국보건산업진흥원, 2019년 의료기기산업 분석보고서, 2019.12.
8. 전종훈, 디지털 뉴딜과 스마트 의료, TTA저널 190호, 2020.8.

학습 1	의료와 IT 융합기술의 개요
학습 2	의료와 IT 융합기반의 인프라 기술
학습 3	**의료와 빅데이터 기술융합**
학습 4	의료와 인공지능 기술융합
학습 5	의료와 블록체인 기술융합
학습 6	의료와 사물인터넷 기술융합
학습 7	의료와 XR 기술융합
학습 8	의료와 디지털콘텐츠 기술융합
학습 9	의료와 디지털트윈 기술융합
학습 10	의료와 3D프린팅 기술융합
학습 11	의료와 디지털마커 기술융합
학습 12	의료와 5G/원격 기술융합
학습 13	의료와 IT 기술융합의 미래

학습 목표

1. 의료와 빅데이터 기술융합을 이해할 수 있다.

3-1 의료와 빅데이터 기술융합의 개요

1. 의료와 IT 융합을 통한 빅데이터의 개요

21세기 원유로 주목받고 있는 빅데이터는 디지털 경제의 기반이며, 빅데이터에 대한 생산·수집·분석·활용 능력은 국가 미래 경쟁력의 중요한 요소이다.

의료와 빅데이터 융합 분야는 생활습관 데이터, 임상정보, 건강보험정보, 약물반응성 데이터, 유전체 정보뿐만 아니라 데이터 마이닝 등 새로운 비즈니스 기회를 창출하고 있다. 인간 게놈은 30억 개의 염기쌍으로 구성된 약 2만 개의 유전자로 구성된 3기가 바이트(3G Byte)의 데이터이다.

서열 이외에도 구조·기능 해석, 질병 상관관계, 인구집단 내 차이 등의 가치 있는 데이터들을 어떻게 마이닝을 하느냐에 따라서 엄청난 보석을 얻을 수가 있는 무궁무진한 데이터이다. 이 데이터를 기반으로 다양한 기업 및 연구소들은 암, 유전질환 및 만성질환 환자들을 진단하고 치료하기 위해 다양한 오믹스 빅데이터 및 인공지능 기술을 적용하고 있다. 이러한 가치 있는 바이오 빅데이터들을 활용하고 공유하기 위한 많은 시도도 함께 이뤄지고 있다.

〈표 3-1〉처럼 분야별 빅데이터 제품 및 서비스는 빅데이터 하드웨어, 기초·응용 소프트웨어, 응용서비스, 데이터 소스, 기초 인프라, 데이터 유통 등 분야를 중심으로 발전하고 있다.

〈표 3-1〉 분야별 빅데이터 제품 및 서비스

분 야	주요 제품 및 서비스
하드웨어	저장 설비, 서버, 스마트 단말, GPU, 센서 등
기초 소프트웨어	빅데이터 플랫폼, 데이터 수집, 데이터 전처리, 정형 데이터, 비정형 데이터 등
응용 소프트웨어	데이터 가시화, 사용자 프로파일링, 비즈니스 인텔리전스(BI), 로그 분석, 자연어 분석
기업 응용	운영 개선, 리스크 관리, 기업 관리, 제품개발, 안전 관리 · 감독, 고객 서비스, 마케팅
산업 응용	IT서비스, 행정, 금융, 도시관리, 교육, 교통 · 운수, 민생서비스, 건강 · 의료 등
데이터 소스	기업운영 생성 데이터, 정부 공개 데이터, 인터넷 데이터 수집, API
데이터 기초시설	데이터 센터, 민간 클라우드, 공공 클라우드, IDC임대 서비스 등
데이터 유통	데이터 표준화, 데이터 개방 공유 플랫폼, 데이터 거래소 등

〈표 3-2〉처럼 의료분야인 의료산업, 임상실험, 공공위생, 스마트진료의 빅데이터의 주요 응용서비스이다.

〈표 3-2〉 의료분야 빅데이터의 주요 응용서비스

분 야	주요 응용서비스
의료산업	의료체계 혁신, 의료기관 평가 · 감독, 의료보험료 관리, 의료자원 배분, 의료비 통제 등
임상실험	임상 의사결정 지원, 의약품 개발, 의약품 부작용 예측, DNA염기서열, 유전체 분석 등
공공위생	공공위생 기관 감독 · 의사결정 관리, 중대 질병 예방 · 통제, 예비 경보 및 긴급 대응 등
스마트진료	진료 프로세스 개선, 온라인 건강 · 의료 서비스 모델 구축, 전자 진료카드 이용서비스 등

데이터 분석 기술의 발전에 따라 헬스케어 분야에서도 빅데이터의 활용이 부각되는 가운데, 해외에서는 공공정책 및 민간 분야 전반에서 관련 사업으로 대두되고 있다.

〈표 3-3〉처럼 국내에서는 공공영역을 중심으로 헬스케어 빅데이터 정책이 수립

되고 있으며, 민간 영역으로 확대되기 위해 제도적 개선을 통한 적극적인 참여 환경 조성이 필요하다.

〈표 3-3〉 국내 의료 융합분야의 빅데이터 종류

<table>
<tr><th rowspan="2">구 분</th><th colspan="2">공공 영역</th><th colspan="2">민간 영역</th></tr>
<tr><th>수집 주체</th><th>수집 데이터</th><th>수집 주체</th><th>수집 데이터</th></tr>
<tr><td rowspan="2">개인
유전정보</td><td>국립암센터</td><td rowspan="2">조직, 세포, 혈액 등
(DNA 추출)</td><td rowspan="2">병 원</td><td rowspan="2">자체 수집 데이터</td></tr>
<tr><td>국립보건연구원</td></tr>
<tr><td>개인
건강정보</td><td>보건소(건강관리
서비스 시범 사업)</td><td>운동량, 식이 습관, 수면
습관, 흡연, 음주 등</td><td>민간보험</td><td>규제 완화 예정
(금융위원회 가이드라인)</td></tr>
<tr><td>국민
건강정보</td><td>건강보험심사
평가원</td><td>건강검진 자료, 의료비 청
구 내역, 약품 처방 내역</td><td>개 인</td><td>웨어러블 기기 등
모바일 장치 데이터</td></tr>
</table>

헬스케어 분야의 데이터가 폭발적으로 증가하고 있는 가운데, 치료는 물론 사전 예방 분야에서의 빅데이터 분석 및 활용의 중요성이 부상하고 있다. 헬스케어 분야 데이터는 보건, 의료, 건강 관련 디지털 데이터의 양적 증가와 더불어, 데이터의 생산·수집 채널도 다양화되고 있다.

헬스케어 산업의 트렌드도 질병 치료 및 의료기관 중심에서 예방 및 소비자 중심으로 변화함에 따라 빅데이터 분석·활용의 중요성이 증대하고 있다.

2. 바이오 빅데이터와 인공지능 기술의 융합

사람의 유전체는 약 2만여 개의 단백질을 코딩하는 유전자로 구성되어 있으며, 그 외에도 2만 5000개가 넘는 비단백질 코딩 유전자가 존재하고 있다. 이들은 다양한 조합을 통해 여러 전사체를 생성하며 유전자 발현에 관여하고 있으며, 이를 통해서 세포 내 복잡한 생물학적 기능들을 담당하고 있다. 그래서 이들을 모두 이해하려면 세포가 자신의 유전체를 처리하는 것처럼 해석할 수 있는 분석능력을 갖춰야 하는데 이에 접근하는 데 있어서 인간의 인지능력 이상의 분석 능력이 요구되며, 이를 가능하게 하는 시스템이 필요로 한데 딥러닝 기술이 하나의 대안으로 떠오르고 있다.

특히 차세대 유전체 해독(NGS : Next Generation Sequencing) 기술의 발전과 함께 사람마다 약 100 기가 염기(Gigabase)에 해당하는 수천~수십만 건의 유전체 빅데이터를 활용할 수 있게 되면서 이러한 데이터 셋을 기반으로 머신러닝/딥러닝 기술을 적용하면 실험실에서 모델생물을 대상으로 유전적 변이의 기능을 해석하는 것보다도 더 효율적일 것으로 보고 있다.

3-2 의료와 빅데이터 융합의 응용

개인 빅데이터의 3가지 축인 개인 진료정보, 라이프로그, 유전체 정보는 각각의 데이터의 성격이나 생산방식은 다를지라도 최종적으로는 한 개인의 건강 및 일상에 관한 모든 정보이므로 개인 중심적이며 기존의 분석 방식이나 통계방법으로 해결 할 수 없는 빅데이터라는 특성을 공유한다. 또한 IT기술의 발달 없이는 생성될 수 없었던 데이터들로써 각각은 따로 태어났더라도 IT 기술 안에서 하나로 접목되고 융합되어 새로운 응용분야를 창조해나가고 있다.

1. 개인 진료기록 분야

EHR 데이터의 경우 의료기관 사이, 의료기관 - 환자 사이의 데이터 교환에 관한 표준과 상호운영성에 관해서 오랜 기간 연구가 진행되어 왔다. 의료기관 사이 데이터 교환의 표준을 확립하고 이를 적용하게 하는 것은 많은 시간과 노력이 필요한 과제이다. 미국에서는 Obama Care의 일환으로 2014년까지 병원의 의무기록 시스템을 전산화하도록 권고하였으며, 그 결과 2001년에 18%였던 외래 EHR 사용율은 2013년에 78%까지 증가했다. EHR의 확산을 통해 임상의료결정 지원 시스템(CDSS : Clinical Decision Support System)을 병원 정보시스템에 삽입하여 처방 및 진단의 오류를 줄이고 질병 경과를 개선시킬 수 있다는 기대가 있다. 최근 IBM은 Watson이라는 인공지능 컴퓨터를 이용하여 병원 기록을 분석하였고 이를 통해 향후 1년 이내에 심부전이 발생할 가능성이 높은 환자 8,500명을 가려내는 데 성공했다.

또한 병원내, 병원 사이 진료 정보의 교환이 쉬워짐으로써 진료의 환자 기록의 지속성을 유지하고 정보 차단에 대한 비용을 절감할 수 있다는 장점이 있다.

하지만 여전히 의료기관 사이의 데이터 교환은 병원간 진료기록의 격차와 이해관계 등 해결해야 할 과제가 많이 남아있다. 따라서 특정 병원 집단이나 보험회사

중심 혹은 플랫폼 중심으로 데이터 통합과 교류가 더 빠르게 진행되고 있다. 미국 보훈청(Department of Vaterans Affairs)은 2010년부터 'Blue Button'이라는 개인진료기록 서비스를 제공하여 개인이 진료기록을 연람 및 다운로드 할 수 있도록 지원하고 향후 진료기록을 자동으로 전송해주는 기능과 서드파티 사업자가 환자 정보를 주기적으로 확인할 수 있도록 지원하는 기능을 제공할 예정이다. 의료기관에서는 환자의 진료기록을 전자적 방법으로 자동 전송할 수 있을 뿐 아니라, 이메일, 헬스케어 애플리케이션 등으로 자동 전송 할 수 있게 되며, 사용자들 역시 진료기록을 직접 병원에 제출할 필요 없이 의료기관간 진료기록 전송 기능 이용이 가능하다.

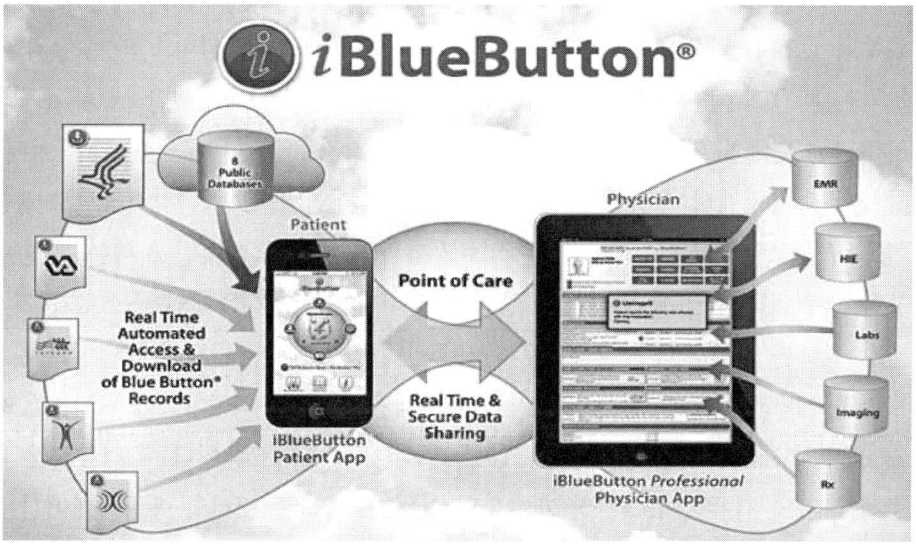

[그림 3-1] iMedical Apps

또한 미국 최대 의료보험업체인 카이저퍼머넌트는 보험상품과 연계되어 있는 의료서비스에 대해 My Health Manager 서비스를 제공하여 환자들의 병원 예약관리, 진료기록 관리, 처방기록 및 복약관리, 보험 보장 범위 조회 등의 서비스를 제공한다. 이 서비스에 가입되어 있는 병원 내 진료기록들은 그룹내 기관들끼리 자유롭게 전송 가능하다. 미국의 메이요클리닉과 존스 홉킨스는 진료예약에서 처방과 사후관리까지 모바일 앱으로 할 수 있도록 하고 있으며 국내에서는 지난 2010년 서울아산병원이 '내 손 안의 차트' 서비스를 통해 병원을 직접 방문하지 않고도 진료기록 확인 및 투약 관리 등을 제공하고 있다.

이러한 흐름 중 가장 독보적인 것은 애플, 구글, 마이크로소프트 등 주요 ICT

기업의 뜨거운 경쟁이다. 이들 기업들은 기존의 의료정보시스템(병원에서 사용하는 EMR, OCS 등)을 자신들의 데이터 엔진기술과 결합하여 개인건강기록(PHR : Personal Health Record) 기반의 개인 맞춤형 헬스케어 서비스를 제공하고 있으며, 이를 통해 환자 개개인에게 맞는 정확한 진단과 치료방법을 도출해내는 데이터의 기반을 제공하고 있다.

예를 들어 애플의 Healthkit은 기존의 자사 중심 생태계 구축이 아닌 개방형 플랫폼을 지향하며 병원(Mayo Clinic), 전자의무기록 솔루션 제공 사업자(Epic), 운동데이터 수집 앱 사업자(Nike) 등과 파트너십을 이루어 종합적인 건강 정보와 서비스를 제공하고 있다.

이러한 개인 건강기록(PHR), 즉 '병원에서 생성된 정보뿐 아니라 다양한 원천으로부터 생성된 개인의 건강관련 전자기록 전부를 포함한 서비스'의 수요와 개발 노력은 빠르게 확대되고 있다. 개인건강기록은 의료기관내에서만 생성, 수집되는 EHR과는 다르게 개인이 직접 입력한 것 혹은 기기로부터 바로 전송된 데이터, 다양한 의료기관에서 제공받은 데이터가 융합된 개인의 평생 건강기록으로 통합적이고 포괄적인 성격을 띤다. 기존 의료기록과의 가장 핵심적인 차이는 개인이 소유하고 관리하여 언제 어디서나 접근 가능하다는 것이다. 개인 스스로가 자신의 건강 정보를 소유하고 관리함으로써 기존의 질병 발생 후 치료의 개념에서 자기주도적인 예방과 관리 차원으로 건강관리의 개념이 전환된다. 이러한 건강정보의 자가 소유의 개념을 현실화시킬 수 있게 된 계기는 스마트폰이다. 스마트폰은 자체로서 하나의 컴퓨터이고 가장 개인화된 장비이며, 각종 센서와 애플리케이션을 통해 개인건강정보를 통합 관리할 수 있는 최적의 도구이다. 따라서 이전에 언급한 ICT 기업의 투자는 전통적인 의료정보 플랫폼에 한정되지 않고 환자의 행동양식과 변화상태를 모니터링하고 관리하는 상호작용형 서비스, 즉 스마트 플랫폼까지 확장되는데, 이는 PHR에서 얻을 수 없는 환자의 행동과 반응에 대한 정보를 담아낼 수 있어, 보다 정교하고 효과적인 서비스를 구현할 수 있는 장점이 있다. 스마트 플랫폼에서 활용되는 다양한 정보 중 가장 중요한 것이 바로 라이프로그 데이터이다.

2. 라이프로그 분야

라이프로그(Lifelog)란 넓은 의미에서 '개인의 전반적인 일상생활의 기록이나 정보'를 의미하지만, 보다 구체적으로는 일상의 기록을 획득하거나 관리하기 위한 목적으로 컴퓨터를 착용하는 것을 말한다. 물론 소셜 미디어나 개인 기록 등도 라이프로그 데이터에 해당하지만, 정보량이 방대하고 정보획득이 쉬운 디지털 신호 데이터로 정보 수집 방향이 이동하고 있다. 따라서 라이프로그를 언급할 때 연관된 개념으로 항상 언급되는 것이 웨어러블 컴퓨터(Wearable Computer)이다. 웨어러블 컴퓨터는 문자 그대로 몸에 입듯이 장착하거나 옷에 부착하는 작은 전자장치(Miniature Electronic Devices)를 말한다.

최근에는 사물인터넷(Internet of Things, IoT)의 개발이 활발하여 다양한 웨어러블 헬스케어 디바이스가 시장에 출시되고 있다.

학습 3

3. 유전체 분야

유전체 정보분석의 첫 관문은 개인별 염기서열의 차이에 관한 단일염기다형성(SNP : Single Nucleotide Polymorphism)을 활용하는 것이다. SNP란 A, G, T, C, 네 개의 염기로 이루어진 30억 길이의 염기서열 중 특정 염기 위치가 사람마다 다르게 나타나는 경우이다. 예를 들어, 특정 위치에서 어떤 사람들은 A이고 다른 사람들은 G인 경우를 말한다.

염기가 서로 다르면 그 유전자 위치에 해당하는 단백질의 구조가 서로 달라질 수 있고 이러한 유전형(Genotype)의 차이가 개인마다 다른 키나 피부색 혹은 질병과 같은 표현형(Phenotype)의 차이를 설명할 수 있다.

SNP는 30억 유전체 서열의 약 0.1~0.2%에 해당하는 300만~600만의 염기위치에서 발견되는 유전형의 개인차를 의미한다. 염기변이라는 측면에서 SNP는 단일염기 돌연변이(Point Mutation)와 비슷하지만, 소수대립유전자(Minor Allele)의 빈도가 1%미만인 경우는 돌연변이로 1% 이상인 경우는 다형성으로 구분하며, 그 의학적 해석에는 큰 차이가 있다. 돌연변이가 단순형질(Simple Trait) 희귀유전질환의 원인으로 지목되는 반면, 다형성은 복잡형질(Complex Trait)을 보이는 흔한 질병의 발생기전으로 제시되었다.

소위 소비자 유전체학(Direct To Consumer Genomics) 혹은 유전체 소매상(Retail Genomics) 산업의 대부분은 이 SNP 정보 분석에 기반하며, 미국의 경우 약 800개의 회사가 경쟁하고 있다. 그 대표격인 23andMe는 최근 그 서비스 가격을 한화 10만원에 해당하는 100불로 낮추고 가격경쟁을 격화시키고 있어, 유전체 정보 맞춤의학 보급의 급속한 대중화를 추진하고 있다. 몇 백만 개의 SNP 정보 분석을 넘어, 전체 30억 유전체 서열 정보를 분석하는 상용화 서비스의 대중화도 그리 멀어 보이지 않는다. 23andMe는 최근 그 중간단계로 수 만개에 이르는 전체 유전자 서열 정보분석(Exome Sequencing) 서비스를 준비하고 있다.

개인 유전체 정보 분석은 신생아 검사에도 활발히 적용되고 있다. 고전적으로는 Genetic Counselling의 영역에 속하던 이 분야에서는 태아나 신생아의 유전적 기형 등을 조기 진단하고 적절한 처치를 하기 위해 다양한 유전자 분석을 수행해 왔다.

최근 유전체 분석 기술의 발달로 좀 더 미세하고 적극적인 검사가 가능해졌다. 한편, 미성년자에 대한 유전체 정보 분석은 해당 아동 및 청소년에 대한 편견을 가지게 할 가능성과 이를 통해 양육과 교육에 심대한 영향을 미칠 것을 우려해서, 엄선된 고위험군이 아니면 금지하거나 최소한 자제하자는 주장도 힘을 얻고 있다.

이러한 사전적 스크리닝 테스트는 출산 전 가족계획에까지 영향을 미치고 있다. 아직 태어나지 않은 자녀의 유전질환 사전진단 서비스를 제공하기 시작한 미국의 Counsyl 사는 부모의 유전자를 분석하여, 임신 여부도 결정되지 않은 자녀에게서 발생할 수 있는 100여 개의 희귀 유전 질환 위험률을 예측해주는 서비스를 350달러에 제공한다.

유전체 정보의 개인 차이를 바탕으로 탄생한 맞춤의학의 한 분야는 약물유전체학이다. 약물유전체학은 개인별 유전체 다형성에 따라 약물 반응성이 서로 다름을 밝혔고, 특히 약물대사를 담당하는 간 대사효소의 다형성에 대한 유전형 검사는 약물치료의 용량과 시간을 결정하는 핵심정보로 미국 식약처인 FDA 승인을 얻어 실제 적용되고 있다. 혈액의 응고를 막아주는 혈전 치료제 와파린은 매우 약효가 좋으나, 너무 적게 투약하면 혈액 응고를 막지 못하고, 너무 많이 투약하면 출혈성이 증가하여 환자를 위험에 빠뜨린다. 심한 개인차로 적정 투여용량을 결정하기가 어려운 와파린을 간 대사 효소의 유전자 정보분석에 따른 용량결정 알고리즘의 우수성이 국제 와파린 약물유전체 컨소시움에서 입증되었다. 이러한 성과들을 바탕으로 FDA는 100여개에 이르는 약물에 대해 유전자 정보 분석을 강하게 권고하기에 이르렀다.

수행 내용

재료 · 자료

- 의료와 IT기술의 융합 관련 자료

기기(장비 · 공구)

- 컴퓨터, 문서작성 프로그램, 프린터, 주변기기

안전 · 유의사항

- 의료 및 IT 관련 장비의 안전 및 유의사항을 숙지한다.

수행 순서

01 바이오 빅데이터 적용사례에 대하여 분석하라.

바이오 빅데이터들을 적용해 환자들을 위해 질병 진단 및 치료에 활용된 사례들이 있다.

1. 미국 유행성 이하선염 사례

2016~2017년에 걸쳐 미국 보스턴 지역에서 유행성 이하선염(동의어 : 볼거리) 감염이 급증했다. 매사추세츠 주의 공중 보건국과 지역 대학 보건 서비스와 협력 아래 환자들 유래 유전체 데이터를 사용해 해당 연구를 진행했다. 브로드 연구소 연구팀은 역학 데이터와 201명의 감염된 환자에게서 유행성 이하선염 전체 유전체 서열을 분석하였으며 전 세계 연구자들에 의해 시퀀싱되고 공개된 유행성 이하선염 3646개의 GISAID 데이터베이스 내 존재하는 게놈서열들을 사용했다. 이러한 자료 및 데이터 수집을 바탕으로 실행된 연구는 실시간으로 전염병의 확산을 이해하는 데 큰 도움이 되었으며, 연구자들은 발생원을 찾게 되어 전파되는 경로 및 패턴을 해결함으로써 질병의 심각도 및 백신과 진단에 영향을 줄 수 있는 유전체의 변화를 확인할 수 있었다. 적절한 데이터의 수집과 활용으로 큰 전염병의 유행을 확인할 수 있었으며, 백신 개발 부분에 있어서도 크게 도움이 되었다.

2. 미국 혈우병 환자 네트워크 사례

미국 6개 주의 NIH와 CDC(Centers for Disease Control and Prevention)는 혈우병 감시시스템을 후원하여, 해당 주에 거주 중인 혈우병 환자를 모두 식별하고 의료 기록에서 인구 통계 및 임상적인 특징에 대해 자세한 정보를 수집하였다. 해당 기록은 6년에 걸쳐 혈우병 환자 3,000명으로부터 발생률 및 치료와 합병증의 결과를 연구할 수 있는 데 도움이 되는 데이터를 사용하게 된다. 그 결과 1975년, 미국 혈우병 환자에게 종합적인 치료를 제공할 수 있는 네트워크가 구축되었으며, 표준화된 데이터 수집 양식을 사용하여 혈우병을 비롯하여 각종 다양한 혈액 장애에 관련해서도 100여 개의 국가에서 데이터를 수집하고 있었다. 이러한 데이터를 바탕으로 가난해 최하위 의료 서비스를 받을 수밖에 없는 나라에서도 혈우병 치료 및 생존율이 향상되었음이 증명되기도 하였다. 이렇듯 의료 데이터 수집 및 활용은 공공의 이득을 추구하며 진행되는 경우도 많다. 또한 정부 차원에서의 지원이 필수적이며 관련 회사들이 협력하여, 데이터 수집뿐만 아니라 관련 신약 개발까지 나아간다면 더욱 공공의 이득이 활성화될 것이다. 그리고 환자의 데이터 수집과 더불어 개인 정보 보호와 보안은 헬스케어 분야에 있어서 시간이 갈수록 매우 중요해지고 있다.

3. 메이요 클리닉(Mayo Clinic) & 헤릭스(Helix) 사례

2020년 초 메이요 클리닉과 캘리포니아 기반의 유전체 회사인 헤릭스와의 파트너십이 시작되었다. 올 1월 9일, 메이요 클리닉은 캘리포니아 기반의 유전체 분석회사인 헤릭스와 파트너십을 맺어 의사와 연구원이 건강 상태 모니터링을 목적으로 유전체 데이터 베이스 시스템을 개발하였다. 메이요 클리닉은 해당 파트너십을 맺고 10만 명의 동의된 환자를 모집하여 연구 데이터베이스를 개발하기 위해 유전자 검사를 실행한다. 연구에 활용될 환자 데이터는 10만 명의 환자 각각의 전체 유전체 엑솜(Exome) 맵핑을 통해 예방 조치를 취할 수 있는 초기에 사용될 수 있다. 해당 연구는 유방암 및 난소암, 유전성 고콜레스테롤 혈증 및 유전성 결장 직장암의 한 형태인 린치 증후군과 같은 유전성 질환에 대해 사용될 것이며, 이를 통해 정밀 의료 및 진단을 더욱 향상할 것을 명시했다.

4. 노스쇼어 대학 병원(NorthShore University Health System)

2020년 1월 13일, 일리노이 주 기반의 노스쇼어 대학교는 임상 유전학 서비스를 1만 명의 환자에게 제공하기 위해 미국 유전체 분석회사인 Color와의 협력을 시작했다. 1만 명의 환자 테스트 결과에 대해 시퀀싱을 진행하였고, 이러한 검사는 환자의 유방, 결장 직장암 및 심장병 등 특정 질환 발생 여부를 확인하는 데 사용이 된다. 1년 여 간의 시범

프로그램 동안 검사가 무료로 진행되었지만, 그 이후로는 환자들은 175달러 정도를 지불할 예정이다. 노스쇼어에서 제공하는 테스트 결과는 환자 치료를 위한 의사결정에 사용될 수 있으며, 환자의 치료에 직접 참여하여 질병예측 및 사전 예방을 목표로 한다.

5. 저스틴 오디세이(Justin's Odyssey)

1997년, 저스틴 배천 (Justin Vachon)은 희귀 신경 장애를 갖고 태어났다. 그가 3살이 되던 해, 저수초형성(Hypomyelination)인 펠리제우스-메르츠바하병(Pelizaeus-Merzbacher disease)을 진단받았다. 그 후 그가 13살이 되었을 때 캐나다 이스턴 온타리오 아동병원(Children's Hospital of Eastern Ontario)의 신경학자들은 현재까지의 알려진 임상적인 질병과 저스틴의 증상이 맞지 않는다는 것을 알았다. 저스틴의 장애를 정확하게 확인하기 위해 전체 엑솜 시퀀싱(Whole Exome Sequencing)을 수행하였고, 2017년 저스틴의 신경 장애와 반응하는 유전자인 USP 7(Ubiquitin-specific-processing protease 7)를 확인할 수 있었고 해당 유전자를 매치메이커 익스체인지(Matchmaker Exchange)에 증상에 대한 세부 정보를 공유하여 연구자들이 관련된 다른 유전자에 대한 새로운 변화를 확인할 수 있게 되었다. 네덜란드에 거주하는 한 가족과 해당 유전자를 일치시킬 수 있었으며, 호주에서 유전자가 일치된 아이들과 저스틴이 동일한 정도의 증상을 가진 것을 확인한 후 그의 질병을 담당하는 2가지의 변종을 알아냈다. 매치메이커 익스체인지(Matchmaker Exchange)와 유전체 연구 연합조직인 GA4GH(Global Alliance for Genomics and Health)의 노력으로 인프라를 구축하여 희귀 질환 진단율을 높일 수 있었다.

02 바이오 빅데이터와 인공지능이 열어가는 미래의 모습에 대하여 분석하라.

가까운 미래에 현실화될 미래를 상상한 사례(출처 : Wainberg, M., et al. Deep learning in biomedicine. Nat Biotechnol, 2018)가 있어 소개하고자 한다.

한 여성은 직장에 출근하는 중 자신의 휴대폰으로 약국에 들러 혈액과 소변검사를 하라는 알람을 받는다. 이 알람은 그녀의 건강관리 기록, 의료영상 이미지, 유전체 데이터, 혈액 기반의 전사체, 대사체 및 그녀의 심박수, 혈압, 근력, 및 기타 정신적 상태 데이터들을 프로파일링 하는 인공지능 시스템을 통해 전달되었다.

이 권고안들은 엄청난 빅데이터를 트레이닝해서 나온 것이다. 즉 공개된 수백만 개의 바이오 빅데이터뿐만 아니라 자신과 가까운 혈연관계의 친척, 비슷한 임상적 소견을 보이는 사람들과 수억 명에 해당하는 일반인들 데이터를 비교 분석을 통해 도출된 근거 기반의 권고안이라고 볼 수 있다.

이 여성은 약국에서 혈액검사에 기반한 전사체의 변화 및 소변검사를 통한 대사체의 변화를 통해 신경근 퇴행성 질환 가능성이 발생했음을 알게 되었다. 이러한 결과에도 이 여성은 그렇게 놀라지 않았다. 그 이유는 이 여성은 이미 오래전부터 데이터를 통해 이러한 일이 내년 언제쯤에는 일어나리라는 것을 예상하고 있었기 때문이다.

사실 자신의 어머니가 자신을 임신해 있을 때부터 신경근 퇴행성 질환 관련 병원성 유전 변이를 가지고 있다는 것을 알고 있었고, 그 변이에 대해 편집을 해서 복구할 수 있었지만 인공지능 시스템이 이 변이로 인해 자신의 딸이 살면서 그 질병이 발병할 가능성에 대해서 아주 낮게 평가함으로써 그녀의 어머니는 유전적 치료를 선택하지 않고 자신의 딸을 낳기로 결정했었다.

아무튼 현재 자신의 건강 상태를 알게 된 이 여성은 자신의 유전체와 전사체를 포함한 그녀의 모든 데이터를 분석해 그녀에게 최적화된 개인 맞춤식 유전체 의학 서비스(치료제)를 제공받게 되었다.

인공지능 시스템의 도움을 받아 설계된 치료제에 대해 걱정하는 사람들이 아직 많을 수는 있지만, 결론부터 말하자면 미래에는 시원한 바람이 부는 가을 저녁에 산책하는 것만큼 안전하다. 게다가 100번 적용하면 99번 정도가 높은 수준의 효능까지 보여주고 있다.

이 치료제의 인체 내 안전성을 예측하기 위해 인공지능 기술을 이용해 예측하게 되는데, 영장류 또는 동물을 통해 전임상 시험을 통해 예측하는 것보다도 인공지능 시스템을 통해 안전성을 예측하는 것이 더 정확하다는 것도 증명되어 그 인공지능 시스템은 이미 규제 기관의 승인을 받은 상태이다. 다시 그 여성의 이야기를 마저 해보자면, 그 여성은 다음날 바로 약을 선택하고 또 근처 자신의 치료를 담당하는 카운슬러를 만나게 된다. 그리고 그 카운슬러와의 대화를 통해 치료법에 대해 이야기를 나눈다.

그리고 1년 넘게 그녀 자신이 직접 약 처방 및 치료 결정에 관여하면서 그녀가 가지고 있는 스마트폰이나 웨어러블 장치 및 생체 정보를 측정할 수 있는 다양한 장치 등을 통해 걷는 속도나 팔을 흔드는 강도 등을 포함해 그녀가 하는 모든 신체 활동 및 모든 신체 지표를 계속해서 수집하고 기록하며 그녀는 2주마다 한 번씩 약국을 들러 그녀의 전사체 및 대사체를 지속적으로 모니터링하게 되었다.

치료 후 1년 만에 그녀의 신경근 퇴화 증상이 완전히 멈추었다는 결론을 자신의 데이터를 통해 도출하게 되었으며 그녀 자신의 질병도 효율적으로 치료해냈을 뿐 아니라, 그녀의 모든 데이터는 본인 개인의 동의하에 비식별화 및 익명화를 거쳐 미래의 자신과 같이 고통받을 사람들에게 더 나은 치료를 제공할 수 있게 되기 위해 인공지능 시스템에 입력되었다.

이 시나리오가 현실화되는 시점이 지금 당장은 아니겠지만 미래 언젠가는 이런 방식과 비슷하게 구현될 것으로 예상된다. 그리고 지금부터도 바이오 빅데이터가 인공지능/딥러닝 기술과 만나 헬스케어 분야 많은 난제를 신속히 해결하면서 우리에게 가시적인 성과들을 보여주게 될 것으로 예상된다.

03 데이터 3법 개정과 의료 빅데이터 활용방안에 대하여 분석하라.

1. 데이터 3법 개정 개요

데이터가 4차 산업혁명의 발전의 주요요소를 부각되고 있어 데이터 활용범위를 확대하기 위한 데이터 규제 완화 및 개인정보보호 규제의 체계를 정비해야 한다. 목적은 개인정보보호 소관부처를 개인정보보호위원회로 일원화하고 중복규제를 없애 개인과 기업이 정보를 활용할 수 있는 폭을 넓히기 위해 추진한다(경과는 국회본회의 통과(2020.1.9.), 개정안 공포(2.4), 시행(8.5)). 내용은 추가 정보의 결합없이 개인을 식별할 수 없도록 처리된 기명정보 개념을 도입하였다.

2. 주요 개정 내용

개정 사항	세부 내용
개인정보 판단기준 명확화	• 익명정보는 개인정보보호법 적용하지 않음을 명확화
가명정보 개념 도입	• 가명정보로 통계작성, 과학적 연구 공익적 기록 보존 등을 위해 정보주체 동의없이 활용가능
데이터 전문기관을 통한 데이터 간 결합 근거 마련	• 가명정보의 결합은 데이터 전문기관을 통해 기업 또는 기관 간 데이터 결합 허용(전문기관, 정부에서 지정) • 데이터 전문기관은 결합된 데이터를 가명 익명정보 형태로 전달
개인정보 처리자의 책임 강화	• 기명정보 처리나 데이터 결합시 안전조치 의무 부과 및 특정 개인을 알아보는 행위금지
개인 정보 보호 관련 법률의 유사 중복 규정 정비 및 추진체계 효율화	• 행정안전부, 방송통신위원회와 금융위원회의 개인정보보호 기능을 개인정보 보호위원회로 일원화, 위원회가 컨트롤타워 기능 수행
본인신용정보관리업(Mydata)도입	• 장보주체가 자기정보를 데이터 보유기관 또는 기업에서 직접 내려받거나, 타 기관 등으로 이동하여 해당정보를 활용하도록 지원하는 Mydata산업 도입

3. 의료 빅데이터 적용효과

데이터 3법 개정으로 가명정보(비식별 데이터)를 활용하여 개인정보 이용 동의없이 적극적인 의료빅데이터 활용 가능성 확대되었다.

건강보험심사평가원, 질병관리본부, 국민건강보험공단 등 각 기관별로 분산되어 있는 빅데이터를 연계, 통합 후 비식별화하여 민간 연구자에게 제공가능하다.

국내 보건의료 빅데이터는 공공영역과 민간영역에서 각 기관별로 데이터 수집 및 관리하였다. 기간별 분산된 보건의료 데이터의 상호연계 통합 가능한 법,제도적 기반 부족 등으로 빅데이터 활용이 제한적인 상황이다.

기 관	데이터	기 능	주요내용
건강보험 심사평가원	임상 의료	저장, 공유, 분석	보건의료빅데이터 개방시스템을 통해 데이터 통합 및 가공 분석 후 공유
질병 관리본부	임상 의료	저장, 공유	한국인체자원은행 네트워크를 통해 의료자원 데이터 베이스 공유(국립중안인체자원은행, 17개 대학병원 인체자원단위은행 등)
국립보건 연구원	인체 자원	저장, 분석	국립중앙인체자원은행을 통해 건강보험자료 공유서비스를 통한 보건의료 정책 및 학술연구 지원
국민건강 보험공단	임상 의료	저장, 공유, 분석	질병예측정보, 건강보험통계 등 건강보험자료 공유 서비스를 통한 보건의료 정책 및 학술연구 지원
대형 종합병원	임상 의료	저장, 공유, 분석	서울아산병원, 아주대병원, 서울성모병원, 가천길병원 등 대형 종합병원의 임상의료데이터 기관별 보유

향후 기관별로 구축된 의료 빅데이터 간 연계 통합으로 제품 서비스 등에 의료 빅데이터 활용이 증대될 것으로 예상된다.

분 야	의료 빅데이터 활용사례
개인 맞춤형 의료 · 관리	• 연령별, 지역별, 소득수준별 맞춤형 건강증진/검진 서비스, 만성질환 맞춤형 관리 • 개인의 신체상태, 식습관,생활패턴 등 의료데이터를 활용하여 질병예측 및 예방을 위한 건강관리 ㉾ 셀바스AI(셉비체크업) • 유전정보 분석을 통한 미래발병 가능한 질병 예측 및 병원의료진 추천 • 사업장별(단체), 근로환경별(개인) 건강위해 요소 예측 및 조기경보
의료질과 안전향상	• 유전적 특성에 기반한 약물 효과성 분석, 예측기반 치료 최적화(맞춤약물)
임상 의사결정지원	• 질환별 새로운 학술정보와 치료법 등을 의료진에게 통합 제공 • 영상차료, 유전정보, 투약 및 수술 기록 등 데이터를 종합적으로 분석하여 인공지능과 결합하여 임상의사결정지원, ㉾ 뷰노(본에이지), 루닛(Scope), IBM(왓슨)

기업, 의료기관 등이 보유한 임상데이터를 결합하여 기업, 연구자들에게 익명화, 표준화 등의 과정을 거쳐 개인 맞춤형 의료, 임상의사결정 지원 등 활용목적에 맞게 제공한다.

기 구축된 빅데이터 활용범위 확대를 통한 빅데이터 기반 제품 · 서비스의 질 개선 및 신규 비즈니스 모델을 발굴한다.

4. 시사점

- 가명정보를 활용한 의료 빅데이터 정보공유 및 다양한 개인 맞춤 서비스가 활성화될 것으로 기대된다.
- 의료 빅데이터를 이용하여 연구개발이 가능해짐에 따라 신약개발, 유전체사업 등 관련 분야의 성장전망이 있다.
- 개인 의료정보를 통한 빅데이터 통합분석으로 정밀의료서비스, 개인 건강관리 진단서비스 등 개인 맞춤 서비스 활성화가 될 전망이다.
- 장기적으로 의료 데이터 활용을 통한 다양한 의료서비스를 통해 경제적 비용이 감소될 것으로 전망한다.
- 빅데이터에 기반한 질병관리, 임상지원, 보건복지 등 의료서비스 제공을 통한 진료업무 효율 증가와 환자가 부담하는 의료비의 절감 효과가 발생할 것으로 예상된다.
- 유전정보 등 민감정보에 관한 안전한 의료 빅데이터 활용방안 모색한다.
- 민감정보의 안전한 활용을 위한 가이드라인을 마련하고 의료 빅데이터 활용의 윤리적 책임의식 강화 및 사회적 공감대 형성이 필요하다.

04 해외 주요국의 빅데이터 정책에 대하여 분석하라.

해외 주요 국가의 경우 헬스케어 산업의 패러다임 변화에 대응하여 국가 차원은 물론 민간 차원에서도 관련 빅데이터 분석 · 활용에 박차를 가하고 있다.

1. 미국 공공영역

미국 공공영역에서 정부 주도의 공공캠페인을 전개하고 있다. 'All of US' 프로젝트를 통해 10년간 100만 명의 데이터를 기부 받아 유전자 정보, 생체 정보, 전자의무기록 수집하고 있다.

정보 주체 중심 데이터, 온라인을 통해 본인 관련 정보를 다운로드 받을 수 있도록 하는 캠페인인 마이데이터 캠페인을 의료 분야에 적용하여 온라인을 통해 본인의 의료 및 건강기록을 다운로드 받아 모바일 앱과 의료 서비스에 연동하고자 신의 데이터를 연구 프로그램에 기부할 수 있도록 하는 국가 계획인 Blue Button사업을 실시하고 있다.

2. 미국 민간영역

미국 민간영역의 민간 기업을 중심으로 데이터 수집 및 분석 결과 활용하고 있다. 즉 민간 유전체 검사 기업(23andMe)은 개인의 DNA를 통해 질병 위험도, 혈통, 건강 수준, 유전병 유무 등을 제공하고 있다.

IBM은 의료 인공지능 'IBM Watson'을 개발하여 Watson for Oncology(암 환자 진료), Watson for Genomics(유전체 분석), Watson for Clinical Trial Matching(임상시험 환자 매칭) 등의 인공지능 서비스를 병원에 제공하고 있다.

3. 영국 공공영역

영국 공공영역은 국가보건서비스(NHS) 주도의 국가 정책 수립하고 있다. 즉 생체자원은행(Biobank)을 통해 대량의 생체자원을 수집 · 관리하고 '10만 게놈 프로젝트'를 통해 NHS 소속 13개 유전체의학센터에서 임상정보 수집 및 분석 결과에 따른 조치하고 있다.

예를 들어 암 환자의 유전자 검사를 통해 발병 가능한 유전자 발견 및 유전자 변이와 희귀 질환 연관성을 입증한다.

4. 캐나다 민간영역

캐나다 민간영역에서 온타리오 병원은 미숙아 모니터링 시스템으로 미숙아의 질병 감염 예측하고 있다. 일 9,000만 건의 생리학 데이터를 수집하여 질병과의 상관성을 분석하고, 일반 병원보다 평균적으로 24시간 먼저 감염 사실 진단하고 있다.

5. 중국 민간영역

중국 민간영역에서 모바일 의료 플랫폼 핑안하오이셩(平安好医生)은 인공지능 기반 한방치료 서비스를 제공한다. 방대한 중국 전통 의학 서적과 사례를 인공지능이 분석하고, 유명 중의학 연구 기관과 연합하여 간편 문진 시스템을 개발하였다.

〈표 3-4〉 각국의 헬스케어 빅데이터 관련 정책

구 분	주요 내용
미 국	'新미국혁신전략' 및 '정밀의료 이니셔티브'를 발표하며 헬스케어를 국가 우선 과제로 선정
영 국	생명과학에 관한 전략을 발표하고, 대규모 유전체 분석 프로젝트 추진
일 본	건강수명연장전략을 포함하는 '미래투자전략 2017'을 발표하고, '신산업구조비전' 보고서에서 건강 · 의료 · 간병 분야를 전략분야로 제시
중 국	차세대 성장 동력으로 바이오의약 및 고성능 의료기기를 선정하고, '정밀의료 발전계획'을 수립하여 유전체 분석 프로젝트 착수

자료 : 헬스케어특별위원회('18.12.10), 4차 산업혁명 기반 헬스케어 발전전략

학습 3

05 한국 의료부문의 빅데이터 정책에 대하여 분석하라.

보건복지부 등 8개 부처는 연간 4조원 이상의 R&D 투자를 골자로 하는 '바이오 헬스 산업 혁신 전략'을 수립하였으며, 4차산업혁명위원회 내 헬스케어특별위원회역시 헬스케어 빅데이터 활용 방안을 마련하였다.

〈표 3-5〉 정부의 헬스케어 빅데이터 관련 정책

구 분	주요 내용
바이오헬스 산업 혁신 전략 (보건복지부 외)	데이터 중심 병원을 통한 빅데이터 구축, 공공기관이 보유한 빅데이터 개방 · 활용 등
	빅데이터 표준화 병원 선정 등
	빅데이터 표준화 및 분석 결과 거래 시스템 구축 등
헬스케어 빅데이터 생산 · 관리 시범체계 운영 프로젝트 (헬스케어특별위원회)	헬스케어 빅데이터 쇼케이스 사업 (건강 · 의료 · 유전체 데이터를 정부통합전산센터 내 보관하여 학계 · 연구계 · 의료계 · 산업계의 데이터 표준화 연구에 활용)
	표준화기술 개발 (유전체 저장 기술, 유전체 압축 표준 등 마련)

자료 : 헬스케어특별위원회('18.12.10), 4차 산업혁명 기반 헬스케어 발전전략

국내 헬스케어 산업의 육성과 글로벌 경쟁에 대응하기 위해서는 제도적 보완을 통해 민간 부문의 적극적인 진출환경 조성이 필요하다.

국내 의료기관별 상이한 전자의무기록 체계로 헬스케어 데이터의 표준성이 결여되어

정보 수집이 곤란하다. 병원이 데이터 표준화를 실시할 인센티브가 없고, 고객을 다른 병원에 빼앗길 우려가 있어 데이터 표준화를 기피하고 있다. 그러므로 헬스케어 데이터의 개인정보를 보호할 법률 입안이 필요하다. 개인정보 관련 현행 법제는 '건강정보'를 정의하지 못하여, 별도의 개인건강정보 보호에 관한 제도적 보완이 필요하다.

해외의 개인건강정보 보호 법제화 사례는 미국의 건강보험 정보의 이전 및 그 책임에 관한 법률, 일본의 차세대 의료기반법 등이다.

국가 차원의 다양한 의료 빅데이터의 체계적 수립 방안 마련 외에도 민간 영역에서 활용 가능한 데이터 표준화 및 교류 방안이 절실한 실정이다.

06 한국 보건의료 빅데이터 플랫폼에 대하여 분석하라.

보건의료 빅데이터 플랫폼은 보건의료 빅데이터 활용을 통한 국민건강향상을 비전으로 의료의 질향상 및 보건의료 정책 개선, 보건의료 빅데이터의 안전하고 투명한 활용을 목표로 하고 있다.

보건의료 빅데이터 플랫폼은 보건의료 빅데이터 시범사업의 각 단계를 지원하기 위한 정보시스템으로서, 다음과 같은 기능을 가진다.

① 보건의료 빅데이터 신청
② 보건의료 빅데이터 심의결과 확인
③ 보건의료 빅데이터 연계
④ 보건의료 빅데이터 비식별화
⑤ 보건의료 빅데이터 개방(폐쇄환경 열람)

보건의료 빅데이터 플랫폼에서는 개인단위 정보연계를 활용한다. 개인단위 연계를 위한 정보로는 성명, 생년월일, 성별을 활용하며 이들 정보와 제3의 신뢰기관(TTP)이 발급한 랜덤키값을 결합해 사용한다. 제3의 신뢰기관(Trusted Third Party)은 각 데이터 제공기관과 분리된 제3의 기관으로서 안전한 연계 키 발급을 목적으로 하는 기관이다. 안전한 개인 식별키 관리를 위해 단방향 암호화(해쉬) 함수를 사용한다.

폐쇄환경은 연계된 자료를 연구자가 열람할 때, 외부로 데이터를 반출하지 않고 인터넷으로부터 단절된 폐쇄환경에서만 열람하도록 한다. 폐쇄환경은 국민건강보험공단, 건강보험심사평가원에서 운영하는 시설을 사용한다.

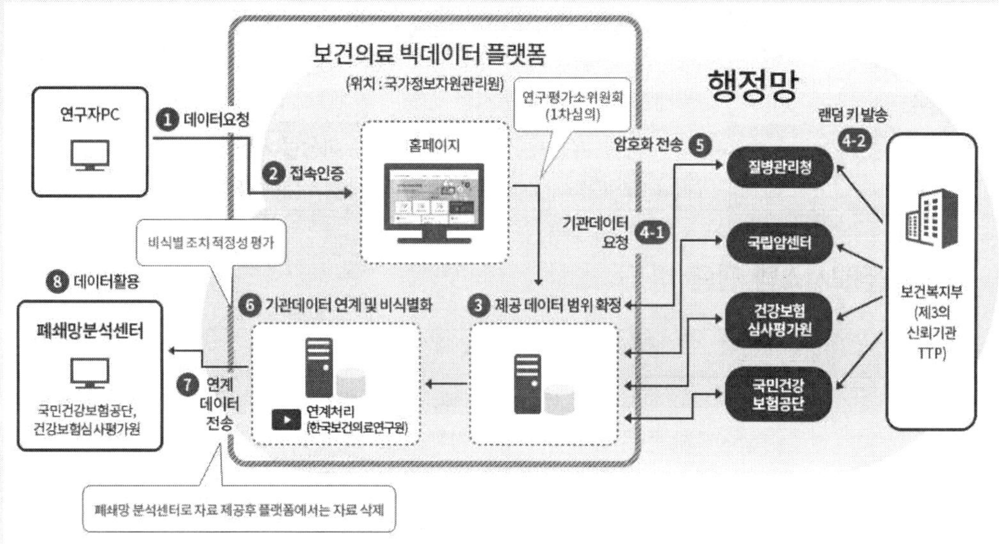

[그림 3-2] 보건의료 빅데이터 플랫폼 운영처리 과정

07 보건 의료분야에서 빅데이터 관련 비즈니스 사례에 대하여 분석하라.

1. 유전체 데이터 관련 비즈니스 사례

기업명	서비스명	현 황
마크로젠	iD4U	국내 유전체 분석 1세대 기업으로 임상진단 및 유전체 분야에 대한 연구개발을 통해 염기서열 분석, 바이오칩 분석, 올리고 합성 등을 서비스
테라젠 이텍스	헬로진	유전체 빅데이터 기반으로 오믹스 데이터 분석을 통해 유전자 기반의 예측 및 진단, 예방, 신약 개발, 제약, 의약품 유통 등 관련 산업 전반 서비스
메디젠 휴먼케어	M-CHECK	개인별 질병예측 유전체 연구 및 분석을 통해 조기 예방 서비스 및 유전체 분석기반 개인별 맞춤 건강 검진 서비스 진행
디엔에이 링크	DNALink	맞춤의료 위한 각종 유전체 데이터 분석 및 연구를 실행하여 고품질의 유전체 데이터를 생성하고, 데이터의 분석 및 결과 해석 지원
이원다이애 그노믹스	gene2me	비침습적 산전 진찰 기술로 유전 질병 예측하고 유전자 특징 분석기술을 구현하여 서비스하며, 유전체 기반 소프트웨어 개발 및 공급 지원
닥터노아 바이오텍	ARK	시스템 생물학 기법으로 약물을 재창출하고, 의약학 빅데이터 분석과 인공지능 기술을 바탕으로 신약 연구 및 개발

기업명	서비스명	현 황
신테카 바이오	tinygenes	빅데이터 및 인공지능 기반 알고리즘 개인 유전체맵 플랫폼 기술을 통해 신약개발 및 가상 임상시험 진행
천랩	Smilebiome	장내 미생물 유전체 정보를 해석하고, 미생물 연구를 통해 국내외 휴먼 마이크 로바이오 및 감염성 질환에 대한 솔루션 제공

2. 병원정보시스템 관련 비즈니스

기업명	서비스명	현 황
유비케어	에버헬스	• 국내 1차 의료기관 처방전달시스템 '의사랑' 개발 • 1차 진료에 대한 FHIR 변환 모듈 제공 기술 보유
비트컴퓨터	클레머	• 2차 의료기관 위주 의료정보시스템 제작
이지케어텍	BESTCare	• 서울대학교 병원 전산시스템 개발기술을 바탕으로 국내외 의료정보시스템 제작, 사우디아라비아에 병원정보시스템 수출(2016)
삼성 SDS	P-HIS	• 정밀 의료 패러다임에 맞는 클라우드 기반 병원정보시스템 P-HIS 개발
에픽	Epic	• 미국 전자의무기록 시장 점유율 1위 기업 • 진료과별로 근무환경에 맞는 모듈을 개발해 지원하는 반면 병원별 맞춤 • 모듈은 거의 지원하지 않음
써너	Cerner	• 미국 전자의무기록 시장 점유율 2위 기업 • 후발주자이지만 병원별 맞춤 모듈을 많이 지원해줌 • 미국 보훈병원과 거대계약을 실현하는 등 급격 성장함

3. 개인건강기록 관련 비즈니스

기업명	서비스명	사례 소개
레몬 헬스케어	M-Care	모바일 앱인 '엠케어'를 개발함, 진료 예약부터 처방전 전송 등의 과정을 여러 상이한 병원에서 단일 앱으로 해결
메디블록	패너시어	여러 기관에 흩어져 있는 의료정보 및 스마트폰을 포함한 여러 기기를 통해 생산되는 의료정보를 안전하게 통합하여 관리할 수 있게 하는 블록체인 기반의 의료정보 오픈 플랫폼으로, 암호화폐인 MED(Medi Token)을 발행하여 플랫폼 내 경제 생태계 구축, 연계된 기관에서 의료비, 약제비, 보험료 등을 지불하는 수단으로 사용 예정
비링크 헬스케어	아임닥터	개인의 동의하에 개인이 스마트폰을 통해 건강 설문지를 입력하고 건강검진 결과 기록지를 사진을 찍어 업로드하면 각 수치를 해석해 주고 맞춤형 건강관리 프로그램을 제공하기 위한 '아임닥터' 앱을 개발 중
애플	AC웰니스	여러 병원의 의료정보를 단일 앱에서 접근할 수 있도록 함, HL7 FHIR를 이용하여 병원 내 의료정보에 접근

기업명	서비스명	사례 소개
MIT 미디어랩	메드랙	블록체인 원장을 통해 환자 약물치료에 대한 정보를 공유하는 탈중앙화 기록 관리시스템 MedRec 제안, MedRec은 이더리움(Ethereum) 블록체인 플랫폼을 기반으로 하며 권한을 가진 의료관계자와 환자만이 정보에 접근 가능

출처 : 한국보건산업진흥원, 「블록체인의 의료분야 활용 현황」, 2018 및 재구성

4. 웨어러블 관련 비즈니스

기업명	서비스명	사업 현황
웰트	웰트	• 스마트벨트 제작, 과식, 앉아있던 시간 등을 측정하여 서비스 제공
휴이노	CICLO	• 간편한 웨어러블 심전도 기기 개발(심질환 의심 환자 대상)
엠투웬티 (m20)	마이미러	• 근육에 전자기 자극을 주는 EMS 제품을 개발, 같은 운동량 기준 근 손실 감소
PatientsLikeMe	PatientsLikeMe	• 환자들이 본인의 질환에 대한 이야기를 자유롭게 하고, 비슷한 양상을 가진 환자들의 경험을 공유 • 환자들이 생산한 자료를 익명화하여 제약회사, 임상시험센터 등에 판매

5. 분석 관련 비즈니스

기업명	서비스명	사업 현황
에비드넷	에비드넷	공통데이터모델을 이용한 분산형 빅데이터 분석에 기술력을 보유
미소정보기술	Smart CDW	국내 여러 병원에 임상데이터웨어하우스 구축, BI 기술 Qlik sense 기반 툴 제공
에이치스퀘어	HSquare	임상데이터웨어하우스를 통한 '헬스케어 인텔리전스' 솔루션 공급, 의료서비스 고도화 지원
루닛	Lunit Insight CXR Nodule	인공지능 기반 바이오마커 발굴, 흉부방사선 사진, 유방방사선 사진 판독 기술 개발
뷰노	Deep Brain, Lung CT AI	인공지능 기반으로 한 안저사진 판독, 골연령 판독 등 이미지 분석 방법 연구, 판독문 낭독의 음성인식 기술 등으로 연구영역 확장 중

학습활동.3 교수 · 학습 방법

교수 방법

- 의료와 빅데이터 기술융합에 대한 관련 용어, 구성, 방식 이해 정도를 파악한 후 수업을 진행한다.
- 교수자의 주도로 의료와 빅데이터 기술융합 등의 내용을 PPT 자료로 제시한 후 설명한다.
- 가능하면 사전에 개인별 학습 자료를 준비하여 모든 학생이 참여할 수 있는 문제 해결식 수업, 협력 수업이 가능하도록 한다.
- 의료와 빅데이터 기술융합 전 과정을 작업의 순서에 따라 단계적으로 실습이 이루어질 수 있도록 지도한다.
- 교재를 통해 수업을 준비하는데 있어서 필요한 모든 정보나 팁, 힌트 등 도움이 될 만한 내용들을 확인할 수 있다.
- 학생들이 만들게 될 각 모델들은 수업시간에 중점적으로 다뤄질 부분과 어휘, 질문, 답을 포함하고 있으며 또한 탐구할만한 추가적인 아이디어들도 포함하고 있다.

학습 방법

- 의료와 빅데이터 기술융합에 대한 관련 용어를 숙지하고, 의료와 빅데이터 기술융합에 대해 이해한다.
- 의료와 빅데이터 기술융합의 각 단계별 중점 사항을 체계적으로 학습한다.
- 의료와 빅데이터 기술융합의 수행순서의 전 과정을 실습한다.
- 의료와 빅데이터 기술융합의 내용을 이해한다.
- 의료와 빅데이터 기술융합을 이해하고 숙달이 될 때까지 학습한다.

학습활동.3 평가 및 피드백

평가 준거

- 평가자는 피평가자가 수행 준거 및 평가 내용에 제시되어 있는 내용을 성공적으로 수행할 수 있는 지를 평가해야 한다.

학습내용	평가항목	성취수준		
		상	중	하
의료와 빅데이터 기술융합	의료와 빅데이터 기술융합을 이해할 수 있다.			

평가 방법

• 작업 포트폴리오

학습내용	평가항목	성취수준		
		상	중	하
의료와 빅데이터 기술융합	의료와 빅데이터 기술융합을 이해할 수 있다.			

• 필기시험

학습내용	평가항목	성취수준		
		상	중	하
의료와 빅데이터 기술융합	의료와 빅데이터 기술융합을 이해할 수 있다.			

• 체크리스트를 통한 관찰

학습내용	평가항목	성취수준		
		상	중	하
의료와 빅데이터 기술융합	의료와 빅데이터 기술융합을 이해할 수 있다.			

• 피드백

1. 작업 포트폴리오
   - 제출한 보고서를 평가한 후 주요사항에 대하여 표시하여 돌려준다.
2. 필기시험
   - 평가 결과 성적이 저조한 학생은 보고서 제출 기회를 부여한다.
3. 체크리스트를 통한 관찰
   - 실습 과정에서 평가한 후 개선해야 할 사항 등을 정리하여 돌려둔다.

참 | 고 | 문 | 헌

1. 스마트 헬스케어 유망시장 동향 및 진출전략, KOTRA, 2019,10.
2. 이승관, 글로벌 디지털 헬스케어 기술동향과 과제, IITA, 2017.12.13.
3. 프로스트 앤 설리번, Global Digital Health Outlook(2020), 2019.8.
4. 박찬호 · 이장우, 인공지능 헬스케어 산업의 실용화 동향, 정보통신기획평가원, 2020.6.17.
5. 김주한, 빅데이터 기반의 개인 맞춤의료 서비스, BioINpro 13호, 2015.
6. 스마트 헬스케어 의료기기 기술, 표준 전략 보고서, 식품의약품안전평가원, 2018.8.
7. 박소영, 중국의 빅데이터 시장 트랜드와 시사점, 국제무역통산연구원, 2020.11.
8. 김태형, 데이터가 생명을 살린다, 바이오협회, 2020.6.
9. Combining genomics and epidemiology to track mumps virus transmission in the United States, PLOS Biology, 2020, https://doi.org/10.1371/journal.pbio.3000611
10. Public health surveillance and data collection: general principles and impact on hemophilia care, Hematology, https://doi.org/10.1179/102453312X13336169156537, 2012.
11. Mayo Clinic to sequence 100K participants to build genomic database for improved care and research in collaboration with Helix, https://newsnetwork.mayoclinic.org/discussion/mayo-clinicto-sequence-100k-participants-to-build-genomic-database-for-improved-care-and-research-incollaboration-with-helix/
12. Through partnership with Color, 10K NorthShore patients will get whole genome sequencing. https://medcitynews.com/2019/01/color-northshore/
13. Data-sharing brings hope to rare disease patients around the globe, https://www.ga4gh.org/news/data-sharing-brings-hope-to-rare-disease-patients-around-the-globe/
14. 문유정 · 강지민, 데이터 3법개정과 의료빅데이터 활용방안, 경기도경제과학진흥원, 2002.3.16.
15. 박세환, 보건의료 빅데이터 활용 의료산업 동향, HIRA 빅데이터 브리프
16. 박재은, 헬스케어 분야에서의 빅데이터 활용 동향, KDB산업은행, 2019.10.28.
17. 민기영 · 김경민 외, 2019 데이터산업 백서, 한국데읻산업진흥원, 2019.9.30.

학습 1	의료와 IT 융합기술의 개요
학습 2	의료와 IT 융합기반의 인프라 기술
학습 3	의료와 빅데이터 기술융합
학습 4	**의료와 인공지능 기술융합**
학습 5	의료와 블록체인 기술융합
학습 6	의료와 사물인터넷 기술융합
학습 7	의료와 XR 기술융합
학습 8	의료와 디지털콘텐츠 기술융합
학습 9	의료와 디지털트윈 기술융합
학습 10	의료와 3D프린팅 기술융합
학습 11	의료와 디지털마커 기술융합
학습 12	의료와 5G/원격 기술융합
학습 13	의료와 IT 기술융합의 미래

학습 목표

1. 의료와 인공지능 기술융합을 이해할 수 있다.

4-1 인공지능 기술의 개요

1. 인공지능의 주요 기술

1) 인공지능의 정의

인공지능(人工知能, AI)이란 인간처럼 학습하고 생각할 수 있는 컴퓨터 시스템이다.

인공지능은 사전적 의미로 '기계로부터 만들어지는 지능'으로 '컴퓨터 공학에서 이상적인 지능을 갖춘 존재, 혹은 시스템에 의해 만들어진 지능'을 의미한다. 즉 인공지능은 컴퓨터 기술을 이용하여 특별한 업무 수행에 인간의 학습능력, 추론능력, 지각능력, 자연어의 이해능력, 인간을 대체, 인지능력의 제고, 자연스러운 인간의 의사소통 통합, 복잡한 콘텐츠의 이해, 결론을 도출하는 과정 등 모든 지능적인 행동들을 모방함으로써 문제를 해결할 수 있는 기술이다. 인공지능은 4차 산업혁명의 핵심 기술이다.

결론적으로는 인공지능이라는 의미는 '인간을 대체할 수 있는 기계 또는 지능을 갖춘 존재로부터 의사소통, 상황의 상관관계 이해 및 결론 도출 등 인간의 행동을 모방할 수 있는 기술'이라고 정리할 수 있다.

즉 인공지능의 정의는 사고(Thought)과정, 추론 과정, 행동(Behavior), 합리성(Rationality) 중점을 두고 있다. 인공지능을 인간처럼 생각하는 시스템, 합리적으로 생각하는 시스템, 인간처럼 행동하는 시스템, 합리적으로 행동하는 시스템으로 정의하였다.

〈표 4-1〉 인공지능에 관한 정의

인간처럼 생각하는 시스템	합리적으로 생각하는 시스템
• 컴퓨터를 생각하게 만들기 위해 재미있는 새로운 노력, 즉 말 그대로 '마음을 가진 기계'(Haugeland 1985) • 의사결정, 문제해결과 같은 행동, 즉 인간의 사고와 관련된 활동의 자동화(Bellman 1978)	• 계산적 모델(Computational Model)의 사용을 통한 정신적 능력(Mental faculties)에 대한 연구(Charniak and McDermott 1985) • 지각, 추론 행동을 가능하게 하는 계산들(Computations)에 대한 연구(Winston 1992)
인간처럼 행동하는 시스템	**합리적으로 행동하는 시스템**
• 인간처럼 지능을 필요로 하는 그러한 기능(Function)을 수행하는 기계를 창조하는 기술(Kurzwell 1990) • 인간이 더 잘 하는 것(Things)을 어떻게 하면 컴퓨터가 하게 만들지를 연구하는 것(Rich and Knight 1991)	• 계산 지능(Computational Intelligence)은 지능적 에이전트를 설계하는 것에 대한 연구이다(Pool et al 1998). • AI는 인공들에서의 지능적 행동(Behavior)과 관련(Nilsson 1998)

2) 인공지능의 발전 요인

인공지능의 발전 요인은 빅데이터의 등장, 인공지능 기술의 발전 및 컴퓨터 환경의 변환 등으로 인공지능 시장은 본격적으로 확대되기 시작했다.

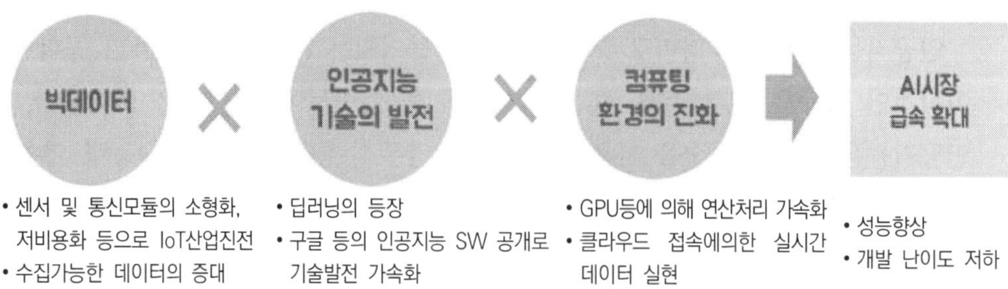

[그림 4-1] 인공지능 붐의 3가지 요인

3) 인공지능의 기술

인공지능 관련 기술 분야는 〈표 4-2〉처럼 광범위하고 다양하다. 이중 패턴인식, 자연어처리, 머신러닝 등 데이터 분석 및 처리를 위한 핵심기반 기술들도 여러 종류 기술이 있다.

〈표 4-2〉 인공지능 관련 기술 분야

관련 기술 분야	주요내용
패턴인식 (Pattern Recognition)	기계에 의하여 도형, 문자, 음성 등을 식별시키는 것
자연어 처리(Natural Language Processing)	인간이 보통 쓰는 언어를 컴퓨터에 인식시켜 처리하는 일, 정보검색, 질의응답, 시스템 자동번역, 통역 등이 포함
자동제어 (Automatic control)	제어 대상에 미리 설정한 목표 값과 검출된 피드백신호를 비교하여 그 오차를 자동적으로 조정하는 제어
로봇틱스(Robotics), 인지 로봇공학	로봇에 관한 과학이자 기술학으로 로봇의 설계, 제조, 응용분야를 다루고, 인지 로봇공학은 제한된 계산차원을 사용해 복잡한 환경의 복잡한 목표를 달성하도록 하는 인식능력을 로봇에게 부여하는 기술
컴퓨터 비젼 (Computer vision)	컴퓨터 비전은 로봇의 눈을 만드는 연구분야로 컴퓨터가 실세계 정보를 취득하는 모든 과정을 다룸
양자컴퓨터 (Quantum Computer)	양자역학의 원리에 따라 작동되는 미래형 첨단 컴퓨터 양자역학의 특징을 살려 병렬처리가 가능해지면 기존의 방식으로 해결할 수 없었던 다양한 문제를 해결가능
자동추론 (Automated Reasoning)	계산기 과학의 한 분야로 추론의 다양한 측면을 이해함으로써 컴퓨터에 의한 완전한 자동추론을 가능하게 하는 소프트웨어 개발을 목표로 하고, 인공지능 연구의 일부로 이론 계산기 과학 및 철학과도 깊은 관계가 있음
사이버네틱스 (Cybermetics)	생물 및 기계를 포함하는 계(系)에서 젱와 통신 문제를 종합적으로 연구하는 학문
데이터마이닝 (Data Mining)	많은 데이터 가운데 숨겨져 있는 유용한 상관관계를 발견하여 미래에 실행 가능한 정보를 추출해 내고 의사결정에 이용하는 고정
지능엔진 (Intelligent Agent)	인공지능적 기능을 가진 소프트웨어 엔진, 사용자를 보조하고 반복된 컴퓨터 관련 엄무를 인간을 대신하여 실시하는 엔진
시멘틱 웹 (Sematic Web)	컴퓨터가 정보자원의 뜻을 이해하고 논리적 추론까지 할 수 있는 차세대 지능형 웹
텍스트 마이닝 (Text Mining)	비정형 텍스트 데이터에서 새롭고 유용한 정보를 찾아내는 과정 또는 기술
상황인식 컴퓨팅 (Context Aware Computing)	가상공간에서 현실의 상황을 정보화하고 이를 활용하여 사용자 중심의 지능화된 서비스를 제공하는 기술

2. 인공지능의 종류

1) 인공지능

인공지능과 머신러닝, 딥러닝은 모두 밀접한 관련이 있으며, 이를 도식화 하면 [그림 4-2]처럼 '인공지능 〉 기계학습 〉 신경망 〉 딥러닝'이라고 할 수 있다.

인공지능이 나머지 두 개념을 아우르는 가장 큰 개념이며, 딥러닝이 그에 속하는 가장 작은 개념이다. 머신 러닝은 인공지능의 부분 집합이다.

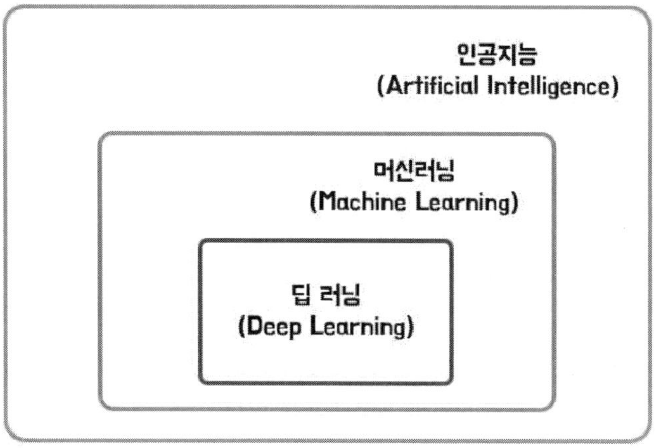

[그림 4-2] 인공지능, 머신러닝, 딥러닝의 관계도

2) 머신러닝

머신러닝(기계학습 : Machine Learning)의 핵심 요소는 데이터, 러닝 모델(러닝 알고리즘), 특징 추출(Feature Extraction)이다. 인공지능을 SW적으로 구현하는 머신러닝은 컴퓨터가 데이터를 학습하고 스스로 패턴을 찾아내 적절한 작업을 수행하도록 학습하는 알고리즘이다.

머신러닝(기계학습)은 크게 지도학습(Supervised Learning), 비지도학습(Unsupervised Learning), 강화학습(Reinforcement Learning) 등으로 분류된다.

3) 딥러닝

딥러닝(심층학습)이란 기계학습의 일부로 기계학습과 대부분의 것들이 매우 비슷하지만 일반적인 기계학습과 구별되는 두 가지 큰 특징을 뽑으면 다음과 같다.

(1) 데이터의 특징을 사람이 추출하지 않는다(데이터 전체를 학습시킨다)

'데이터의 특징을 사람이 추출하지 않는다.' 라는 것은 데이터에서 일부 특징들만 사람이 뽑아서 기계에게 전달해 학습시키는 것이 아니라, 데이터 자체를 컴퓨터에게 전달한다는 것이다.

예를 들면 컴퓨터에 개와 고양이 사진을 학습시켜 특정사진의 동물이 개인지 고양이인지 분류하도록 한다면, 일반적인 기계학습의 경우 개와 고양이의 구별되는 큰 특징들만 뽑아 컴퓨터에게 전달시키지만 딥러닝은 개, 고양이 사진 자체를 컴퓨터가 학습하도록 하는 것이다.

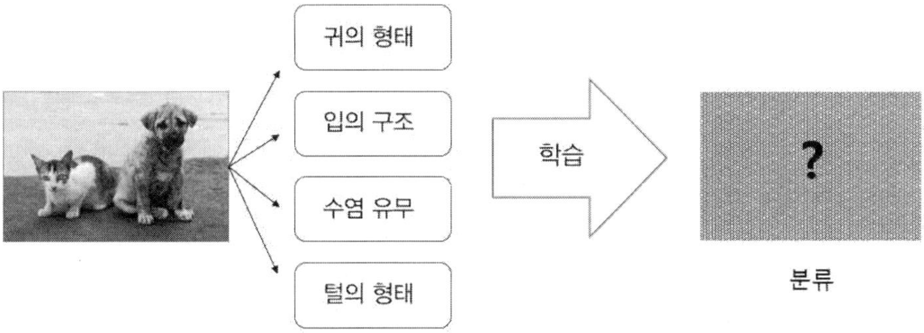

[그림 4-3] 머신러닝을 통한 개와 고양이 분류

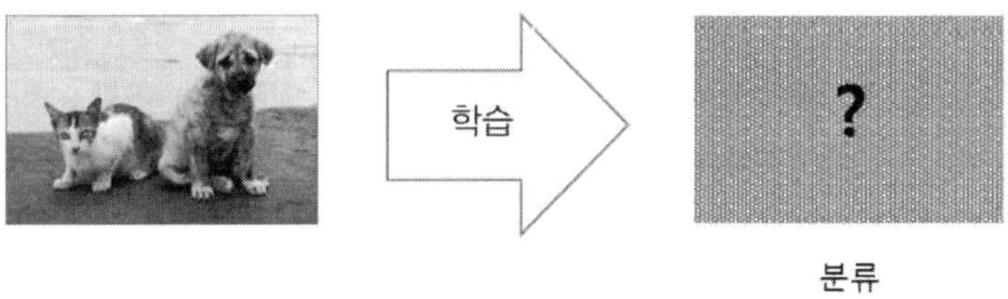

[그림 4-4] 딥러닝을 통한 개와 고양이 분류

(2) 주로 인공신경망 구조를 사용하여 학습한다

주로 인공 신경망 구조를 통해 학습한다는 것은 딥러닝이 데이터를 학습할 때 인간의 뇌에서 일어나는 의사결정 과정을 모방한 인공신경망(Artificial Neural Network) 구조를 통해서 학습한다는 것이다. 인공 신경망이란 간략히 말해 뇌에서 수많은 뉴런들이 모여 신호를 전달하는 과정을 모델링하여 만든 것이다.

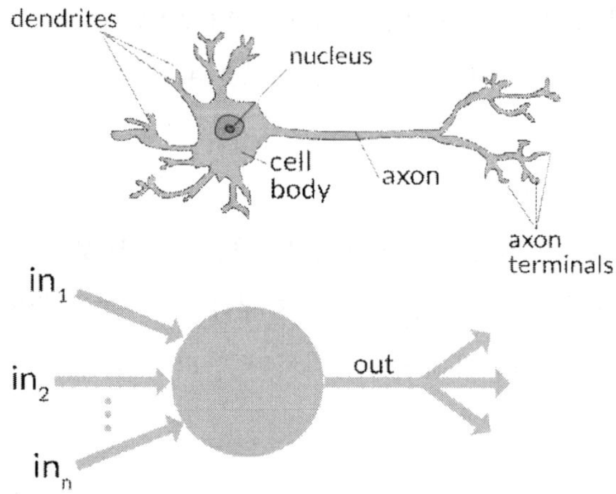

[그림 4-5] 인공신경망

출처 : https://appliedgo.net/media/perceptron/neuron.png

3. 인공지능 동작원리

인공지능은 잘 정돈된 대량의 데이터를 학습해 가장 그럴듯한 미래를 예측한다. 엄청 거창한 것이 아니라 의외로 간단하다. 즉 인공 지능의 자동원리는 [그림 4-6]처럼 표현할 수 있다.

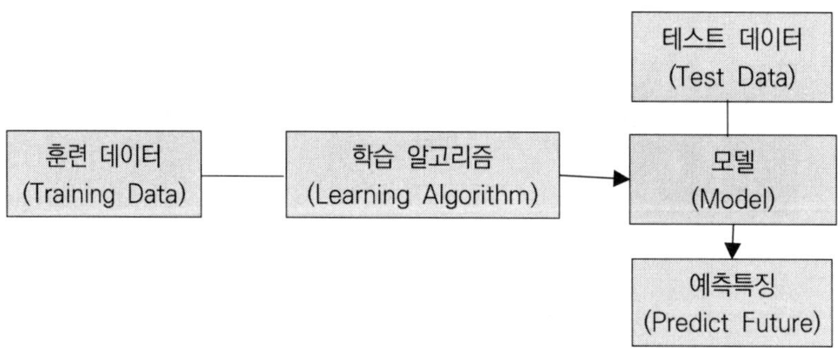

[그림 4-6] 좋은 데이터를 학습한 모델은 그럴듯한 미래를 예측가능

[그림 4-6]의 모델은 잘 정돈된 데이터를 학습한 결과물이다. 테스트 데이터(Test Data)를 모델(Model)에 입력하면 가장 그럴듯한 결과를 예측(Predict Future)한다. 즉 인공지능(머신러닝)의 성능은 얼마나 예측(Predict Future)을 잘 하는 모델을 잘 만드느냐에 달려 있다. 그리고 모델은 얼마나 풍부한 데이터를 갖고 있는지 얼마나 우수한 학습 알고리즘을 사용하고 있는 지로 결정된다.

많은 인공지능 관련 연구자들은 축적된 데이터를 이용해 좋은 학습 알고리즘을 만드는데 시간을 많이 투자했고 가장 간단한 선형회귀(Liner Regression)부터 인간의 뇌의 뉴런 구조를 모방한 뉴럴 네트워크(Neural Network)까지 만들어둔 상태이다.

그러나 [그림 4-6]과 같은 방식으로 반드시 작동되는 것은 아니다. 어떤 인공지능은 데이터 없이 스스로 학습을 하기도 한다. 최근에 커제와 붙은 알파고는 다른 기보 학습없이 자기와 동일한 컴퓨터와 복제해 이것과 수많은 대국을 대결하면서 실력을 쌓았다. 전원이 공급될 때까지 자신과 맞붙으면서 더 훌륭한 기보를 학습해 가는 것이다. 이것이 자신의 한계를 실제로 극복한 사례가 아닐까 한다.

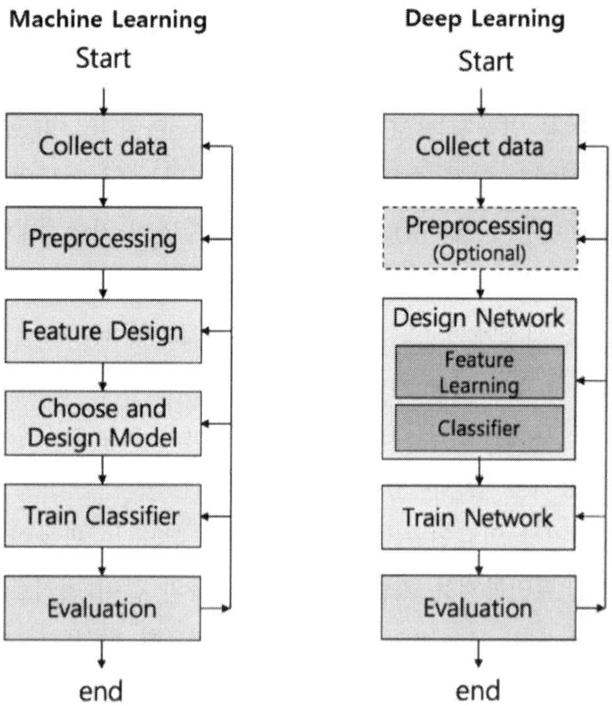

(a) 머신러닝 동작과정　　(b) 딥러닝 동작과정

[그림 4-7] 머신러닝과 딥러닝 동작과정 비교

결국 [그림 4-7]처럼 인공지능 동작 과정은 공통적으로 데이터 수집(Collect Data) 및 전처리 과정(Preprocessing)을 거친 후에 특징 선택 및 추출(Feature Design)을 하고 알고리즘 선택(Choose and Design Model)한다. 그리고 학습(Train Classifier)과정을 통하여 최종 평가(Evaluation)하는 과정으로 동작한다.

4-2 의료와 인공지능의 융합기술

1. 의료 인공지능의 기술적 이해

인공지능(AI) 기술은 최근 기계학습(Machine Learning)과 딥러닝(Deep Learning) 방법론의 고도화에 힘입어 컴퓨터 비전 등의 과제에서 급격한 발전을 이루어왔으며, 의료 분야에서도 지난 수년간 흉부 및 유방 X-선 영상에서의 병변 자동판독 및 ECG 분석을 통한 심방세동 예측 등 다양한 의료 데이터 분석 문제에서 괄목할 만한 성과를 보이며 주목을 받아왔다.

현재의 인공지능 기술은 세간의 오해와 달리 인간 수준의 범용적 사고기능의 구현을 추구하는 범용 인공지능(AGI : Artificial General Intelligence)보다는, 제한적인 조건의 과제에서 인간 수준(혹은 이를 뛰어넘는)의 업무처리 능력을 확보하고자 하는 약인공지능(weak AI) 관점에서 더욱 활발히 기술개발이 이루어져 왔다.

최근에는 문자인식(Opt ical Character Recognition, OCR) 및 안면인식(Face Recognition) 등 과제에서 그 가능성을 입증하고 있다.

이러한 관점에서, 인공지능 기술은 인력에 대한 완전한 대체를 목적으로 한다기보다는 인력의 업무효율을 극대화하는 증강지능(Augmented Intelligence)의 실현이 현실적 목표라고 할 수 있다.

대표적인 의료영상 의료인공지능 스타트업인 '뷰노'는 판독이 주업무인 영상의학 의사에게도 의료인공지능 기술은 골연령 판독과 같이 번거로운 작업의 효율을 높이면서도 (판독 시간 18~40% 감소) 판독 정확도를 향상(전문의의 경우 63% → 73%로 상승)시키는 데 이 도움을 주는 것으로 발표했다.

인공지능 기술의 대표적인 방법론인 기계학습/딥러닝의 기술적 목표는 현재 보유한 데이터에 대한 완전한 통계적 분석이 아니라, 미래에 확보하게 될 새로운 데이터에 대한 예측(Prediction) 능력을 극대화하는 데에 있다.

특히 딥러닝 기술은 수십만~수백만 개의 파라미터(Parameter)를 보유한 대단위의 모델링을 통해 고전적인 기계학습 기술로 구현하지 못했던 매우 고차원(High-dimensional)의 비선형적(Non-linear)인 패턴인식(Pattern Recognition)을 가능하게 한다. 단, 그 수 많은 파라미터를 보유한 모델을 학습시키고 최적화(Optimization)하기 위해서는 많은 수의 빅데이터를 학습 및 검증용 데이터로 활용할 수 있어야 한다. 학습 모델이 좋은 예측력 확보를 위해서는 모델의 강인성(Robustness) 확보가 관건이며 이를 위한 최고의 방법은 양질의 빅데이터를 활용하는 것이지만, 오히려 이 점이 의료 인공지능 개발의 병목 지점(Bottleneck)이 되기도 한다.

왜냐하면 의료데이터는 데이터의 질적·형식 표준화, 개인 민감정보 보안, 제한된 수의 환자군 등의 문제로 대단위의 빅데이터를 확보하기 쉽지 않기 때문이다.

의료 인공지능기술의 이해에 있어 가장 유의해야 하는 바는 본 기술의 목표가 세련되고 신선한 인공지능 기술 개발에 있지 않고, '의료' 그 자체에 방점이 찍혀야 한다는 점이다.

통상적으로 알려지고 있는 인공지능 기술의 발전과 의료 데이터를 활용한 수 많은 연구들을 통해, 인공지능 기술이 의료분야에도 적용 가능하다는 점은 충분히 증명해왔지만, 실제로 의료 인공지능 기술이 임상에 활용되고 환자들에 대한 진단 및 치료에 의미있는 개선을 가져온 예시는 여전히 찾아보기 어렵다.

의료 인공지능 기술의 최종 목적이 환자가 진단을 잘 받도록 하고, 나아가 치료를 잘 받을 수 있도록 의료진을 돕는 것이라는 점을 잊지 말아야 할 것이다. 이와 동시에 의료 인공지능 모델이 강인한 예측력을 확보했는지, 그 임상적 유효성은 어떠한지 엄밀하게 검증하는 노력이 필요하다.

2. 의료 인공지능 융합기술의 사례

의료 인공지능 융합기술은 매우 오래된 역사와 다양한 기술 방법론에 기반하고 있다. 추론(Inferencing)에 바탕을 둔 심볼릭 러닝(Symbolic Learning), 다양한 기계학습 중에 생물학적 신경망을 모델링 한 인공신경망(Artificial Neural Net)과 딥러닝, 통계학적 원리에 기반한 베이시안 모델(Bayesian Model) 등으로 구분된다.

〈표 4-3〉 의료 인공지능기술 방법론

의료 인공지능기술 방법론	적 용
심볼릭 러닝(Symbolic Learning)과 기계학습 (Machine Learning)	• 최근 상용화 등으로 주목을 받는 인공지능기술이다. • 심볼릭 러닝은 데이터를 규칙 기반으로 분석해 의미 있는 정보를 찾아내는 알고리즘을 의미한다. • 기계학습은 데이터를 통한 학습 및 분류하는 알고리즘을 의미한다. 예를 들면, 뷰노의 뷰노메드 본 에이지(의료영상 분석 장치 소프트웨어, 2등급)는 사람이 더 나은 결정을 내리도록 기계학습 중 인공신경망에 기반한 컨볼루션 신경망을 이용하여 '의사결정을 지원'하는 기술이다.

의료 인공지능기술 방법론	적 용
딥러닝 (Deep Learning)	• 심층신경망(DNN : Deep Neural Network)을 의미하는 딥러닝은 AI라는 범주 안에 속한 세부 기술이다. • 딥러닝 방법 중 특히 인간의 시각중추를 모델링 한 컨볼루션 신경망(CNN : Convolutional Neural Network)이 유행이다. - CNN은 원하는 특징을 얻어내기 위하여 컨볼루션(Convolution)과 풀링(Pooling)을 여러 번 반복하여 하나의 영상으로부터 그 영상의 개별 특징들을 각각 보여주는 매우 많은 수의 작은 영상들을 만들어 내게 된다. - 컨볼루션은 원래의 영상에 무수히 많은 영상 필터(㉑ 대조도를 강조하는 필터, 사물의 가장자리를 강조하는 필터 등)들을 씌워 변형된 새로운 영상들을 만들어 내는 것이다. - 폴링은 컨볼루션 과정을 통해 만들어진 영상들의 크기를 줄이는(㉑ 1000×1000 화소를 100×100 화소로 줄임)것이다.

인공지능을 활용한 사례 기술은 보건 · 의료의 다양한 분야에 적용되고 있고, 환자 맞춤형으로 진화하고 있다.

〈표 4-4〉 의료 인공지능 기술의 적용사례

사례기술	적용형태	적용사례부문
로보틱스	수술 과정의 정밀함과 정확도를 높여 질 높은 치료를 제공	의료기기, 헬스케어 IT
디지털 개인 비서	환자의 상태를 알 수 있는 지표들을 지속적으로 모니터링하고, 필요 상황에 간호사에게 알림을 줌으로서 골든타임을 찾을 수 있음	
기계학습	치료결과에 영향을 미치는 데이터를 기반으로 패턴을 예측하고 분석함	헬스케어 IT
딥러닝	스스로 학습하는 능력을 이용해 대량의 의료 영상기록을 처리함으로써 의료진의 치료 결정에서 불확실성을 줄여줌	진단 영상, 헬스케어 IT
영상처리	대규모 의료영상을 빠르게 처리해 질환 형태, 음성 · 양성 판단 등에 적용	
자연언어처리	진료 기록과 같은 긴 서술형 문자 묶음들을 해석할 수 있도록 변환해줌	의료기기, 헬스케어 IT
음성인식	환자의 음성과 언어를 포착해 중요한 정보를 전자 기록함에 기록	
통계분석	대용량 환자 의료데이터를 빠르게 조사하고 분석하여 환자의 치료 결과를 예측할 수 있음	의약품, 헬스케어 IT
빅데이터 분석	헬스케어 기관들이 보유한 방대한 환자 의료데이터를 처리하고, 환자와 치료 제공자들에게 맞춤형 권고를 제공	
예측모델링	위험질환 예측 등과 같은 진료 결과를 예측하는 데 수학 모델 적용	

출처 : Frost & Sullivan

의료영상을 이용한 빅데이터 및 AI기술이 적용된 의료기기 사례 뿐만 아니라, 생체신호 및 혈액이나 체액 등 인체에서 유래한 시료를 통한 검사결과를 분석하는 AI기술이 적용된 의료기기 사례에 대한 품목이 정의되어 있다.

〈표 4-5〉 생체정보를 이용한 빅데이터 및 인공지능 기술 적용 의료기기 사례

품목명(등급)	정 의
생체신호검출보조 소프트웨어(2)	환자의 각종 생체정보(의료영상 제외)를 사용하여 정상과 다른 이상 신호를 검출한 후 알람을 제공하거나 색상 또는 지시선 등으로 표시하여 의료인의 진단 결정을 보조하는데 사용하는 소프트웨어
생체신호진단 소프트웨어(3)	환자의 각종 생체정보(의료영상 제외)를 사용하여 질병의 유무, 질병의 중증도 또는 질병의 상태 등을 진단 또는 예측하거나 가능성 정도를 자동으로 표시하여 의료인의 진단결정을 보조하는데 사용하는 소프트웨어

4-3 인공지능 기반 의료기기의 임상 유효성 평가

1. 인공지능 기반 의료기기의 개요

1) 배경 및 목적

인공지능은 컴퓨터기술을 이용하여 인간의 지능(지각, 추론, 학습, 이해 능력 등)을 수행할 수 있도록 구현하는 기술을 말하며, 인공지능 기반 의료기기(소프트웨어)는 인공지능으로 의료 데이터를 분석하여 질병의 진단 또는 예측 등을 목적으로 하는 의료기기(소프트웨어)를 말한다. 즉 인공지능(AI) 의료기기는 컴퓨터를 이용해 기계학습 등으로 인간의 지적능력 일부 또는 전체를 구현하는 기술이 적용된 의료기기이다. 예를 들면, 유방촬영 영상에서 인공지능을 이용하여 유방암 의심부위 및 악성 존재 가능성을 제시하는 소프트웨어 등이다.

의료기기는 환자나 의료인 등이 사용하기 전에 안전성과 유효성이 확보되어야 하며, 이러한 안전성과 유효성을 입증하기 위한 방법으로 임상시험을 실시하는 경우가 있다.

의료기기 허가를 위한 임상시험은 대상 적응증 환자를 새롭게 모집 하여 실시하는 전향적 임상시험을 주로 하였으나, 인공지능 기반 의료기기(소프트웨어)는 미리

확보된 신뢰성 있는 의료 데이터를 이용하여 평가하는 후향적 임상시험을 적용하는 것도 고려할 수 있다.

후향적 임상시험은 임상시험에 대한 결과를 신속하고 효율적으로 도출할 수 있어 임상시험 기간 단축 및 비용이 절감되는 큰 장점이 있다. 하지만 후향적 임상시험은 기존의 의료 데이터를 이용하기 때문에 데이터 수집 방법, 유효성 평가 변수 등 다양한 사항들을 고려하여 임상시험을 설계하여야 한다.

2) 적용범위

인공지능으로 의료 데이터를 분석하여 질병의 진단 또는 관리 하거나 예측 등을 목적으로 하는 독립형 소프트웨어 형태의 의료기기(이하 '인공지능 기반 의료기기(소프트웨어)')에 대한 임상 유효성 평가에 적용하며 의료기기 임상시험계획 승인, 제조 · 수입 허가(임상시험 검토 대상) 또는 기술문서 등 심사(임상시험 자료 심사 대상)에 적용한다.

3) 용어의 정의

(1) 검정력

대립가설이 참인 경우 귀무가설을 기각하는 올바른 결정을 내릴 확률

(2) 교차설계

한 명의 피험자에게 시험기기 및 대조기기를 모두 적용하는 방법으로 시험기기 우선 적용군의 경우 시험기기를 먼저 사용하고, 일정 기간이 지난 후 대조기기를 사용하는 방법

(3) 눈가림

임상시험자, 평가자, 피험자가 임상시험 내용을 알게 됨에 따라 발생하는 편향(Bias)을 줄이기 위한 방법으로 단일 눈가림, 이중 눈가림 등이 있음

(4) 동등성 시험

시험기기의 유효성이 대조기기와 동등함을 확인하는 방법

(5) 무작위배정

선택 편향을 줄이기 위해 확률의 원리에 따라 피험자를 각 처치군에 배정하는 과정

(6) 비열등성 시험

시험기기의 유효성이 대조기기보다 열등하지 않음을 확인하는 방법

(7) 우월성 시험

대조기기에 대한 시험기기의 우월성을 확인하는 방법

(8) 인공지능

인지, 학습 등 인간의 지적능력(지능)의 일부 또는 전체를 컴퓨터를 이용해 기계 학습 등으로 구현하는 기술

(9) 빅데이터 및 인공지능기술이 적용된 의료기기

의료용 빅데이터를 인공지능 기술로 분석하여 질병을 진단 또는 관리하거나 예측하여 의료인의 업무를 보조하는 의료기기

(10) 임상시험 심사위원회(IRB : Institutional Review Board)

임상시험 계획서 또는 변경계획서, 피험자로부터 서면동의를 얻기 위해 사용하는 방법이나 제공되는 정보를 검토하고 지속적으로 이를 확인함으로써 임상시험에 참여하는 피험자의 권리 · 안전 · 복지를 보호하는 목적으로 시험기관 내에 독립적으로 설치한 상설위원회

(11) 표본 데이터

이전의 진료 또는 임상시험을 통해 획득된 피험자의 의료 데이터(의료영상, 생체신호, 병리검사, 유전정보 등)로 임상시험 내에서 피험자를 대체하는 대상

(12) 전향적 임상시험

연구하고자 하는 요인을 미리 설정한 후 일정기간 동안 변화를 추적하는 연구법으로 위험요소가 일으키는 변화를 관찰하는 임상시험

(13) 참조표준(Reference Standard)

진단 또는 예측하고자 하는 질병의 유무나 특정한 상태를 진단한 결과

(14) 평행설계

피험자를 서로 다른 처치군(2집단 또는 3집단 이상)에 배정하는 방법으로 시험군과 대조군으로 나뉨

(15) 학습 데이터

질병의 진단 또는 관리하거나 예측을 위해 기계학습에 사용되는 데이터

(16) 후향적 임상시험

연구대상자와 직접적으로 접촉하지 않으면서 이루어지는 연구로 피험자 모집 대신 이전의 진료 또는 임상시험을 통해 획득된 피험자의 의료 데이터(진료기록, 의료영상, 생체신호, 병리검사, 유전정보 등의 표본 데이터)를 이용하여 의료기기의 안전성·유효성 검증을 위해 실시하는 임상시험

(17) 1차 유효성 평가 기준

임상시험의 목적을 정확하게 나타내는 기준

(18) 피험자(의료기기법 시행규칙 제20조)

임상시험에 사용되는 표본 데이터를 제공하는 사람

2. 인공지능 의료기기의 임상 유효성 평가 고려사항

1) 표본 데이터 선정

(1) 표본 데이터 선정방법 및 수

'표본 데이터'는 임상시험을 위해 수집하는 의료 데이터로서 진료기록 또는 기존의 임상시험 과정 중 발생한 환자 데이터 등이 해당된다. '표본 데이터'는 품질, 수집방법, 종류 등에 따라 후향적 임상시험의 임상 유효성 평가 결과에 영향을 미칠 수 있다.

따라서 '표본 데이터' 선정은 매우 중요한 과정으로서, 임상시험 설계 시에는 선정기준 및 제외기준을 명확히 하고 수립된 기준에 따라 데이터를 선정하여야 한다.

선정기준 및 제외기준은 의료기기의 적응증에 따라 질환군, 질환의 빈도, 성별 등 목표 집단(Target Population)을 반영하여야 한다. 또한 '표본 데이터'는 의료기기의 개발 과정동안 사용된 학습 데이터와의 독립성이 유지되어야 하고 편향(Bias)이 발생하지 않도록 모집된 데이터 집단에서 무작위 배정을 통해 추출할 것을 권고한다.

'표본 데이터'의 수는 대상 질병, 임상시험의 목적, 임상시험 평가변수, 검정력 등을 고려하여 후향적 임상시험에 적합한 통계학적 방법에 따라 산출할 수 있다.

이러한 '표본 데이터'의 수는 1차 유효성 평가 변수의 종류, 임상결과의 기대치 정도, 비교 대상 및 방법 등에 따라 달라질 수 있으며 적절한 통계가설을 설정한 후 피험자 데이터 수 산출 공식을 적용하여 산정하도록 한다.

다만 '표본 데이터'의 수를 통계적인 방법으로 산출하는 것이 어려운 경우, 관련 근거자료(㉰ 임상논문 등)를 인용해 피험자 데이터 수를 제시할 수 있다.

(2) 피험자 동의

피험자 동의는 의료기기 임상시험 실시기준 등 관련 규정(의료기기법 시행규칙 제24조제1항제4호)에 따라 임상시험을 시작하기 전, 피험자로부터 동의를 받고 이를 문서화하여야 한다. 또한 피험자 동의서 서식, 피험자 설명서 및 그 밖의 문서화된 정보는 임상시험심사위원회(IRB)의 승인을 받아야 한다.

그러나 기존의 의료 데이터를 활용하는 후향적 임상시험에서는 피험자 동의를 받는 것이 현실적으로 어렵거나 피험자에게 미치는 위험이 매우 낮을 수 있다.

따라서 후향적 임상시험에서 피험자 동의를 면제하는 것은 충분한 검토가 필요하며 임상시험심사위원회(IRB)의 승인 여부에 따라 피험자 동의 면제를 고려할 수 있다.

2) 임상시험 방법

(1) 참조표준(Reference Standard) 확보

참조표준은 진단 · 예측하고자 하는 질병의 유무나 특정한 상태를 진단한 결과로서 단일 또는 복수의 검사나 방법으로 확보할 수 있으며, 피험자의 임상적 추적관찰 등을 포함하기도 한다.

인공지능 기반 의료기기(소프트웨어)의 후향적 임상시험에 적용할 수 있는 참조표준의 예는 다음과 같다.

① 질병에 대한 명시적인 판정 기준

(예 1) 생체신호를 분석하여 고혈압의 정도를 진단 보조하는 의료기기(소프트웨어)인 경우 고혈압 판정 수치를 참조표준으로 설정

(예 2) 다양한 의료정보를 분석하여 전신성 홍반성 낭창(Systemic Lupus Erythematosus, SLE)을 진단 보조하는 의료기기(소프트웨어)인 경우 명시적으로 정의된 진단 기준을 참조표준으로 설정

※ 전신성 홍반성 낭창의 진단 기준 : 미국류마티스학회(ACR)에서 제안하는 루푸스 분류기준에 따라 '원반모양 홍반' 등 11개의 항목 중 4개 이상의 항목이 확인되는 경우

② **참조표준 의료기기를 이용한 검사결과 또는 질병의 표준검사 방법에 의한 확진 데이터**

(예 1) 흉부 X-ray 영상을 이용하여 폐암을 검출하는 의료기기(소프트웨어)인 경우 CT 또는 MR 영상의 검사결과를 통해 확진된 환자의 의료영상을 참조 표준으로 설정

(예 2) X-ray 영상을 이용하여 유방암을 진단 보조하는 의료기기(소프트웨어)인 경우 조직검사를 통해 확진된 환자의 의료영상을 참조표준으로 설정

③ **임상의 전문가 그룹에 의해 확진된 데이터**

(예) MR 영상을 이용하여 뇌질환을 진단 보조하는 의료기기(소프트웨어)로 질병의 명확한 판정기준 또는 기타 검사방법이 없는 경우 임상의 전문가 그룹에 의해 확진된 데이터를 참조표준으로 설정

임상의 전문가 그룹에 의해 확진된 데이터를 이용하여 참조표준을 구축하는 경우는 '질병에 대한 명시적인 판정 기준'이나 '참조표준 의료기기를 이용한 검사결과 또는 질병의 표준검사 방법에 의한 확진 데이터'가 없을 때 가능하다.

이때 임상의 전문가 그룹에 의하여 참조표준을 구축하는 경우, 의료기기의 적응증과 임상시험 목적 등에 적합한 전공과 경력을 갖춘 복수의 임상의가 참여하여야 한다.

모든 임상의는 동일한 진료 지침을 이용하여 질병을 판독하고, 판독 결과의 의견 불일치가 발생할 경우에는 적절한 합의과정을 통해 해결한다. 또한 필요한 경우 해당 질환과 관련한 임상 학회나 단체 등의 견해를 반영하여 결정할 수 있다.

다만 임상시험 시 편향(Bias)을 최소화하기 위하여 참조표준 구축에 참여한 임상의는 임상시험 평가자로 참여하지 않을 것을 권고한다.

□ 의료기기 임상시험계획서 작성 시 기재사항

- 참조표준의 유형
- 참조표준 구축 시 필요한 조건 및 구축 과정
- 참조표준 구축 시 참여하는 임상의 전문가의 전공 및 경력
- 필요할 경우 참조표준 구축 시 관련 임상 학회 또는 단체의 견해 등 기재

(2) 임상시험 디자인

임상시험 디자인은 임상시험의 목적에 맞게 설계하여야 하고 제품의 특성, 유효성 입증방법(우월성, 동등성, 비열등성 평가 등), 유효성 평가기준 등을 고려하여야 한다. 또한 후향적 임상시험도 임상시험의 목적에 따라 평행설계나 교차설계를 적용할 수 있다.

인공지능 기반 의료기기(소프트웨어)의 후향적 임상시험에 적용할 수 있는 임상

시험 디자인의 예는 다음과 같다. 그러나 반드시 아래에 예시에 국한되는 것은 아니다.

① 의료기기의 진단 유효성 평가를 위한 임상시험 디자인 (예 1) 표본 데이터를 단일군으로 구성하여 참조표준과 의료기기의 판독 결과값을 비교 (예 2) 동일한 표본 데이터를 시험군과 대조군으로 각각 배정하고 시험군인 의료기기의 판독 결과 값과 대조군인 임상의의 판독 결과 값을 비교 ② 의료기기 사용으로 임상의의 진단율 향상을 평가하기 위한 임상시험 디자인 (예) 표본 데이터를 단일군으로 구성하여 해당 제품 사용 전·후의 임상의의 판독결과 정확도 등을 비교

학습 4

(3) 다기관 임상시험

다기관 임상시험은 충분한 수의 표본 데이터를 모집하거나 임상시험 결과를 일반화하는데 좋은 근거를 제공할 수 있다.

후향적 임상시험에서는 다기관 임상시험이 반드시 필요하지 않으며 임상시험 의뢰자와 참여기관과의 협의 하에 다기관 임상시험 여부를 결정할 수 있다.

(4) 무작위 배정 및 눈가림

무작위 배정과 눈가림은 임상시험에서 편향을 최소화하기 위한 중요한 설계 방법이다.

후향적 임상시험에서의 표본 데이터는 미리 알려진 피험자 데이터 모집단에서 무작위로 추출하여 선정할 수 있다. 다기관 임상시험 시 무작위 배정으로 임상시험 피험자 데이터를 선정하는 경우, 무작위 배정 절차는 중앙에서 관리하고 각 임상시험 실시기관에 따라 별도로 무작위 배정을 할 수 있다.

또한 임상시험 설계 시 시험군 또는 대조군 평가에 임상의가 참여한다면 임상의는 임상시험 피험자 데이터의 판독 결과를 알 수 없도록 눈가림을 해야 한다.

□ 의료기기 임상시험계획서 작성 시 기재사항

• 편향을 최소화하기 위해 사용한 무작위 배정과 눈가림 방법 기재 • 편향을 최소화하기 위해 이외의 다른 방법을 선택한 경우 그 방법 및 근거 기재

(5) 대조군 선정 및 대조기기

의료기기의 판독 정확도와 임상의의 판독 정확도를 비교하여 임상 유효성을 평가하고자 하는 경우, 임상의는 대조군 평가자로서 참여할 수 있다. 이때 대조군 평가에 참여하는 임상의는 참조표준 구축에 참여한 임상의 전문가 그룹과는 독립적으로 구성할 것을 권고한다.

후향적 임상시험 시 대조기기의 선정은 반드시 필요하지 않으며, 임상시험의 목적에 따라 대조기기의 선정이 필요할 경우에는 이를 반영하여 임상시험을 설계할 수 있다.

□ 의료기기 임상시험계획서 작성 시 기재사항

• 대조군 평가에 임상의가 참여하는 경우 임상의의 선정 조건(전공, 경력, 임상의 수 등) • 대조기기를 설계하는 경우 비교평가를 하는 의료기기의 허가번호, 품목명, 모델명, 제조회사 등 기재

(6) 임상의 합의 판정

복수의 임상의가 참조표준을 구축하거나 임상시험에 참여하는 경우, 질병의 진단 결과는 임상의들의 합의로 도출할 수 있다.

임상의들의 합의 방법에는 객관적인 판독 결과를 얻기 위한 절차를 포함하고 개별 판독자의 판단 근거, 불일치 사유, 합의 근거를 명확히 확인할 수 있도록 한다. 이러한 합의 방법은 임상시험에 참여하는 판독자의 수를 고려하여 업체에서 자율적으로 설정할 수 있다.

예를 들어, 3인의 판독자가 참여하는 경우 2인의 일치된 판독 결과를 채택할 수 있으며, 2인의 판독자가 참여하는 경우는 관련 분야의 경력이 우수한 임상의가 주도하여 합의할 수 있다.

□ 의료기기 임상시험계획서 작성 시 기재사항

• 판독자 수, 임상들의 합의 방법 및 절차 등을 자세히 기재

3) 유효성 평가기준 및 평가방법

(1) 평가변수 설정

인공지능 기반 의료기기(소프트웨어)의 후향적 임상시험 시 임상 유효성 평가변수로는 참조표준을 이용한 진단의 민감도, 특이도, ROC Curve, AUC 등을 산출할 수 있으며 참조표준이 없는 경우에는 일치율 등을 산출할 수 있다. 필요한 경우(㉔ 희귀질환 대상의 임상시험 등) 참조표준을 이용하여 유병률에 따른 양성 예측도, 음성 예측도를 추가적으로 산출할 수 있다.

- 민감도(Sensitivity) : 실제로 특정한 질병에 걸린 사람들 중에서 그 질병이 있다고 분류해내는 확률
- 특이도(Specificity) : 실제로 특정한 질병이 없는 사람들 중에서 그 질병이 없다고 분류해내는 확률
- 양성 예측도(Positive Predictive Value) : 특정한 특성을 가지고 있는 것으로 분류된 사람들 가운데 실제로 그 특성을 가지고 있는 사람이 차지하는 분률
- 음성 예측도(Negative Predictive Value) : 특정한 특성을 가지고 있지 않는 것으로 분류된 사람들 가운데 실제로 그 특성을 가지고 있지 않는 사람이 차지하는 분률
- ROC(Receiver Operating Characteristic) Curve
  - 진단검사 결과를 근거로 민감도와 위양성률(1-특이도)을 이용하여 그린 그래프로, 양성과 음성을 구분하는 진단의 성능을 평가할 수 있음
- AUC(Area Under the Curve)
  - ROC(Receiver Operating Characteristic) Curve의 아래 면적으로 진단 정확도를 의미하고 0.5 ~1.0 사이의 값에서 1에 근접할수록 이상적인 성능이라고 할 수 있음
- 양성 일치율(Positive Percent Agreement)
  - 양성 결과를 보이는 진단법이 대조 진단법과 양성 진단 결과가 일치하는 비율
- 음성 일치율(Negative Percent Agreement)
  - 음성 결과를 보이는 진단법이 대조 진단법과 음성 진단 결과가 일치하는 비율

후향적 임상시험에서 1차 유효성 평가변수에 대한 예는 아래와 같다.

- 소프트웨어 단일군의 민감도, 특이도, AUC 산출
- 소프트웨어 판독결과의 민감도, 특이도, AUC와 임상의 판독결과의 민감도, 특이도, AUC를 산출하여 각각 비교
- 임상의의 소프트웨어 사용 전·후의 민감도, 특이도, AUC 변화 비교
- 참조표준이 없는 경우 소프트웨어 판독결과와 임상의와의 전체 일치율, 양성 일치율, 음성 일치율, Kappa 통계량 산출

민감도와 특이도, 양성 예측도, 음성 예측도 산출 시 참조표준의 결과와 비교하여 다음과 같이 2×2 표 형식으로 산출할 수 있다.

〈표 4-6〉 민감도, 특이도, 양성 예측도, 음성 예측도 산출 방법

결 과		참조표준		
		양 성	음 성	전 체
시험 의료기기 (소프트웨어)	양성	진양성(TP)	위양성(FP)	진양성 + 위양성
	음성	위음성(FN)	진음성(TN)	위음성 + 진음성
	전체	진양성 + 위음성	위양성 + 진음성	n

- 민감도(Sensitivity) = 100 × 진양성(TP)/[진양성(TP) + 위음성(FN)]
- 특이도(Specificity) = 100 × 진음성(TN)/[위양성(FP) + 진음성(TN)]
- 양성 예측도(Positive Predictive Value) = 100 × 진양성(TP)/[진양성(TP) + 위양성(FP)]
- 음성 예측도(Negative Predictive Value) = 100 × 진음성(TN)/[진음성(TN) + 위음성(FN)]

임상의 전문가 그룹에 의해 확진된 데이터를 참조표준으로 사용하거나, 민감도와 특이도 산출이 어려운 경우 임상의의 판독 결과와의 비교평가를 통해 일치율 등을 산출함으로서 임상 유효성을 확인할 수 있다.

일치율은 진단의 정확도를 의미하는 지표가 아니므로 민감도와 특이도 분석에 비해 낮은 수준의 평가 방법이며 일치율에 대한 적절한 판정기준이 없으므로 해석에 유의하여야 한다.

민감도와 특이도 산출이 가능할 경우, 일치율을 평가변수로 선정하는 것을 가급적 배제하도록 하고 민감도와 특이도 산출이 어려운 경우에만 일치율을 평가변수로 선정하여 전체 일치율, 양성 일치율, 음성 일치율, Kappa 통계량을 제시하여야 한다.

〈표 4-7〉 일치율 산출 방법

결 과		비교방법		
		양 성	음 성	전 체
시험 의료기기	양 성	a	b	a+b
	음 성	c	d	c+d
	전 체	a+c	b+d	n

- 양성 일치율(Positive Percent Agreement) = 100 × a/(a + c) (%)
- 음성 일치율(Negative Percent Agreement) = 100 × d/(b + d) (%)
- 전체 일치율(Overall Percent Agreement) = 100 × (a + d)/n (%)
- Kappa 통계량 = 2 (ad − bc)/[(a + b)(b + d)(a + c)(c + d)]

※ Kappa 통계량 : 평가자 사이의 의견이 일치하는 지를 평가하는 통계량

(2) 평가결과의 성공기준

임상시험 평가결과에 대한 성공기준은 업체가 자율적으로 설정할 수 있으며, 성공기준을 설정한 사유와 그 근거를 제시할 수 있어야 한다.

성공기준에 대한 설정 방법은 다음 3가지의 대조군 유형 중 1가지 이상을 선택하여 설정할 수 있으며 방법은 다음과 같다.

- 신청기기 & 대조기기 : 기허가 받은 의료기기의 성능을 근거로 목표성능 설정
- 신청기기 & 과거대조군(논문) : 논문의 임상 성공기준 등을 인용하여 설정
- 신청기기 & 표준 진단법(의사 진료 행위) : 논문 등을 근거로 표준 진단법을 인용하여 설정

설정된 성공기준은 제품의 허가·심사 시 성능, 사용방법에 기재하고, 사용자 매뉴얼에 명기하여 사용자가 확인할 수 있도록 해야 한다.

학습 4

수행 내용

재료 · 자료

- 의료와 IT기술의 융합 관련 자료

기기(장비 · 공구)

- 컴퓨터, 문서작성 프로그램, 프린터, 주변기기

안전 · 유의사항

- 의료 및 IT 관련 장비의 안전 및 유의사항을 숙지한다.

수행 순서

01 빅데이터 및 인공지능 기술이 적용된 허가 및 심사 가이드라인에 대하여 분석하라.

1. 적용 범위

의료용 빅데이터를 분석하여 질병 진단 또는 예측하는 기계학습 기반의 인공지능 기술이 적용된 의료기기(소프트웨어)이다.

기계학습은 의료용 빅데이터로부터 특정 패턴이나 특성을 직접 학습하여 질병 진단 또는 예측 알고리즘을 스스로 도출하고 업데이트하는 방식이다.

2. 구 성

빅데이터 및 인공지능 기술이 적용된 제품의 의료기기 구분기준 및 품목분류, 허가심사 방안 제시한다.

3. 의료기기 해당여부

빅데이터 및 인공지능 기술이 적용된 제품은 사용목적, 위해도에 따라 의료기기 해당

여부 판단한다.

비의료기기는 임상논문, 가이드라인, 의약품 정보, 처방 목록, 유사 증례 등 의학정보를 검색, 저장, 출력할 수 있거나 의학정보를 이용하여 의료인에게 가이드라인, 지침, 처방 등을 권고하는 소프트웨어이다.

4. 허가심사 방안

인공지능 제품은 빅데이터(기계학습)를 기반으로 제품 개발 속도가 빠르게 진행되고 다양한 적응증을 표방하는 제품으로 안전성 및 유효성을 확보하면서 신속히 시장 진입을 할 수 있는 방안 고려한다.

대규모 임상 및 신속한 임상 진행을 위해 임상적 유효성 확인은 후향적 임상연구도 적용 가능하도록 한다.

참고 : 식약처 국문 홈페이지(www.mfds.go.kr) 〉 법령/자료 〉 자료실 〉 매뉴얼/지침

02 인공지능 의료기기의 품목별 허가 · 인증 현황에 대하여 분석하라.

1. 인공지능 의료기기 품목별 허가 · 인증 현황

연 번	품목명(등급)	계	제 조	수 입	분 야
	계	53	51	2	-
1	의료영상분석장치 소프트웨어(2)	26	26	-	인공지능(AI) 기반
2	의료영상검출보조 소프트웨어(2)	12	12	-	
3	의료영상전송장치 소프트웨어(2)	3	3	-	
4	의료영상획득장치(2)	2	2		
5	치과용영상전송장치 소프트웨어(2)	2	2	-	
6	의료영상진단보조 소프트웨어(3)	5	4	1	
7	홀터심전계(2)	1	-	1	
8	지각 및 신체진단용 기구(2)	1	1	-	
9	체외진단용 소프트웨어(3)	1	1	-	

2. 인공지능 의료기기 허가 · 인증 제품 개요

연 번	업체명	품목명 (등급)	허가번호 (허가일자)	사용목적	제품외형
1	(주)뷰노	의료영상 분석장치 소프트웨어 (2)	제허 18-360호 ('18.5.16.)	골연령 분석 소프트웨어	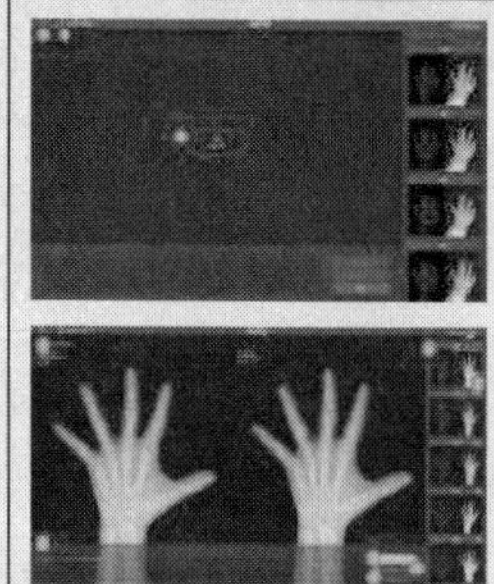
2	(주)제이 엘케이 인스펙션	의료영상 진단보조 소프트웨어 (3)	제허 18-573호 ('18.8.14.)	뇌경색(허혈성 뇌졸중) 유형 분류하는 소프트웨어	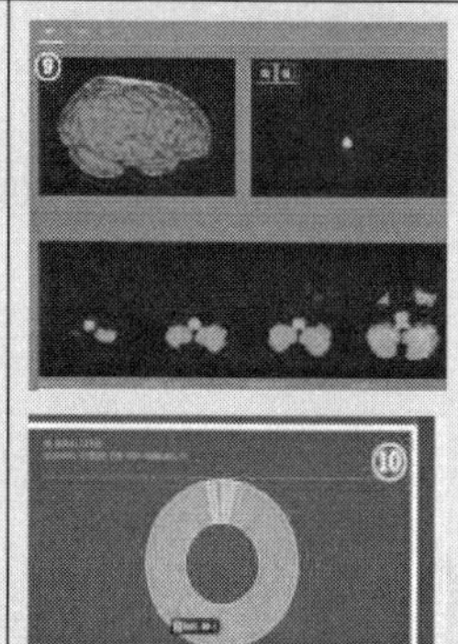
3	(주)루닛	의료영상 검출보조 소프트웨어 (2)	제허 18-574호 ('18.8.14.)	폐 결절 등 이상부위 검출하는 소프트웨어	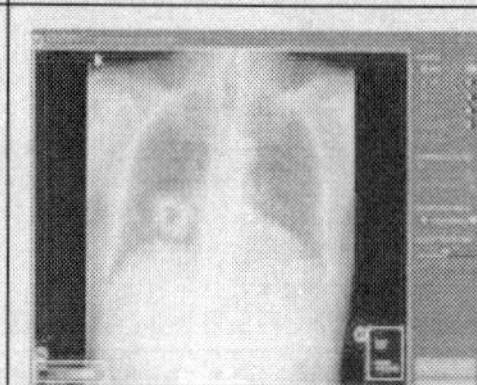
4	(주)클라리 파이	의료영상 전송장치 소프트웨어 (2)	제인 16-4704호 ('16.8.26)AI 기술 추가적용 ('18.7.17)	저선량(고잡음) CT영상을 전송받아 인공지능으로 잡음 성분의 선별 제거 소프트웨어	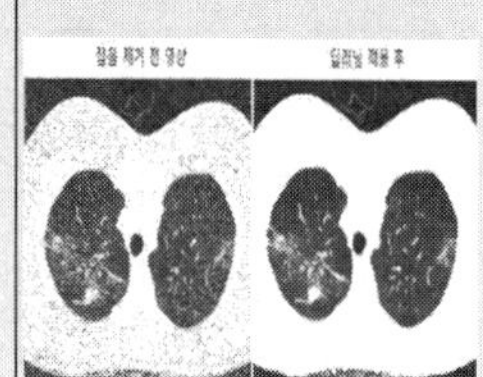
5	(주)이우 소프트	치과용영상 전송장치 소프트웨어 (2)	제인 13-751호 ('13.4.26.) AI기술 추가적용 ('19.2.26)	치과용 영상을 저장, 확대, 축소, 조회와 함께 분석, 전송 처리하는 장치 및 출력장치에 사용되는 소프트웨어(인공지능 기술로 치아, 골격 등 인체 구조 등을 표시)	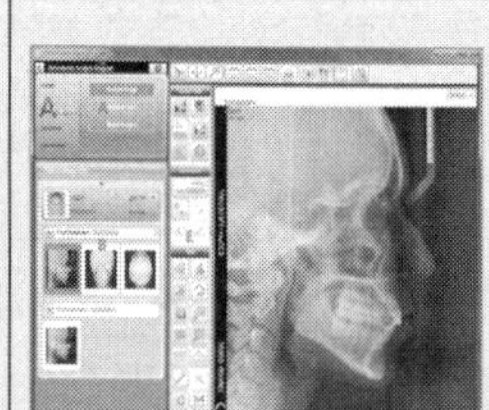

연 번	업체명	품목명 (등급)	허가번호 (허가일자)	사용목적	제품외형
6	삼성전자 (주)	의료영상 검출보조 소프트웨어 (2)	제허 19-357호 ('19.6.7)	폐 결절 등 이상부위 검출하는 소프트웨어	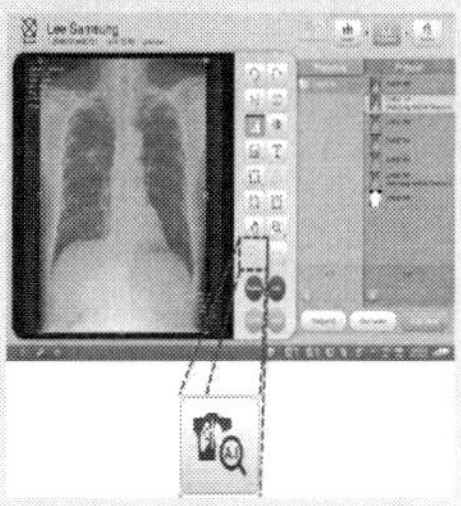
7	(주)루닛	의료영상 진단보조 소프트웨어 (3)	제허 19-493호 ('19.7.29)	유방촬영술 영상(Mammography)에서 유방암 의심 부위 및 악성 병변의 존재 가능성을 제시하는 소프트웨어	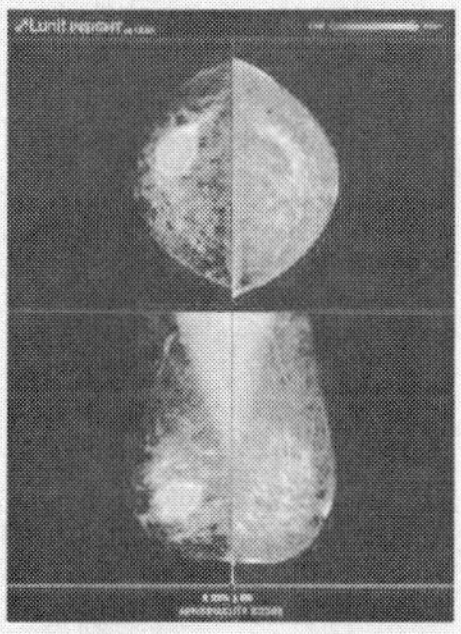
8	(주)제이엘 케이 인스펙션	의료영상 분석장치 소프트웨어 (2)	제인 19-4654호 ('19.8.5)	뇌 영상에서 대뇌 하위 구조의 부피 등을 분석하는 소프트웨어	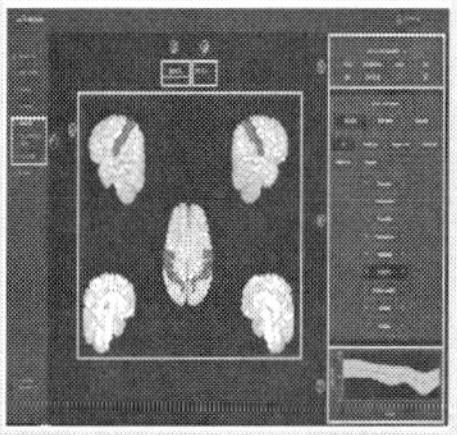
9	(주)뷰노	의료영상 검출보조 소프트웨어 (2)	제허 19-551호 ('19.8.20)	흉부 X-ray 영상에서 정상이 아닌 부위를 검출하는 소프트웨어	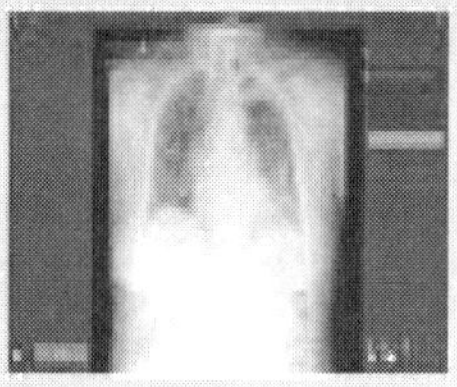
10	(주)딥노이 드	의료영상 검출보조 소프트웨어 (2)	제허 19-550호 ('19.8.20)	요추 단순 촬영(X-ray) 영상에서 이상 부위를 검출하는 소프트웨어	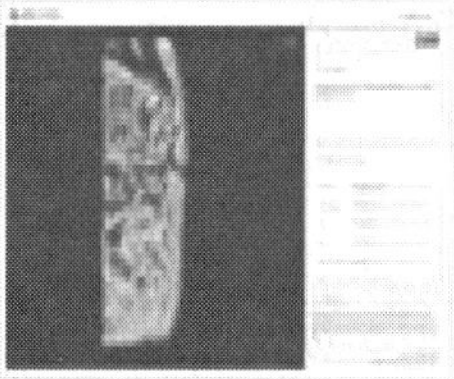
11	(주)제이엘 케이 인스펙션	의료영상 분석장치 소프트웨어 (2)	제인 19-4822호 ('19.10.2)	폐 면적, 부피 등을 분석하는 소프트웨어	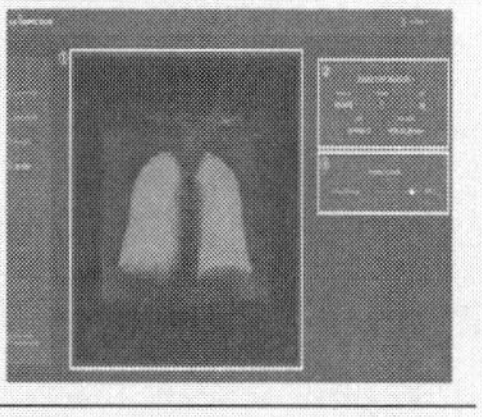

연 번	업체명	품목명 (등급)	허가번호 (허가일자)	사용목적	제품외형
12	(주)제이엘 케이 인스펙션	의료영상 분석장치 소프트웨어 (2)	제인 19-4828호 ('19.10.4)	의료영상을 획득하여 모의 치료, 모의 시술, 진단에 사용 가능하도록 분석하는 장치에 사용하는 소프트웨어(위 내시경 영상 분석)	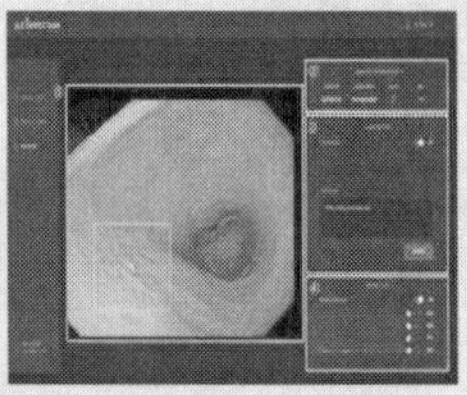
13	(주)제이엘 케이 인스펙션	의료영상 분석장치 소프트웨어 (2)	제인 19-4829호 ('19.10.4)	의료영상을 획득하여 모의 치료, 모의 시술, 진단에 사용 가능하도록 분석하는 장치에 사용하는 소프트웨어(대장 내시경 영상 분석)	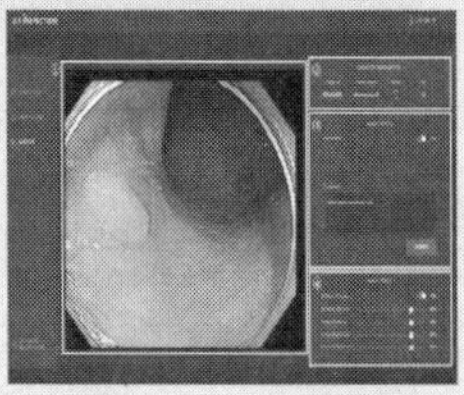
14	(주)루닛	의료영상 검출보조 소프트웨어 (2)	제허 19-660호 ('19.10.21)	흉부 단순 촬영(X-ray) 영상에서 이상부위를 검출하는 소프트웨어	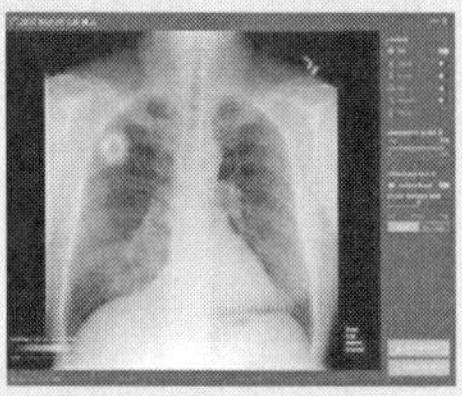
15	(주)이우 소프트	의료영상 분석장치 소프트웨어 (2)	제인 20-4020호 ('20.1.9.)	치과용 영상을 저장, 확대, 축소, 조회와 함께 분석, 전송 처리하는 장치 및 출력장치에 사용되는 소프트웨어(인공지능 기술로 치아, 골격 등 인체 구조 등을 표시)	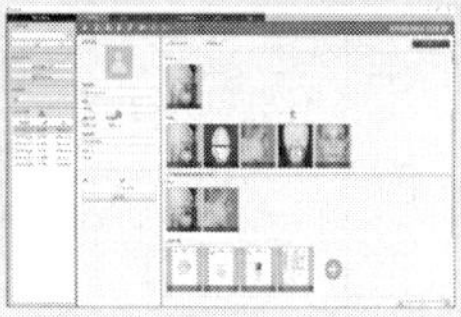
16	(주)제이엘 케이 인스펙션	의료영상 전송장치 소프트웨어 (2)	제인 20-4029호 ('20.1.13)	폐 면적, 부피 등을 분석하는 소프트웨어	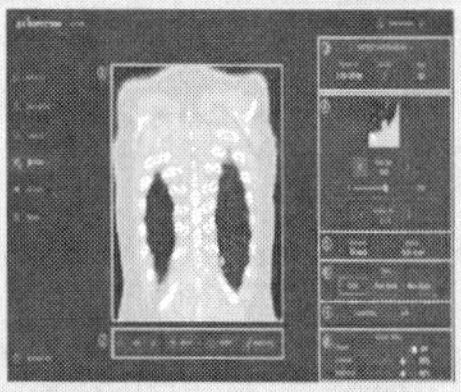
17	(주)제이엘 케이 인스펙션	의료영상 분석장치 소프트웨어 (2)	제인 20-4030호 ('20.1.13)	폐 면적, 부피 등을 분석하는 소프트웨어	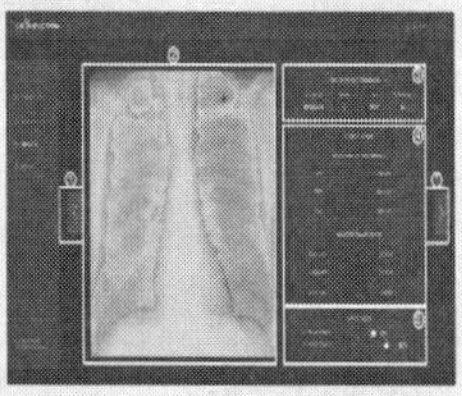

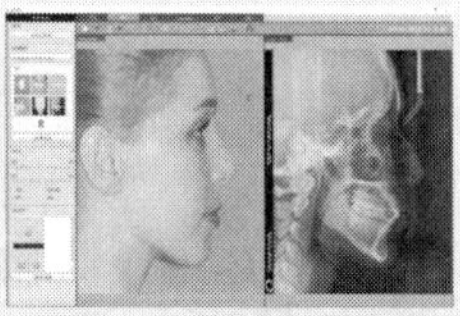

연 번	업체명	품목명 (등급)	허가번호 (허가일자)	사용목적	제품외형
18	(주)코어라인소프트	의료영상 전송장치 소프트웨어 (2)	제인 16-4603호 ('16.7.21) AI기술 추가적용 ('20.2.17)	의료영상을 저장하고, 영상의 확대, 축소, 분할, 정합 기능을 사용하여 영상을 조회, 분석하여 결과를 전송 및 출력하는 장치에 사용되는 소프트웨어(AI 기술적용 폐영역 자동 분할)	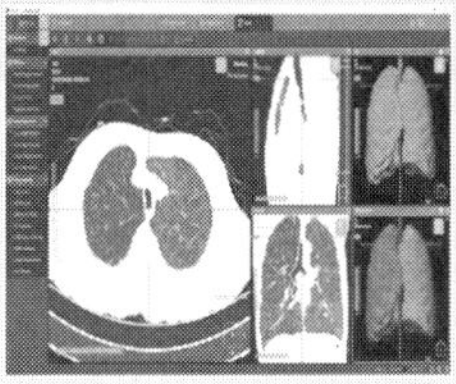
19	(주)인피니트헬스케어	의료영상 검출보조 소프트웨어 (2)	제인 20-4154호 ('20.2.25)	대장 내시경 이미지에서 정상과 다른 이상 부위를 검출하는 소프트웨어	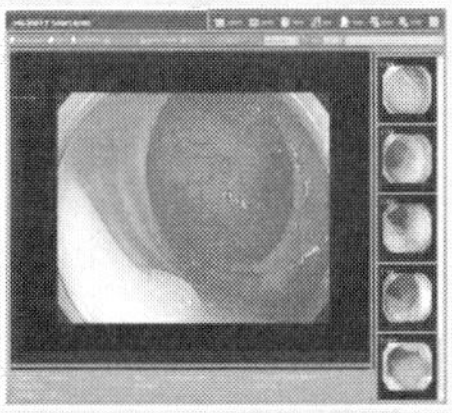
20	(주)크레스콤	의료영상 분석장치 소프트웨어 (2)	제허 20-153호 ('20.3.3)	골연령 분석 소프트웨어	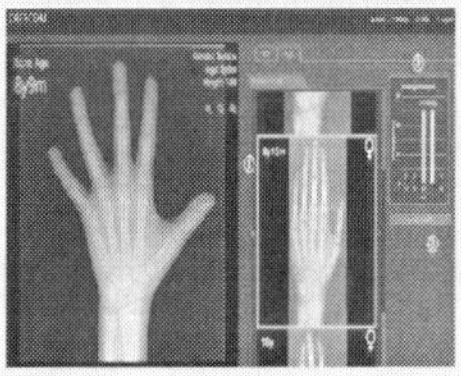
21	(주)헬스허브	의료영상 분석장치 소프트웨어 (2)	제허 20-166호 ('20.3.10)	골연령 분석 소프드웨어	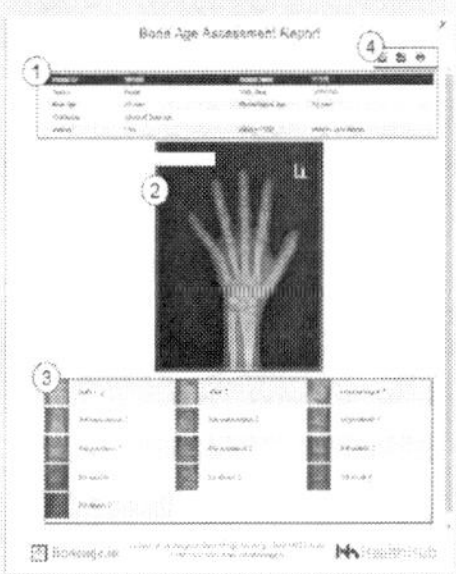
22	(주)뷰노	의료영상 진단보조 소프트웨어 (3)	제허 20-244호 ('20.4.1)	안저영상 이상소견 및 검출위치를 표시하는 소프트웨어	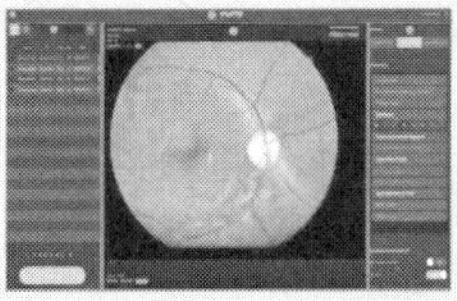
23	(주)딥바이오	체외진단용 소프트웨어 (3)	체외 제허 20-373호 ('20.05.19.)	헤마톡실린-에오신(H&E) 염색된 전립선 조직을 이용하여 암 조직 유무 분석하는 소프트웨어	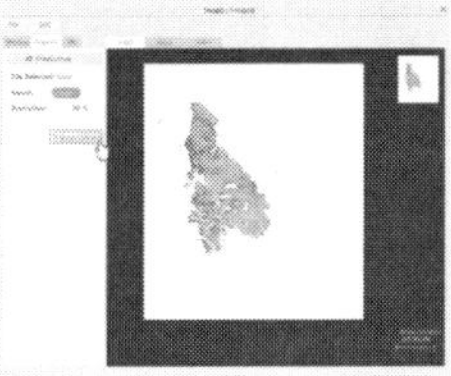

학습 4

연 번	업체명	품목명 (등급)	허가번호 (허가일자)	사용목적	제품외형
24	(주)레이언스	의료영상 분석장치 소프트웨어 (2)	제인 20-4273호 ('20.04.10.)	골연령 분석 소프트웨어	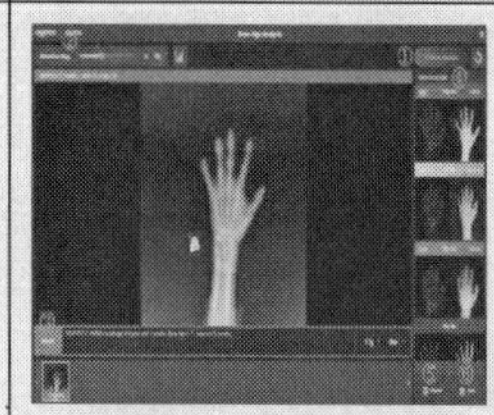
25	(주)레이언스	의료영상 검출보조 소프트웨어 (2)	제인 20-4274호 ('20.04.10.)	흉부 X-ray 영상에서 정상이 아닌 부위를 검출하고 골연령을 분석하는 소프트웨어	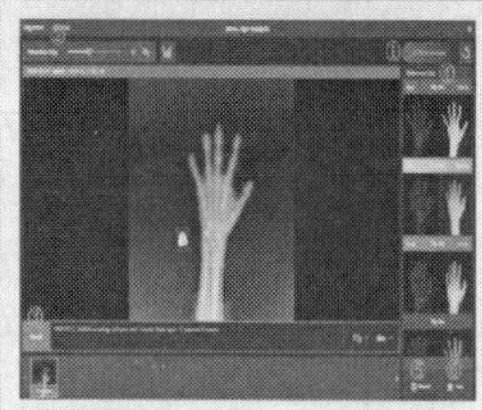 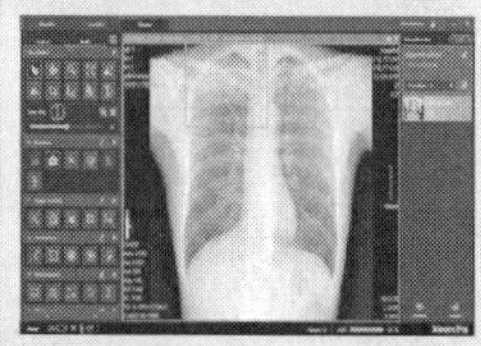
26	(주)뷰노	의료영상 검출보조 소프트웨어 (2)	제허 20-298호 ('20.4.21)	폐 CT 영상에서 폐결절을 검출하는 소프트웨어	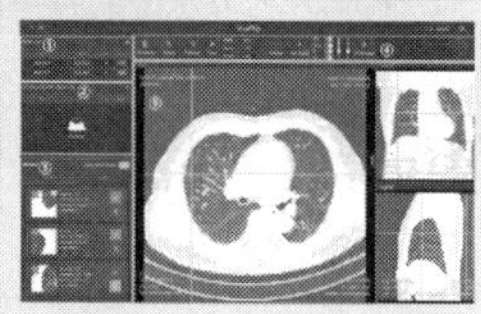
27	딥노이드	의료영상 분석장치 소프트웨어 (2)	제인 20-4378호 ('20.05.15.)	의료영상을 획득하여 모의 치료, 모의 시술, 진단에 사용가능 하도록 분석하는 장치에 사용하는 소프트웨어(X-ray 영상 밝은 영역의 모양과 크기, 위치 등 분석)	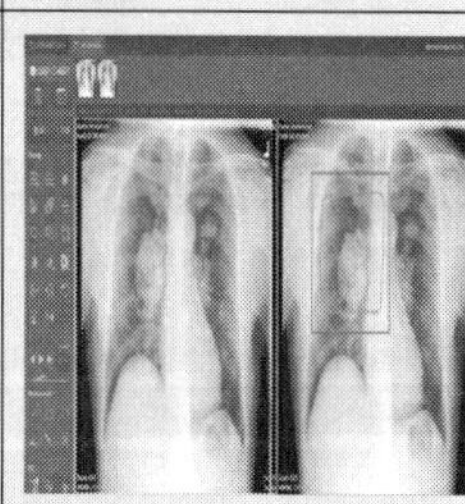
28	(주)제이엘케이인스펙션	의료영상 분석장치 소프트웨어 (2)	제인 20-4398호 ('20.05.20.)	의료영상을 획득하여 모의 치료, 모의 시술, 진단에 사용 가능하도록 분석하는 장치에 사용하는 소프트웨어(안저 영상의 배안, 시신경 유두 등 구조 분석)	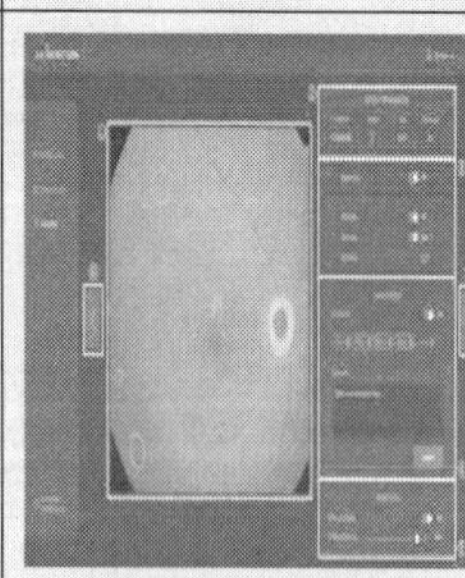

연 번	업체명	품목명 (등급)	허가번호 (허가일자)	사용목적	제품외형
29	(주)제이 엘케이 인스펙션	의료영상 분석장치 소프트웨어 (2)	제인 20-4399호 ('20.05.20.)	의료영상을 획득하여 모의 치료, 모의 시술, 진단에 사용 가능하도록 분석하는 장치에 사용하는 소프트웨어(복부 CT 영상의 지방 및 근육 영역 분석)	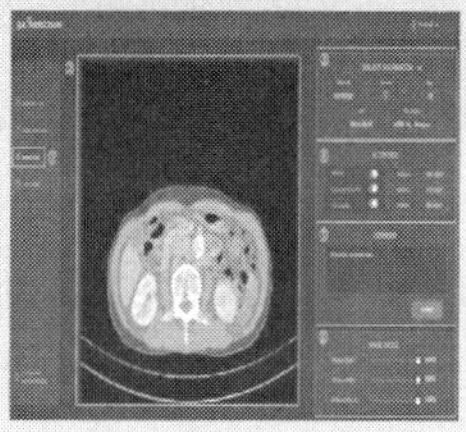
30	(주)제이 엘케이 인스펙션	의료영상 분석장치 소프트웨어 (2)	제인 20-4404호 ('20.05.21.)	의료영상을 획득하여 모의 치료, 모의 시술, 진단에 사용 가능하도록 분석하는 장치에 사용하는 소프트웨어(뇌 CT 영상의 밝은 영역 분석)	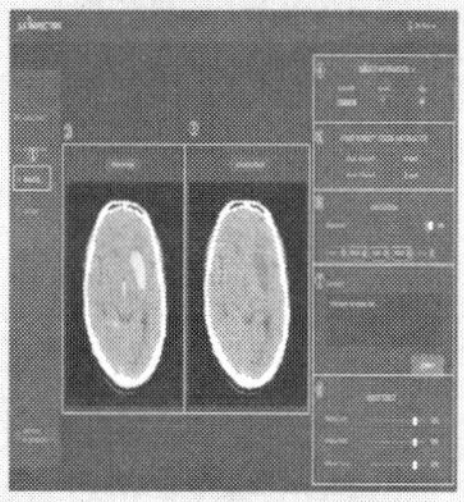
31	(주)제이 엘케이 인스펙션	의료영상 분석장치 소프트웨어 (2)	제인 20-4405호 ('20.05.21.)	의료영상을 획득하여 모의 치료, 모의 시술, 진단에 사용 가능하도록 분석하는 장치에 사용하는 소프트웨어(뇌 CT 영상의 어두운 영역 분석)	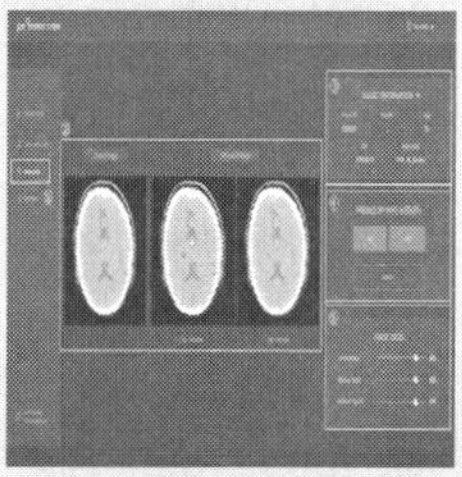
32	(주)제이 엘케이 인스펙션	의료영상 분석상지 소프트웨어 (2)	제인 20-4406호 ('20.05.21.)	의료영상을 획득하여 모의 치료, 모의 시술, 진단에 사용가능하도록 분석하는 장치에 사용하는 소프트웨어(유방영상의 밝은 영역 분석)	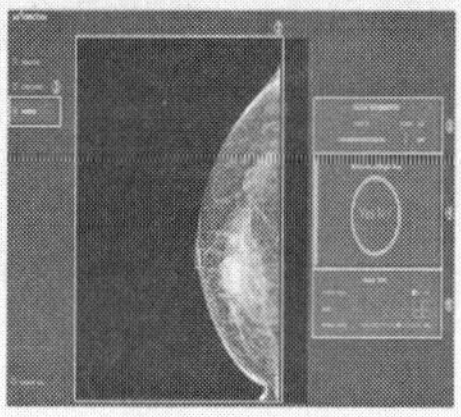
33	(주)사이 넥스	홀터심전계 (2)	수허 20-115호 ('20.05.28.)	단일 채널 심전도 신호를 기록, 저장 및 전송하는 제품으로 측정된 신호는 알고리즘을 통해 정상 상태, 심방 세동, 서맥, 빈맥 등을 분석하여 의료인의 진단을 보조하는데 사용	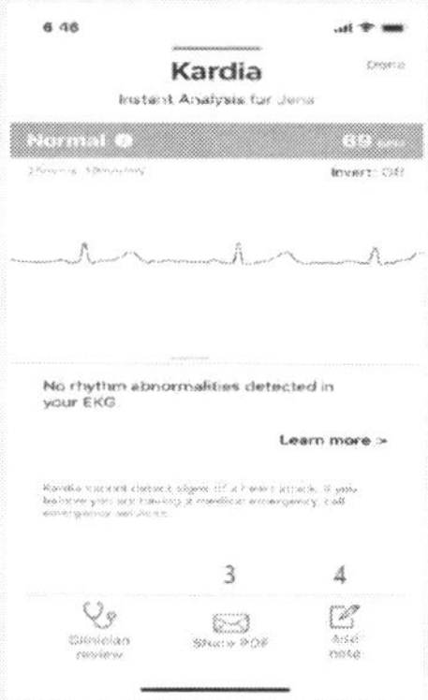

연 번	업체명	품목명 (등급)	허가번호 (허가일자)	사용목적	제품외형
34	(주)리스템	의료영상 획득장치 (2)	제인 08-226호 AI기술 추가적용 ('20.06.01.)	골연령 분석 소프트웨어 및 흉부 이상부위 검출 소프트웨어	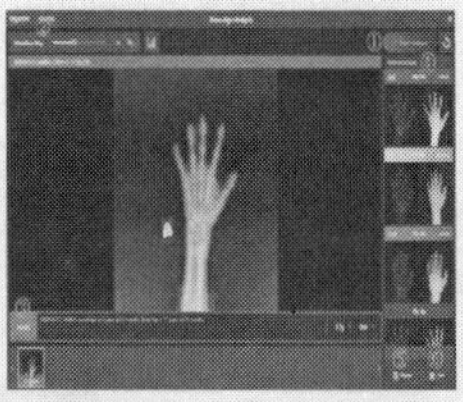 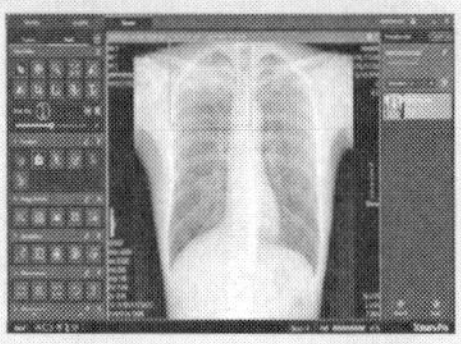
35	삼성 메디슨 (주)	의료영상 분석장치 소프트웨어 (2)	제인 20-4468호 ('20.06.02.)	의료영상을 획득하여 모의 치료, 모의 시술, 진단에 사용가능 하도록 분석하는 장치에 사용하는 소프트웨어(태아 표준 심장 초음파 영상 분류, 분할, 측정에 대한 정보 제공)	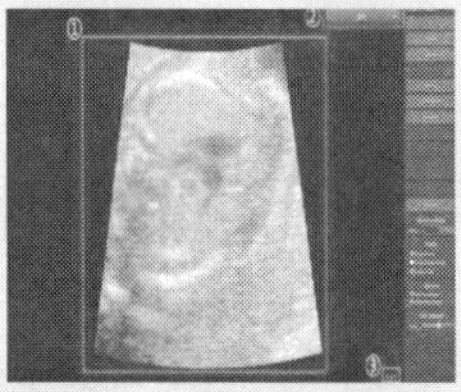
36	딥노이드	의료영상 검출보조 소프트웨어 (2)	제허 20-467호 ('20.06.10.)	뇌혈관 영상에서 뇌동맥류로 의심되는 이상부위를 검출하는 소프트웨어	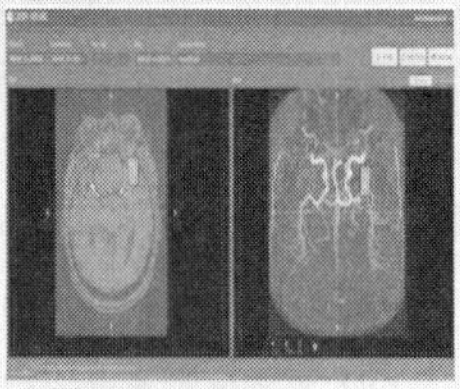
37	라온피플 (주)	치과용영상 전송장치 소프트웨어 (2)	제인 19-4368호 ('19.05.08.) AI기술 추가적용 ('20.06.11.)	치과용 영상을 저장, 확대, 축소, 조회와 함께 분석, 전송 처리하는 장치 및 출력장치에 사용되는 소프트웨어(인공지능 기술로 치아, 골격 등 인체 구조 등을 표시)	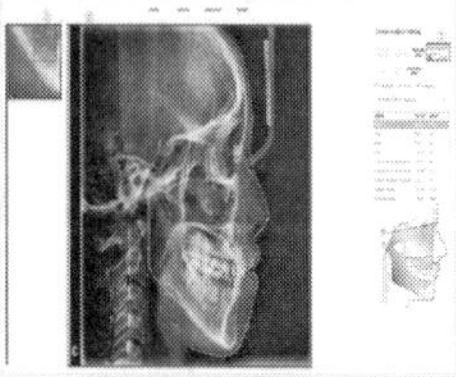
38	(주)코어 라인 소프트	의료영상 검출보조 소프트웨어 (2)	제허 20-484호 ('20.06.16.)	폐 결절 등 이상부위 검출하는 소프트웨어	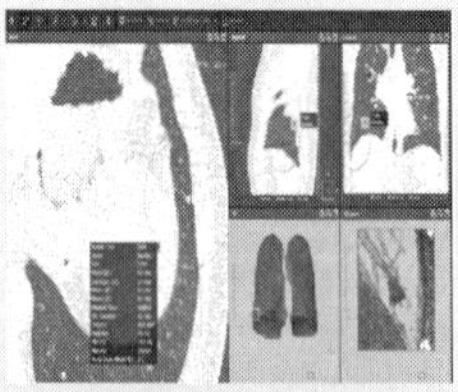
39	(주)코어 라인 소프트	의료영상 분석장치 소프트웨어 (2)	제인 20-4631호 ('20.07.16)	CT(흉부) 영상으로부터 인공지능으로 학습된 분할 모델을 기반으로 장기를 부위별로 자동 분할해 주는 소프트웨어	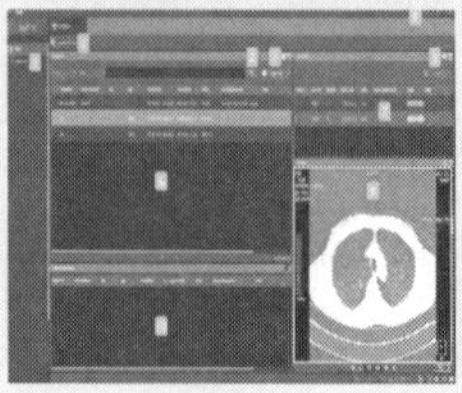

연 번	업체명	품목명 (등급)	허가번호 (허가일자)	사용목적	제품외형
40	딥노이드	의료영상 검출보조 소프트웨어 (2)	제허 20-578호 ('20.07.16)	폐 결절 등 이상부위 검출하는 소프트웨어	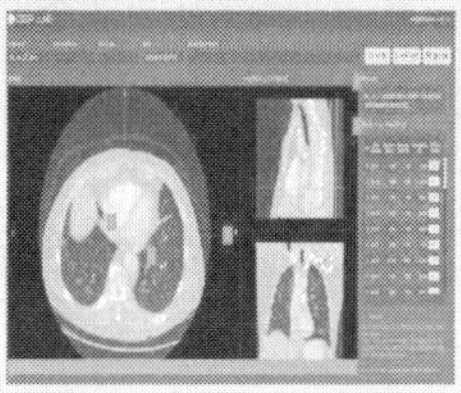
41	(주)레이 언스	의료영상 획득장치(2)	제인 20-4639호 ('20.07.20.)	컴퓨터 방사선영상 장치(CR), 디지털 방사선 영상장치(DR) 등을 이용하여 의료영상을 디지털로 변환하여 영상을 저장, 전송하는 장치, 소프트웨어를 포함하기도 한다(옵션 기능 : 골연령 분석 소프트웨어 및 흉부 이상부위 검출 소프트웨어).	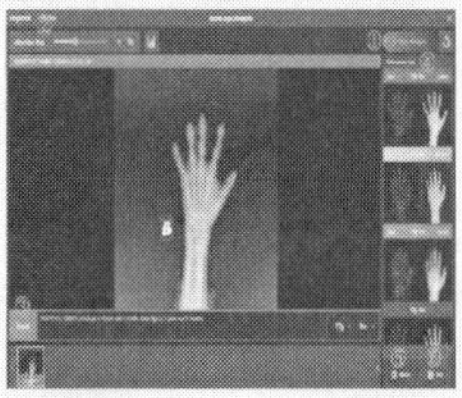 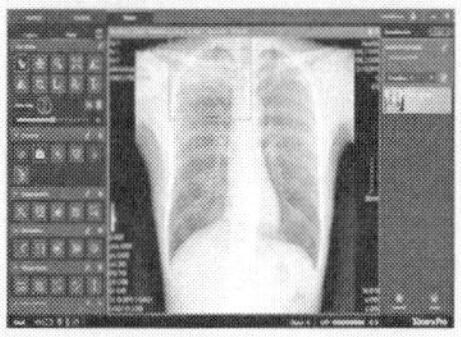
42	모니터 코퍼레이션 (주)	의료영상 진단보조 소프트웨어 (3)	제허 20-602호 ('20.07.27)	의료인(Interpreting Physician)이 흉부 CT 영상을 판독할 때 사용하는 소프트웨어로, 의료영상에서 추출한 정보를 바탕으로 폐결절 악성 가능성과 폐 결절의 위치 및 특성에 대한 정보를 제공하여 사용자의 최종 진단 및 환자 관리의 결정을 보조하는 소프트웨어	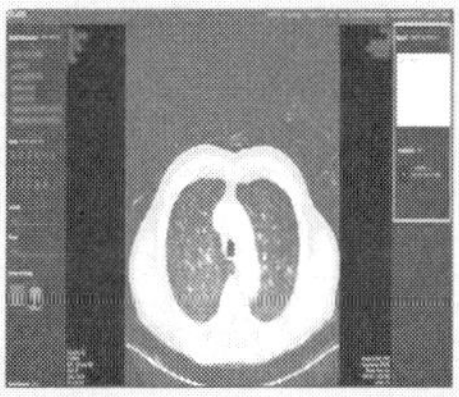
43	(주)메디 웨일	의료영상 검출보조 소프트웨어 (2)	제허 20-618호 ('20.08.03)	안저 영상을 이용하여 안저 이상 및 질병(백내장, 녹내장, 망막질환)이 의심되는 부위를 검출, 표시하여 의료인의 진단 결정을 보조하는데 사용하는 소프트웨어	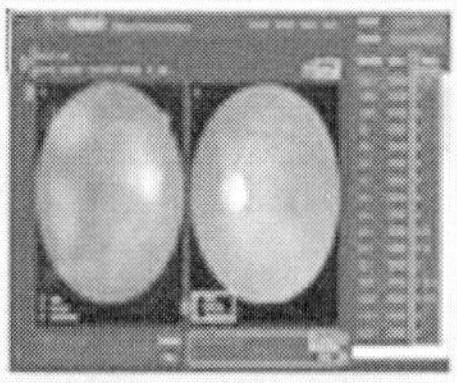
44	(주)딥노 이드	의료영상 분석장치 소프트웨어 (2)	제인 20-4709호 ('20.08.06.)	의료영상을 획득하여 모의 치료, 모의 시술, 진단에 사용가능 하도록 분석하는 장치에 사용하는 소프트웨어(척추뼈 내의 주변보다 어두운 영역을 자동으로 검출)	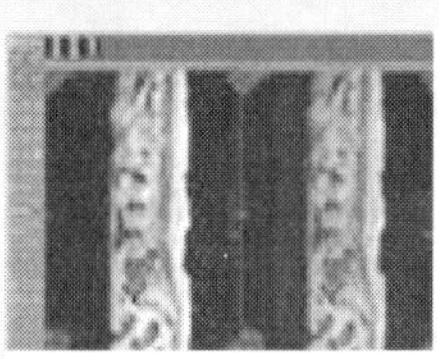

연 번	업체명	품목명 (등급)	허가번호 (허가일자)	사용목적	제품외형
45	(주)딥노이드	의료영상 분석장치 소프트웨어 (2)	제인 20-4742호 ('20.08.12.)	의료영상을 획득하여 모의 치료, 모의 시술, 진단에 사용가능 하도록 분석하는 장치에 사용하는 소프트웨어(유방촬영영상의 둥근 형태를 띄는 밝은 영역을 표시)	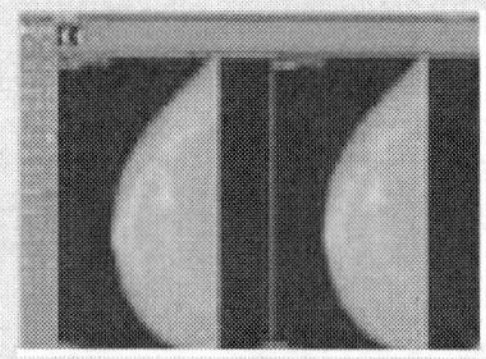
46	(주)딥노이드	의료영상 분석장치 소프트웨어 (2)	제인 20-4743호 ('20.08.12.)	의료영상을 획득하여 모의 치료, 모의 시술, 진단에 사용가능하도록 분석하는 장치에 사용하는 소프트웨어(만곡의 양 끝 척추뼈를 자동으로 검출)	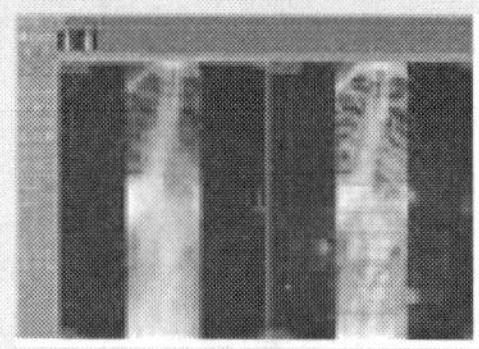
47	(주)딥노이드	의료영상 분석장치 소프트웨어 (2)	제인 20-4749호 ('20.08.13.)	의료영상을 획득하여 모의 치료, 모의 시술, 진단에 사용가능하도록 분석하는 장치에 사용하는 소프트웨어(뇌 영역에서의 밝은 영역을 자동으로 검출)	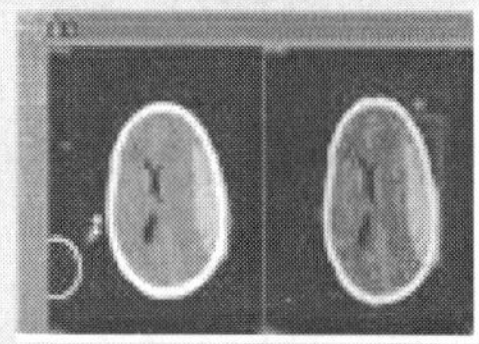
48	(주)딥노이드	의료영상 분석장치 소프트웨어 (2)	제인 20-4751호 ('20.08.13.)	의료영상을 획득하여 모의 치료, 모의 시술, 진단에 사용가능하도록 분석하는 장치에 사용하는 소프트웨어(치아 뿌리 근처의 어두운 영역을 자동으로 검출)	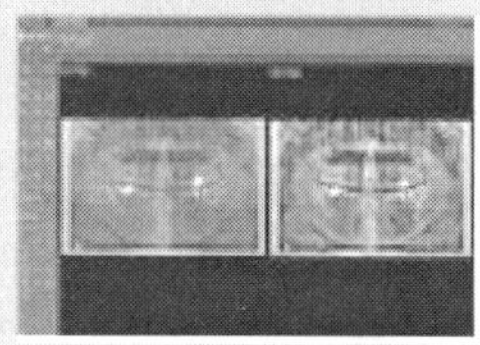
49	(주)딥노이드	의료영상 분석장치 소프트웨어 (2)	제인 20-4761호 ('20.08.18.)	의료영상을 획득하여 모의 치료, 모의 시술, 진단에 사용가능하도록 분석하는 장치에 사용하는 소프트웨어(위 내시경의 융기 영역을 표시)	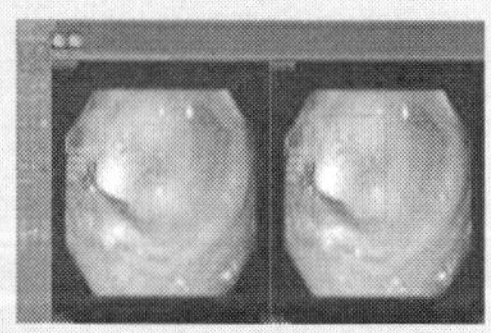
50	(주)딥노이드	의료영상 분석장치 소프트웨어 (2)	제인 20-4762호 ('20.08.18.)	의료영상을 획득하여 모의 치료, 모의 시술, 진단에 사용가능하도록 분석하는 장치에 사용하는 소프트웨어(대장 내시경의 융기 영역을 표시)	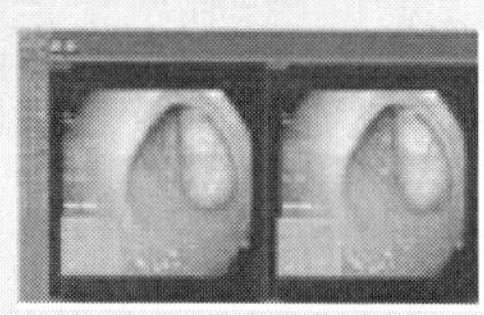
51	(주)딥노이드	의료영상 분석장치 소프트웨어 (2)	제인 20-4764호 ('20.08.19.)	의료영상을 획득하여 모의 치료, 모의 시술, 진단에 사용 가능하도록 분석하는 장치에 사용하는 소프트웨어(흉부 X-ray 영상의 폐 영역을 자동으로 검출)	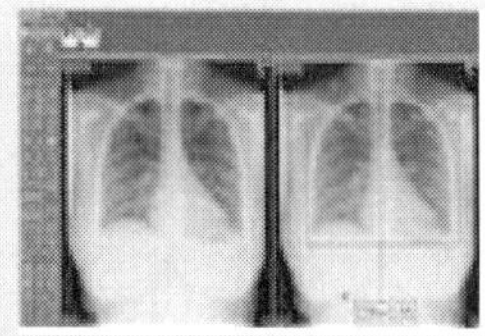

연 번	업체명	품목명 (등급)	허가번호 (허가일자)	사용목적	제품외형
52	(주)아이메디신	지각 및 신체 진단용 기구 (2)	제허 20-750호 ('20.08.26)	기억장애형 경도인지장애(aMCI)로 의심되는 환자를 대상으로 정량 뇌파 분석을 통해 알츠하이머병 치매의 전 단계로 알려진 기억장애형 경도인지장애를 선별하는 온라인 뇌파분석기반의 경도인지장애 분류 소프트웨어로써, 학습을 통한 경도인지장애 모델을 기반으로 기억장애형 경도인지장애의 가능성을 확률로 시각화하여 관련 뇌파 분석 결과를 제시해줌으로써 의료인의 진단을 보조하는데 사용	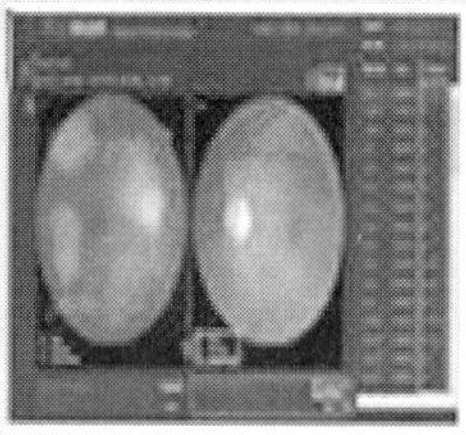
53	지멘스헬시니어스 (주)	의료영상 진단보조 소프트웨어 (3)	수허 20-187호 ('20.08.21)	유방촬영술 영상(Mammography)에서 유방암 의심 부위 및 악성 병변의 존재 가능성을 제시하는 소프트웨어	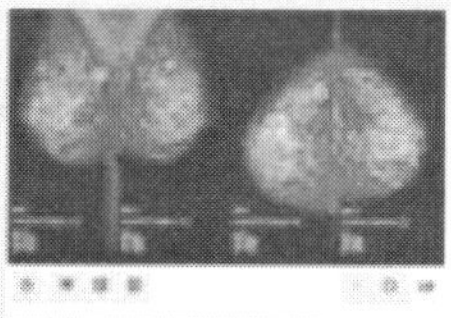

03 특허 분석을 위한 인공지능 기술의 분류에 대하여 분석하라.

인공지능의 기본기술은 기계학습과 뉴럴네트워크, 지식베이스형 인공지능 등을 포함하여 이를 크게 기계학습기술으로 분류한다. 또한 응용기술은 음성, 화상, 자연어, 문자, 패턴 등의 인식기술과 빅데이터 처리기술을 디지털처리기술과 이미지처리기술로 양분하여 분류한다.

상기 인공지능 기술분류는 특허기술 분석을 용이하게 하기 위함으로, 학문적 기술분류와는 무관하다.

분 류	내 용	IPC (Sub-class, Main Group)
기계학습	기계학습, 뉴럴네트워크 등 인공지능 기본기술	G06N003, G06N005, G06N007
디지털처리	디지털 컴퓨팅, 디지털 빅데이터, 자연어, 예측데이터 등 디지털데이터 처리기술	G06F017, G06F019
이미지처리	이미지데이터, 동영상, 사진, 정지화상 등 이미지데이터 처리기술	G06T001, G06T003, G06T007, G06T009
인식기술	음성, 자연어, 화상, 문자, 패턴 등 인식기술	G10L011~021, G06K003, G06K007, G06K009

04 인공지능 신약개발 모델에 대하여 분석하라.

1. 인공지능 활용

신약개발을 위해 한 명의 연구자가 조사할 수 있는 자료는 한 해에 200~300여 건이나, 인공지능은 100만 건 이상의 논문을 읽을 수 있는 동시에 400만 명 이상의 임상데이터 분석이 가능하다.

2. 인공지능 신약개발 모델

인공지능이 적합한 데이터를 탐색하고 새로운 연구가설을 수립할 수 있도록 근거를 제시하며, 분석결과를 조직화하고 연구팀에 공유하여 협업 능률을 높일 수 있도록 지원하다.

3. 미래 전망

소수의 연구원만으로 비용과 기간을 대폭 줄여 블록버스터 약물개발이 가능하며, 제약사가 약물을 개발하지 않고 라이센스 구매 및 판매에만 주력하는 등의 새로운 형태의 비즈니스가 등장한다.

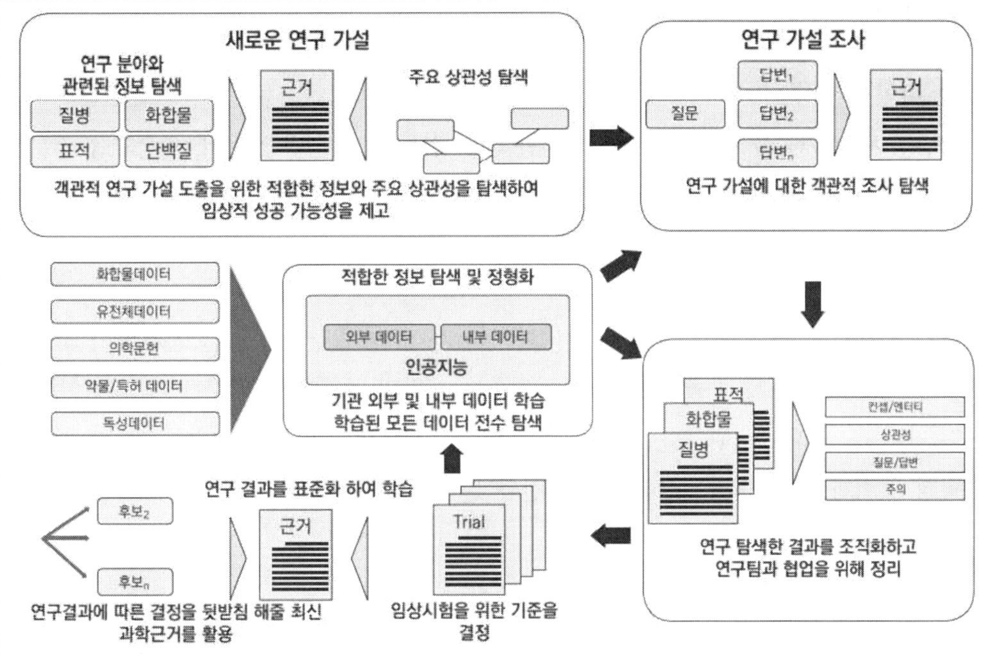

출처 : 생명공학정책센터(2017)

05 의료와 인공지능 기술융합의 제약, 한계점, 협력체계 등에 대하여 분석하라.

1. 제약과 한계를 고려한 접근이 반드시 필요

1) 제약과 한계

많은 가능성이 있지만 데이터 활용상의 제약을 비롯해 AI 예측결과를 아직 완벽하게 신뢰할 수 없거나, 의료 현장에서 안심하고 사용할 수 없다는 한계점이 있다.

실제 완성도를 달성한 사례도 소수이고, 객관적인 검증 결과들이 발표되지는 않았다. 그러므로 반드시 이런 제약과 한계를 인식하고 접근하는 것이 필요하다.

2) 프라이버시와 윤리

AI 데이터를 활용하여 원하는 성과를 달성하기 위해서는 무엇보다도 고품질의 데이터 확보가 중요하나, 이 과정에서 개인정보보호 및 윤리적 문제 등도 함께 고려되고 해결되어야 한다.

2, 개방형 다학제 협력이 동반

1) 다학제 협력

감염병 재난 대응을 위한 AI 기술 분야는 의료 전문가, 감염병 전문가, 인공지능 전문가, 바이오 전문가들의 협업과 다학제 연구가 필수적이기에 이를 지원하는 노력이 필요하다.

2) 개방형 혁신

감염병 재난은 한 국가의 문제가 아니라 인류가 함께 해결해야 하는 문제이기에, 신종 감염병 위협에 빠르게 공동 대응하기 위해서는 개방과 공유에 기반한 국제 협력이 가능해야 한다. 오픈 데이터와 오픈 소스, 그리고 오픈 사이언스의 중요성이 부각되고 있으며, 개방형 협력과 혁신 노력은 AI 기술 발전과 관련 산업 발전을 더욱 가속화시킬 것이다.

3. 국제표준 기반의 글로벌 협력 체계 구축이 필요

1) 국가간 차이 극복

국경을 초월한 국제 협력을 위해서는 데이터 신뢰도, 표준, 호환성, 품질 및 해석 기준, 국가별 규제 차이 등과 같은 많은 문제점의 해결이 함께 필요하다.

2) 신속대응 협력 체계

신속하게 양질의 데이터가 공개되고 활용될 수 있는 체계와 익명화된 임상 데이터를 공유할 수 있는 개방형 글로벌 저장소가 필요하며, 데이터를 안전하게 교환할 수 있는 표준화된 체계와 정보보호 체계가 만들어져야 한다.

3) 표준화 체계 구축

신종 감염병 대응을 위해 의료 AI 응용들이 유기적으로 연계되고 상호호환성을 가질 수 있도록 표준화 체계 구축이 시급히 필요하며, 국내 AI기술과 IT를 기반으로 하는 국제표준화 활동을 적극적으로 지원하는 것이 필요하다.

학습활동.4 교수 · 학습 방법

교수 방법

- 의료와 인공지능 기술융합에 대한 관련 용어, 구성, 방식 이해 정도를 파악한 후 수업을 진행한다.
- 교수자의 주도로 의료와 인공지능 기술융합 등의 내용을 PPT 자료로 제시한 후 설명한다.
- 가능하면 사전에 개인별 학습 자료를 준비하여 모든 학생이 참여할 수 있는 문제 해결식 수업, 협력 수업이 가능하도록 한다.
- 의료와 인공지능 기술융합 전 과정을 작업의 순서에 따라 단계적으로 실습이 이루어질 수 있도록 지도한다.
- 교재를 통해 수업을 준비하는데 있어서 필요한 모든 정보나 팁, 힌트 등 도움이 될 만한 내용들을 확인할 수 있다.
- 학생들이 만들게 될 각 모델들은 수업시간에 중점적으로 다뤄질 부분과 어휘, 질문, 답을 포함하고 있으며 또한 탐구할만한 추가적인 아이디어들도 포함하고 있다.

학습 방법

- 의료와 인공지능 기술융합에 대한 관련 용어를 숙지하고, 의료와 인공지능 기술융합에 대해 이해한다.
- 의료와 인공지능 기술융합의 각 단계별 중점 사항을 체계적으로 학습한다.
- 의료와 인공지능 기술융합의 수행순서의 전 과정을 실습한다.
- 의료와 인공지능 기술융합의 내용을 이해한다.
- 의료와 인공지능 기술융합을 이해하고 숙달이 될 때까지 학습한다.

학습활동.4 평가 및 피드백

평가 준거

- 평가자는 피평가자가 수행 준거 및 평가 내용에 제시되어 있는 내용을 성공적으로 수행할 수 있는 지를 평가해야 한다.

학습내용	평가항목	성취수준		
		상	중	하
의료와 인공지능 기술융합	의료와 인공지능 기술융합을 이해할 수 있다.			

평가 방법

• 작업 포트폴리오

학습내용	평가항목	성취수준		
		상	중	하
의료와 인공지능 기술융합	의료와 인공지능 기술융합을 이해할 수 있다.			

• 필기시험

학습내용	평가항목	성취수준		
		상	중	하
의료와 인공지능 기술융합	의료와 인공지능 기술융합을 이해할 수 있다.			

• 체크리스트를 통한 관찰

학습내용	평가항목	성취수준		
		상	중	하
의료와 인공지능 기술융합	의료와 인공지능 기술융합을 이해할 수 있다.			

• 피드백

1. 작업 포트폴리오
   - 제출한 보고서를 평가한 후 주요사항에 대하여 표시하여 돌려준다.
2. 필기시험
   - 평가 결과 성적이 저조한 학생은 보고서 제출 기회를 부여한다.
3. 체크리스트를 통한 관찰
   - 실습 과정에서 평가한 후 개선해야 할 사항 등을 정리하여 돌려둔다.

참 | 고 | 문 | 헌

1. 스마트 헬스케어 유망시장 동향 및 진출전략, KOTRA, 2019.10.
2. 이승관, 글로벌 디지털 헬스케어 기술동향과 과제, IITA, 2017.12.13.
3. 프로스트 앤 설리번, Global Digital Health Outlook(2020), 2019.8.
4. 박찬호 · 이장우, 인공지능 헬스케어 산업의 실용화 동향, 정보통신기획평가원, 2020.6.17.
5. 김주한, 빅데이터 기반의 개인 맞춤의료 서비스, BioINpro 13호, 2015.
6. 스마트 헬스케어 의료기기 기술, 표준 전략 보고서, 식품의약품안전평가원, 2018.8.
7. 박소영, 중국의 빅데이터 시장 트랜드와 시사점, 국제무역통산연구원, 2020.11.
8. 김태형, 데이터가 생명을 살린다, 바이오협회, 2020.6.
9. Combining genomics and epidemiology to track mumps virus transmission in the United States, PLOS Biology, 2020, https://doi.org/10.1371/journal.pbio.3000611
10. Public health surveillance and data collection: general principles and impact on hemophilia care, Hematology, 2012, https://doi.org/10.1179/102453312X13336169156537
11. Mayo Clinic to sequence 100K participants to build genomic database for improved care and research in collaboration with Helix, https://newsnetwork.mayoclinic.org/discussion/mayo-clinicto-sequence-100k-participants-to-build-genomic-database-for-improved-care-and-research-incollaboration-with-helix/
12. Through partnership with Color, 10K NorthShore patients will get whole genome sequencing. https://medcitynews.com/2019/01/color-northshore/
13. Data-sharing brings hope to rare disease patients around the globe, https://www.ga4gh.org/news/data-sharing-brings-hope-to-rare-disease-patients-around-the-globe/
14. 문유정 · 강지민, 데이터 3법개정과 의료빅데이터 활용방안, 경기도경제과학진흥원, 2002.3.16.
15. 박세환, 보건의료 빅데이터 활용 의료산업 동향, HIRA 빅데이터 브리프
16. 박재은, 헬스케어 분야에서의 빅데이터 활용 동향, KDB산업은행, 2019.10.28.
17. 빅데이터 및 인공지능(AI) 기술이 적용된 의료기기의 허가 · 심사 가이드라인(민원인 안내서), 식품의약품안전처, 2017.
18. 유헬스케어 진단지원시스템 임상시험계획서 작성 가이드라인(민원인 안내서), 식품의약품안전처, 2015.
19. 의약품 임상시험 통계 가이드라인(민원인 안내서), 식품의약품안전처, 2016.
20. 체외진단용 의료기기의 임상적 성능 허가심사 가이드라인(민원인 안내서), 식품의약품안전처, 2015.
21. 한 손에 잡히는 임상연구 : 설계와 실행의 모든 것, 임상시험리뷰 연구회 옮김, 2015.
22. Statistical Guidance on Reporting Results from Studies Evaluating Diagnostic Tests, FDA, 2007.
23. Use of Real-World Evidence to Support Regulatory Decision-Making for Medical Devices, FDA, 2017.

24. 김진한, 신약개발 프로세스 혁신을 위한 AI 활용, 한국제약바이오협회정책보고서, 2017.
25. 배영우, 인공지능을 이용한 신약개발 동향 및 활용사례, 생명공학정책연구센터, BioINpro, 2017.
26. 배수인, 4차 산업혁명 시대, 제약산업에서의 빅데이터 활용, 한국제약바이오협회정책보고서, 2017.
27. 배영우, 4차 산업혁명 시대, 인공지능을 활용한 신약개발, 한국제약바이오협회정책보고서, 2017.
28. 이관용 외, 의료 인공지능 현황 및 과제, 한국보건산업진흥원, 보건산업브리프, 2016.
29. Evaluate, World Preview 2016, Outlook to 2022, 2016.
30. 박순영, 인공지능을 활용한 신약개발 연구동향, 융합연구정책선터, 2018.1.
31. 전종홍 외 7, 감염병 재난에 대응하기 위한 의료인공지능의 기술 표준동향, ETRI Insight, 2020.01
32. 이영찬, 인공지능기반 의료기기 현황 및 이슈, 한국보건산업진흥원, 2018.12.31.

학습 1	의료와 IT 융합기술의 개요
학습 2	의료와 IT 융합기반의 인프라 기술
학습 3	의료와 빅데이터 기술융합
학습 4	의료와 인공지능 기술융합
학습 5	**의료와 블록체인 기술융합**
학습 6	의료와 사물인터넷 기술융합
학습 7	의료와 XR 기술융합
학습 8	의료와 디지털콘텐츠 기술융합
학습 9	의료와 디지털트윈 기술융합
학습 10	의료와 3D프린팅 기술융합
학습 11	의료와 디지털마커 기술융합
학습 12	의료와 5G/원격 기술융합
학습 13	의료와 IT 기술융합의 미래

학습 목표

1. 의료와 블록체인 기술융합을 이해할 수 있다.

5-1 블록체인 기술의 개요

1. 블록체인의 개요

블록체인(Blockchain)이란 4차 산업혁명 시대를 이끌어갈 핵심 ICT(정보통신기술)기술 중 하나로 '블록'에 데이터를 담아 '체인'형태로 연결하고 네트워크 내 모든 참여자가 공동으로 정보 및 가치의 이동을 기록, 검증, 보관, 실행함으로써 중계자 없이 신뢰를 확보하는 '분산형 데이터 저장기술(分散元帳, DLT : Distributed Ledger Technology)'이다.

블록체인 기술은 보안성과 정보의 공유 모두 만족시키면서 동시에 무결성, 탈중앙성 등 여러 참여자가 기록을 검증하고 위·변조를 방지해 보안성이 높은 기술이다. 즉 블록체인이란 다수의 온라인 거래 기록을 묶어 하나의 데이터 블록(Block)을 구성하고, 해시(Hash) 값을 이용하여 이전 블록과 이후 블록을 마치 체인(Chain)처럼 연결한 뒤, 이 정보의 전부 또는 일부를 P2P 방식으로 전 세계 여러 컴퓨터에 복사하여 분산 저장・관리하는 기술이다.

블록체인은 P2P 분산 네트워크를 기반으로 하며, 네트워크 참여자들의 검증과 동의를 통해 거래정보 블록을 형성하고 분산・저장. 암호기법을 활용해 블록체인이 형성되는 핵심 과정은 두 단계로 구성한다.

첫번째 단계는 이중지불의 위험이 없는 거래 정보나 기록을 모아 유효한 개별 블록을 형성하는 '채굴(Mining)'이라고 불리는 과정으로 네트워크 참여자들 가운데 일부가 채굴자로 활동하며 해시 함수에서 블록 생성 조건에 맞는 수(Nonce)를 찾기 위해 상당한 컴퓨팅 파워를 사용한다. 올바른 난스(Nonce) 값을 처음 찾아낸 노드(Node)가 블록을 네트워크에 전송하면 각 노드는 전송된 난스 값이 올바른지 유무와 거래가 정당한지를 확인한 뒤, 해당 블록은 승인되고 타임스탬프가 찍혀서 직전 블록의 뒤에 접속된다. 이 과정에 임의의 정보 조작이나 변경이 될 경우 검증 작업에 의해 고아 블록으로 분류되면 소멸되고, 조건에 부합하는 수를 제일 먼저 찾아낸 유효한 새 블록을 완성한 채굴자에게는 소정의 인센티브가 주어지는 구조이다.

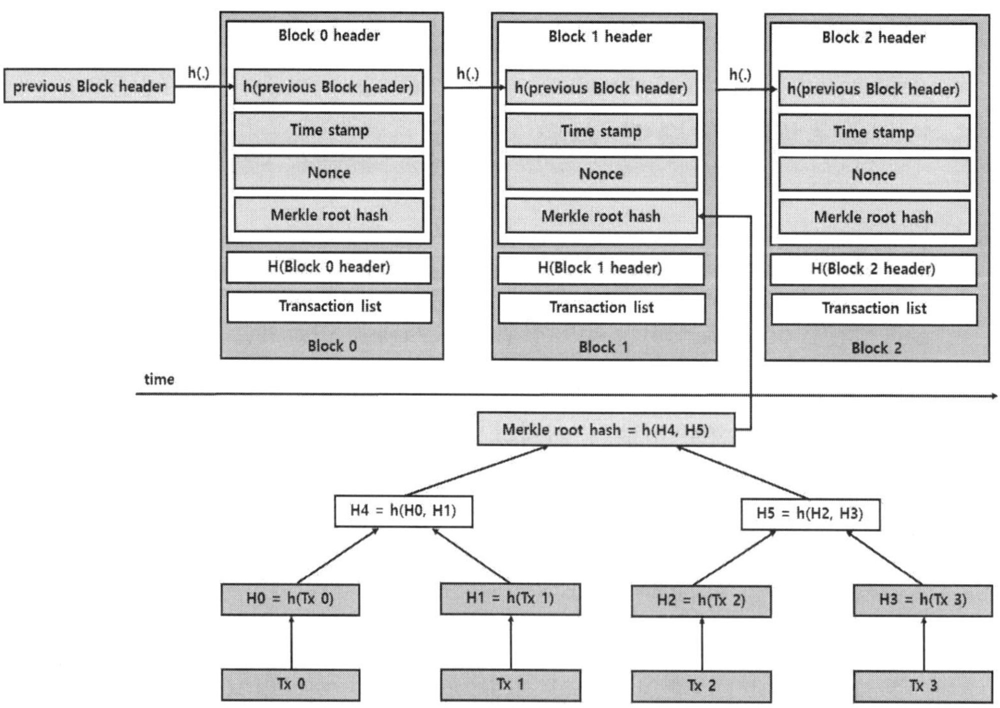

[그림 5-1] 거래 내역이 암호화되어 저장된 해시트리

유효한 후보 블록이 형성되면 두번째 단계로 넘어가게 되는데, 이 단계에서는 생성된 후보 블록이 전체 네트워크 참여자들에게 전달된다. 각 네트워크 참여자들은 전송 받은 새로운 블록의 유효성과 블록에 포함된 거래의 유효성을 검증하며, 50% 이상 참여자들의 동의를 거쳐 유효성이 확인되면 비로소 후보 블록은 이전 블록과 체인으로 연결되어 블록체인 원장으로 완성된다. 이렇게 각 채굴자들이 블록 만들기 경쟁을 하는 이유는 인센티브(한 개의 유효 블록당 12.5비트코인) 때문으로 전 세계에서 수많은 채굴자들이 엄청난 컴퓨터 자원과 전력을 소모하며 채굴작업을 벌이고 있다. 이렇게 지나치게 소모적으로 보이는 채굴작업이 블록체인 형성과정에 포함되어 있는 이유는 수많은 경쟁자들이 서로 경쟁하고 감시함으로써 거래의 유효성을 철저히 검증하게 하는 것이며, 누구도 신규 블록을 독점적으로 만들지 못하게 함으로써 임의의 조작이나 개입을 첫 단계부터 차단하기 위한 것이다. 또한 어려운 채굴과정을 통해 신규 블록의 형성 속도를 평균 10분정도로 맞춰 거래의 수집과 배포, 거래의 유효성 확인 등이 무리 없이 진행될 수 있도록 하는 데도 목적이 있다. 거래내역이 블록에 포함되면 특히 그 블록 위에 새로운 블록이 쌓이게 되고 그 거래 내역은 전혀 변경할 수 없게 되고(불가역성) 어디서나 그 거래를 확인할 수 있게 된다(공개성).

비트코인이라는 디지털 화폐의 경우 각각의 블록은 통화를 주고받은 거래 내역을 포함하겠지만, 애플리케이션에 따라서 이미지, 계약정보 등 다양한 형태의 데이터를 다룰 수 있어 무궁무진한 서비스로의 확장이 가능하다.

블록체인 기술을 이용한 중요 기능으로 일정 조건을 만족시키면 거래가 자동으로 실행되도록 하는 프로그램인 '스마트 계약'이 있다. 소유권 이전 계약이나 상속 및 증여 등에 사용될 수 있는데, 계약 이행을 위한 조건을 스마트 계약서에 명기해 놓으면, 조건 충족과 동시에 계약 내용의 이행이 자동 실현되므로 계약 이행을 촉구하기 위한 추가적인 관리 비용이나 계약 불이행의 위험 또한 원천적으로 배제된다.

블록체인 기술이 가져올 변화의 본질은 '거래 승인 권한과 정보 유통체계의 민주화(Democratization)'이다. 이는 강력한 제3의 공인기관이나 중개자의 개입 없이 투명하고 안전한 직접 거래를 가능하게 한다. 안전한 시스템에 의한 자율적 권한 위임이 가능하므로 거의 실시간 승인이 가능해지고, 정보는 네트워크 참여자 모두에게 공개·보관·관리되므로 특정 거래 정보를 조작하려면 모든 참여자의 컴퓨터를 해킹해서 블록체인 전체를 조작해야 하는 비현실적 작업이 필요하다. 이러한 특성으로 인해 블록체인 기반의 거래 시스템은 신속성, 안전성, 투명성, 비용

학습 5

절감 등의 사용자 편의를 제고시키는 효과를 가져다 준다.

블록체인에 '스마트 계약' 기능을 접목시키면 사전에 합의된 조건이 충족될 경우 자동으로 후속 절차를 오류 없이 실행하도록 설정할 수 있어 계약 이행 단계마다 불필요한 개입을 최소화하고 시간과 비용을 절약할 수 있다.

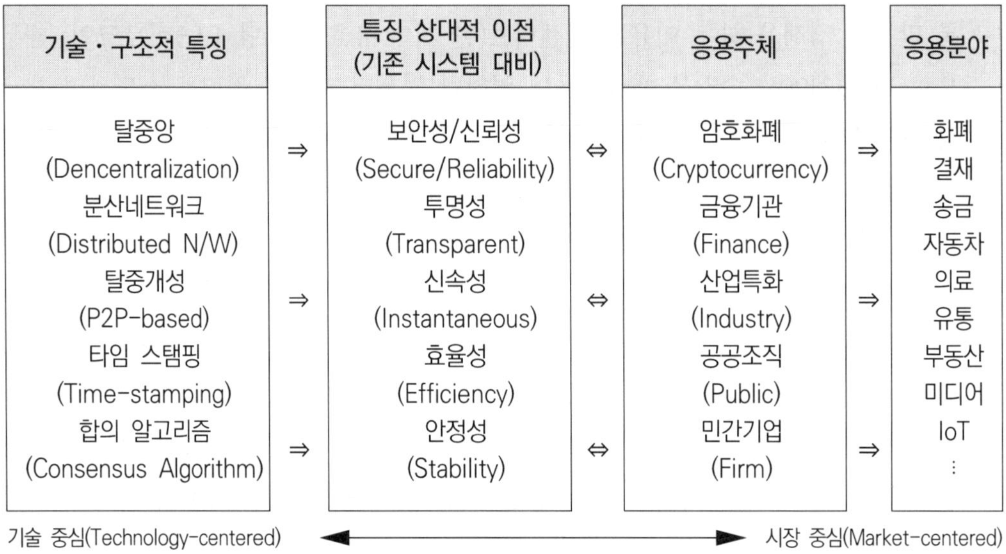

[그림 5-2] 블록체인 특성 및 응용

자료 : ETRI 미래전략연구소 기술경제연구본부

2. 블록체인 기술의 특징

블록체인의 가장 큰 특징은 분산형 구조이기 때문에 공인된 제3자 없이 P2P(Peer to Peer) 거래를 통해 수수료를 절감할 수 있고, 신뢰성을 담보할 중앙 집중적 조직이나 공인된 제3자가 필요 없다는 점이다.

〈표 5-1〉 블록체인 기술의 특징

특 징	장 점	단 점
익명성	• 개인정보를 요구하지 않음 • 은행계좌, 신용카드 등 기존 지급 수단에 비해 높은 익명성 제공	불법 거래대금 결제, 비자금 조성, 탈세를 가능하게 함
P2P	• 공인된 제3자 없이 P2P 거래 가능 • 불필요한 수수료 절감	문제 발생 시 책임소재가 모호

특 징	장 점	단 점
확장성	• 공개된 소스에 의해 쉽게 구축 · 연결 · 확장 가능 • IT 구축비용 절감	결제처리 가능 거래건수가 실제 경제 내 거래규모 대비 미미
투명성	• 모든 거래기록에 공개적 접근 가능 • 거래 양성화 및 규제 비용 절감	• 거래 내역이 공개되어 있어 원칙적으로는 모든 거래가 추적 가능 • 완벽한 익명성 보장이 어려울 수 있으며 조합에 의한 재식별이 가능
보안성	• 장부를 공동으로 소유(무결성) • 보안관련 비용 절감	• 개인키의 해킹, 분실 등의 경우 일반적으로 해결방법 없음 • 기밀성 제공하지 않음
시스템 안정성	• 단일 실패점이 존재하지 않음 • 일부 참가 시스템에 오류 또는 성능저하 발생 시 전체 네트워크에 영향 미미	• 채굴이 대형 마이닝 풀에 집중 • 실시간, 대용량 처리의 어려움

참고 : 블록체인 기술 금융분야 도입방안을 위한 연구

학습 5

3. 블록체인의 종류

블록체인은 참여자의 범위에 따라 퍼블릭 블록체인(Public Blockchain)과 프라이빗 블록체인(Private Blockchain)으로 나눌 수 있다. 퍼블릭 블록체인은 인터넷처럼 누구나 참여할 수 있는 개방형이지만, 프라이빗 블록체인은 인트라넷처럼 제한된 사람들만 참여할 수 있는 폐쇄형 블록체인이다. 이 두 가지를 연결하거나 섞은 혼합형이 있는데, 하이브리드 블록체인(Hybrid Blockchain)이라고 부른다.

〈표 5-2〉 블록체인의 형태

	퍼블릭 블록체인	컨소시엄 블록체인	프라이빗 블록체인
관리주체	모든 거래 참여자(탈중앙화)	컨소시엄에 소속된 참여자	한 중앙기관이 모든 권한 보유
거버넌스	한번 정해진 법칙을 바꾸기 매우 어려움	컨소시엄 참여자들의 합의에 따라 상대적으로 용이하게 법칙을 바꿀 수 있음	중앙기관의 의사결정에 따라 용이하게 법칙을 바꿀 수 있음
거래속도	네트워크 확장이 어렵고 거래 속도가 느림	네트워크 확장이 쉽고 거래 속도가 빠름	네트워크 확장이 매우 쉽고 거래 속도가 빠름
데이터 접근	누구나 접근 가능	허가받은 사용자만 접근 가능	허가받은 사용자만 접근가능
식별성	익명성	식별 가능	식별 가능

	퍼블릭 블록체인	컨소시엄 블록체인	프라이빗 블록체인
거래 증명	PoW, PoS와 같은 알고리즘에 따라 거래 증명자가 결정되며, 거래 증명자가 누구인지 사전에 알 수 없음	거래 증명자가 인증을 거쳐 알려진 상태이며, 사전에 합의된 규칙에 따라 거래검증 및 블록생성이 이루어짐	중앙기관에 의하여 거래증명이 이루어짐
장점	안전성, 신뢰성, 익명성, 투명성 보장	• 높은 효율성과 확장성 • 높은 처리속도 • 민감 정보를 처리하는 역할 부여 가능	• 높은 효율성과 확장성 • 높은 처리속도 • 기업별 특징에 따라 특화 가능
단점	• 확장성이 낮음 • 거래 속도가 느림	• 개입이 필요할 수 있음 • 투명성과 보안성이 낮음	• 보안성이 낮음
활용 사례	비트코인, 이더리움	R3CEV, 하이퍼레저. 넥스레저. 모나체인, 에이치체인	나스닥의 비상장 주식거래소 플랫폼인 링크(Linq)

참고 : 소프트웨어정책 연구소, 2017, "블록체인 기술의 산업적 · 사회적 활용 전망 및 시사점

4. 블록체인의 기술 구성

블록체인의 기술은 P2P 네트워크 내의 모든 참여자가 공동으로 거래 정보를 검증하고 기록 · 보관함으로써 공인된 제3자 없이도 거래 기록의 무결성 및 신뢰성을 확보하는 기술로서 [그림 5-3]처럼 해시(Hash)기술, 전자서명(Digital Signature), 암호화(Cryptography) 합의(Consensus)알고리즘(PoW, PoS) 등의 보안 기술을 활

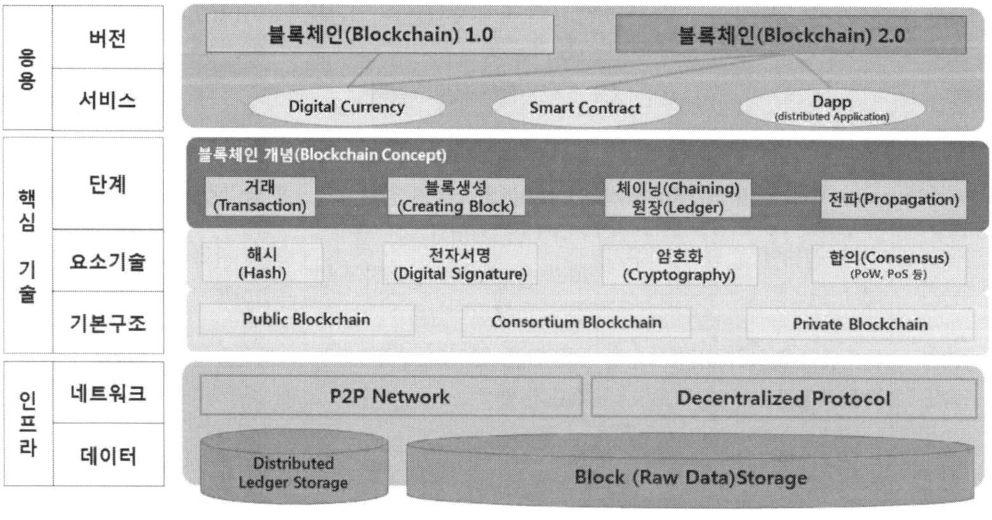

[그림 5-3] 블록체인의 기술 구성

참조 : 홍승필, 블록체인 금융분야 도입연구

용한 분산형 네트워크 인프라를 기반으로 다양한 응용서비스를 구현할 수 있는 구조를 가지고 있다.

5. 블록체인의 핵심기술

1) 해시기술

블록체인의 개념을 이해하기 해서는 먼 작업증명(Proof of Work : PoW)이라는 개념을 이해해야 하는데 이를 이해하기 해서는 해시함수의 개념을 이해해야 한다. 해시함수는 몇 가지 성질을 가지고 있는 함수이다.

① 어떤 특정한 입력값에 한 해시함수의 결과 값은 항상 동일하다.
② 입력값으로부터 결과값을 계산하는 것은 간단하고 빠르다.
③ 결과 값으로부터 입력값을 계산하는 것은 사실상 불가능하다(Irreversible).

해시(Hash)기술은 임의의 다양한 길이의 입력 메시지 데이터를 고정된 길이를 가진 데이터의 출력값으로 매핑(Mapping)한 값인 해시값으로 압축시키는 기술로 데이터의 무결성 검증 및 메시지 인증에 사용된다. 암호학이나 블록체인에서 해시는 매우 중요한 기술요소이다.

해시함수(Hash Function)는 결정론적으로 작동하기 때문에, 원래의 데이터가 같으면 해시값도 항상 동일하다. 하지만 서로 다른 데이터가 동일한 해시값을 가질 수 있기 때문에 해시충돌이 발생할 수 있다.

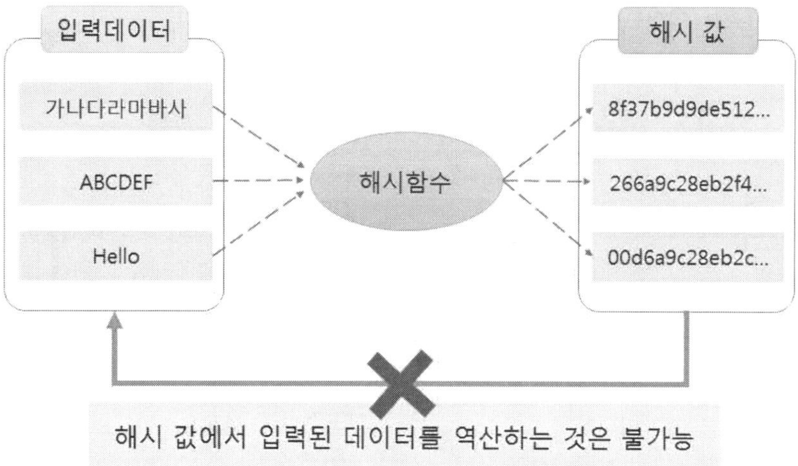

[그림 5-4] 해시함수의 출력이미지

해시테이블(Hash Table)은 키와 값을 매핑해 둔 데이터 구조이다. 해시함수를 이용하여 검색하고자 하는 값을 변환하면 그 값이 저장된 위치를 즉시 알아낼 수 있다. 데이터의 양이 아무리 많아지더라도 원리적으로 해시 변환과 검색에 걸리는 시간은 항상 동일하다. 따라서 방대한 데이터에서 특정한 값을 검색할 때 해시 테이블을 사용하면 검색 시간을 획기적으로 단축할 수 있다. 해시맵(Hash Map)은 기존 해시 테이블의 기능을 개선한 신 버전의 해시 테이블이다.

해싱(Hashing)이란 해시함수를 사용하여 주어진 값을 변환한 뒤, 해시 테이블에 저장하고 검색하는 기법을 말한다. 해싱에 사용되는 자료구조는 배열(Array)과 연결 리스트(Linked List)가 조합된 형태이다.

2) 전자서명

전자서명(Digital Signature)은 작성자로 기재된 자가 그 전자문서를 작성하였다는 사실과 작성내용이 송·수신 과정에서 위변조되지 않았다는 사실을 증명하는 기술이다.

전자서명은 우리가 일상생활에서 신원을 확인하거나 거래를 하려고 할 때 주민등록증이나 인감 날인 또는 서명 등이 필요하듯이, 인터넷 상에서도 이를 확실히 보장해 주는 수단이 바로 전자서명이다. 즉 전자서명은 인증서 형태로 발급되는 자신만의 디지털 인감이며 서명인 것이다. 결국 전자서명은 어떤 사람이 그 문서를 작성했다는 것을 증명하는 방법이므로 전자서명을 하기 위해서는 어떤 문서에 그 문서를 자신의 개인키로 암호화해서 첨부하는 것이다.

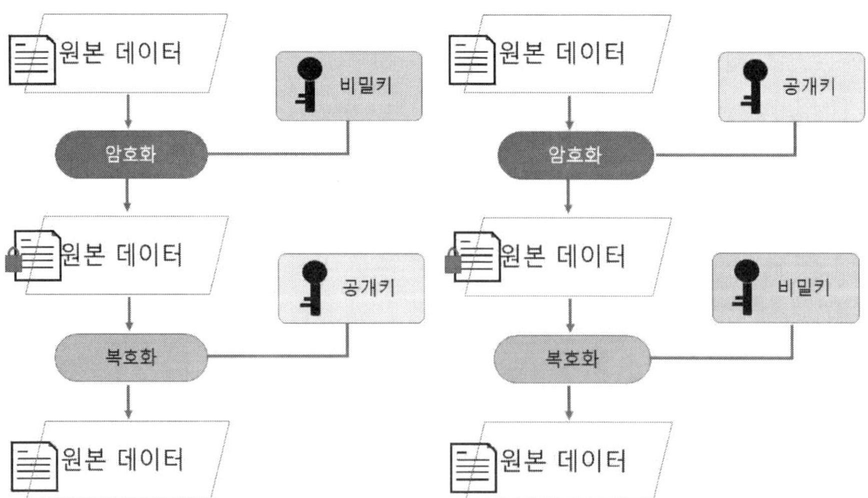

[그림 5-5] 전자서명 및 암호와 공개키 암호화 이미지

3) 암호화 기술

무결성 및 기밀성 확보를 위하여 정보를 쉽게 해독되지 않는 형태로 변환하는 기술로써 메시지의 내용이 불명확하도록 평문(Plain-text)을 재구성하여 암호화된 문장(Cipher-text)으로 변환하도록 만드는 과정이다.

〈표 5-3〉 암호화 기술과 암호 프로토콜 기술

구 분	분 류	알고리즘	사 례
암호화 기술	대칭키(비밀키) 알고리즘	블록 암호 알고리즘	DES, AES, SEED
		스트림 암호알고리즘	LFSR
	비대칭키(비밀키) 알고리즘	소인수 분해	RSA
		이산대수	DSA, ECC
		근접벡터	Lattice
암호 프로토콜 기술	기본 암호 프로토콜	개인 식별 및 인증, 전자서명, 키 분배	
	발전된 암호 프로토콜	전자화폐, 전자결제, 전자선거	

암호화는 평문을 암호화 알고리즘과 암호화 키를 이용하여 암호문을 만들고, 복호화를 수행해야 하는 경우는 암호문을 복호화 알고리즘과 복호화 키를 이용하여 평문으로 만드는 방식이다. 즉 정보의 보안을 위하여 평문을 제3자가 이해하기 곤란한 형식으로 변환하거나 암호문을 판독 가능한 형식으로 변환하는 원리나 수단, 방법 등을 다루는 기술 또는 학문 분야, 컴퓨터 보안에서 송신된 데이터가 제 3자에게 누설되거나 제 3자에 의해 조작되는 것을 방지하기 위한 데이터의 암호화 및 복호화의 원리나 수단 또는 방법이다.

암호화 체계는 복호화 키와 암호화 키의 일치 여부에 따라 크게 대칭키 암호화 기법, 비대칭형 공개키 암호화 기법으로 나뉘며 그 외에도 일방향 암호화 기법인 해시 암호화 기법이 있다.

4) 합의 알고리즘 기술

합의(Consensus)알고리즘은 P2P 네트워크와 같은 분산 네트워크에서 합의형성을 수행하기 위한 알고리즘으로써 하나의 DB인 블록체인을 유지하는 기술이다.

블록체인은 각 노드(Peer를 의미)에서 만든 블록의 정당성을 검토하고 네트워크 전체에서 공유하는 블록체인에 반영하기 위해 이 합의 알고리즘을 사용한다. 블록체인에서 사용되고 있는 대표적인 합의 알고리즘은 퍼블릭 블록체인에서 사용하는 PoW, PoS, PoI와 컨소시엄 블록체인에서 사용하는 동의에 의한 합의(Consensus-by-bet) 등이 있다.

합의 알고리즘의 역할은 하나의 블록체인을 생성 및 유지하는 역할이고 불변성(Immutability) 제공으로 내용 수정이 불가능하도록 하는 역할을 한다.

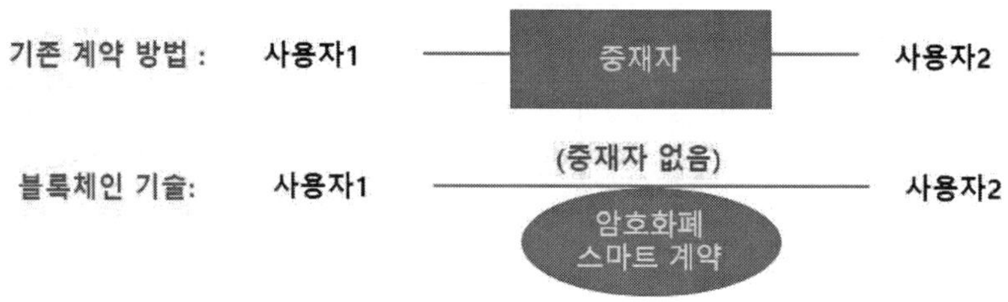

[그림 5-6] 합의 알고리즘의 역할

P2P 네트워크에서 다수의 피어가 존재하고 이 피어들이 하나의 블록체인(DB)을 유지하기 위해서 이 피어들, 더 구체적으로 채굴자들이 합의를 해야 한다. 따라서 블록체인 기술의 핵심은 합의 알고리즘이고, 암호화폐에서 제일 어려운 부분도 합의 알고리즘이다. 먼저 합의 알고리즘은 채굴자들이 하는 것이 중요하다. 즉 이것은 누가 블록을 채굴을 할 것(즉 채굴확률을 어떻게 결정할 것)인지와 어느 체인이 유효한지를 결정한다.

〈표 5-4〉 대표적인 합의 알고리즘

합의 알고리즘	채택 시스템
POW(작업증명 : Proof of Work)	비트코인 코어(Bitcoin Core) 이더리움 등
POS(소유증명 : Proof of Stake)	이더리움 미진(Ethereum Mijin)
POI(공헌도증명 : Proof of Importance)	NEM
PoET(Proof of Elapsed Time)	CPU의 확장 명령어 세트를 이용
Paxos	Google Chubby
Raft	RAM Cloud
PBFT(Practical Byzantine Fabric Tolerance)	Hyperledger Fabric
Sieve	Hyperledger Fabric

5) 분산원장기술

(1) 개 요

분산원장(Distributed Ledger)은 복제, 공유 또는 동기화된 디지털 데이터에 대한 합의 기술이다. 공유원장 또는 분산원장기술(DLT : Distributed Ledger Technology)이라고 불리기도 한다.

분산원장기술은 거래정보를 기록한 원장을 특정 기관의 중앙 서버가 아닌 사용자 개인간 직접 접속P2P(Peer-to-Peer) 네트워크에 분산하여 참가자가 공동으로 기록하고 관리하는 기술을 의미한다.

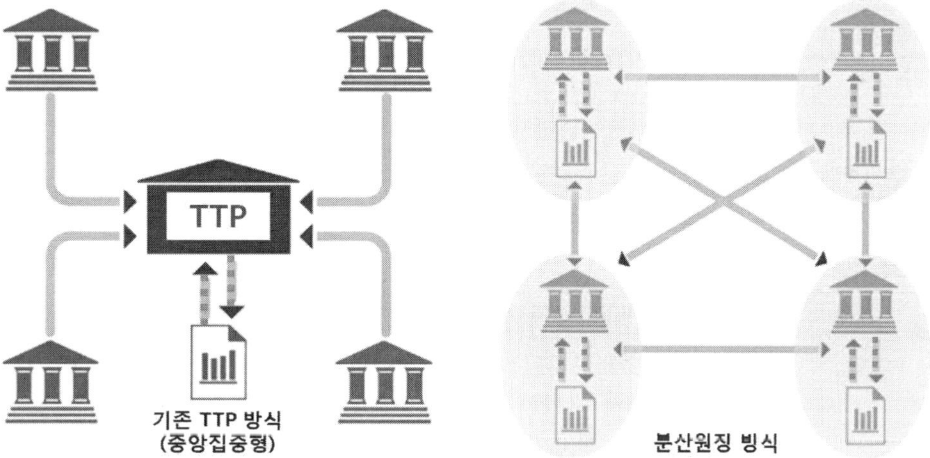

(a) 기존 중앙집중형 시스템　　　　(b) 분산원장기술

[그림 5-7] 중앙집중형 시스템과 분산원장기술의 비교

광범위하게 널리 분포되어 있음을 의미하는 분산(Distributed)과 거래 내역을 적은 장부를 의미하는 원장(Ledger)이 합쳐진 분산원장은 블록체인 기술의 핵심이다.

분산원장을 통해 데이터들은 지리적으로 여러 사이트나, 여러 국가 또는 여러 기관에 분산되어 있게 된다. 탈중앙화되어 기능이 동작하게 된다. 사용자 개인간 직접접속(Peer-to-Peer) 네트워크가 필요하다면 당연히 노드간 복제 데이터에 대한 합의 알고리즘이 수행되어야 한다.

클라이언트나 서버의 개념 없이 동등한 참가자(Peer Nodes)들이 클라이언트와 서버의 역할을 동시에 수행하며 데이터나 주변 장치 등을 공유하는 방식으로 주로 음악, 영화 등의 파일을 공유하는 서비스 등에도 활용이 가능하다.

분산원장의 장점은 중앙 집중형 방식에 비해 높은 효율성, 시스템 안정성, 보안성, 투명성이다. 기존 시스템의 경우 인증과 데이터 거래 증명을 위해 여러 중간 매개체 또는 인증기관이 필요했다. 하지만 분산원장은 사용자가 거래 내역을 직접 공유할 수 있는 시스템이라는 차별성을 가진다. 이러한 특성 때문에 중앙화된 시스템을 관리시 사용되는 비용이 줄어들고 거래 정보가 분산되어 저장되기 때문에 해킹 및 위조의 위험성도 낮아진다.

〈표 5-5〉 분산원장 기술유형별 구분

	개방형(Public)	폐쇄형(Private)
기록열람・보관 거래참여・승인	누구나 제한 없이 참여 가능	필요에 따라 임의로 제한 가능
합 의	작업증명, 지분증명 등	BFT(Byzantine Fault Tolerance)
암호화폐	필요	불필요
결제완결성	네트워크 분기 가능성	시스템상 완결성 보장
확장가능성	제한적	자유로움
사 례	비트코인, 이더리움 등	R3, 하이퍼레저 등
장 점	높은 안전성과 신뢰성 높은 투명성과 익명성	정보공유범위 설정 가능 높은 효율성과 확장성
단 점	금융거래 비밀 유지 곤란 낮은 확장성과 효율성	보안성 취약
활용 분야	해외송금, 클라우드 펀딩, 자산 및 정보 기록・보관	결제시스템, 신원・문서인증, 무역금융, 스마트계약 등

6. 스마트 계약

1) 스마트 계약의 개요

스마트 계약 또는 스마트 컨트랙트(Smart Contract)는 계약 당사자가 사전에 협의한 내용을 미리 프로그래밍하여 전자 계약서 문서 안에 넣어두고, 이 계약 조건이 모두 충족되면 자동으로 계약 내용이 실행되도록 하는 시스템이다. 기존의 블록체인 1.0 기술이 '과거에 일어났던 일'을 기록한다면, 스마트 계약 기능을 구현한 블록체인 2.0 기술은 '미래에 일어날 일'을 미리 기록해 둘 수 있다.

스마트 계약은 중간에 제3의 보증기관을 끼우지 않고 개인간(P2P)에 원하는 계약을 체결할 수 있도록 해주는 디지털 전자계약 기능이다. 스마트 계약은 1994년 닉 재보(Nick Szabo)가 처음 제안하였으나 실제로 구현하지는 못하였다.

2013년 당시 19세의 천재 프로그래머였던 비탈릭 부테린(Vitalik Buterin)은 스마트 계약 플랫폼인 이더리움(Ethereum)을 개발할 것을 제안하고, 2015년 7월 30일 이더리움 개발에 성공하여 실제 서비스를 시작했다.

솔리디티(Solidity)라는 프로그래밍 언어를 사용하여 계약 기간, 금액, 조건 등을 미리 코딩해 두면 부동산 거래, 중고 자동차 거래, 무역 거래 등 어떠한 종류의 계약도 자동 실행되도록 만들 수 있다.

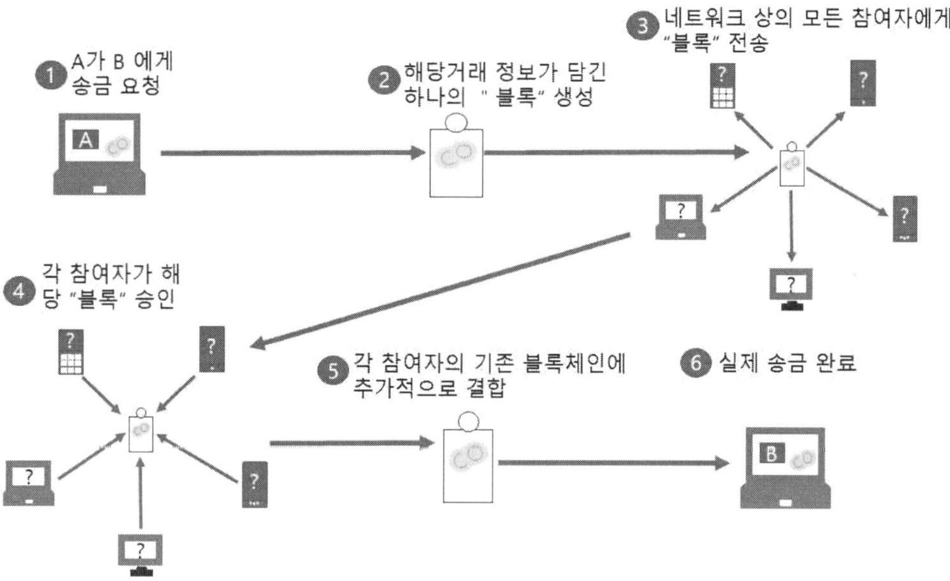

[그림 5-8] 블록체인 기술을 적용한 스마트 계약

기존의 비트코인이 블록체인 기술을 활용하여 가치의 저장과 전달이 가능한 암호화폐를 만들었다면, 이더리움은 한 단계 더 나아가 블록체인 기술을 활용하여 인간이 상상할 수 있는 모든 종류의 계약을 자동으로 실행할 수 있는 스마트 계약 플랫폼을 개발했다. 비탈릭 부테린이 이더리움을 통해 스마트 계약 기능을 구현함으로써 블록체인 기술을 비트코인과 같은 암호화폐에만 사용하는 것이 아니라, 위변조 방지가 필요한 각종 계약서 작성 등에 활용할 수 있게 되었다. 이런 점에서 기존의 비트코인을 '블록체인 1.0'이라고 부르고, 스마트 계약 기능을 구현한 이더리움을 '블록체인 2.0'이라고 부른다.

2) 스마트 계약 플랫폼

이더리움(Ethereum)은 비트코인 스크립트 시스템의 튜링 불완전성이라는 한계를 극복하고자 나온 스마트 컨트랙트 플랫폼(Smart Contract Platform)이다. 비탈릭 부테린(Vitalik Buterin)이 창시한 이더리움 블록체인의 경우, 블록에 데이터뿐만 아니라 비트코인 스크립트 시스템의 한계인 조건문(If), 반복구문(Loop) 등의 실행 코드를 포함시켜 로직의 실행을 자동화할 수 있다.

3) 스마트 계약 작동 원리

블록체인 기반 스마트 컨트랙트는 기본적으로 모든 트랜잭션 로그가 저장된 블록체인 데이터베이스와 스마트 컨트랙트의 상태를 저장하는 데이터베이스 2가지가 존재한다. 여기서의 스마트 컨트랙트는 상태를 변경할 수 있는 애플리케이션이라고 할 수 있고, 스마트 컨트랙트의 상태는 해당 애플리케이션에서 사용하는 변수라고 할 수 있으며, 이를 변경하기 위한 입력값은 트랜잭션에 포함되어 있다.

스마트 컨트랙트는 두 가지 인터페이스를 공개하고 있는데, 하나는 트랜잭션(Transaction)이고, 하나는 쿼리(Query)이다.

트랜잭션을 통한 인터페이스는 트랜잭션 데이터베이스에 저장되고, 스마트 컨트랙트의 상태를 변경시키는 접근방법이다.

쿼리는 트랜잭션 데이터베이스에 기록이 남지 않으면서 스마트 컨트랙트의 상태를 읽는 작업이다. 트랜잭션은 쓰기, 삭제, 수정을 실행하고, 쿼리는 읽기를 통한 조회만을 실행한다.

예를 들어, '상품 거래'는 스마트 컨트랙트 시스템에서 다음과 같이 작동한다.

(1) 기록 저장

판매자가 상품을 올리겠다는 내용을 코딩하여 트랜잭션을 만든 후 블록체인에 전송한다. 상품 등록 트랜잭션 발생 시, 네트워크의 모든 노드는 상품 등록 트랜잭션을 공유하고 블록을 생성한 후 블록을 브로드캐스팅한다. 블록을 전달받은 각 노드는 해당 블록을 자신의 블록체인 맨 끝에 추가하고, 해당 블록에 저장되어 있는 트랜잭션을 적용시켜 자신의 스마트 컨트랙트 데이터베이스를 동기화한다. 이러한 과정을 통해 모든 블록체인의 노드들이 스마트 컨트랙트 상태 데이터베이스를 공유하게 된다.

(2) 상품 조회

구매자는 블록체인 네트워크에서 상품를 조회한다. 스마트 컨트랙트에 쓰는 것는 것은 트랜잭션을 발생시키지만, 이미 저장되어 있던 값을 읽어 오는 것은 트랙잭션을 발생시키지 않는다. 블록체인의 어떤 데이터도 변경시킬 필요 없이 스마트 컨트랙트 데이터베이스 내 저장된 상태 값만 조회하면 되기 때문에 쿼리 정보는 블록체인에 동기화할 필요 없고, 블록 동기화 타이밍에 상관없이 바로 응답할 수 있다.

(3) 계약 이행

구매자가 상품 구매 트랜잭션을 보내면 트랜잭션을 공유하고 블록체인 네트워크에 동기화한다. 모든 노드의 스마트 컨트랙트 데이터베이스에 상품 구매자를 등록하고 돈을 판매자에게 전송한다. 그러면 등록된 콘텐츠의 소유권이 구매자에게로 이동한다.

이렇듯 스마트 컨트랙트는 모든 데이터를 서로 공유하기 때문에 특정한 사용자가 스마트 컨트랙트의 실행 결과를 조작하려 해도 조작할 수 없다. 블록체인이 모든 트랜잭션의 무결성을 보장해 주는 방식으로 스마트 컨트랙트의 무결성도 보장할 수 있다. 또한 조건이 충족된 경우 계약을 자동으로 이행함으로써 계약의 집행 비용 및 분쟁 가능성을 줄일 수 있다. 다만 일상 언어를 프로그래밍하는 과정에서 계약 작성 단계의 비용이 발생할 수 있고, 이 과정에서 프로그래밍 오류 문제가 발생할 가능성이 존재한다.

7. P2P 네트워크 기술

블록체인 기술은 P2P 네트워크에서 하나의 DB를 유지하는 기술이므로, P2P네트워크를 사용함으로 제3자의 인증 없이 가능하다. P2P 네트워크 전체는 하나의 블록체인(DB)을 유지하는 기술이고 피어(노드)는 블록체인(DB) 복제(Sync)시스템이다.

〈표 5-6〉 Peer와 P2P 네트워크의 개념

항 목	내 용
Peer(피어 : 노드)	• 동등 또는 대등 관계 단위로써 동등한 지위로 동작하는 기능 단위 • 블록체인(DB) 복제(Sync)시스템
P2P(Peer-to-Peer)	• 마스터(Master)/슬러브(Slave) 또는 Primary/Secondary 개념이 없으며, 채널 상의 모든 Station들이 동등한 권한을 갖는 관계를 말한다. • 하나의 DB를 유지하는 기술

학습 5

P2P 네트워크는 각 컴퓨터(노드)가 서로의 역할을 동시에 담당한다. 즉 각 노드는 서비스를 사용하는 동시에 서비스를 제공하는 기능도 한다.

비트코인이 P2P 네트워크와 하나의 DB유지를 합친 것을 최초 블록체인 기술을 제공하였다.

그러므로 P2P 네트워크의 구성은 권한이 같은 다수의 피어(노드)들이 그 중에서 일부의 피어들이 연결된다.

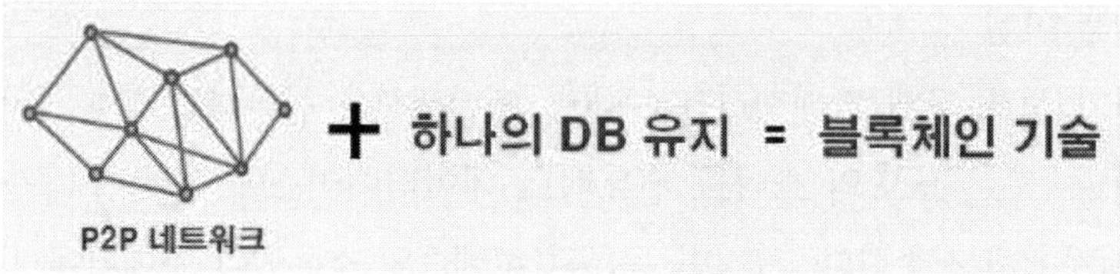

[그림 5-9] 비트코인이 제공한 블록체인 기술

실제로 비트코인은 최대 8개의 피어와 이더리움의 패리티는 25개의 피어와 연결된다. 이와 같이 P2P네트워크에서 다수의 피어들이 하나의 블록체인(DB)을 유지하는 것이 블록체인 기술이다.

P2P 네트워크 기술의 특징은 서버를 준비할 필요가 없고, 각 노드들이 트래픽과 자원을 할당해 부하를 분산시켜준다.

즉 노드가 증가하더라도 서비스를 유지할 수 있는 높은 확장성을 갖고 있다.

새로운 기능을 추가하거나 업데이트를 할 경우 관리가 어려워지고 네트워크 전송 시간 때문에 노드 간 정보 불일치, 성능 저하가 발생하기 쉽다.

5-2 의료분야에서 블록체인의 기술

4차 산업혁명을 촉발시키는 핵심기술은 의료와 IT기술의 융합기술 활용을 통한 디지털헬스 영역에도 영향을 끼쳐 디지털 헬스케어 시대를 앞당기는 주요 동인으로 작용한다.

ICBM(사물인터넷, 클라우드, 빅데이터, 모바일), 인공지능, 로봇, 가상 및 증강현실 등 ICT 기술의 급격한 발전은 기존 보건의료체계에서는 이루기 힘들었던 개인 맞춤형 정밀의학, 근거중심의학, 예방중심과 자가관리를 가능하게 만들고 있다.

또한 보편적 의료혜택과 의료접근성과 같은 공공성 보장을 뛰어넘어 생태계 확대를 통한 산업 측면에서의 의미도 중요해지고 있으며, 서비스 혁신과 비용절감을 통해 보건의료체계 자체의 효율성 향상과 효과성 극대화에도 기여하고 있다.

1. 블록체인 기술이 헬스케어 분야에서 주목받는 이유

1) 건강정보의 상호 운용성 요구사항 증대

의료기록의 시스템 상호 운용성 및 접근성을 위한 건강정보교환(HIE : Health Information Exchange)은 유비쿼터스, 보안 네트워크 모든 참가자의 입증 가능한 신원 증명 및 인증을 수행하며, 전자건강정보(EHR)에 대한 접근 권한의 일관된 표현과 다른 요구사항을 포함해 중요한 정책과 기술에 중요한 결정에 도움이 된다.

건강정보교환(HIE) 표준과 관련하여 현재 HL7(Health Level 7)이 제안한 FHIR(Fast Healthcare Interoperability Resources)가 가장 널리 알려져 있다.

예컨대, Apple은 iOS의 Health관련 앱에서 사용자가 자신의 의료 기록을 모두 모아서 볼 수 있도록 하는 프로젝트를 진행 중인데, 기존에도 HL7이 제시한 CDA(Clinical Document Architecture)형식으로 메일이나 웹사이트에서 정보를 제공받을 수 있었으나 FHIR 표준을 기반으로 사용자의 모든 의료기록(알레르기, 약물복용 유무, 예방접종 기록, 검사 결과 등)을 iOS기반 앱에서 제공받도록 하고 있다.

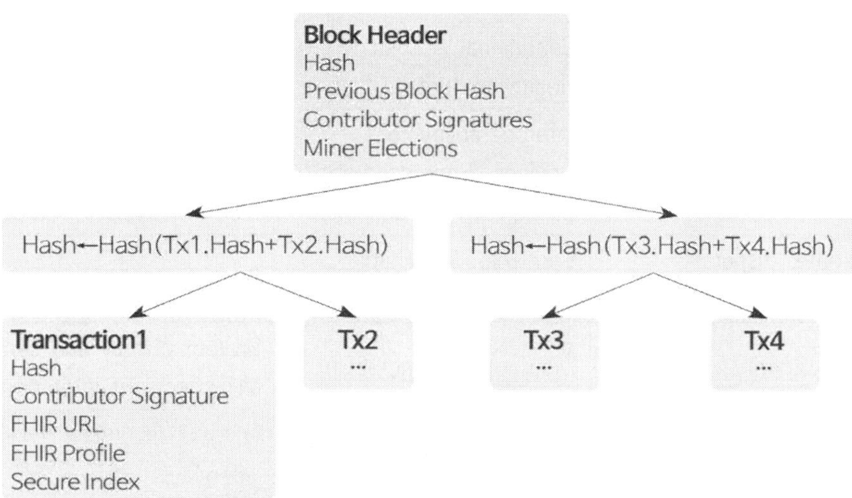

[그림 5-10] FHIR을 반영한 헬스케어 블록체인 블록헤더 구조 예시

출처 : A Blockchain-Based Approach to Health Information Exchange Networks, Mayo Clinic

학습 5

블록체인은 모든 의료나 건강 관련 정보를 저장하고 유통하기에는 부적절하기 때문인데, 예컨대 X레이나 MRI 등 대용량 이미지 정보는 직접 저장하기 어렵고 개인 식별 정보(PII : Personally Identifiable Information)도 공개적으로 노출되면 위험하다. 이러한 문제점을 해결하기 위해 블록체인에 직접 정보를 저장하는 'On-Chain' 데이터와 별도의 전통적인 데이터베이스에 저장된 정보를 위해 블록체인에 저장된 링크를 포인터로 사용하는 'Off-Chain' 데이터 등 2가지 유형의 정보 저장 방식을 사용 가능하다. 미국 Mayo Clinic에서 트랜잭션 계층에 FHIR의 URL과 Profile 정보를 담는 모형으로 이러한 형태의 방식을 제안한 사례가 있다.

〈표 5-7〉 ONC 상호 호환성 로드맵을 달성시키는 블록체인 기술

Today	Cryptocitizen with blockchain	ONC Achieving Itneroperability Roadmap
Fragmented Ecosystem	Modular Architecture	Built Upon the Existing Health IT Infrastructure
Good for One Patient, Good for All	Patient-Centricity and Patient Controlled	One Size Doesn't Fit All
Central Ownership	Consumptive Collaboration	Empowering Individuals
Legacy Technology Layers	Leverage Foundational Technology Enabling Better Care	Leverage the Market
Complex Data Orchestration	Immediately Verifiable Data	Simplicity
Payer and Provider Controlled Access	Conditional Access to Healthcare data	Maintain Modularity
Strained Integration Points, Little Device Interop.	Interoperability for Devices, Records, Labs, Billing - Any Transaction	Consider the Current Environment and Support Multiple Levels of Advancement
Aggregate, disparate systems	Verifiable, Immutable authenticity, open source	Focus on value
CentralAuthority	Distributed Immutability	Protect privacy and security in all aspects of interoperability

출처 : Co-Creation of Trust for Healthcare : The Crypocitizen Framework for Interoperability with Blockchain

Tip

- HL7(Health Level 7) : 이기종 의료정보시스템 간 정보 호환이 가능하도록 표준을 제정하기 위해 1987년에 조직된 표준화 기구, 헬스데이터의 상호 운영성을 향상시키기 위한 건강데이터의 전자정보 교환, 통합, 공유, 추출을 위한 통합 프레임워크와 관련된 표준들을 제정한다. 이를 통해 이기종 시스템간 환자의 자료 및 검사에 대한 상세 정보를 교류/전송할 수 있게 되었고, 모든 데이터의 전산처리로 의료정보의 활용성이 높아졌다. 표준화된 의료데이터 코드로 인터페이스 시스템 개발이 용이하고 체계적인 시스템 구성으로 시스템의 유지 보수가 간편하다.
- FHIR(Fast Healthcare Interoperability Resources) : HL7에서 개발한 의료정보화 영역의 차세대 프레임워크이며, 헬스케어의 HTML(Hyper Text Markup Language)이라 불릴 정도로 쉽고 빠른 구현이 가능한 웹 기반 프레임워크이다.

2) 정밀의료, 맞춤형 의료 연구의 확대

미국의 경우 정밀의료계획(PMI : Precision Medicine Initiative), 환자치료 및 결과연구(PCOR : PatientCentered Outcomes Research), 전국 상호 운용성 로드맵(Nationwide Interoperability Roadmap) 등에서 데이터 무결성 개선, 트랜잭션 비용 절감, 데이터 교환 프로세스에 대한 책임 및 투명성 확보를 위해 블록체인 기술을 활용하고 있다. 정밀의료, 개인 맞춤형 의료를 위해서는 기존의 의료기록 이외에도 유전체 검사정보, 단백질 · 미생물 군집 등 인체유래물 정보, 수면 · 운동 · 식이 관련 정보, 혈압 · 산소포화도 등 생체정보, 가족력 및 주거 · 인구 환경정보 등 상당량의 개인 정보가 필요한데, 이로 인해 건강 · 의료 데이터의 보안 문제가 더욱 부각된다.

PHI(Protected Health Information)에 대한 신뢰할 수 있는 접근과 안전한 데이터 교환을 보장하는 일관된 아키텍처 및 표준이 필요한데 블록체인 기술이 효과적인 대안으로 주목받고 있다. 특히 민감한 개인 식별정보(PII)가 필요 없는 분산연구네트워크(DRN : Distributed Research Network)의 경우 이미 공통데이터모델(CDM : Common Data Model)이라는 데이터 표준을 활용하고 있어 다른 분야보다 블록체인 기술의 도입과 활용이 쉬울 것으로 예상된다.

3) 미국 공적 의료보험의 보상체계 변화

미국의 공적 의료보험인 Medicare를 담당하는 연방정부 기관 CMS(Center for Medicare & Medicaid Services)가 2015년 4월 발표한 MACRA(Medicare Access and CHIP Reauthorizatin Act of 2015)에 따르면 진료비 지급 방식을

성과장려지불방식(MIPS : Merit-Based Incentive Payment System)과 대체지급 방식(APM : Alternative Payment Model)으로 나눠 주치의나 병원들이 선택하도록 제시하였다.

의사들은 2019년부터 MIPS와 APM 중 하나를 선택하여 인센티브나 페널티를 받게 된다. 인센티브 및 패널티 구조는 2026년까지 단계적으로 변화 되고(최대 패널티는 9%, 최대 인센티브는 27%), 이러한 새로운 의료비 급여 조항에는 원격 의료 급여 코드가 포함됨으로써 원격 의료 및 환자 모니터링 등에 대해 급여가 적용되어 미국에서 디지털 건강기기의 도입 및 이용이 크게 증가할 것으로 기대된다.

Tip

- Medicare는 1980년대 후반 이후 10,000여개의 행위코드가 포함된 MPFS(Medicare Physician Fee Schedule)를 사용하여 의료서비스에 대한 진료비를 지불하였으나 의료비 지출 증가를 효율적으로 관리하기 위하여 도입한 SGR(Sustainable Growth Rate)가 의료서비스물가상승률을 반영하지 못해 의사들이 수가 감소를 극복하기 위해 의료서비스 양을 늘리는 결과를 초래하여 행위별 수가중심에서 가치기반 지불(value-based payments)을 촉진하기 위해 2010년 Affordable Care Act(ACT)를 도입하였으며 이번 조치는 가치기반 지불체계를 더욱 확대하기 위한 일환이다.
- Medicare(65세 이상 혹은 일정 자격요건을 갖춘 사람에게 제공하는 건강보험-Medicaid) : 65세 미만의 저소득층과 장애인을 위한 건강보험, 연방정부와 주정부가 공동으로 재정을 보조하고 주정부에서 운영을 맡고 있는 미국내 최대 규모 건강보험 프로그램이다.

CMS는 새로운 혁신적인 디지털 기술들을 활용해 환자의 자가 관리, 원격 모니터링, 치료 실패 조기 감지 등의 효과를 기대하고 있다. 또한 치료 가치와 결과에 따라 보상하고자 나온 MACRA 프로그램은 환자의 관여도나 결과 등을 추적해 객관적인 건강데이터를 수집, 전송하는 디지털기기나 소프트웨어를 이용하는 의사에게 높은 등급의 보상 점수를 제공하기 때문에 의료진에게 매우 큰 동기 부여가 될 것으로 기대된다.

환자나 의료진에 대해 약물 및 치료에 대한 순응도 등 환자 건강과 관련해 중대한 변화를 알려 적시에 의료진이 관여할 수 있도록 해주는 기기의 사용에는 인센티브가 부여되며, 이와 함께 인증된 전자건강기록(EHR)을 통해 혈당, 혈압 모니터 등 원격 모니터링 기기를 이용하는 의료진에 대해서도 인센티브가 제공된다. 또한 인증된 EHR기술을 이용해 환자 데이터를 조회 · 다운로드 · 전송함으로써 환자에게 건강 정보 및 교육을 제공하면 별도의 MIPS 카테고리를 통해 10%의 보너스를 받을 수 있다.

의사는 디지털적으로 저장·전송된 건강 데이터 수집 및 해석을 위해 따로 쓴 시간에 대해서도 보상을 받을 수 있게 된다. 또한 해당 급여 코드에는 데이터 평가 시간, 데이터 검토 또는 해석 및 그 결과로 인한 치료 계획 변경, 그와 관련된 환자 및 보호자와의 커뮤니케이션 등의 내용이 포함되고 원격 의료로 폐암 검진 카운슬링 방문, 위기에 대한 정신요법, 환자 및 보호자 중심 건강위험 평가, 만성 치료 관리 서비스 등 여러 가지 새로운 서비스가 생겨날 예정이다.

의사나 의료기관은 의료서비스 평가를 정부에 보고해야 하고 전자시스템을 이용해 환자 기록과 각종 서식을 보관해야 하는 등 의무사항과 함께 다양한 디지털 의료기기의 사용과 전자건강기록(EHR)의 활용과 관련하여 수많은 기술적 어려움에 직면하고 있으며, 이러한 문제의 해결책으로 블록체인기술의 도입과 확산이 예상된다.

학습 5

4) 더욱 중요해진 책임 추적성

디지털 헬스케어 기술 혁신을 규제가 저해하지 않고, 기술 발전이 환자에게 주는 혜택을 극대화하면서 동시에 품질과 안정성을 유지시키기 위해 FDA는 “Digital Health Innovation Action Plan(2017.7.28)”을 발표하였다.

디지털 헬스케어 기기에 대해서 개별 제품(Product)가 아니라 개별 개발사(Developer)에 기반하여 규제하는 것이 주요 골자인데, 적절한 자격요건을 갖춘 회사에 자격(Pre-certify)을 부여하고 이들 회사가 제조한 디지털 헬스케어 제품은 인허가 과정을 면제받거나, 간소화된 인허가 과정(Streamlined Premarket Review)을 받도록 해 신속한 시장 출시가 가능하다.

디지털 헬스케어 제품은 전통적인 의료기기제품에 비해 기존 방식의 임상시험 수행이 어렵거나 지나치게 오랜 시간이 소요되는 임상시험으로 시장 출시 시점을 놓치는 경우가 발생할 수 있는데, 임상연구보다는 실제 사용자 활용(Real World Evidence, Post-market Data)를 통해 안정성과 효과성에 대한 데이터 축적을 허용함으로써 최신 기술이 적용된 제품의 적시 출시와 소비자 효용을 만족시키기 위한 조치로 보인다.

규제 판단의 예측가능성, 일관성, 적시성, 효율성을 향상시키는 동시에 기기의 안전성을 평가하고 환자 안전성을 확보하기 위해서는 책임 추적성(Accountability) 확보가 매우 중요한데, 블록체인 기술의 활용이 좋은 해결책이 될 수 있을 것으로 전망한다.

5) 비용 절감

의료기관의 건강·의료기록 보관 및 교환을 위한 변환, 서로 다른 기관(의료기관, 보험사 등)간 교환, 처방전 및 개인의료 기록물의 발급 등에 소요되는 상당한 트랜잭션 비용을 블록체인 기술의 도입으로 상당 부분 절감할 수 있을 것으로 기대된다.

5-3 의료분야에서 블록체인 기술 적용

사물인터넷, 클라우드, 빅데이터, 모바일 등 다양한 ICT 기술의 발전은 기존의 전통적인 보건의료체계를 환자·소비자 중심의 개인 맞춤형 건강관리, 예방 및 자가관리 등 새로운 패러다임으로 급격히 이동시키는데 크게 기여하고 있다. 이러한 변화는 기존의 비즈니스 프로세스와 업무 처리 방식의 변화를 수반하게 되고, 더불어 폭발적으로 증가하는 의료 데이터의 보관과 관리의 복잡성, 개인 건강 정보의 보호와 이력 추적, 트랜잭션 비용과 책임추적성, 데이터 소유권 문제 등도 이러한 변화의 크기와 영향도를 증폭시키고 있다. ONC-HIT의 상호 운용성 요구사항 증대, MACRA 프로그램과 FDA의 디지털 헬스케어 기술의 적용 확대 움직임 등은 이러한 변화에 부응하기 위한 제도적인 움직임의 일부인데 블록체인 기술은 이러한 니즈(Needs)를 해결해 줄 방안으로 가장 주목받고 있는 기술 중 하나이다.

블록체인 기술은 헬스케어 사물인터넷에 적용되어 개인의 건강정보 관리 능력 증대, 보험청구·심사 프로세스 효율화, 의료기기 및 약물 유통채널 추적, 임상시험의 안전성 향상, 연구 데이터의 공유와 활용 증대, 개인의료·건강 정보의 보호 강화, 의료정보 무결성 확보와 책임추적성 강화 등 헬스케어의 다양한 분야에서 유용하게 쓰일 수 있을 것으로 기대된다.

특히 기존에는 개인 의료정보의 보호와 정보 활용성은 상호 배타적인 관계여서 정보 보호 능력이 향상될수록 정보 활용성은 떨어져 원하는 효과를 위해서는 다른 측면의 희생을 필요로 했지만, 블록체인은 정보 보호와 정보활용이라는 서로 모순적인 두 가지 측면을 모두 만족시키면서 효과를 극대화시킬 수 있다는 점에서 헬스케어 분야의 파괴적 혁신을 주도할 기술이라고 할 수 있다.

블록체인기술은 헬스케어 분야 내부의 문제 해결에도 효과적이지만 다른 산업이나 분야와의 연계를 통해 새로운 기회를 창출할 수 있다는 점에서도 차별적인 기술이다. 금연이나 운동에 대한 보상 등 금전적 인센티브(현금, 쿠폰, 보험료 할인 등)를 원하는 사용자에 한해 의료기록과 보험기록을 연계시키는 행동경제학 기반 블록체인 보험상품을 출시 할 수 있으며, 자동차 운행기록과 운전 습관에 따른 보험료 연동, 운전 중 긴급 상황 시 최단거리 응급센터와의 호출 및 운전자 질병 · 수술 이력의 자동 전송 등은 개인 동의 기반을 전제로 새로운 가치와 혜택을 데이터 소유자에게 직접적으로 부여할 수 있다. 혜택의 수여자가 명확하고 트랜잭션 이력이 추적되고 책임추적성이 확보되면, 다양하고 새로운 기술의 발전과 폭발적인 산업간 융합을 촉발시킬 수 있다는 점에서 블록체인 기술은 의미가 크다고 볼 수 있다.

아직까지 헬스케어 분야에는 활용 사례가 풍부하지 못하고 기술적인 한계들도 존재하지만 동형암호, 양자암호, BaaS(Blockchain as a Service) 등 다양한 기술들의 도움으로 진화하고, On-Chain과 Off-Chain으로 관리 대상 데이터를 이원화시키고 비즈니스 특성과 업무 유형에 따라 퍼블릭 · 컨소시엄 · 프라이빗 블록체인 등 적절한 유형을 적용하면서 발전시켜 나간다면 여전히 많은 기회를 제공할 수 있다는 점에서 잠재가치가 매우 높은 기술이라고 할 수 있다.

학습 5

1. 개인 주도형 건강관리 지원

블록체인 기술은 정밀 의료와 맞춤형 의료 등 환자 중심의 의료 환경 패러다임 전환을 지원하는 다양한 ICT기술들 중에서 개인의 의료 · 건강정보의 소유권(Ownership) 문제를 해결할 수 있는 가장 핵심적인 기술로 평가받고 있다.

기존 의료정보는 환자 데이터에 대한 적시 접근성, 시스템 상호호환성, 분산 · 저장되어 있는 데이터, 데이터의 불일치, 의료진의 소견이나 2차 생성한 데이터 문제 등으로 인해 환자 생성 데이터에 대한 소유권이 불명확하고 환자 데이터의 접근성이 매우 떨어져 있었다. 미국의 경우에도 뉴헴프셔주(州) 정도만 환자 소유권을 인정하고 있다.

블록체인은 개인의 진료 정보, 약제 투약정보, 의료진 · 의료기관 정보, 신체 · 생체정보, 유전체정보 등 의료 분야 데이터뿐만 아니라 식이 · 운동 · 수면 · 이동거리 · 운전상태 등 개인의 건강과 관련한 모든 데이터의 기록 · 저장 · 유통에 대한 소유권(Ownership)을 확보함으로써 개인의 건강 관리 향상과 맞춤형 치료에 기여할 수 있는 기술적 구현 방안으로 활용될 수 있다.

2. 보험청구 · 심사 프로세스 적용

미국의 경우 과다 청구나 부적절한 의료서비스 제공으로 인해 전체 의료비용의 5~10%정도가 부당청구로 의심되고 있는데, CMS(Centers for Medicare and Medicaid Services)에 따르면 2014 회계연도에만 부정수급 등 의료사기 판결로 33억 달러가 회수되었으며 1997년부터 시행된 의료사기 및 남용 통제(HCFAC : Healthcare Fraud and Abuse Control) 프로그램을 통해 278억 달러가 회수 되었다.

블록체인 기반 시스템은 이러한 의료 비용청구 관련 사기를 최소화할 수 있는 현실적인 솔루션을 제공할 것으로 기대된다. 청구 판결 및 지불 처리 활동의 대부분을 자동화함으로써 블록체인 시스템은 검증이나 조정 단계의 필요성을 없애고 공급자 및 지불주체의 관리비용 및 시간을 줄이는 데 도움이 될 수 있다.

또한 블록체인은 신뢰성 기반 유지보수(RCM : Reliability-Centered Maintenance)의 장애 요인을 추적하는 거대 의약품 · 의료기기 물류 정보를 개선하기 위한 중요한 수단으로 활용될 수 있다.

블록체인은 공개된 원장(Open Ledger) 기술을 통해 전체 트랜잭션에 대한 감사 추적을 제공하여 처방전 발급, 의료비 청구, 환자 신원사기 등 여러 분야에서 이러한 낭비를 방지할 수 있다. 최근 Gem Health는 Capital One과 함께 의료비 청구관리 솔루션을 블록체인 기반으로 개발, 환자의 고유 확인 체계(A Singular Form of National Patient Identifier)가 없어 사회보장번호(Social Security Numbers), 운전면허증(Dirver's Licenses), 보험번호(Health Insurance Numbers) 등 다양한 식별체계를 혼용하고 있는 미국에서는 환자 신원 확인 문제를 해결하는데 블록체인 기술의 활용이 더욱 주목받고 있다.

국내에서는 건강보험심사평가원을 대상으로 청구하는 의료기관의 국민건강보험 및 요양급여 비용 청구 프로세스에 적용하여 과다 · 허위 · 중복청구 등 부정 청구 행위, 의료기관간 비급여 진료비 비교, 환자의 의료쇼핑, 보험사기 예방 및 적발에 활용이 가능하다.

의료 기록과 환자 개인의 가입보험 청구 약관을 연계하여 의료보험에 대한 청구 프로세스를 자동화함으로써 미지급 의료보험비를 최소화하고 환자 편의성을 향상시키는데 쓰일 수 있다.

3. 의료기기, 의약품 유통채널 적용

제약업계는 위조약으로 인해 전세계적으로 연간 2,000억 달러의 손실이 발생하는 것으로 보고 있으며, 개발도상국에 판매되는 의약품의 30% 정도는 위조품으로 추정된다. 블록체인 기반 시스템은 개별 약물이나 제품 수준에서 공급망의 각 단계를 추적함으로써 관리 연속성(CoC : Chain of Custody)을 보장할 수 있을 것으로 기대된다. 또한 개인키(Private Key, 공개키 암호체계 상 비밀키)와 스마트 계약(Smart Contract) 기능을 활용해 공급망의 어느 시점에서든 의약품의 소유권을 증명하고 서로 다른 당사자간의 계약을 관리하는데 도움을 줄 수 있다.

최근 iSlove LCC라는 회사는 의약품 공급망 체인 무결성을 관리하는데 효과적인 ADLT(Advanced Digital Ledger Technology) 블록체인 솔루션을 여러 제약회사들과의 협업을 통해 구현한다. 의약품 유통관리에 적용하여 유통기한 관리, 약물 부작용 관리, 중복 처방 및 과다 처방 관리 등에 활용할 수 있다.

기존 인체 삽입형 의료기기에 대한 추적 관리 및 3D프린팅 의료기기, 인체삽입형 로봇, 수술형 로봇, 혈관 투입형 드론 등 첨단 의료기기에 대한 임상, 인·허가, 인·허가 후 유통과정, 시·수술 후 부작용 탐지 등에 블록체인 기술을 활용하여 의료 안전사고에 대한 예방 및 문제 발생 시 신속한 원인 규명, 문제 해결, 책임소재 추적에 활용할 수 있다.

학습 5

4. 임상시험 안전성 향상과 데이터 공유

통상 임상 연구의 50% 정도가 보고되지 않고, 연구자가 종종 연구결과를 공유하지 못하는 것으로 추정된다. 이러한 현상은 환자의 안전성 확보에 위협이 되며 보건정책 입안자들과 의료 관계자 간 정보격차를 유발시킬 수 있다.

블록체인은 임상 시험, 임상 프로토콜, 임상 결과에 대해 변경 불가능한 시간기록 레코드를 부여함으로써 결과 조작이나 선택적 보고 문제를 해결할 수 있으며 임상 시험 기록의 조작 및 오류 발생률을 줄일 수 있다. 또한 블록체인 기반 시스템은 정밀 의학 등 의료 연구 분야의 혁신에 참여하는 연구자들 간에 전례 없는 협력을 이끌어 낼 수 있을 것으로 기대된다.

임상 데이터에 대한 블록체인 기술 적용으로 임상 연구 참여자의 안전성 확보 및 효능·부작용을 추적·관리할 수 있다.

임상데이터, 생체정보데이터, 오믹스데이터, 약물특성데이터, 독성데이터, 약물

-타겟정보 등에 대한 기술 적용으로 약물 부작용 최소화 및 안전 관리 확보가 가능하다.

5. 개인 의료정보 및 건강정보의 보호

Protenus Breach Barometer 보고서에 따르면 미국에서 2016년도에 450건의 건강 관련 데이터의 유출이 있었고, 이로 인해 2천 7백만명의 환자에게 영향을 미쳤다. 데이터 유출의 약 43%는 내부자에 의해 발생했으며 27%는 해킹 및 랜섬웨어 등 외부자에 의한 공격이다.

디지털 헬스케어 기기와 기술의 발전으로 헬스케어 사물인터넷(IoMT : Internet of Medical Things) 디바이스의 사용이 급격히 증가되고 있어, 현재 수준의 Health IT 인프라 및 아키텍처로는 진화하는 IoMT 생태계를 지원하는 것은 매우 어려울 것으로 예상된다.

2025년까지 전 세계적으로 600~1000억 개의 IoMT 디바이스들이 사용될 것으로 예측되며 블록체인 지원 솔루션은 IoMT 디바이스 사용에 있어서 보안, 개인정보 보호 및 안정성을 강화시킴과 동시에 데이터 상호운용성을 보장하는 좋은 수단이 될 것으로 기대된다.

Telstra(생체인식 및 스마트 홈), IBM(인지 컴퓨팅 및 사물인터넷), Tierion(산업용 의료기기 예방관리)와 같은 회사들이 이러한 사례에 적극 활용하고 있다.

암호화된 공개·비공개 키 엑세스, 작업 증명, 분산 데이터에 대한 블록체인의 고유 속성은 헬스케어 분야에 새로운 차원의 무결성을 제공할 수 있다. 블록체인 네트워크에 연결된 각각의 참여자는 개인키(비밀키)와 공용키(공개키)를 지니고 있으며 블록체인의 어떤 정보가 프로필과 관련이 있는 지를 밝히려면 개인키가 반드시 필요하므로, 해커가 식별 가능한 가치 있는 정보에 접근하려면 블록체인 네트워크에 연결된 개별 사용자를 모두 해킹해야 하는 어려움으로 인해 잠재적인 해킹에 대한 악영향은 제한적이다. 또한 블록체인에 연결된 모든 의료기관 등 헬스케어 관련 기관은 헬스케어 블록체인 원장을 유지할 수 있으며, 만약 정보의 이력을 조정해야 할 경우에는 네트워크 참여자 51%로부터 변경 승인을 받아야 하는데 이러한 블록체인 기능들은 보안을 향상시키고 악의적인 위변조 위험을 방지하며 해킹으로부터 안전한 원장 보존을 가능케 한다.

6. 디지털 헬스케어의 블록체인의 신기술 적용

1) 동형암호

희귀병 연구나 신약 개발을 위해서 환자의 게놈 데이터가 필요한 경우, 데이터가 많을수록 연구하기 좋은데 희귀병은 환자수도 적고 진료 데이터도 적으며 이로 인해 환자의 개인정보가 유출될 가능성도 높다. 여러 의료기관을 방문한 환자의 진료 기록을 모아서 연구할 수 있으면 가장 좋겠지만, 현실적인 대안은 민감한 개인식별정보를 삭제한 뒤 공통데이터모델(CDM)로 변환시켜 분석 알고리즘을 적용한 뒤 나온 결과 값만을 모아서 해석하는 방식이다.

개인 정보의 보호와 데이터 교류 시 발생할 수 있는 데이터 유출에 따른 위험을 방지하기 위한 방식이지만, 데이터 활용 측면에서는 데이터 변환 대상 자체가 제한적이고 데이터의 변환에 많은 노력이 동반되며 한 번에 원하는 분석과 결과값 취득이 어렵다는 단점이 있다.

맞춤형 의료, 정밀 의료 측면에서 보면 궁극적으로 가장 많이 필요한 데이터는 결국 환자나 개인 자신을 구분할 수 있는 식별 값을 기준으로 여러 군데 분산되어 있는 다양한 형태의 데이터이지만, 공통데이터 모델을 이용한 방식은 이러한 요구사항을 만족시키기에는 부족한 측면이 있다.

개인의 정보를 암호화된 상태 그대로 보호한 채 분석해 개인정보 유출 위험을 원천적으로 차단한 새로운 암호기술인 동형암호(Homomorphic Encryption)을 도입하면 이러한 문제점이 상당 부분 해소될 것으로 기대된다.

동형암호는 복호화 하지 않은 상태(암호가 걸린 상태)에서 연산을 할 수 있는 수학 알고리즘으로 분석 결과는 암호를 걸기 전의 데이터로 분석한 결과와 똑같이 나오므로 상대방에 대한 정보 없이도 상태에 대한 변화를 합법적으로 증명할 수 있는 방식에 널리 사용될 수 있다.

다만 대칭키 방식 사용에 따른 필연적인 속도 저하와 키 관리 문제, 응용연산 종류에 따른 속도 차이 등의 문제점으로 인해 퍼블릭 블록체인 네트워크에서 사용하기 보다는 제한적인 블록체인 네트워크(기관 내 프라이빗 블록체인 또는 기관 간 컨소시엄 블록체인 등)상에서 특정 문제들을 해결하는데 사용한다면 매우 효과적일 것으로 예상된다.

2) 양자암호

블록체인에서 사용하는 개인키는 큰 수의 소인수 분해의 어려움을 이용한 수학적 알고리즘을 기반으로 하는데, 현존하는 슈퍼 컴퓨터보다 월등한 성능을 가진 양자컴퓨터(양자암호를 기반으로 구현한 컴퓨터)가 출현한다면 기존의 암호 체계를 완전히 무력화시켜 블록체인 시스템에 심각한 영향을 줄 수 있다.

비트코인 형태의 블록체인 시스템(블록체인 1세대)을 헬스케어 분야에 적용하는 사례를 가정할 때, 양자컴퓨터가 채굴능력의 50% 이상을 가지게 되면, 이 양자컴퓨터는 분산원장을 원하는 대로 조종할 수 있게 되어 원장을 분산시켜 저장하는 의미가 사라진다. 또 다른 위협은 공개키를 기반으로 역으로 개인키를 계산해내는 상황인데 기존의 컴퓨팅 능력으로는 매우 어려운 일이지만, 양자컴퓨터는 상대적으로 매우 쉽게 처리할 것으로 예상된다.

양자암호기술의 발전에 따른 블록체인 시스템의 대응 방식은 크게 두 가지로 생각할 수 있는데, 양자암호 소프트웨어를 도입함으로써 기존의 공개키 암호화 방식을 대체하거나 보완하는 것을 검토하는 것이고, 다른 하나는 양자기술에 기반한 하드웨어적 형태인 양자 컴퓨터에 저항력을 갖는 새로운 블록체인 기술(정확히는 블록체인 기술에 기반한 가상암호 화폐 등 블록체인 기반의 솔루션)을 개발하는 것이다.

양자컴퓨터에 저항력을 가지는 가상암호 화폐로는 현재 QRL(Quantum Resistant Ledger), ByteBall 등이 있다.

QRL은 양자컴퓨터에 대해 특별히 안전하도록 완전히 새로운 방식으로 설계된 블록체인 시스템을 사용하는데 XMSS(eXtended Merkle Signature Scheme)라는 해시 기반 서명 체계를 사용하여 트랜잭션에 대해 사후 양자 보안 서명(Post-quantum Secure Signature)과 반복 되풀이 해시 체인(Iterative Hash-chains), 입증 가능한 해시 기반의 의사 난수 함수(Provably Secure Hash-based Pseudo Random Number Function)를 사용해 다른 블록체인 시스템들에 비해 양자컴퓨팅 저항력이 높은 것으로 알려져 있다.

ByteBall은 양자컴퓨팅에 저항력을 가지는 NTRU 알고리즘과 기존의 블록체인과는 다른 DAG 기술의 적용으로 보안성을 강화한 가상암호화폐 인데 헬스케어 분야에 블록체인 기술을 적용하는데 있어 여러 가지 시사점이 있는 가상암호 화폐이다.

NTRU 알고리즘은 양자컴퓨팅 공격으로부터 안전하다고 알려진 PQ(Post Quantum) 공개키 암호의 일종으로, 격자(Lattice) 문제를 기반으로 다항식 환(Polynomial Rings) 상에서 구현되며, 기존 공개키 암호 시스템과 비교하여 동일한 안전성을 제공하면서도 암호화 및 복호화의 연산 속도가 빠른 이점이 있다.

DAG 기술은 기존 블록체인 기술에서 과감하게 블록을 제거하여 체인만 남겨놓고 병렬적인 트랜잭션 검증을 구현한 알고리즘으로, 블록이 없기 때문에 채굴이 필요 없고(채굴에 대한 보상인 수수료도 없음) 트랜잭션 승인을 기다릴 필요가 없어 속도가 매우 빠르다. 또한 거래 승인 지연이나 병목현상이 발생하지 않아 확장성에서 이점을 가진다. 공공적인 목적으로 헬스케어 블록체인 시스템의 구현이 필요할 경우 이와 같은 방식은 매우 매력적일 수 있다.

Tip 양자암호

양자는 물리학에서 상호작용과 관련된 모든 물리적 독립체의 최소 단위이다. 양자에는 광자, 전자, 이온, 원자 등 여러 가지 종류가 있는데 양자암호에는 빛의 최소 단위인 광자를 활용한다. 양자는 양자화된 큐비트(Qubit)가 0이면서 동시에 1인 상태로 존재하는 '양자 중첩', 두 양자가 떨어져 있어도 존재할 수 있는 '양자 얽힘', 서로 다른 물리량이 동시에 정확히 측정이 불가능한 '불확정성' 등 3가지 특성을 가지고 있는데, '불확정성' 특성에 따라 복제가 불가능한 양자의 특성이 양자암호 기술의 핵심이다. 또한 비가역성(원상태로 되돌릴 수 없는 특성)으로 해킹 및 감청, 스니핑, 미러링 등이 원칙적으로 불가능한 기술이다. 이러한 양자의 특성에 기반해 고안된 암호화 기술이 '양자키분배 프로토콜'이며 일반적으로 양자암호로 불린다.

3. BaaS(Blockchain as a Service)

Melanie Swan이 쓴 'Blockchain' 이라는 책에서 블록체인의 발전 단계를 1.0단계, 2.0단계, 3.0단계 등으로 구분한 이래 여러 가지 해석이 있는데 일반적으로 가장 널리 알려진 가상/암호 화폐인 비트코인을 1세대(분산원장 기술이 도입된 블록체인 초기 개념), Smart Contract(스마트 계약 또는 자동 계약) 기술이 적용된 이더리움(Ethereum)이나 하이퍼레저(Hyperledger)를 2세대로 보고 있다. 3세대는 사회 전반에 블록체인 기술이 영향을 미치는 단계로 보고 있으나, 구체적인 구현 기술이나 인프라에 대해 합의된 정의는 아직 없는 상태이다.

사회 각 분야에 다양한 블록체인 기술이 사용되기 위해서는 2세대부터 부각된 제한적인 참여자와 용도의 프라이빗 블록체인이 널리 사용될 것으로 예상되는데, 프라이빗 블록체인에 대한 기술적 이해와 기반 인프라가 부족한 의료기관이나 단체에서 용도별로 프라이빗 블록체인을 일일이 구축하는 것은 매우 어려울 것이다. 이러한 문제를 해결하기 위한 대안으로 클라우드 상에서 프라이빗 블록체인을 구축하기 편하도록 미리 기반 솔루션을 설치해 놓고 SaaS(Software as a Service) 형태로 임차해서 사용하는 BaaS(Blockchain as a Service)가 3세대 블록체인 기반환경의 하나로 각광받을 것으로 예상된다.

수행 내용

재료 · 자료

- 의료와 IT기술의 융합 관련 자료

기기(장비 · 공구)

- 컴퓨터, 문서작성 프로그램, 프린터, 주변기기

안전 · 유의사항

- 의료 및 IT 관련 장비의 안전 및 유의사항을 숙지한다.

수행 순서

01 보건, 의료분야의 블록체인 적용사례에 대하여 분석하라.

1. 에스토니아의 e-health records

에스토니아는 4차 산업혁명의 새로운 모델로 급부상하고 있는 나라로 꼽히며, 블록체인 기술을 세계 최초로 도입한 나라이다. 에스토니아는 1997년 전자정부를 구축한 이후 세금, 서명, 투표 등을 전산화 해왔으며 전자신분증(e-ID)을 2002년부터 도입하여 전자투표, 건강보험, 정부 데이터베이스 접근 등 에스토니아의 모든 온라인 기반 서비스 이용의 핵심적인 수단으로 활용하고 있다. 2007년 에스토니아는 은행, 의회 그리고 일부 공공기관 서비스 등이 사상 최대 규모의 사이버 공격을 받아 국가 마비 사태를 경험한 후, 2008년 블록체인 기술을 도입하였다.

에스토니아 국민은 전자신분증(e-ID)을 통해 전자 의료기록(e-Health Records)을 온라인으로 확인할 수 있다. 의료기록이 저장되어있는 저장소에는 전자신분증을 가진 의료인이나 환자가 접근 가능하며, 환자는 의료기록의 변경이나 접근한 사람을 확인할 수 있다. 만약 의료기록이 변경되거나 누군가가 의료기록에 접근하면 KSI(Keyless Signature Infrastructure)가 타임스탬프의 역할을 하면서 변경 또는 접근 시점을 블록체인에 1초

마다 기록하여 데이터의 보안성을 강화하였다

2. 미국 일리노이주의 출생증명

일리노이 블록체인 이니셔티브(Illinois Blockchain Initiative, 이하 IBI)는 2016년 11월 중앙기관 간 거버넌스 및 공공 서비스 제공에 블록체인 기술의 적용 가능성을 조사하고 평가하기 위해 구축되었다. IBI의 초기 시범사업 중 하나는 블록체인 기반의 디지털 출생 등록 프로세스 개발이었다. 일리노이 주에서 운영되던 기존 신생아 출생 등록 시스템은 번거로운 절차와 지속적인 비용 지출로 가장 문제가 되던 영역이었다. 출생 등록 시스템에 블록체인 기술 도입 가능성과 타당성을 확인하고, 블록체인 기반의 새로운 출생 등록 프로세스를 설계, 기존 출생 기록을 이용하여 시범사업을 수행하였다.

기존의 출생 증명 시스템은 출생 등록 후 필요할 때마다 우편, 팩스, 온라인, 직접방문을 통해 추가 공식사본 신청서를 작성하여 제출 해야하는 번거로움이 있었다. 또한 민원인은 신원확인을 위한 신분증 사본과 10~15달러 사이의 수수료를 지불해야하며 행정업무 처리 기관에서는 행정절차에 대해 여러 기관에 지속적인 인력과 비용이 소요되었다.

새로운 블록체인 기반의 출생 등록 시스템에서는 출생한 아동에 대해 정부기관이 출생 등록 정보를 확인하고 고유의 디지털 ID를 부여한다. 개인식별정보는 블록체인을 통해 암호화하여 보호되며 해당 아동이 18세가 되기 전까지 디지털 ID에 대한 합법적인 결정권은 부모가 갖게 된다. 블록체인으로 저장된 출생 증명 및 디지털 ID는 추가적으로 기업이나 정부기관이 확인과 인증을 위해 암호화된 방법으로 요구할 수 있다. 이때, 블록체인에 암호화되어있는 개인식별정보에 대한 접근은 신원의 소유자나 법적 보호자의 동의가 필요하다.

기존의 출생 등록 시스템과 블록체인 기반의 출생등록 시스템의 차이는 개인식별정보가 저장되는 위치가 다르고 자신의 데이터에 대해 접근을 통제할 수 있는 권한이 주어진다는 것이다. 이 시범사업의 최종 목표는 즉각적인 블록체인 도입이 아니라, 점차적으로 ID는 중앙에서 관리하되, 정부나 기업과 같은 제 3자에게 의존하지 않고 개인이 자신의 개인정보에 대해 제어하고 확인하는 모든 권한을 소유하는 것이었다.

3. 네덜란드의 '나의 치료 기록(Mijn Zorg Log)'

네덜란드의 건강보장제도에서는 산모가 아기를 출산했을 때, 산후 관리 도우미가 가정 방문하여 산모가 출산일로부터 최대 10일 동안 80시간의 간호 서비스를 받을 수 있도록 보장 및 지원하고 있다.

기존의 산후 관리에서는 산후 관리 도우미가 하루에 총 몇 시간 동안 산모 간호 서비스를 제공하였는지 작업표에 기입하고, 산모는 서명하는 방식이었다. 산모의 산후 관리 종료 후, 산후 관리 도우미는 작업 표를 우편 또는 직접 방문하여 산후 관리 제공 병원에 제출하고 병원은 작업 표를 자체 정보 시스템에 입력한다. 이 정보는 보험사에 전송되고 보험사는 이를 확인하여 보험료를 지급한다.

기존 서비스 방식에서는 피보험자인 산모는 제공받은 서비스의 행정절차에 대해 직접적으로 개입하여 확인할 수 없었고, 통제 권한 또한 없었다. 산모, 산후 관리 도우미, 보험사, 보건당국 모두 정해진 행정 절차 내에서 각각 단편적으로만 정보를 확인할 수 있었다.

번거로운 행정 과정에서 상당한 시간과 비용이 소요되며, 산후 관리 서비스 제공과 비용 지급 사이에 평균 두 달이 소요된다는 단점이 있었다.

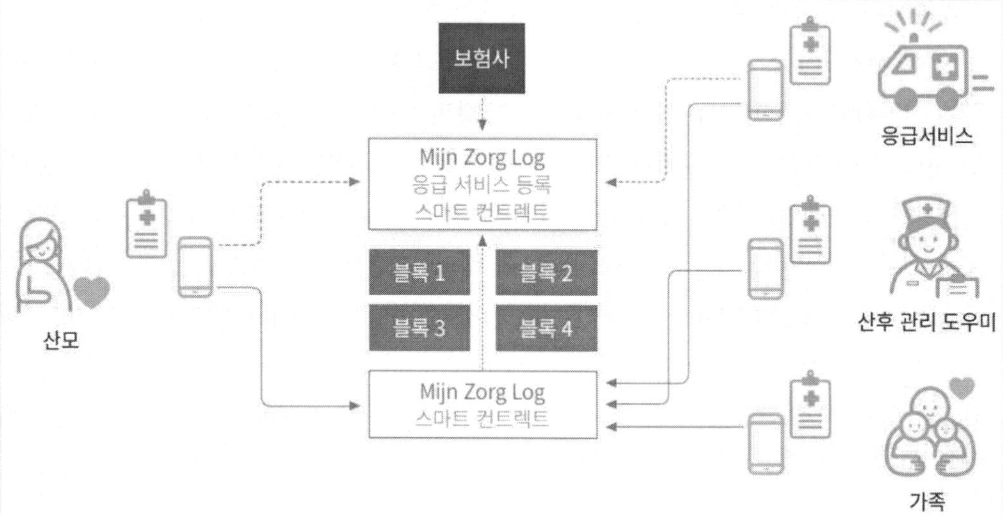

[그림 5-11] 네덜란드의 Mijn Zorg Log 작동원리

이를 보완하고자 네덜란드는 '나의 치료 기록(Mijn Zorg Log)'이라는 블록체인 기반의 개인 건강기록 관리 앱을 개발하였고, 블록체인 기반의 산후 관리 모형의 신속성, 효율성, 만족도 향상의 증대를 파악하고자 50명의 산모를 대상으로 시범사업을 수행하였다. 블록체인 기반의 Mijn Zorg Log 앱을 통해 피보험자(산모)는 임신 중 보험사와 계약된 산후관리 제공 병원을 선택한다. 보험사는 앱 내 블록체인 Wallet을 만들고 산모에게 알린다. 출산 후, 산후 관리 도우미가 산후 관리 서비스를 제공하고 서비스 내용, 소요 시간 등을 앱에 입력한다. 이후 산모는 앱을 통해 서비스 내용과 시간을 확인하여 승인한다. 입력된 서비스 내용과 시간은 피보험자와 서비스 제공자의 산후 관리 서비스 제공에 대해 합의가 이루어진 결과이므로, 보험사는 이를 바탕으로 산후관리 기간 동안 보험료를 즉시 지급할 수 있다.

4. MedRec

미국의 전자건강기록(Electronic Health Records, EHR)은 환자가 아닌 의료 공급자가 전자건강기록(EHR)의 주요 관리자이다. 따라서 환자가 자신의 진료 기록을 확인하고, 잘못된 데이터를 수정하는 데 어려움이 있다.

MIT Media Lab이 개발한 MedRec은 이더리움 플랫폼을 기반으로 개인에게 기록의 진본확인, 감사(Audit), 공유 기능을 제공하며 데이터의 무결성을 보장한다.

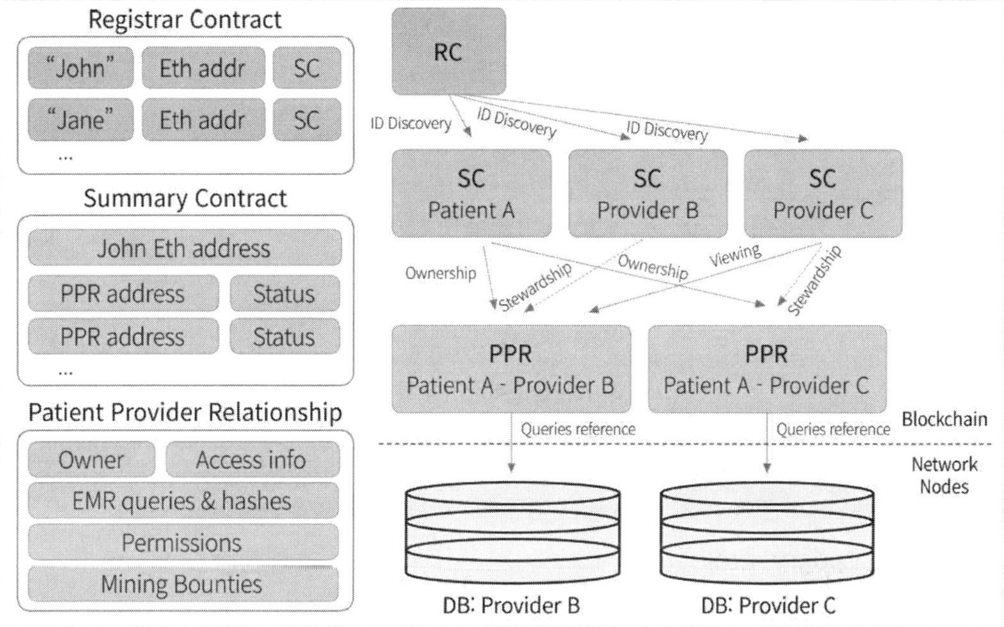

[그림 5-12] MedRec의 Smart Contract

자료 : Ekblaw 등. A Case Study for Blockchain in Healthcare : "MedRec" prototype for electronic health records and medical research data. 2016.

한 노드(의료 공급자)가 다른 노드(환자)의 의료기록을 저장하고 관리할 때 스마트 계약이 자동으로 맺어지며 환자는 여러 의료기관에 세분화되어 있는 의료기록에 대해 접근을 제어하고 공유할 부분을 선택한다.

새로운 의료기관에서 진료기록이 발생하면, 환자는 의료 공급자 간 진료기록 공유에 대해 승인하고, 새로운 의료 공급자는 진료기록을 추가한다. 의료 공급자와 환자 모두 새로운 진료기록 축적에 대해 수락, 거부를 통해 지속적으로 진료기록을 관리한다. 또한 연구자, 보건당국 관계자 등은 채굴자(Miner)로 참여하여 네트워크 관리와 블록체인의 신뢰성을 높이고, 익명 진료기록에 대한 권한 접근으로 보상받는다.

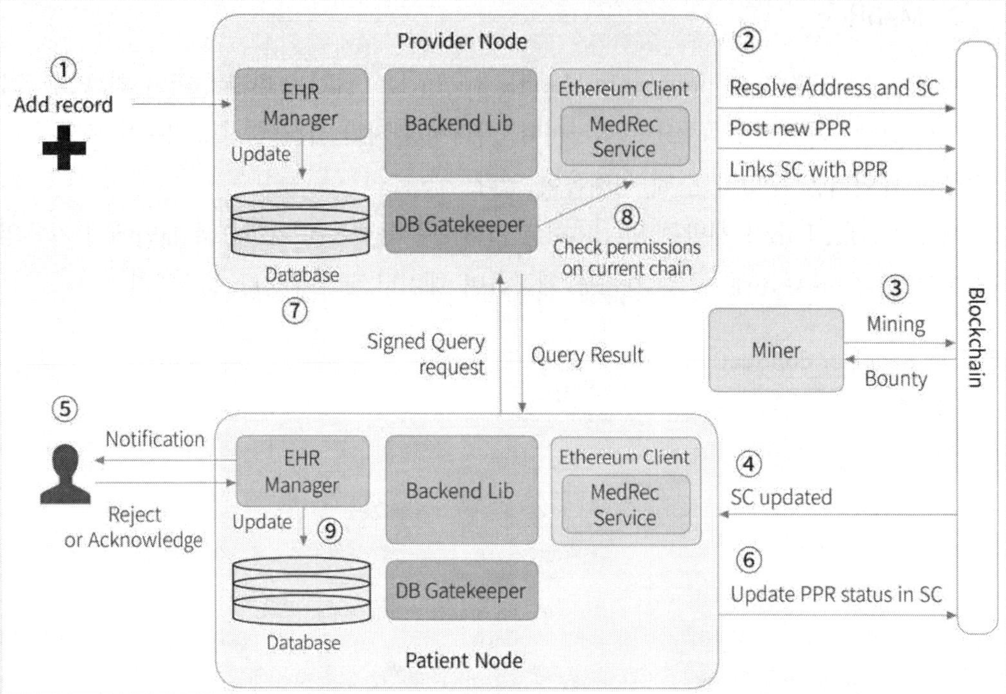

[그림 5-13] 신규환자 기록 추가 과정

자료 : Ekblaw 등. A Case Study for Blockchain in Healthcare : "MedRec" prototype for electronic health records and medical research data. 2016.

5. MediLedger Project

FDA는 의약품 공급망 내에서 의약품의 법적 소유권 변경을 추적할 수 있도록 하는 DSCSA(Drug Supply Chain Security Act)를 2023년까지 이행하기 위하여 MediLedger 시범사업을 진행하고 있다. 2017년 Chronicled이 고안한 MediLedger는 의약품 이력 추적 제도 안에서 블록체인 기술 적용 가능성을 탐색하고, 의약품의 공급망 관리의 개선을 위해 시작되었다.

MediLedger는 블록체인기술을 이용하여 처방의약품의 법적 소유권 변경을 추적할 수 있어 의약품의 진위여부, 의약품을 제조한 업체에 대해 유효성을 검증할 수 있고 문제가 발생할 경우 신속한 대응과 문제 의약품에 대한 리콜이 가능하다. 또한 모든 거래는 암호화되어 기밀이 유지되며, 불변성을 보장한다. MediLedger는 Peer to Peer 네트워크를 의약품 시장에 처음 도입하였고, 의약품 시장 내 여러 조직이 쉽게 정보를 교환할 수 있는 상호운용이 가능한 표준 프로토콜의 기본 요소를 정립했다는 점에서 의의가 있다.

02 블록체인 기술의 한계점에 대하여 분석하라.

블록체인 기술은 아직 해결해야 될 여러 가지 과제들이 있는데, 가장 광범위하게 확산된 애플리케이션이 비트코인이다 보니 주로 이와 관련된 이슈들이 논의되고 있다.

① 확장성과 지연성 : 블록파일이 무한하게 성장하며 P2P 네트워크의 모든 노드에서 반드시 복제되어야 하므로, 확장성과 지연(Latency) 문제가 발생한다.

② 신뢰성 : 무결성(Integrity)은 네트워크의 노드수가 아니라 해시파워(Hashpower)에 의해 결정되므로, 강력한 연산자원을 가진 독립체가 해시파워를 축적해 제네시스 블록(Genesis Block, 블록체인의 첫번째 블록)에 다시 작성할 가능성 존재한다.

③ 처리 건수 : 비트코인의 경우 10분마다 1MB 용량의 블록이 추가 생성되는데 초당 7건의 거래 내역 처리가 가능한 것으로 비자카드가 초당 5만6천개의 거래 내역을 처리하는 것과 비교해볼 때 매우 작은 용량이다. 블록용량은 거래 검증 및 승인에 소요되는 시간과 연계되므로 무작정 용량을 증설하는 것은 어렵다.

④ 암호화 : 기본적으로 블록체인의 콘텐츠, 트랜잭션, 기록 그 자체를 암호화하지는 않는다

⑤ 실수나 악용 : 블록체인은 한번 쓰면 변경할 수 없는 기록 저장소이다. 실수를 저지르는 사람이나 악용하는 사기성 거래가 있을 수도 있어, 블록체인을 이용해 훨씬 쉽게 파악할 수 있으나 이를 방지하기는 어렵다.

이외에 블록체인의 보안성과 신뢰성을 확보하는 과정이 과연 저비용인가에 대한 논란도 있다. 채굴자가 블록에 포함되어 있는 거래 정보를 검증하기 위해 암호를 푸는 과정은 꽤 많은 에너지를 요구하며 이러한 채굴을 위해서는 컴퓨팅 파워와 이를 가동할 수 있는 전기 에너지가 필요한데, 블록을 형성하고 이에 대한 보상을 받는 이는 가장 먼저 암호를 푸는 채굴자뿐이므로, 결과적으로 그 외의 모든 채굴자들은 의미 없이 컴퓨팅 파워와 전기에너지를 낭비한 셈이다.

다만 거래 내역 하나하나의 유효성 검증이 중요한 애플리케이션이 아니라, 특정 기업이 과거 기록을 임의로 수정하지 못하게 하는 기능에 초점을 맞춰 내부적으로 블록체인 기반의 문서 기록 시스템을 구축하는 등의 경우에는 채굴 과정이 필요치 않다.

블록체인 기술 확산에 있어서 가장 시급히 해결돼야 할 과제로 거버넌스가 꼽히기도 한다. 네트워크 외부성이 강한 오픈 소스 프로그램의 특성상 기술의 안정적인 안착을 위해서는

누군가 강한 리더십을 가지고 초기 생태계를 효과적으로 만들어 갈 필요가 있으며, 합의에 도달할 수 있는 거버넌스 구조가 없다면 기술의 효용은 사용자에게 신속히 전달될 수 없다.

03 의약품과 의료기기 유통공급망의 연구 및 임상연구의 기존 문제점과 블록체인 활용방안에 대하여 분석하라.

1. 의약품 공급망

의약품 공급 체계의 어려움은 의약품 공급망에서 위변조로 인해 규제 및 안전 요구 사항이 변화함에 따라 점점 더 복잡해지고 있다.

1) 품질관리 및 보증(Quality Control and Assurance)

세포치료제 및 바이오 의약품 공급에 있어서 제품의 품질을 유지하기 위해서는 이동시간 및 온도 조절이 가능한 운반 수단이 필요하다. 근래에는 의약품이 온도에 예민한 바이오 의약품으로 변화하면서 콜드 체인 물류에 대한 품질 준수의 필요성과 API에서부터 완제의약품 운반에 대한 가시성이 중요해지고 있다.

2) 위조(Counterfeiting)

제약회사들은 전 세계적으로 위조 의약품으로 인해 연간 최대 2천억 달러의 손실을 입고 있다. 아프리카, 라틴 아메리카 및 일부 아시아 지역과 같은 개발 도상국에서 판매되는 약의 약 30 %는 위조 의약품인 것으로 조사되었으며, 유럽시장에서는 평균적으로 매년 3,350만 달러의 의약품이 도난을 당하고 있는 상황이다.

3) 아편 위기(Opioid Crisis)

미국 CDC에 따르면, 약물 과다 복용 사례로 인해 매일 평균 130명 이상이 사망하였으며 아편 진통제 처방과 관련하여 2017년에는 170만 건의 약물 남용이 발생하였다. 이 또한 공급체계의 가시성 부족으로 소송 건이 발생하며 제약 제조업에 대한 부정적인 이미지가 구축되었다.

4) 규제(Regulation)

글로벌 의약품의 일련번호 및 이력추적 규제 요구 사항에 대한 글로벌 표준 및 기반이 불규칙하여 의약품 제조업체, 라이센싱 업체, 유통 업체 등에게 규정 준수를 요구하기 어렵다. 미국, 유럽, 중국 및 브라질을 포함한 40개 이상의 국가의 보건 당국은 환자의 안전을 보호하고 제품을 보장하기 위해 의약품 공급을 위한 일련번호를 요구한다. 그러나, 제조업체는 기존 일련번호와 트래킹 시스템의 표준화 문제로 추적이 불가능한 문제를 가지고 있다.

Tip 블록체인이 의약품 공급망에 미치게 될 잠재적 효과

- 제조(Manufacturing : 원료 공급자와 의약품 제조업체에게 블록체인 기반 스마트 계약은 자율적으로 실사, 재고 관리 및 리콜 프로세스를 가능하다. 또한 블록체인을 통해 승인 제출 및 글로벌 규제 기관에 대한 업데이트를 전자 규정 운용 시스템으로 구현할 수 있다.
- 유통, 판매 및 마케팅(Distribution, Sales and Marketing) : 블록체인 기반 일지 작성을 통해 원료 공급 단계를 입력하여 API에서 환자에게 전달되는 최종 약물에 이르기까지 추적이 가능하다. 시판 후 연구결과를 미래의 R&D, 특히 정밀 의학 연구로 활용하는 데 도움이 된다.

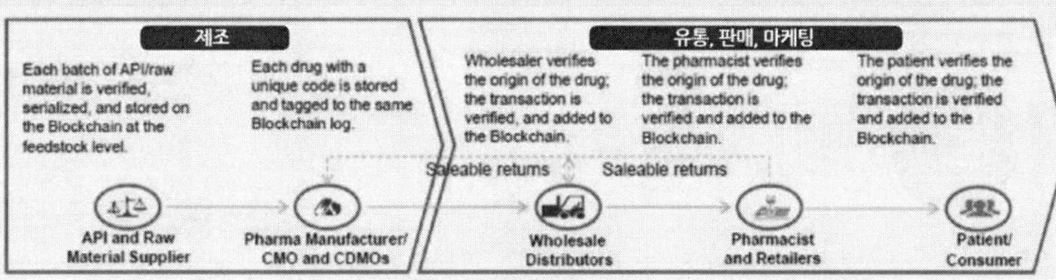

[그림 5-14] 의약품 공급망과 핵심 구성원

2. 의료기기 공급망

의료기기 서비스 주기 관리의 어려움은 의료 환경에서 사용되는 의료기기가 복잡해짐에 따라 의료기기 서비스 및 수명주기 관리에 대한 안전, 보안 및 규정을 준수하는 것이 어려워짐에 따라 벌금 및 소송 등으로 인해 매출의 7~9%가 손실로 이어진다. 의료기기 서비스에서 OEM, 병원 및 독립 서비스 기관 간의 연결 시스템 부족으로 품질과 안전도가 감소한다.

1) 사이버 보안(Cybersecurity)

다른 IT 시스템과 마찬가지로 내장된 소프트웨어와 연결된 의료기기의 대다수는 사이버 보안에 취약하다. 규제 당국이 사이버 공격의 위험성을 인식함에 따라, 사이버 보안은 의료기기 제조업체의 의무화가 되고 있다.

2) 고유식별장치(UDI)

미국 FDA 및 유럽 MDR과 같은 주요 세계 보건 당국의 고유식별장치(UDI) 명령에 따라 OEM은 의료기기를 추적할 수 있어야 한다. 그러나 현 시점의 의료기기 관리 시스템은 등록하기 비효율적이거나 추적할 수 없는 경우가 있어 데이터 신뢰도가 낮다.

Tip 무선 네트워크를 통한 블록체인 활용으로 의료기기의 신뢰 및 보안 개선 방안

블록체인 기술 적용으로 스마트 주입펌프를 원격으로 관리할 수 있으며, 원격으로 소프트웨어 업데이트를 수행하고 데이터를 신뢰할 수 있는 암호화 된 보안 네트워크 구축이 가능하다.

블록체인을 통해 주입펌프 또는 자산에 대한 식별이 가능하며, 액세스 제어 및 프로세스를 사용하여 데이터의 암호화 및 영구 저장이 가능하고, 스마트 계약을 통해 장치 수명주기 관리의 자동화가 의료기기 제공 업체를 위한 주요 이점이 될 전망이다.

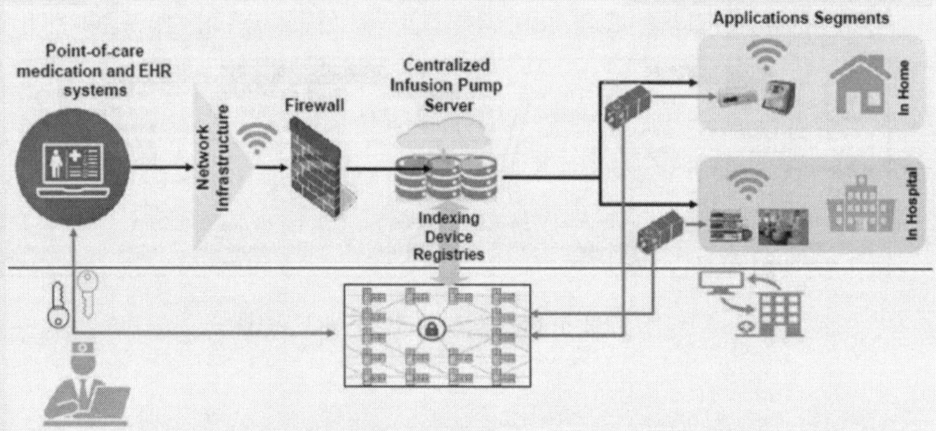

[그림 5-15] 블록체인 기반 무선 의료기기 시스템

3. 연구 및 임상시험 활용

현대 의학 연구 및 제약 임상시험에서 재현성, 데이터 공유, 개인 정보 보호 문제 및 임상 시험 환자 등록 가장 어려운 과제라고 볼 수 있다.

1) 품질관리 및 보장(Quality control and Assurance)

임상시험 스폰서는 SDV(Source Data Verification)에 전체 임상시험 예산의 최대 25%를 사용하여 임상시험 규제 요건을 충족시킨다.

2) 위조(Counterfeiting)

전체 임상시험에서 약 50%는 보고되지 않는 경우가 많고 연구자들이 임상연구 결과를

공유하지 못하는 경우도 있다(Clinicaltrials.gov에 등록된 시험의 90%는 결과가 누락되었다).

3) 위기(Opioid Crisis)

임상시험의 약 80%가 마감일을 준수하지 않아 시험 약물에 대해 하루 최대 130만 달러의 손실이 발생할 수 있다. 환자 중심 시험의 부족으로 인해 환자의 최대 35%가 임상시험을 취소하는 경우도 발생한다.

4) 규제(Regulation)

임상 연구를 위해 RWD(real world data)에 접근하기 위한 환자의 동의가 쉽지 않으나 임상시험은 추후에도 수정이 가능한 잠정적인 프로토콜이기 때문에 환자가 다양한 프로세스에 동의할 수 있도록 한다. 인구 조사 개념의 추세가 증가함에 따라 현 상태의 관리 프로세스에 심각한 문제가 발생할 수 있다.

학습 5

Tip 연구 및 임상시험 분야 성장 가능성

블록체인은 보건의료 데이터를 분산시켜 공유된 건강 정보의 접근을 제어할 수 있고, 신뢰성 및 투명성을 보장하는 공유 플랫폼이다. 임상시험 스폰서 및 규제 기관은 DLT기반 데이터 검증을 통해 임상시험 결과 전환, 데이터 염탐 및 선택적 보고 사례를 감소시킬 수 있다.

연구 기관 및 제약 업계는 블록체인 기술을 활용하여 공동연구를 위한 개인정보 보호를 위한 데이터 공유 모델을 개발할 수 있다.

04 의료분야에 블록체인 기술 활용시 고려사항에 대하여 분석하라.

블록체인이 특정 산업에의 적용에 제한이 있지는 않으나, 블록체인 기술을 헬스케어 분야에 활용하기 위해서는 몇 가지 고려해야 할 사항들이 있는데 가장 대표적인 두 가지는 데이터의 저장방식과 블록체인 시스템의 운영방식이다.

1. On-Chain Data, Off-Chain Data

국내 대형병원에서는 정보화 여부와 관계없이 수천가지 각종 서식을 사용하고 있으며,

서식 내에서 데이터 타입(Data Type)이 정해져 있지 않은 Doctor's Notes류의 자유 형식(Free Style) 비정형 데이터가 여전히 많다.

또한 종류가 많을 뿐만 아니라 사용자에 따라 기록하는 용어나 형식도 다양해 전체 내용을 공유하기는 매우 어려운 상황이다. 또한 원무관리, 일반행정관리, 처방전달, 검사정보 등 모든 의료기관에서 사용하는 업무가 표준화 되어 있지 않고, 양(Size)으로 병원 데이터의 대부분을 차지하는 영상 이미지 등에 블록체인 기술을 직접 적용하기에는 어려움이 있다.

HIE(Health Information Exchange)와 마찬가지로 의료기관에서 사용하는 정보를 모두 유통시키거나 유통될 필요는 없으므로 블록체인을 사용할 때 효과적인 업무를 선정해 선별적으로 사용하는 것이 필요하며, 이런 고려이후에는 해당 업무 중에서도 블록체인에 직접 저장할 'On-Chain'과 기존 기간계 시스템(Legacy System)이나 DW(Data Warehouse) 데이터베이스에 'Off-Chain'으로 어떤 정보가 저장되어야 하는지 검토하는 과정이 필요하다.

블록체인은 인구 통계 정보, 병력, 서비스 코드처럼 특정적이고 제한된 데이터 세트를 효율적으로 운영할 수 있으므로, 블록체인에 저장할 데이터의 크기와 형식을 정의하기 위한 프레임워크와 표준화 작업이 용이한 데이터는 블록체인의 'On-Chain' 정보로 저장하고, X레이나 MRI 등 대용량 이미지 정보는 블록체인에 직접 저장하기보다 기존 데이터베이스에 저장하는 방식이 유리하다. 'On-Chain' 블록체인에 저장된 링크를 통해 'OffChain' 데이터와 연계시키면 블록체인 네트워크에 영향을 주지 않으면서도 두 가지 유형의 정보를 모두 저장할 수 있는 장점이 있다.

2. 퍼블릭 · 컨소시엄 · 프라이빗 블록체인

블록체인은 '합의 프로세스'에 참여하는 사람들이 트랜잭션을 확인, 전송할 수 있는 퍼블릭 블록체인, 사전에 정한 수의 노드만 장부를 사용할 수 있는 컨소시엄 블록체인, 하나의 조직만 장부를 쓸 수 있는 프라이빗 블록체인으로 구분할 수 있다.

누구나 네트워크에 참여해 거래를 할 수 있고, 스스로 채굴이나 거래 승인 당사자로 활동할 수 있는 비트코인은 퍼블릭 블록체인의 대표적인 애플리케이션이다. 반면 이미 신뢰성이 검증되고 약속된 참여자를 지정하여 폐쇄적으로 네트워크를 운영하는 사례를 프라이빗 블록체인이라고 한다. 퍼블릭 블록체인의 경우 거래 정보의 검증 및 승인 절차에 따른 시스템 복잡성이나 인센티브로 인해 상대적으로 시스템 운영 비용이 높으나 프라이빗 블록체인의 경우 거래 정보의 검증을 누가 하는지, 누가 어느 정보까지 열람 가능한지 등을 사전에 정해놓는 등 여러 가지 제약을 둘 수 있으며 별도의 채굴 과정을 삭제할 수 있어 블록을 새로 생성하는 데 많은 비용이 들지 않는다.

결과적으로 프라이빗 블록체인은 시스템 복잡성의 낮고 운영 비용도 저렴하며 특정 기업 내부 또는 제한된 파트너 사이에서 일어나는 거래를 효율적이고 안전하게 처리하고자 할 경우 활용되기 쉽다. 컨소시엄 블록체인은 반공개형 블록체인으로 퍼블릭 블록체인과 프라이빗 블록체인이 결합된 형태로 선정된 주체들만이 참여 가능하며, 네트워크 확장이 용이하고 거래비용이 거의 들지 않으며 거래 속도가 빠르다는 것이 장점이다.

블록체인을 활용한 의료산업 애플리케이션에 관심을 가지고 있는 'Gem'은 의료비 부과 및 정산 과정의 비효율로 인해 연간 3,750억 달러가 낭비되고 있다는 연구결과를 토대로 의료비를 청구하는 과정에서 보험사, 의료기관의 관련 부서, 환자, 필요 시 대출기관까지 하나의 블록체인으로 연계되어 지불 조정과 관리가 이뤄질 경우 환자의 비밀을 보장하면서도 전체 과정의 효율을 향상시킬 수 있을 것으로 기대된다.

국내의 경우, 공적 의료보험에 대한 의료비 청구 · 심사 및 민간 보험사에 대한 의료비 청구 · 심사 업무 프로세스에 가장 많은 이해관계자(환자, 의료기관, 보험사 등)가 참여하고 있으므로 퍼블릭 블록체인을 활용해 청구 · 심사 기간 단축, 트랜잭션 비용 절감, 지불 과정 효율성 향상 등을 기대할 수 있다.

정부나 건강보험공단, 심사평가원 등의 대형 참여자가 블록체인의 소유자가 될 경우 진정한 분산 시스템의 가치를 방해할 수 있는 위험도 있으나, 다수의 헬스케어 참여자(의료기관)를 통한 전국적인 블록체인 네트워크는 상호운용성을 강화시킴과 동시에 보안을 더욱 강화시킬 수 있으므로 기관간 임상 연구정보를 교류하는 업무 등에는 컨소시엄 블록체인의 적용이 가능할 것으로 보인다.

질병관리본부에서 전염병 관리나 식약처에서 통증완화제의 악용 등을 방지하거나 추적할 목적으로 프라이빗 블록체인을 활용할 수 있다.

데이터 구조에 대한 평가 스코어 카드를 만들어 [세 개의 비트에 데이터 특성을 표기, 첫번째 비트는 작업증명(Proof-of-Work), 두번째 비트는 탈중앙화(Decentralization), 세번째 비트는 변화 추적(Change Tracking)] 가장 적절한 데이터 저장 형태를 찾는 예시인데, 이런 툴을 활용해서 조직에 가장 적절한 데이터 저장 구조와 형태가 프라이빗인지 퍼블릭 블록체인 형태인지 찾는데 도움을 받을 수 있다.

학습활동.5 교수 · 학습 방법

교수 방법

- 의료와 블록체인 기술융합에 대한 관련 용어, 구성, 방식 이해 정도를 파악한 후 수업을 진행한다.
- 교수자의 주도로 의료와 블록체인 기술융합 등의 내용을 PPT 자료로 제시한 후 설명한다.
- 가능하면 사전에 개인별 학습 자료를 준비하여 모든 학생이 참여할 수 있는 문제 해결식 수업, 협력 수업이 가능하도록 한다.
- 의료와 블록체인 기술융합 전 과정을 작업의 순서에 따라 단계적으로 실습이 이루어질 수 있도록 지도한다.
- 교재를 통해 수업을 준비하는데 있어서 필요한 모든 정보나 팁, 힌트 등 도움이 될 만한 내용들을 확인할 수 있다.
- 학생들이 만들게 될 각 모델들은 수업시간에 중점적으로 다뤄질 부분과 어휘, 질문, 답을 포함하고 있으며 또한 탐구할만한 추가적인 아이디어들도 포함하고 있다.

학습 방법

- 의료와 블록체인 기술융합에 대한 관련 용어를 숙지하고,의료와 인공지능 기술융합에 대해 이해한다.
- 의료와 블록체인 기술융합의 각 단계별 중점 사항을 체계적으로 학습한다.
- 의료와 블록체인 기술융합의 수행순서의 전 과정을 실습한다.
- 의료와 블록체인 기술융합의 내용을 이해한다.
- 의료와 블록체인 기술융합을 이해하고 숙달이 될 때까지 학습한다.

학습활동.5 평가 및 피드백

평가 준거

- 평가자는 피평가자가 수행 준거 및 평가 내용에 제시되어 있는 내용을 성공적으로 수행할 수 있는 지를 평가해야 한다.

학습내용	평가항목	성취수준		
		상	중	하
의료와 블록체인 기술융합	의료와 블록체인 기술융합을 이해할 수 있다.			

평가 방법

• 작업 포트폴리오

학습내용	평가항목	성취수준		
		상	중	하
의료와 블록체인 기술융합	의료와 블록체인 기술융합을 이해할 수 있다.			

• 필기시험

학습내용	평가항목	성취수준		
		상	중	하
의료와 블록체인 기술융합	의료와 블록체인 기술융합을 이해할 수 있다.			

• 체크리스트를 통한 관찰

학습내용	평가항목	성취수준		
		상	중	하
의료와 블록체인 기술융합	의료와 블록체인 기술융합을 이해할 수 있다.			

• 피드백

1. 작업 포트폴리오
   - 제출한 보고서를 평가한 후 주요사항에 대하여 표시하여 돌려준다.
2. 필기시험
   - 평가 결과 성적이 저조한 학생은 보고서 제출 기회를 부여한다.
3. 체크리스트를 통한 관찰
   - 실습 과정에서 평가한 후 개선해야 할 사항 등을 정리하여 돌려둔다.

참 | 고 | 문 | 헌

1. 스마트 헬스케어 유망시장 동향 및 진출전략, KOTRA, 2019.10.
2. 이승관, 글로벌 디지털 헬스케어 기술동향과 과제, IITA, 2017.12.13.
3. 프로스트 앤 설리번, Global Digital Health Outlook(2020), 2019.8.
4. 박찬호 · 이장우, 인공지능 헬스케어 산업의 실용화 동향, 정보통신기획평가원, 2020.6.17.
5. 김주한, 빅데이터 기반의 개인 맞춤의료 서비스, BioINpro 13호, 2015.
6. 스마트 헬스케어 의료기기 기술, 표준 전략 보고서, 식품의약품안전평가원, 2018.8.
7. 박소영, 중국의 빅데이터 시장 트랜드와 시사점, 국제무역통산연구원, 2020.11.
8. 김태형, 데이터가 생명을 살린다, 바이오협회, 2020.6.
9. Combining genomics and epidemiology to track mumps virus transmission in the United States, PLOS Biology, 2020, https://doi.org/10.1371/journal.pbio.3000611
10. Public health surveillance and data collection : general principles and impact on hemophilia care, Hematology, 2012, https://doi.org/10.1179/102453312X13336169156537
11. Mayo Clinic to sequence 100K participants to build genomic database for improved care and research in collaboration with Helix, https://newsnetwork.mayoclinic.org/discussion/mayo-clinicto-sequence-100k-participants-to-build-genomic-database-for-improved-care-and-research-incollaboration-with-helix/
12. Through partnership with Color, 10K NorthShore patients will get whole genome sequencing. https://medcitynews.com/2019/01/color-northshore/
13. Data-sharing brings hope to rare disease patients around the globe, https://www.ga4gh.org/news/data-sharing-brings-hope-to-rare-disease-patients-around-the-globe/
14. 문유정, 강지민, 데이터 3법개정과 의료빅데이터 활용방안, 경기도경제과학진흥원, 2002.3.16.
15. 박세환, 보건의료 빅데이터 활용 의료산업 동향, HIRA 빅데이터 브리프
16. 박재은, 헬스케어 분야에서의 빅데이터 활용 동향, KDB산업은행, 2019.10.28.
17. 빅데이터 및 인공지능(AI) 기술이 적용된 의료기기의 허가 · 심사 가이드라인(민원인 안내서), 식품의약품안전처, 2017.
18. 유헬스케어 진단지원시스템 임상시험계획서 작성 가이드라인(민원인 안내서), 식품의약품안전처, 2015.
19. 의약품 임상시험 통계 가이드라인(민원인 안내서), 식품의약품안전처, 2016.
20. 체외진단용 의료기기의 임상적 성능 허가심사 가이드라인(민원인 안내서), 식품의약품안전처, 2015.
21. 한 손에 잡히는 임상연구 : 설계와 실행의 모든 것, 임상시험리뷰 연구회 옮김, 2015.
22. Statistical Guidance on Reporting Results from Studies Evaluating Diagnostic Tests, FDA, 2007.
23. Use of Real-World Evidence to Support Regulatory Decision-Making for Medical Devices, FDA, 2017.

24. 김진한, 신약개발 프로세스 혁신을 위한 AI 활용, 한국제약바이오협회정책보고서, 2017.
25. 배영우, 인공지능을 이용한 신약개발 동향 및 활용사례, 생명공학정책연구센터, BioINpro, 2017.
26. 배수인, 4차 산업혁명 시대, 제약산업에서의 빅데이터 활용, 한국제약바이오협회정책보고서, 2017.
27. 배영우, 4차 산업혁명 시대, 인공지능을 활용한 신약개발, 한국제약바이오협회정책보고서, 2017.
28. 이관용 외, 의료 인공지능 현황 및 과제, 한국보건산업진흥원, 보건산업브리프, 2016.
29. Evaluate, World Preview 2016, Outlook to 2022, 2016.
30. 박순영, 인공지능을 활용한 신약개발 연구동향, 융합연구정책센터, 2018.1.
31. 전종홍 외 7, 감염병 재난에 대응하기 위한 의료인공지능의 기술 표준동향, ETRI Insight, 2020.01
32. 박민주, 심사평가원, 블록체인 활용 보건의료분야 디지털 전환 기초마련, 헬스코리아뉴스(http://www.hkn24.com), 2020.12.28.
33. Global Blockchain Technology Market in the Healthcare Industry, 2018-2022
34. 임지윤, 보건의료 블록체인 기술 활용 방안, 바이오협회, 2020.3.
35. 이은지, 블록체인 기술의 국외 보건의료분야 적용사례 및 시사점, HIRA,, 3030sus 14권 2호
36. 최한준, 헬스케어 산업에서의 블록체인 기술의 활용, 보건산업브리프, 2017.5.12.
37. 유성진 · 박기성 · 김종현 · 박영호, 양자 컴퓨팅에 안전한 NTRU 기반 상용 기술 동향에 관한 연구, 한국통신학회, 2017.
38. 공개키 암호알고리즘 개발에 관한 연구, 정보통신부 한국정보보호센터, 1992.12.
39. 블록체인이 일으키는 금융, 유통, 의료, 에너지 업계의 변화, IDG DeepDive, 2017.
40. 디지털 세계의 신뢰를 확보하는 블록체인의 의미와 과제, 그리고 미래, IDG Tech Report, 2017.

학습 1	의료와 IT 융합기술의 개요
학습 2	의료와 IT 융합기반의 인프라 기술
학습 3	의료와 빅데이터 기술융합
학습 4	의료와 인공지능 기술융합
학습 5	의료와 블록체인 기술융합
학습 6	**의료와 사물인터넷 기술융합**
학습 7	의료와 XR 기술융합
학습 8	의료와 디지털콘텐츠 기술융합
학습 9	의료와 디지털트윈 기술융합
학습 10	의료와 3D프린팅 기술융합
학습 11	의료와 디지털마커 기술융합
학습 12	의료와 5G/원격 기술융합
학습 13	의료와 IT 기술융합의 미래

학습 목표

1. 의료와 사물인터넷 기술융합을 이해할 수 있다.

6-1 의료 사물인터넷(IoMT) 기술의 개요

1. 의료 사물인터넷 개념

의료 사물인터넷(IoMT : Internet of Medical Things) 개념은 개인의 건강과 의료에 관한 정보, 기기, 시스템, 플랫폼을 다루는 분야로서 각종 의료 관련 사물에 센서와 통신 기능을 내장하여 인터넷에 항상 연결된(Connected) 환경에서 개인맞춤형 건강관리 서비스 기술로서 여기에서 사물은 웨어러블 디바이스를 비롯한 가전제품, 모바일 장치 등 다양한 사물을 지칭한다. 의료기기 데이터 및 연결성을 지원하는 시스템 및 소프트웨어의 발전과 함께 연결된 의료기기 수가 증가하면서 IoMT가 탄생했다.

웨어러블 및 연결된 이식형 의료기기, 원격 건강 모니터링 기기를 통해 중요한 데이터를 환자의 집에서 병원이나 임상의에게 직접 전송할 수 있다. 또한 이러한 장치의 활용으로 상당한 비용 절감 및 운영 효율성을 위한 잠재적 문제를 감시하고 사전 예방적 처리도 가능하다.

보건의료 IoMT의 주요 목표는 항상 연결된(Connected) 환경에서 개인 맞춤형 건강관리 서비스를 제공하는 것이다. 개인이 소유한 모바일 및 웨어러블 기기나 클라우드 병원정보시스템 등에서 확보된 데이터를 기반으로 개인중심의 건강관리 생태계를 구축한다. 개인의 생활습관, 신체검진, 의료이용정보, 질병 이력, 유전체 정보 등 다양한 유형의 데이터를 포괄한다.

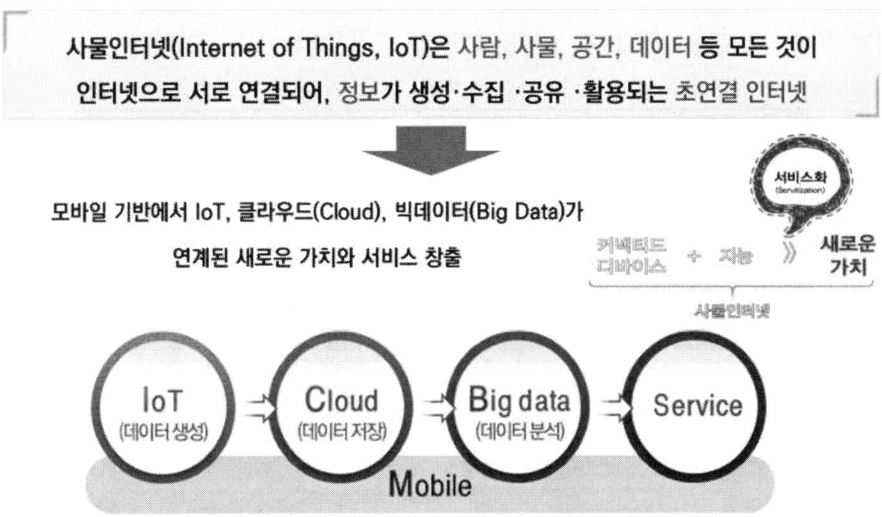

[그림 6-1] 사물인터넷의 개념도(1)

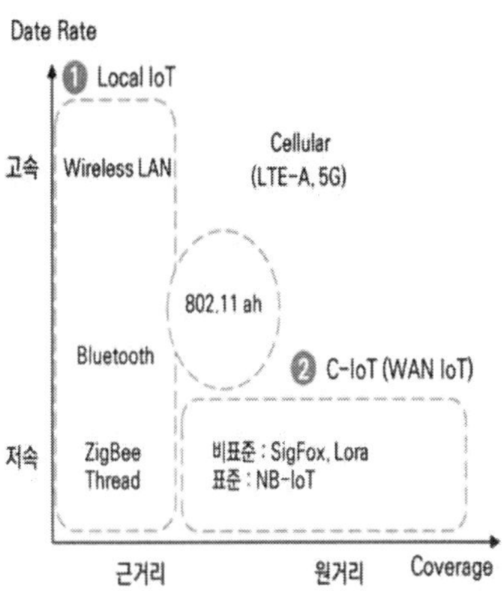

	C-IoT (WAN IoT)			Local IoT		
	SigFox	LoRa	NB-IoT	Wi-Fi (802.11ah)	Wi-Fi (802.11ac)	BT
전송속도	〈1kbps	〈5kbps	30kbps (Rel.13)	~7.8Mbps	〉1Gbps (Multi-stream)	~2Mbps
커버리지	〉10km	〉10km	〉10km	~1km	~100m (Open Space)	~수십
채널대역폭 (BW)	200kHz	~500kHz	200kHz	1/2MHz	20MHz	2MHz
주파수대역	비면허대역 (900MHz 대역)	비면허대역 (900MHz 대역)	면허대역 (LTE)	비면허대역 (900MHz 대역)	비면허대역 (5GHz대역)	비면허대역 (2.4GHz 대역)

[그림 6-2] 사물인터넷의 개념도(2)

사물인터넷 연결 주파수별 기술 비교는 [그림 6-2]처럼 서비스 속성(B2B/B2C), 적용 시나리오(Outdoor/Indoor), 주파수 대역(면허/비면허), 기술 특성(전송 속도, 커버리지, 전력 소모 등)으로 구분한다.

보건의료 IoT의 핵심은 환자의 증상 및 치료 관리 현황을 꾸준히 모니터링해 공백이 발생하지 않도록 하는 것이다. 환자 스스로가 본인의 의료 상황을 관리하고 의료진이 더 쉽고 편리하게 환자의 치료 및 재활상황을 파악할 수 있는 기틀을 마련한다.

의료 데이터를 통합 및 분석하는 수준을 넘어, 환자의 삶의 질을 높이고 환자중심의 의료 가치를 실현하기 위한 수단으로 활용되는 추세이다.

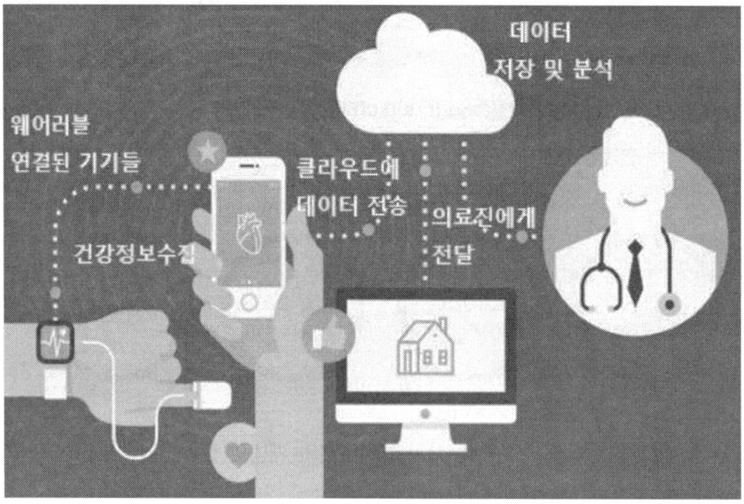

[그림 6-3] IoMT의 개념도

IoMT 기기에는 연결된 통신 기능을 처리할 수 있는 헬스케어 전용 웨어러블 외에도 스마트 폰, 태블릿, 가전제품, 차량, 모터, 센서 등 다양한 장치들이 포함한다.

5G 기술의 발전에 따른 무선 네트워크 인프라의 향상으로 연결성이 강화되고 하드웨어 비용 하락에 따른 IoT기능 의료기기의 채택이 증가하고 있다.

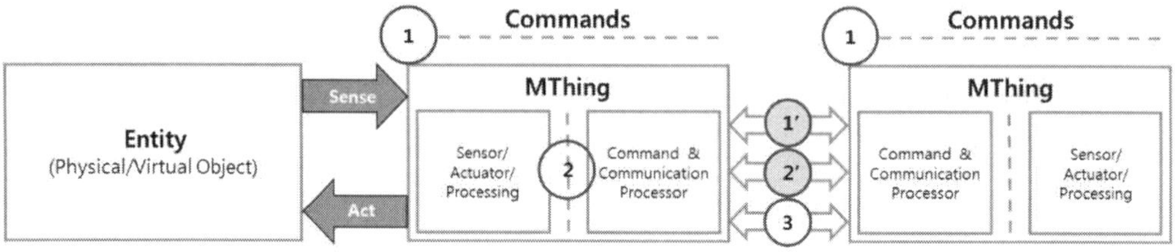

[그림 6-4] IoMT 인터페이스

최근에는 스마트홈 및 커넥티드 차량 등 IoT 애플리케이션에 대한 소비자 인지도 상승으로 인해 IoT의 한 분야인 IoMT에 대한 선호도가 증가하고 있다.

인구 고령화, 건강관리 비용 증가, 숙련된 의료인력 부족 등의 문제 해결을 위한 디지털 헬스케어 솔루션 보급 정책의 영향으로 IoMT 솔루션 배포 수요가 확대될 것으로 기대한다.

2. IoMT의 특징

IoMT의 특징은 다양한 의료 IT 시스템과 통신 할 수 있는 의료기기 및 소프트웨어 응용 프로그램의 연결된 인프라를 나타내기 위해 의료 사물인터넷(Internet of Medical Things, IoMT) 개념으로 특화하였다.

의료사물인터넷(IoMT)은 네트워킹 기술을 사용하여 의료 정보기술 시스템에 연결할 수 있도록 지원하는 의료기기 및 응용 프로그램의 융합으로 정의한다.

IoMT 시스템은 환자, 의료 제공자, 환자 가족, 보험사 등을 긴밀히 연결하여 더 신속하고 편리한 환경에서 더 나은 건강관리를 지원한다.

특히 연결된 의료 기기와 지능형 데이터 분석을 통합하여 운영 효율성을 높이고 원격 모니터링, 실시간 환자 참여, 약물 관리, 입원 환자 모니터링, 의료기관의 워크플로우 관리 등을 지원한다. 이를 위해 보건의료 목적의 기기들이 활용되며, 이 같은 IoMT 장치들은 수집된 데이터를 저장하고 분석할 수 있는 클라우드 플랫폼에 연결한다.

시장조사업체 프로스트 앤 설리번(Frost & Sullivan)은 기존 IoT 기술 외에 임상용 웨어러블의 확산이 IoMT 솔루션 성장을 가속화시키고 있다고 분석한다.

현재 커넥티드 헬스케어용 웨어러블 의료기기는 주로 환자의 생체신호 측정, 모니터링과 피드백, 질환관리, 재활, 피트니스 분야 등에 응용한다.

IoMT는 기술적인 발전뿐만 아니라 보건의료 전달 비즈니스 모델의 변화로도 연결된다. IoT 지원 장치의 발전과 함께 의료 분야는 전반적인 운영비용 절감, 서비스에 대한 접근성 개선, 의료 서비스의 질적 향상을 기대한다.

IoMT 솔루션은 환자의 건강 상태를 일상적인 방식으로 꾸준히 파악함으로써 의사의 진료 시간을 최소화하면서도 환자의 건강을 더 긴밀하게 관리할 수 있다.

특히 클라우드 컴퓨팅 및 빅데이터와 결합된 IoMT는 의료 분야에서 의료 데이터 분석을 통한 예방 솔루션 제공 등의 새로운 서비스를 발굴할 수 있다.

미국의 환자용 원격 인텔리전스 플랫폼인 센트리안(Sentrian)은 빅데이터 분석

기술을 활용해 환자 데이터를 모니터링하여, 입원이 필요한 시점 5일 전에 이를 예측하여 통보하는 서비스를 제공한다.

클라우드 분야에서는 IoT를 통해 확보한 영상과 장기의 모델링 화면을 수집하고, 이를 활용하여 실제 수술 성공 가능성을 높이는 사례도 등장하였다

3. IoMT 도입에 따른 수혜자 및 수혜 분야

IoMT 도입에 따른 수혜자 및 수혜 분야는 보건의료 소비자 부문과 보건의료 서비스 부문, 보건의료 산업 부문으로 구분한다.

1) 보건의료 소비자

보건의료 소비자 부문은 개인이 의료 및 건강관리 기능이 있는 웨어러블 기기 등을 구입해 직접 자신의 건강 생활을 관리하기 위해 도입한다.

〈표 6-1〉 IoMT 서비스의 활용 방안

서비스	현재 서비스의 문제점	해결 방안 및 주요 내용
일반 건강 관리	• 지속적인 동기 부여 미미 • 측정된 운동량의 단순 수치화 및 단조로운 서비스(운동량/수면패턴)	• 확실한 보상 지급을 통한 지속적인 동기 부여 (포인트 지급/보험사와의 연계 등) • 단일 디바이스를 통한 건강정보 통합 센싱 및 개인 맞춤형 콘텐츠 제공
만성 질환 관리	• 고정된 기기를 통한 단발성 건강 수치 측정 • 체계적 데이터 관리 부재 • 질환자 개별에 대한 피드백 부재	• 웨어러블 디바이스를 이용한 상시 모니터링 • 개인 맞춤형 운동/식이/복약 정보 제공 • 체계적 목표 제공 및 달성도 확인
특수 직업군 건강 관리	• 직업에 따른 만성 질환 경험 • 단순 진료를 통한 건강관리 • 특화된 기술, 시스템의 부재	• 생체정보를 통한 체계적인 건강관리 • 직업 특화 콘텐츠/시스템 제공
청소년 비만 관리 및 체력 증진	• 기반 시스템 부족에 따른 지속적인 관리가 어려움 • 개인 맞춤형 관리가 어려움	• 웨어러블 디바이스를 활용한 체계적인 서비스 제공 및 관리 시스템 구축 • PAPS 데이터 활용으로 맞춤형 서비스제공
응급 상황 알림	• 응급상황 초기 대처가 어려움 • 평상 시 체계적인 관리 부족 • 한정된 상황에 대한 알림 제공	• 119 연계를 통한 초기 대응 • 시공간을 초월한 통합 정보 수집을 통한 안전 관리 제공 • 보호자 긴급 알림 서비스 제공
글로벌 협진	• 화상 회의 중심 • 환자의 단발성 정보에만 의존	• 해외 거주 환자에 대한 상시 모니터링가능 • 선진 의료기술 공유를 통한 의료 효과증대

2) 보건의료 서비스

보건의료 서비스 부문은 병원, 제약회사 등 의료 기관에서 환자의 건강 치료 및 관리를 위해 IoMT 기술을 도입하는 것으로서, 서비스 혁신을 통해 의료비 절감과 의료 서비스 품질 제고를 도모하고 궁극적으로 의료 서비스의 새로운 시장을 창출하는 것이 목표이다.

3) 보건의료 산업

보건의료 산업부문은 의료 기관이 기관 내 업무 효율성과 생산성 증대를 위해 도입하는 것으로서 주로 비용 절감을 추구한다.

4. IoMT 시스템 구조

IoMT시스템 구조는 IoMT 기반의 기술 솔루션 및 서비스는 모든 의료 장비를 통합하여 상호 연결되며, 다양한 응용 분야에 적용할 수 있는 시스템을 구성한다. IoMT의 시스템 구조는 다음과 같은 3단계의 계층(layers)로 구성한다.

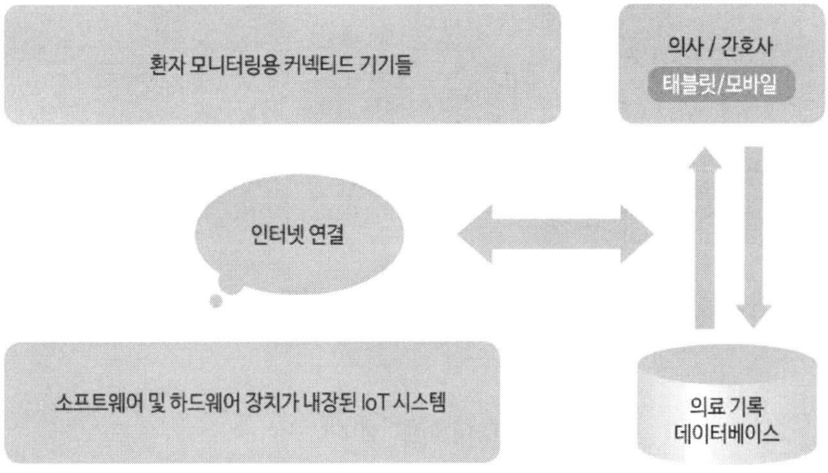

[그림 6-5] IoMT의 시스템 구조 개념도

① 첫번째 계층은 환자의 데이터를 모니터링하기 위해 이용하는 커넥티드 기기들과 의료진이 사용하는 기기들로 구성한다.
② 두번째 계층은 환자의 의료 데이터를 처리 및 전송하기 위한 웹 연결성 및 M2M 통신 기술로 구성한다.
③ 세번째 계층은 소프트웨어 및 하드웨어 장치가 내장된 IoT 계층으로서, 환자의 데이터를 저장하고 처리하는 시스템으로 구성한다.

학습 6

6-2 의료분야에서 사물인터넷의 기술

최근 의료 서비스 품질 향상에 대한 요구와 관심이 증가하고 있는 가운데, 의료 디지털 헬스케어 업계에서 사물인터넷을 활용해 의료비 절감 및 서비스 제고를 동시에 실현하려는 시도가 활발하다. 특히 전 세계 병원들을 중심으로 사물인터넷 기술을 도입해 스마트 병원 시스템을 구축하는 사례가 증가하고 있으며, 가시적 효과도 드러나는 상황이다.

현재 IoMT 수익의 대부분은 북미와 서유럽 지역에서 발생하고 있으며 향후 성장 역시 선진국 시장 중심으로 이루어질 전망이다.

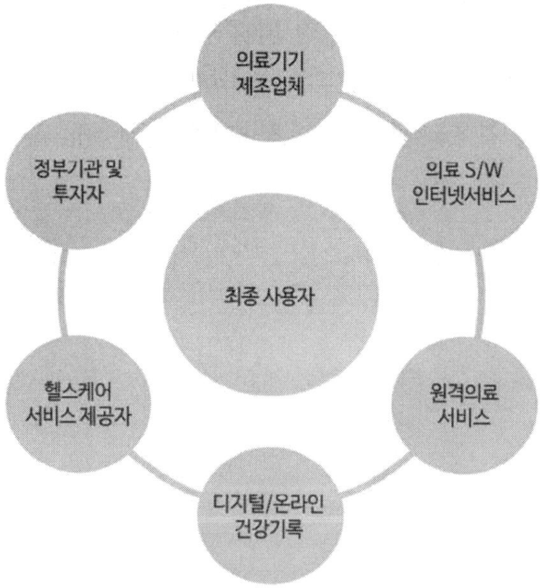

[그림 6-6] IoMT 생태계 구성

MyHealthTeams, InquisitHealth, Smart Patients와 같은 온라인 환자 커뮤니티의 성장이 지속적으로 IoMT 시장의 확대에 기여할 것으로 예상된다.

코로라로 인하여 원격의료 서비스의 채택, 환자의 신체에 이식하는 센서 칩과 각종 웨어러블 장치의 사용 증가는 IoMT 시장 성장에 기여하는 주요한 요인으로 작용한다. 이동통신 사업자를 위시한 정보기술(ICT) 업체들도 IoMT 부문에서 지속 가능한 비즈니스 모델을 모색 중이며, 의료기관들은 환자 모니터링과 입·퇴원 시점 최적화 등을 통한 비용절감 효과를 기대하여 IoMT 솔루션 배치를 확대하는 등 IoMT 생태계가 조성되고 있다.

미국의 대형 병원들은 실시간 추적 시스템을 통해 환자·의료진·설비의 위치와 동선 및 특정 움직임을 모니터링하고, 의료 데이터로의 접근을 종합적으로 관리하는 시스템을 구축하고 있다.

프랑스, 인도에서는 스마트폰, 태블릿 PC, 웨어러블 단말 등을 이용해 원격 환자 모니터링, 고령자들의 홈케어, 만성질환 치료 및 관리와 같은 개인적인 의료 서비스 부문에 접목함으로써 소비자 의료비 절감과 품질 향상 등의 효과를 창출하고 있다.

1. 비효율 및 서비스 개선에 기대감 고조

1) 삶의 질 향상 및 건강을 위한 의료서비스 증대

삶의 질 향상 및 건강에 대한 일반인들의 관심 증대로 의료 서비스에 대한 요구가 증가함에 따라 의료업계를 둘러싸고 꾸준히 언급되어 왔던 문제들이 더욱 부각되고 있다.

글로벌 IT 장비 업체인 시스코(Cisco)는 41%의 환자들이 더 나은 진료 서비스를 이유로 병원을 교체하며, 건강(Wellness)에 대한 투자 비용이 1%씩 증가할수록 응급실 방문자 수와 입원 환자 수가 각각 1.7%와 2.2%씩 감소한다는 조사 결과를 공개하였다. 시스코는 이를 토대로 현대 헬스케어 부문이 '예측 가능하고 선제적이며 개인 맞춤화된 진료와 치료 체계'로 전환되고 있다.

오진 발생에 따른 사망 및 비용 증가, 환자 모니터링 체계의 부족, 병원 자산 및 의료진 운영의 비효율 등은 헬스케어 산업 전반에 걸쳐 불필요한 비용 증가를 야기하며, 헬스케어 부문의 진화와 서비스 품질 향상을 저해하는 주요인으로 지목하고 있다.

2) 사물인터넷 기술 활용

최근 RFID 기반 센서, 웨어러블 및 모바일 단말 등을 기반으로 한 사물인터넷 기술이 헬스케어 산업의 당면 과제를 해결하고 새로운 부가가치를 창출하는 데 크게 기여할 것으로 기대를 모으고 있다.

사물인터넷은 원격 환자 모니터링, 고령자들의 홈케어, 만성질환 치료 및 관리 등과 같은 개인적인 의료 서비스 부문에 접목되어 소비자 의료비 절감과 품질 향상 효과를 창출이 가능하다.

병원들은 실시간 추적 시스템을 통해 환자 · 의료진 · 설비의 위치와 동선 및 특정 움직임 모니터링, 의료 데이터로 접근에 대한 종합적인 관리, 영상 통화 등 텔레헬스(Telehealth) 시스템 마련과 같은 스마트 병원 시스템 구축을 위해 사물인터넷을 도입하고 있다.

최근 전 세계 의료 업계에서는 사물인터넷 기반 시스템을 도입함으로써 의료환경 개선의 효과를 증명하는 사례가 속속 등장하는 상황이다.

2. 기대효과 및 전망

1) 기대효과

IoMT 도입에 따른 효과는 매우 다양하며, 관련 기술과 전문 지식의 지속적인 계발에 따라 점차 더 많은 혜택을 누릴 수 있을 것으로 기대된다.

(1) 객관적인 데이터

IoMT 기기들이 실제 환자의 신체 상황을 기록하고 보고할 수 있으므로 환자의 주관적인 판단이나 표현에 의한 왜곡 가능성이 감소하고 치료 효능에 대한 객관적인 평가가 가능하다.

(2) 원격 모니터링

처방에 대한 환자의 준수 현황을 원격 모니터링을 통해 실시간으로 파악할 수 있게 됨에 따라 치료 과정에서 환자의 책임성이 강화되는 효과를 기대된다.

(3) 주변 환경 및 활동 기록

이전에는 접근할 수 없었던 환자 주변의 환경 및 활동 데이터를 커넥티드 기기를 통해 수집하게 됨으로써, 만성 질환의 작용 메커니즘에 대한 이해를 크게 향상시키고 이를 기반으로 질병 예방과 치료에 대한 해결책을 강화한다.

(4) 자동화

장치 및 치료 기록의 자동화를 통해 병원 및 치료 시설 내에서 발생할 수 있는 사람의 실수 또는 잘못된 보고를 방지한다.

(5) 정밀의학 서비스

처방된 약물의 개인별 작용 기전을 정확하게 모니터링 함으로써, 개인에게 최적화된 표적치료를 시행하고 이를 통해 부작용을 줄이면서 치료 효과를 높일 수 있는 정밀의학 서비스를 실현한다.

(6) 유기적 적응성

IoMT 시스템은 환자의 신체 상태에 대한 정확한 피드백 루프를 기반으로 구축되므로, 치료를 통해 환자의 신체 상태가 호전되는 정도에 부응하여 적절하게 조정된 처방과 치료가 이루어질 수 있도록 지원한다.

2) 활용전망

활용전망은 IoMT 기술은 환자의 상태 측정 · 의료 자산 제어 및 관리 · 건강 관련 데이터 통합 등의 용도로 활용되어 헬스케어 서비스 모델의 변화를 촉진할 것으로 전망이다.

학습 6

① IoMT 연결 장치들은 태아 상태 모니터링, 심전도기, 온도 모니터 또는 혈당 측정기 등 다양한 형태로 환자의 건강 상태를 추적한다.

㉠ IoMT 기기를 통해 중요한 건강관련 데이터들이 공유됨으로써, 환자 등록부터 정확한 전자의무기록 관리 및 예방적 진단 서비스 등에 이르기까지 일관성 있고 상호연동 되는 서비스를 구현한다. 특히 가정용 헬스케어 시스템과 통합하여 건강관련 데이터를 클라우드에 자동으로 업로드 함으로써, 약물 복용 현황이나 환자의 상태 호전 여부, 기타 의료진에게 알람을 제공해야 하는 상황들을 자동으로 파악한다.

② 의료 장비, 인력 및 환자의 위치를 제어하기 위해 IoMT 기술을 활용한다.

㉠ 예컨대 의료 서비스 제공자는 구급차 서비스에 텔레매틱스를 적용하여 차량 내에서 적시에 의료 서비스를 제공할 수 있는 병원 응급실 수준의 구급차량 관리가 가능하다. 병원 내에서는 IoT 기능의 스마트 병상 시스템을 통해 환자의 이동상황을 자동으로 추적한다.

㉡ IoT 장비를 활용해 혈액 및 장기 전달과 관련한 모니터링을 진행하고, 수송 중 적정 온도를 모니터링 및 제어할 수 있는 기능을 확보한다.

③ 의료 장비의 기능 자체에 대한 유지 보수 서비스를 제공한다.

㉠ 의료기기를 IoT로 연결함으로써 의료 서비스 제공 현장에 투입된 장비와

자산의 이동 현황을 추적하고 도난 우려를 완화한다.

㉡ 예컨대 IoT 기반의 실시간 성능 모니터링 데이터를 통해 유지 보수 필요성을 조기에 발견하여 대응함으로써 장비 고장으로 인한 가동 중지 문제를 방지한다.

㉢ 가정 내에 보급된 의료 장비에 대해 유지 보수의 필요성을 적시에 확인한다.

〈표 6-2〉 IoMT 도입으로 촉진될 헬스케어 모델의 변화 전망

항 목	IoMT 도입 전 상태	IoMT 도입 후 상태
포커스	• 의료 처치 과정 및 의료서비스 제공자 중심의 진료	• 환자 중심 및 환자의 참여를 전제로 한 성과 중심의 진료
목표	• 증상 기반의 진료 • 치료 목적의 보건의료 활동	• 예측 기반의 진료 • 예방 목적의 보건의료 활동
장소/공간	• 의료기관내 진료활동(중앙집중적)	• 언제 어디서나 진료활동(분산적)
치료방식	• 침습적 치료 • 증상발현에 따른 치료	• 비침습적 치료 기회 확대 • 통합적 치료
투약	• 블록버스터 약물 위주	• 개인화된 약물 위주

출처 : Frost & Sullivan Analysis

6-3 의료분야에서 사물인터넷 기술 적용

1. 주문형 헬스케어

1) 주문형 헬스케어 개요 및 특징

주문형 헬스케어(On-Demand Healthcare)는 주문형 의료 서비스를 통해 자택 내에서 24시간 연중무휴로 의료 서비스에 접근할 수 있도록 보장하고 언제 어디서나 즉각적인 의료 지원을 제공한다.

공급 중심이 아니라 수요를 중심으로 사용자가 원하는 즉시 서비스를 제공하는 일명 '온디맨드(On-demand)' 트렌드가 보건의료 분야와도 융합하는 추세를 반영한다.

모바일 사이트나 앱을 통해 의사와 환자를 연결하여 의료 상담을 주고 받으며 문제를 해결할 수 있는 다양한 플랫폼이 등장하여 경쟁한다. 환자의 데스크톱은 물론 스마트폰이나 인터넷 연결이 가능한 스마트 기기를 활용할 수 있어 IoMT 기

반의 모바일 진료가 가능하다. 특히 미국은 고가의 의료 서비스 비용을 절감하기 위한 대안으로 원격의료와 결합한 주문형 헬스케어 수요가 많아 시장의 성숙도가 높은 편이다.

미국 의료 소비자의 60% 이상이 온라인 기반의 주문형 헬스케어 서비스에 대해 개방적인 태도를 보이고 있으며, 최근 한 해 동안 약 120만 명이 온라인을 통한 의료 서비스를 이용한다.

중국과 인도 등의 국가에서 오지나 벽지의 의료 서비스 체계가 불안정하고 의료기관 방문이 쉽지 않은 지역의 경우, 이 같은 의료 서비스 모델의 성장 잠재력이 높은 편이다. 이에 따라, 최근 주문형 헬스케어 비즈니스 모델과 관련 기업들에 대한 투자자들의 관심도 고조되고 있다.

2) 사 례

주문형 헬스케어 분야에서는 다양한 플랫폼들이 각자 특화된 서비스를 제공한다.

미국의 닥터온디맨드(Doctor on Demand)는 환자가 온라인 접속 후 내과, 소아과, 산부인과, 정신과 중 진료과목을 선택한 후 의사와 통화하고 처방전을 받을 수 있도록 지원한다. 환자는 의사와 상담하기 전 온라인으로 주요 증상의 내용을 선택하고 과거 병력을 점검하는 과정을 거치며, 1회 진료 혹은 진료 시간에 따라 비용을 지불한다.

미국의 헬스탭(HealthTap)은 약 11만 명의 의사들이 참여하는 네트워크를 구축하고, 의료와 관련한 환자의 질의를 언제 어디서나 즉각적으로 해결한다.

온라인 기반의 주문형 헬스케어 서비스 솔브 헬스(Solv Health)는 가까운 응급의료 시설에 대한 검색부터 당일 예약까지 원스톱으로 진행이 가능하다.

미국의 주문형 헬스케어 서비스인 힐(Hill)과 페이저(Pager)는 스마트폰 앱을 통해 왕진의사를 호출하면 각각 60분과 2시간 이내에 의사가 집이나 직장으로 찾아오는 서비스를 제공한다.

미국의 그랜드라운즈(GrandRounds)와 퍼스트오피니언(First Opinion)은 환자들이 온라인으로 제공한 증상과 치료 기록 정보에 근거하여, 사전에 등록된 주요 병원의 전문의들이 48시간 이내에 의학적 소견을 제시하고 환자의 치료법에 대해 조언한다.

그랜드라운즈의 경우 환자가 원할 경우 가까운 의료기관의 진료예약을 진행할 수 있도록 하고 있으며, 퍼스트오피니언은 처방전 발행 서비스를 제공한다.

한걸음 더 나아가 iD아바타스(iDAvatars)는 인공지능 기반의 소피(Sophie)라는 가상 의사를 만들어 증상에 대한 진단은 물론 환자와의 대화를 통한 정서적 지원까지 제공한다.

인도의 앰비(Ambee)는 병원과 개인 구급차 소유자들의 온라인 네트워크를 구축하여 응급 상황 발생시 구급차를 시간 단위로 대여할 수 있는 주문형 구급차 서비스를 제공한다.

3) 운영모델 사례

미국의 의료IT 스타트업 이그보(Iggbo)는 의료진단을 위한 채혈 서비스의 프로세스를 혁신한다.

이그보는 환자의 의료 기관 방문을 통해 이루어지던 채혈 과정을 차량호출업체 우버(Uber)와 유사한 운영 모델을 도입한 주문형 서비스로 변경한다.

① 의사 · 환자 · 채혈 담당의 · 연구실을 긴밀하게 연계하여 모바일 기반의 주문형 서비스 방식으로 혈액의 채취부터 운송과 관리, 검사결과 통보에 이르는 전 과정을 처리한다.

② 이를 통해 환자의 내원 필요성을 줄여 시간과 비용을 절감하고, 진단의사와 채혈실 사이의 커뮤니케이션을 효율화함으로써 환자와 의료진의 편의를 증진한다.

이그보의 주문형 혈액검사 서비스 프로세스는 다음과 같이 진행한다.

㉠ 의사가 이그보의 플랫폼에 로그인하여, 맞춤형 혈액 검사 내용을 의뢰한다.

- 예컨대, 환자의 질환과 검사의 세부 목적에 따라 심장 마비의 확률을 정량화하거나 중요한 유전 표지자를 식별하기 위한 정교한 혈액검사 요청이 가능하다.

㉡ 이그보 플랫폼 네트워크에 등록된 채혈 담당의와 실험실 중에서 해당 의뢰 사항을 즉시 수락할 수 있는 쪽과 즉시 예약이 체결되고, 채혈이 이루어질 장소를 결정한다.

- 환자의 직접 내원은 물론 환자의 가정이나 사무실 방문을 통한 채혈도 가능하므로 언제 어디서나 서비스를 지원한다.

㉢ 여러 차례에 걸쳐 채혈이 이루어지는 경우에는 이그보가 독점권을 가지고 있는 Glidepath® 프로세스를 통해 이메일, 문자메시지, 전화통화를 통해 환자에서 채혈 예약 시간을 자동으로 안내한다.

㉣ 이그보가 제공하는 스마트 앱을 통해 채혈의 전 과정과 혈액 샘플의 수집, 준비, 포장, 운송 및 추적 현황에 대한 조회가 가능하다.

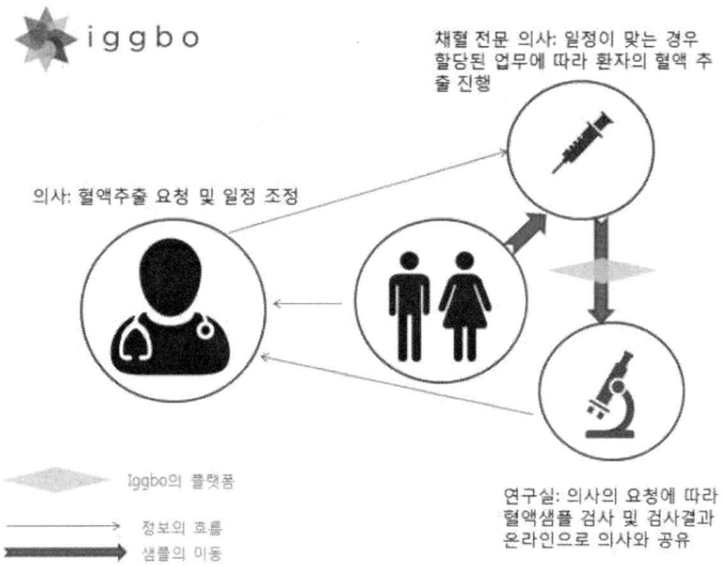

[그림 6-7] 이그보(Iggbo)의 서비스 운영 모델

③ 이러한 서비스 운영 모델은 참여자들이 모두 업무효율과 편의성을 극대화할 수 있도록 지원한다.

㉠ 의사는 진단 필요에 따른 상세한 검사 의뢰를 통해 필요한 자료를 확보하고, 앱을 통해 환자가 헬액 검사 관련한 소정의 유의사항을 준수했는지 여부를 확인한다.

㉡ 채혈 담당의는 낭비되는 대기시간 없이 원하는 시간에 원하는 업무를 수행하는 방식으로 효율성을 제고한다.

㉢ 환자는 편리한 장소에서 언제 어디서나 채혈을 받을 수 있어 편의성을 향상시킨다,

2. 공공기반의 서비스형 헬스케어

1) 공유기반의 서비스형 헬스케어의 개요 및 특징

공유기반의 서비스형 헬스케어(Healthcare as a Service)의 개요 및 특징은의료비용의 상승에 대응하여, 연결성(Connection)을 기반으로 자원을 공유함으로써

비용효율적인 보건의료 서비스를 제공한다.

ICT 분야의 서비스형 소프트웨어(SaaS : Software as a Service) 모델을 의료 분야에 적용한다.

① '서비스형 소프트웨어'란 소프트웨어를 직접 설치하고 소유하던 기존의 방식에서 벗어나 소프트웨어를 '서비스' 개념으로 제공받아 필요한 서비스만 이용 가능하도록 한 모델이다.

② 보건의료 분야에서 자원 공유는 의료 장비, 의료 기술, 인적 자원, 의료 물류, 의료 데이터 관리, 에너지 비용 등의 영역에서 비용절감에 기여한다.
정보기술의 발전으로 의료 서비스의 디지털화·협업 증가·데이터 기반의 환자 중심적 진료 트렌드가 이어지며, 언제 어디서나 정보에 접속할 수 있는 환경에 대한 요구가 증대한다.

③ 방대한 의료 관련 데이터의 활용 및 공유를 지원하는 플랫폼과 IT 자원에 대한 투자도 필요하다.

④ 보건 의료 분야의 전통적인 기술 기반 구조는 각 의료기관과 서비스 접점에서 생성된 엄청난 양의 데이터의 공유와 저장이 쉽지 않은 상황이다.

⑤ 다양한 데이터 형식과 각종 의료기기와 관련 애플리케이션의 표준화 미비 등으로 인해 이러한 어려움이 가중된다.
이에 따라, 개별 의료기관이나 보험사 단위의 직접적인 자원관리 방식을 넘어 전문 플랫폼을 이용한 다양한 연결 장치 관리 및 데이터 활용이 확산되는 추세이다.

⑥ 특히 클라우드 컴퓨팅의 가파른 성장으로 인해 클라우드 기반의 다양한 서비스가 온라인을 통한 주문형 모델로 제공되어, 의료 관련 IT 시스템의 효율화 및 비용절감 효과를 기대한다.
   ㉠ 글로벌 정보기술업체 EMC의 후원으로 실시된 메리톡(MeriTalk)의 설문조사에 따르면, 미국 의료기관들의 의사결정자 151명 중 67%가 클라우드 기반의 전자의무기록(EHR) 시스템을 활용한다고 응답한다.

⑦ 서비스형 헬스케어 모델의 채택을 통해 헬스케어 분야의 다른 사업자들과 풍부한 데이터를 공유함으로써 새로운 부가가치를 창출한다.
   ㉡ 예컨대, 제약 산업의 경우 지금까지 개별 업체들의 전문 지식은 주로 내부적으로만 활용되었으나 클라우드 기반의 데이터 공유를 통해 서비스 영역을 확대하는 모델도 가능하다.

2) 사 례

사례는 공유기반의 서비스형 헬스케어 모델을 채택한 다양한 업체들이 의료관련 업체들과 의료 소비자를 연결하는 가치를 제안한다.

① 미국의 발리딕(Validic)은 헬스케어 기업들이 mHealth 앱과 장치에서 수집된 데이터에 접속할 수 있는 모바일 API 연결 서비스를 제공한다.

㉠ 발리딕은 시중에 출시된 헬스케어 및 의료 관련 모바일 앱과 가정용 의료기기 중 약 70%를 플랫폼에 연동시킴으로써, 환자와 일반 사용자들이 보유한 기기를 통해 확보되는 방대한 데이터를 확보한다.

㉡ 이러한 데이터는 클라우드 기반의 플랫폼에서 수집 및 통합되며 발리딕은 병원, 보험사, 제약업체 등 헬스케어 분야의 다양한 참여자들이 이 데이터를 활용할 수 있는 채널을 제공한다.

② 영국의 건강정보 웹 포털인 페이션트 앤 트라이얼리치(Patient and TrialReach)는 환자들이 전 세계에서 이루어지는 임상시험에 손쉽게 참여하고 관련 자료를 활용할 수 있도록 연결한다.

③ 임상시험 진행자들은 테스트에 적합한 환자군을 물색할 수 있으며, 환자들은 임상시험 참여를 직접 신청하는 것이 가능하다.

④ 클라우드 기반의 종합 모바일 원격진료 플랫폼을 표방하는 미국의 genieMD는 전자 처방전, 화상 회의, 보안이 강화된 메시징 서비스, 의료비 지불 처리, 만성 진료 관리 등을 포함하는 풀패키지 서비스를 제공한다.

3) 비즈니스 전략 사례

비즈니스 전략 사례는 글로벌 IT기업 애플(Apple)과 미국의 스타트업 헬스 고릴라(Health Gorilla)는 협업을 통해 병원 · 임상테스트 업체 · 의료영상처리센터 등의 건강 관련 데이터를 통합하는 서비스를 제공한다.

① 의료기관 사이에 환자의 진료 정보 공유가 이루어지지 않는 일명 '상호운용성 위기(Interoperability Crisis)'와 그에 따른 비효율을 극복하는 것이 이 서비스의 목적이다.

㉠ 서로 다른 병원이나 의료 클리닉 사이에서 환자의 의료 데이터를 교류하는 경우는 정책적 · 기술적 이유로 인해 매우 드문 상황이다.

㉡ 이에 따라, 임상 테스트 센터들과 광범위한 파트너 네트워크를 구축함으

로써 검진과 관련한 참조 사항들을 온라인으로 공유하며 업무 효율성을 제고하기 위한 수요가 증대한다.

② 헬스 고릴라는 미국내 의료진을 대상으로 환자의 의료기록과 처방 내역들을 볼 수 있는 서비스를 제공한다.

㉠ 헬스 고릴라가 개발한 모바일 앱은 어느 위치에서나 모든 기기를 통해 환자의 의료 데이터에 안전하게 접근할 수 있도록 지원한다.

㉡ 이를 통해 의료진은 임상 검사 내역의 검토 및 공유, 진단 관련 요청사항의 접수 및 전송, 진료 관련 참고자료 송수신, 검사결과 확인이 가능하다.

③ 애플과 헬스 고릴라는 애플 아이폰(iPhone)을 허브 단말기로 삼아 이러한 서비스를 개인 사용자의 건강 및 의료 데이터 수집과 공유를 지원하는 서비스로 확대할 예정이다.

㉠ 사용자는 아이폰을 켜기만 하면 내원 기록, 각종 검사결과, 처방전 및 기타 헬스케어 정보 등 자신의 모든 건강 정보와 의료 정보를 손쉽게 확인하고 이를 다시 의사와 공유하는 것이 가능하다.

㉡ 이를 위해 애플은 아이폰 사용자들이 자신의 의료기록, 임상 진단결과, 알레르기 항원 목록 등의 자료를 언제 어디서나 검토, 저장, 공유할 수 있도록 편의기능과 보안을 함께 지원할 계획이다.

④ 그동안 개인의 수면 시간이나 보행 수를 측정하는 등 피트니스나 웰빙 부문에 중점을 두고 서비스를 제공해 온 애플은 여러 곳에 산재해있는 의료 데이터를 수집하고 공유하는 서비스를 본격적으로 추진한다.

㉠ 애플은 그동안 '헬스 레코드(Health Records)'라는 기능을 통해 의료정보 관련 문서 서비스를 제한적으로 지원해왔으나, 헬스 고릴라의 의료진 대상 의료 데이터 공유 서비스를 통해 종합적인 플랫폼 형태를 추구한다.

㉡ 최근 출시된 애플의 헬스키트(HealthKit) 서비스가 미국의 14개 주요병원과 만성질환 환자 관리용 시범 사업을 진행하는 등 대형 병원들을 대상으로 네트워크를 확장해온 것은 이러한 서비스 전략을 염두에 둔 포석으로 해석한다.

㉢ 최근 건강 데이터 플랫폼 업체 글림스(Gliimpse)를 인수하고, 미국 대형 병원 전자의무기록 시장의 절반을 점유하고 있는 에픽 시스템스(Epic Systems)와 제휴를 통해 시스템을 연동해 놓은 애플의 전략은 아이폰을 모바일 종합 의료정보 관리 플랫폼으로 육성하는 것이다.

• 이와 관련, 샌디에이고의 제이콥스 메디컬센터(Jacobs Medical Center), 시카고의 메트로사우드 메디컬센터(MetroSouth Medical Center), 로스앤젤리스의 세다스 시나이(Cedars-Sinai) 등 미국의 주요 대형병원들이 애플의 모바일 단말기를 주요 의료관리 허브로 활용하는 파일럿 프로그램을 진행한다.

3. ICT 주도의 협업(New Collaboration led by ICT providers)

1) 개요 및 특징

클라우드 기반 IoMT 플랫폼의 확산에 따라 통신 사업자, 하드웨어 및 소프트웨어 공급 업체, 분석 소프트웨어 공급 업체들의 전략적 제휴가 강화한다.

① 이러한 제휴 관계는 기술 업체들이 보건의료 분야에서 새로운 시장을 개척하는 효과와 이를 통해 새로운 헬스케어 서비스가 개발되는 효과를 동시에 창출한다.

㉠ 예컨대, 통신장비사업자 에릭슨(Ericsson)과 소프트웨어 업체 SAP는 이동통신 사업자들과 보건의료 업체들이 참여하는 IoMT 장치 연결 및 서비스 지원 플랫폼 비즈니스를 주도한다.

② IoMT와 모바일 기술의 융합은 IoT의 주요 응용영역인 스마트시티 개발의 한 부분으로서 모바일 헬스케어(mHealth) 시장의 성장을 가속화한다.

㉠ mHealth는 환자 모니터링 장치, 휴대 전화 및 개인용 정보 단말기와 같은 모바일 장치를 사용하여 일상적이고 포괄적인 헬스케어 서비스를 제공한다.

㉡ mHealth의 모바일 건강 애플리케이션에는 임상 및 커뮤니티 건강 데이터 수집, 실시간 환자 모니터링 및 건강 정보 전달이 포함한다.

㉢ mHealth 플랫폼을 기반으로 웨어러블 디바이스, 앱 서비스, 의료기관 등 다양한 이해관계자의 참여가 두드러지면서 개인 건강관련 데이터의 수집, 공유, 활용도 활성화한다.

③ 모바일과 웨어러블 기반의 mHealth 솔루션은 가정과 병원 차원에서 모두 활용한다.

㉠ 가정에서 환자는 당뇨병, 수면 무호흡증, 만성 폐쇄성 폐질환, 고지혈증, 천식 및 허혈과 같은 여러 질병을 웨어러블 의료 장비의 도움으로 직접

학습 6

모니터링을 수행한다.

- 수집된 데이터는 스마트 장치에 설치된 클라우드 컴퓨팅 및 분석 소프트웨어를 통해 자동으로 의료진에게 전송한다.

㉡ 병원 내에서도 의료진이 원격 위치에서 환자를 추적 및 모니터링하고, 비상사태가 발생할 경우 환자의 위치를 쉽게 파악해 적절한 치료 서비스를 제공한다.

- 웨어러블 기기들의 연결을 통해 이루어지는 일명 '모바일 신체 영역 네트워크(Wireless Body Area Network, WBAN)'는 환자의 신체에 부착된 센서의 도움을 받아 생체 신호 및 건강 상태와 같이 실시간에 가까운 환자의 데이터를 종합적으로 포착한다.

④ 스마트 웨어러블 의료 기기에 대한 수요가 증가함에 따라, 많은 통신 사업자들은 웨어러블 기술의 개발을 지원하고 향상시키기 위해 스마트 웨어러블 기기 제공자와 협업을 추진한다.

㉠ 구글(Google)의 스마트 콘택트렌즈, 애플(Apple)의 아이워치(iWatch), 애봇(Abbott)의 프리스타일 혈당 모니터링시스템(Freestyle Libra Flash Glucose Monitoring System) 등의 웨어러블 기기 및 센서를 활용한다.

- 예컨대, 프리스타일은 환자의 팔에 착용 할 수 있는 초소형 센서로서, 환자가 최대 14일 동안 사용할 수 있으며 일일 활동을 모니터링하고 환자에게 적합한 치료 방식을 결정할 수 있는 데이터를 제공한다.

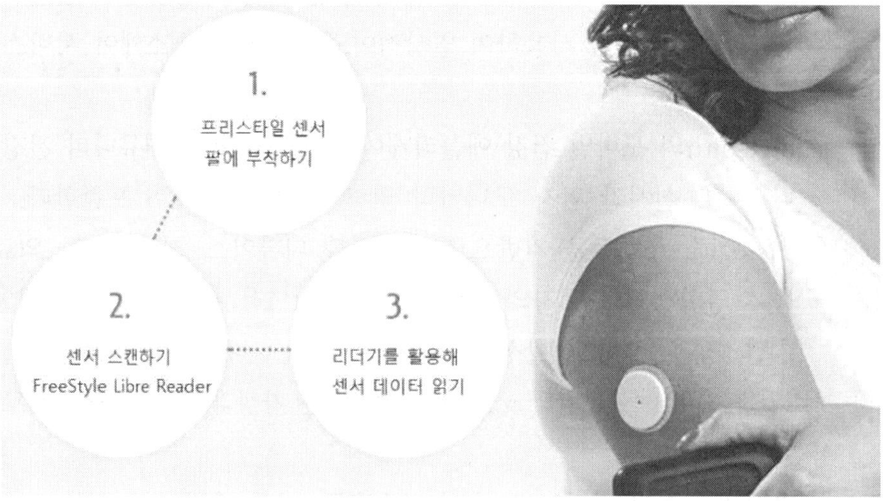

[그림 6-8] Freestyle Libra Flash Glucose Monitoring System 사용법

자료 : Freestyle diabetes 홈페이지

⑤ ICT 기술업체들이 참여하는 협업 시스템은 보건의료 분야의 새로운 제품이나 서비스 개발은 물론 통신 및 기기 제조업체들의 시장기반 확장에도 기여할 전망이다.

2) 협업 사례

협업 사례는 에릭슨(Ericsson)은 NB-IoT9) 기술을 기반으로 한 커넥티드 헬스케어(Connected Healthcare) 비즈니스를 추진한다.

① 에릭슨은 2017년 3월 중국 이동통신사업자 차이나 모바일(China Mobile)과 영국계 다국적 제약업체 아스트라제네카(AstraZeneca) 등이 참여하는 제휴를 체결한다.

㉠ 이 제휴를 통해, 에릭슨과 차이나 모바일은 IoT 기술을 사용하여 새로운 애플리케이션을 시험하고 실시간 의료 장비 관리를 지원하는 네트워크 터미널 관리 서비스를 제공한다.

㉡ 진단부터 치료에 이르기까지 의료의 전 과정을 포괄하는 IoMT 기반의 질병 관리 솔루션을 공동으로 개발하고 홍보할 계획이다.

㉢ 이 협업의 최우선 목표는 중국의 환자들이 좀 더 정확하고 진전된 질병 관리 솔루션의 혜택을 누릴 수 있도록 지원하는 것이다.

㉣ 이를 위해 호흡기, 심혈관, 신진 대사, 위장병 및 종양 등의 질병 영역을 대상으로 IoMT 솔루션을 제공할 예정이다.

② 에릭슨은 유비쿼터스 모바일 광대역 기반으로 헬스케어 분야를 겨냥한 다양한 연결 장치를 구축한다.

㉠ 이를 위해 NB-IoT 기술 등을 활용한 새로운 IoMT 응용 프로그램을 테스트할 예정이다.

㉡ 또한 NB-IoT 기술을 적용한 엔드-투-엔드 방식의 인증 및 통합 기능을 제공하여 의료 장비를 안전하게 연결할 수 있도록 지원한다.

③ 아스트라제네카는 모든 파트너들과 협력을 통해 중국 우시(Wuxi)의 IoMT 헬스케어 시스템 구축을 위한 글로벌 리소스를 통합하고, 이를 기반으로 환자를 위한 스마트 건강 관리 솔루션을 제공한다는 계획을 추진한다.

㉠ 아스트라제네카의 IoMT 헬스케어 시스템은 예방, 진단 및 추적 추적을 포괄하는 건강관리 프로세스를 환자에게 제공하는 것이 목표이다.

학습 6

4. 위치 추적 센서 기반의 사물인터넷 기술 도입 사례

1) 어벤추라 병원

미국 플로리다 주의 어벤추라 병원(Aventura Hospital)은 응급실 외래환자의 신속하고 효율적인 진료를 위해 실시간 환자 위치 추적 시스템을 도입하였다.

어벤추라 병원은 환자 진료의 병목현상, 퇴원 수속 절차의 비효율성, 지나치게 긴 응급실 대기 시간 등으로 병원 서비스 저하는 물론 불필요한 비용 낭비가 발생해 전반적인 병원 운영에 어려움을 겪고 있던 상황이었다.

어벤추라 병원은 GE(General Electric)에서 개발한 의료용 위치추적 시스템 '애자일트랙(AgileTrac)'을 도입하고, 병원을 방문한 환자들과 병원 내에서 쓰이는 각종 의료기기들의 위치 정보를 종합적으로 파악할 수 있는 기반을 구축하였다.

병원에 입원한 환자 및 외래환자들에게 위치추적 센서가 탑재된 팔찌를 제공함으로써 의료진들이 환자의 위치를 실시간으로 확인하고 응급상황이 발생했을 시에도 보다 신속하게 대응할 수 있으며, 병원 내 의료장비에도 위치추적 센서를 부착해 치료에 필요한 장비들의 위치도 즉각적으로 확인이 가능하다.

또한 환자의 도착에서부터 진료 정보를 종합적으로 확인할 수 있기 때문에 퇴원 수속 절차를 간소화하고, 응급실 침대의 위치와 침대의 공석 상황 등을 파악하는 데도 활용되어 환자 대기시간도 단축하였다.

어벤추라 병원은 '애자일트랙' 시스템을 통해 9개월 동안 불필요한 입원 시간을 3,156시간 단축시켜 407개의 병실을 추가로 운영하고 32만 8,000달러(약 3억 6,100만 원)의 비용을 감축하였다.

아울러 응급실 대기시간을 68%, 외래환자의 경우 방문에서 퇴원까지의 시간을 약 30분 가량 단축시켜 환자 순환률 및 서비스 품질 향상을 달성하였다.

2) 호스피탈 셀레브레이션 헬스

플로리다 호스피탈 셀레브레이션 헬스(Florida Hospital Celebration Health) 역시 위치추적 센서 활용한 수술 환자 관리 시스템을 도입하였다.

플로리다 호스피탈 셀레브레이션 헬스는 병원 진료의 투명성 향상을 목적으로 의료진, 간호사 및 환자들에게 RFID 센서가 탑재된 배지 '에어로스카우트(AeroScout)'를 지급해 수술 전후 환자의 위치를 실시간으로 파악하였다.

이러한 배지 추적 시스템을 통해 수집되는 환자의 위치 정보는 입원 기간 및 치료 서비스 수준 예측 등에 활용되어 환자 유형별로 차별화된 대응 서비스를 제공하는데 기여하였다.

플로리다 호스피탈 셀레브레이션 헬스 성과 증진 부서에 따르면, 동 시스템을 통해 수집된 간호사 및 의사들의 위치 및 진료 정보는 의료진의 업무 효율성을 향상시킬 수 있는 방안 수립에도 활용될 수 있다.

이를 위해 플로리다 헬스는 동 시스템을 응급실 및 병원 전체로 확대 배치할 계획이며, 데이터 분석 및 활용 업무를 담당할 분석가를 채용해 전담팀도 구성할 예정이다.

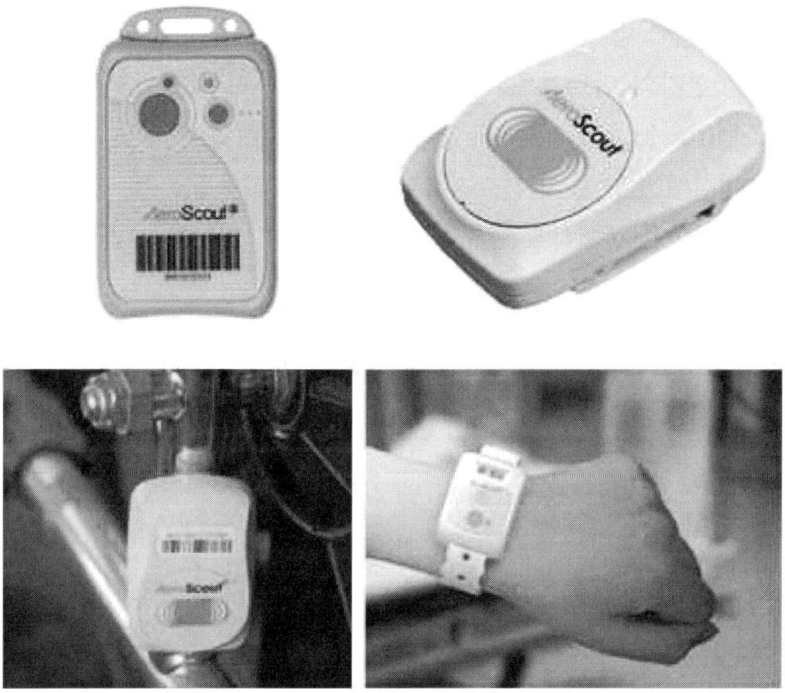

[그림 6-9] '에어로스카우트' 태그 외형(위)과 환자 휠체어 및 팔목 착용 모습(아래)

출처 : Stanley Healthcare(www.stanleyhealthcare.com)

3) 리버사이드 메소디스트 병원

오하이오 주의 리버사이드 메소디스트 병원(OhioHealth Riverside Methodist Hospital)에서는 병원 내 세균 감염 예방을 위해 RFID 태그와 센서를 활용한 위생 손 소독 장치를 도입하였다.

미국 질병통제예방센터에 따르면, 병원에서의 질병 감염 예방 차원에서 진료 전 손 씻기가 강조되고 있음에도 불구하고 실제 실행률은 약 50%에 불과하다.

리버사이드 메소디스트 병원은 RFID 태그를 탑재한 뱃지와 이를 감지하는 센서를 탑재한 손 소독 장치를 결합해 의료진 250여 명의 손 소독 실시 여부를 모니터링하고 있다.

병원은 손 소독 장치를 각 병실의 출입구에 설치해 병실 출입 전후로 의료진들의 손 소독 장치 이용률을 확인해 본 결과 손 소독 실시율이 약 94%까지 상승했다.

5. 디지털 및 웨어러블 단말 기반의 사물인터넷 도입 사례

1) 릴 지역 의과대학 부속병원

프랑스에 위치한 릴 지역 의과대학 부속병원(Lille Regional Teaching University Hospital)은 환자의 진료기록부를 커넥티드 터치스크린 단말로 교체하고 지능형 침상 시스템(Intelligent Bedside System)을 구축하였다.

기존에 병실에 있던 종이 진료기록부를 대신해 환자정보 및 진료기록이 저장된 터치스크린 단말을 설치하고 병원 의료진들이 환자 정보를 보다 용이하고 간편하게 기록할 수 있도록 지원하였다.

해당 시스템은 의료진들이 기존의 환자 정보 및 추가적으로 필요한 외부정보에 신속하게 접근함으로써 진료 정보 갱신에 소요되는 시간을 대폭 감축시키고, 환자의 바로 옆에서 관찰되는 증상 등을 즉각적으로 단말에 입력함으로써 진료기록 오류 발생률도 크게 감소하는 효과를 달성하였다.

또한 환자의 질병 및 상태에 대한 이해를 돕기 위해 스크린을 통해 검사 결과, 각종 촬영 이미지 및 동영상 등을 활용할 수 있기 때문에 환자와 의료진 간의 원활한 의사소통이 가능하다.

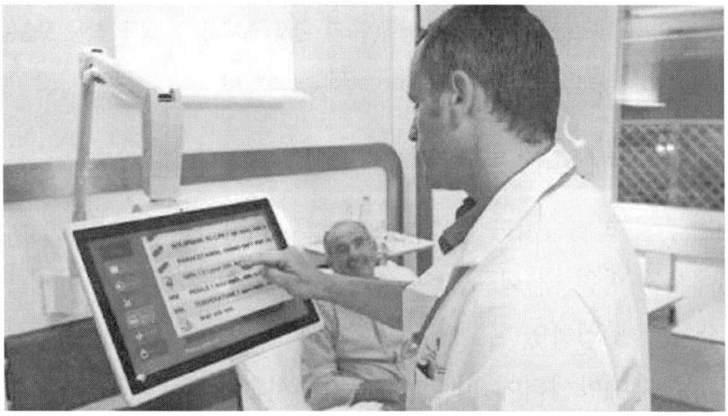

[그림 6-10] 릴 지역 의과대학 부속병원의 지능형 침상 시스템

이들 단말은 TV, 인터넷 접속 및 음성 통화 기능도 탑재해 환자가 지인들과 이메일 등을 주고받거나 원하는 방송을 시청하는 등의 서비스를 이용 가능하며, 인터페이스는 모바일 단말에 대한 환자의 숙련도와 연령에 맞춰 설정할 수 있도록 지원한다.

2) 매니팔 병원

인도의 매니팔 병원(Manipal Hospitals)은 임산부들이 태아의 상태를 스마트폰 및 태블릿PC 앱을 통해 실시간으로 확인할 수 있는 웨어러블 단말을 제공한다.

웨어러블 단말을 통해 수집되는 정보는 태아의 심장 박동이나 그 밖의 중요한 상태 정보로서, 담당의사가 원격으로 접근이 가능하다.

의료진이 태아에 대한 실시간 모니터링을 수행함으로써 임산부들이 임신 기간 동안 심리적으로 안정감을 느낄 수 있는 것은 물론 병원 방문 빈도를 줄임으로써 그에 따른 비용도 절감한다.

매니팔 병원에서는 웨어러블 단말을 활용해 환자들의 상태를 종합적으로 모니터링하는 중앙 간호 본부(Central Nursing Station)도 구축하였다.

본부에서는 환자의 중요한 건강 관련 통계를 실시간으로 모니터링하며, 환자 등록 및 의료 기록 출력 등의 다양한 병원 내 관리 업무를 종합적으로 수행한다.

의료진들은 스마트폰 앱을 통해 병원의 중앙 정보 시스템에 접속해 웨어러블 단말이 전송한 모니터링 정보를 확인할 수 있다, 이상적인 수치나 데이터를 자동적으로 표시해주는 도구를 활용해 의료진들의 신속한 조치를 지원한다.

해당 시스템은 특히 꾸준히 건강 상태를 확인하고 관리해야 하는 만성 질환의 치료에 효과적이다.

수행 내용

재료 · 자료

- 의료와 IT기술의 융합 관련 자료

기기(장비 · 공구)

- 컴퓨터, 문서작성 프로그램, 프린터, 주변기기

안전 · 유의사항

- 의료 및 IT 관련 장비의 안전 및 유의사항을 숙지한다.

수행 순서

01 사물인터넷의 주요 요소기술 구성에 대하여 분석하라.

사물인터넷을 구성하는 주요 요소기술로는 센싱기술, 유무선 통신 및 네트워크 인프라 기술, 서비스 인터페이스 기술, 보안기술 등이 있다.

1. 센싱기술

센싱기술은 물리적, 화학적 정보 측정을 위해 온도, 습도, 가스, 조도, 위치, 영상 등의 정보를 획득할 수 있는 다양한 소자가 이용된다.

센싱기술은 최근 센서는 단순 측정에서 데이터 처리, 자동 보정, 자가 진단, 의사결정 등의 기능을 수행하는 스마트 센서로 발전 중이다. 스마트 센서의 핵심 기술로는 MEMS(Micro Electro Mechanic System)기술, SoC(System-on-Chip)기술, 임베디드 소프트웨어 기술이 있다.

스마트 센서는 MEMS 및 반도체 공정을 이용하여 제작하므로 개발비는 높지만 양산 단가가 낮고 초소형화, 저전력화가 가능하다. 스마트 센서는 모바일 및 웨어러블 기기, 자동차, 헬스케어 등에서 이용이 확대되면서 매년 연평균 10% 이상의 성장이 예상된다.

2. 유무선 통신 및 네트워크 인프라 기술

유무선 통신 및 네트워크 인프라 기술은 획득한 정보를 전달하기 위해 근거리에서는 Bluetooth, Wi-Fi, RFID, 적외선 등이 이용되며 원거리에서는 Ethernet, WCDMA, LTE 등이 사용되고 있다.

통신기술은 사물인터넷에서 사물은 배터리를 이용하는 경우가 많기 때문에 전력소모가 적은 근거리 통신 프로토콜을 통해 인터넷 연결이 가능한 장치와 접속하는 방식으로 네트워크를 구성하고 있다.

시장에서는 여러 프로토콜이 경쟁 중이며 저전력 블루투스(BLE, Bluetooth Low Energy), 지그비(ZigBee), Z-웨이브(Z-Wave), 인스테온(Insteon), 웨이트레스(Weightless) 등이 대표적이다.

1) 저전력 블루투스(BLE : Bluetooth Low Energ)

저전력 블루투스는 '블루투스 스마트'라고도 불리며 최신 스마트폰 및 운영체제들은 이를 지원하며 웨어러블 디바이스, 비콘 서비스 등에 이용되고 있다. 전통적 블루투스 통신기술 보다 전력소모량이 1/2에서 1/10까지 줄었으며, 128-bit AES를 사용하여 보안이 강화되었다.

2) Z-Wave

Z-Wave는 덴마크 소재의 Zensys와 Z-Wave 얼라이언스에서 개발하고 있으며 스마트 홈, 센서네트워크 등 저전력, 저대역(9600bps 또는 40Kbps) 서비스에 활용되고 있다.

현재 300개 기업, 1200여 제품에 사용되고 국가별로 다른 주파수 대역을 이용하며, 국내에서는 LG전자, LG U+가 참여하고 있다.

3. 서비스 인터페이스 분석추론 기술

서비스 인터페이스 분석추론 기술은 액추에이터(Actuator)가 특정 기능을 수행할 수 있도록 수집된 정보를 가공, 처리, 저장, 분석, 추론하는 기술로 최근에는 기계학습이 주목받고 있다. 분석 · 추론 기술은 빅데이터로 대표되는 분석 · 추론 기술은 센서를 통해 획득된 데이터를 실시간으로 처리하여 개인-맞춤형 추천, 기업의 생산성 향상, 범죄 예방, 재난 · 재해 예방 등에 이용된다. 스스로가 사물이나 데이터를 군집화, 분류 등을 통해 스스로 학습하는 기계학습이 많이 이용되고 있다. 기계학습의 핵심 알고리즘으로는 의사결정나무, 베이지안망, 서포트벡터머신(SVM), 인공신경망 등이 이용된다. 인공신경망은 높은 정확도 대신 느린 속도를 보였으나 이를 개선한 딥러닝 알고리즘이 주목받고 있다.

4. 보안기술

보안기술은 사물인터넷의 각 구성요소별 보안 취약성과 이를 통합한 시스템의 보안 취약성 외에도 접근권한, 프라이버시 보호 등을 해결하고자 한다. 보안기술은 사물인터넷 제품은 낮은 프로세싱 능력, 배터리 소모 최소화 요구, 상대적 무관심 등으로 해킹에 취약하여 새로운 위협과 해결방안 모색이 시급하다. 사물인터넷 서비스는 여러 서비스 제공자의 자원을 접근하기 때문에 인증 · 접근권한에 대한 문제해결이 선결되어야 한다.

웨어러블 기기 및 스마트 홈의 확산에 따라 사물을 구별하기 위한 식별자는 프라이버시 문제의 원인이 되면서 이를 해결하여야 한다. 지난해 DDoS 공격에 대학의 냉난방관리 셋탑박스, 가정 및 사무실의 공유기 등이 이용되면서 사물인터넷 보안의 중요하다

02 착용 디바이스 요소기술에 대하여 분석하라.

1. 액세서리형 웨어러블 디바이스

〈표 6-3〉 액세서리형 웨어러블 디바이스 관련 요소기술

항 목	분 류	요소기술
액세서리형 웨어러블 디바이스	실감 증강정보 표현이 가능한 스마트 안경	초소형/정밀 비전 센서기술, 박막형 See-through 디스플레이기술, 시점 · 초점 기반 UI기술, 디바이스 협업 및 UI/UX기술, 초소형/고용량 배터리기술, 저전력 SoC기술, 소셜 기반 디바이스 협업을 통한 집단 지성 증강기술
	스마트 안경을 위한 박막형 See-through 디스플레이기술	박막형 See-through 디스플레이기술, 센서 일체형 디스플레이기술
	작업환경 지원 스마트 헬멧/글러브기술 개발	스마트 헬멧기술, 스마트 글러브기술
	개인정보 기반 서비스 지원 스마트 워치	착용형 개인정보 인증기술, 손목시계형 단말 UI/UX기술, 초경량/초박형 Thin 웨어러블 단말기술, 초소형/고용량 배터리기술, 저전력 SoC기술
	PAN 무선접속기술	HMD/AP 무선 전송기술, HDMI over Wi-Fi기술
	형태 변형에 따라 기능이 변하는 착용형 단말기술	형태 변형 단말기술, 형태 변형인식기술, 형태 변형기반 UI/UX기술

출처 : 미래창조과학부 차세대 스마트 디바이스 코리아 2020

2. 신체 부착형 디바이스

〈표 6-4〉 신체 부착형 디바이스 관련 요소기술

항 목	분 류	요소기술
신체 부착형 디바이스	무구속 · 무자각 신체 부착형 웨어러블 플랫폼 기술	고분자 회로 Board 및 플랫폼 기술, 전자소자(MCU, 센서) 패키징 기술, 안테나 및 통신기술, 소재 및 탈부착 기술
	개인 의료 라이프로깅을 통한 건강 상태 모니터링 디바이스	정보수집을 위한 부착형 단말기술, 웨어러블 모바일 사용자 인지 보조기술, 개인정보 보장을 위한 퍼스널 데이터 단말기술, 개인 의료 라이프로깅을 통한 건강 상태 모니터링 및 예측기술

출처 : 미래창조과학부 차세대 스마트 디바이스 코리아 2020

3. 스마트 의류

〈표 6-5〉 스마트 의류 관련 요소기술

항 목	분 류	요소기술
스마트 의류	직물형 시스템(SoT : System-On-Textile) 기반 스마트 의류	SoT기술, 상황기반 색/무늬 변화 기술, 모션인식 의류기술, 의류 디스플레이
	전투수행 능력 향상을 위한 웨어러블 군용 디바이스기술	병사 생체신호 센싱기술, 몸 동작 센싱기술, 부상 부위 센싱기술, 스마트 입출력 지원 군복기술

출처 : 미래창조과학부 차세대 스마트 디바이스 코리아 2020

4. HMD

〈표 6-6〉 HMD 관련 요소기술

항 목	분 류	요소기술
HMD	PAN 무선 접속기술	HMD/AP 무선 전송기술, HDMI over Wi-Fi기술
	실감형 UI/UX기술	시선 추적 제스처 인식

출처 : 미래창조과학부 차세대 스마트 디바이스 코리아 2020

03 의료 및 바이오분야의 스마트 센서 동향에 대하여 분석하라.

바이오센서의 응용 분야는 의료(임상진단), 제약, 환경, 식품, 군사, 연구, 농사, 축산품, 어업, 수산물 등으로 구분한다. 최근 수요가 가장 많은 분야는 의료 부문이며, 바이오센서를 사용하게 되면 자유로운 이동과 즉각적인 감지 가능이다.

① 의료 분야 중에서도 환자 곁에서 질병의 정도를 신속하게 알려줄 수 있는 POC (Point-Of-Care)용 바이오센서가 가장 시장점유율이 높은 분야이다.

② 환경유해물질, 식중독균, 식품유해물질을 신속하게 현장에 측정하는 분야에서 수요가 증대될 것으로 예측된다.

③ 상기 다양한 응용성을 가진 바이오센서와 정보통신 기술이 결합된 u-헬스케어, USN(ubiquitous Sensor network) 등의 산업의 발전이 예상된다.

의료분야 중에서도 환자 곁에서 질병의 정도를 신속하게 알려줄 수 있는 POC(Point-of-Care)용 바이오센서가 가장 시장점유율이 높은 분야이다. 환경유해물질, 식중독균, 식품유해물질을 신속하게 현장에 측정하는 분야에서 수요가 증대될 것으로 예측된다.

다양한 응용성을 가진 바이오센서와 정보통신 기술이 결합된 u-헬스케어, USN (Ubiquitoss Sensor Network) 등의 산업의 발전이 예상된다.

단백질 칩에 의한 진단시스템 개발에 관심이 매우 높아 다수의 연구기관에서 연구개발을 진행하고 있으나 현재 진행되고 있는 연구는 대부분 형광물질을 이용하는 DNA 칩 시스템을 응용하여 면역칩(Immuno-chip)을 제작하는 단계에 머물러 있고, SPR 센서나 어레이 칩기술 보다는 단백질 상호작용 분석에 연구가 집중되어 있다.

DNA 칩기술은 인간 유전체 사업단과 자생식물 사업단의 본격적 연구활동으로 보편화되어 전문적 벤처기업의 등장으로 단백질칩 기술개발은 활기차게 이루어지고 있으며 삼성종기원, LG화학, 서울대, KIST 등에서도 바이오칩 센서 연구를 수행 중에 있다.

또한 DNA칩, Bio-MEMS 기반 진단용 바이오칩 및 센서의 연구개발이 수행되고 있으며, 프로테오젠 등의 벤처기업에서는 단백질 칩용 표면화학용 linker 물질을 개발하여 시판하고 있다.

04 국내의 헬스케어 관련 제품에 대하여 분석하라.

1. IoT Performance(Co-existence) Program

1) 주요 기능

① 다양한 종류의 무선기술이 공존하는 환경에서 RF 스펙트럼의 할당의 제한으로 인한 무선 성능 충돌 영향을 평가 및 무선 충돌의 회피하고, 간섭 영향에 대한 위험요소를 최소화 하는 능력의 평가 및 검증을 제공

② 무선 Co-existence

㉠ IoT 기술을 탑재한 의료기기에 대한 미국 FDA 환경 규격 및 요구사항에 대한 능력 평가

㉡ 특정의 사용환경에서 잠정적으로 예상되는 전자기적 간섭 원인 분석

㉢ IoT 의료기기간의 인접 및 동일 채널에서의 간섭 및 다른 주파수밴드를 사용하는 무선과의 간섭 영향에 대한 위험 분석

③ 무선신호 및 데이터의 보안

㉠ 의료 데이터 또는 병원 네트워크에의 승인되지 않은 접근을 방지하고, 수신된 정보 및 데이터가 기기의 의도된 목적에 부합하는 것에 대한 보장

㉡ 무선 의료기기의 암호화 기술과 데이터 접속관리, 인증 프로세서 에 대한 관리를 위한 위험분석 평가

2) 특징 및 장점

① Co-existence 시험

㉠ In-band(동일 채널 및 인접 채널), Out-band, 동일 환경에서 근접 전자계 환경에서 간섭이 지속 상황에서의 Failure 모드, 임계 레벨(Threshold) 결정

㉡ 국제규격 IEEE/ANSI C63.27-2017에서 요구하는 규정에 따른 평가

㉢ FDA Recommendation Risk 평가를 통하여 FRA Premarket Submission 활용

② 무선신호 및 데이터의 보안

㉠ 무선 데이터전송의 관리를 위한 소프트웨어 차단 및 비승인된 무선 접속에 대한 차단

㉡ 무선기기의 내장 데이터의 비승인 접속을 차단(프로토콜 포함 암호화 및 승인 프로세서)

3) 서비스 구성도

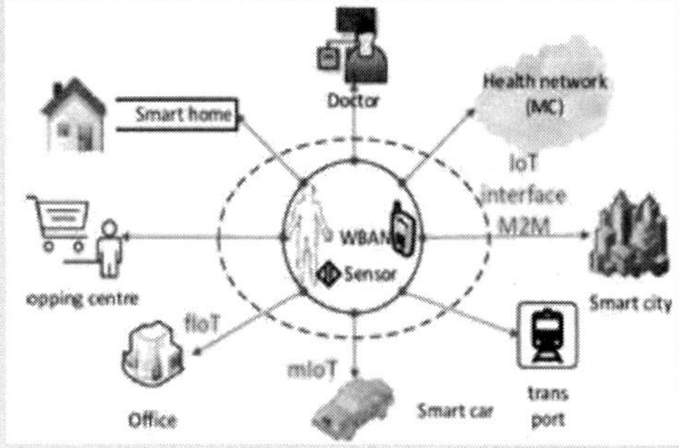

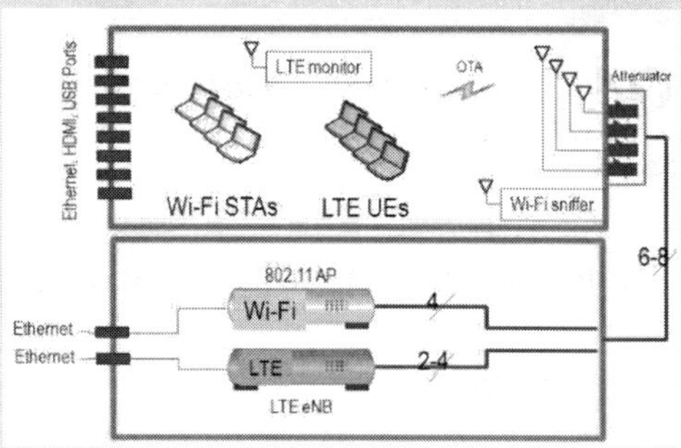

4) 활용분야

① IoT 기술을 적용한 다양한 의료기기에 적용

㉠ 무선 의료 원격 서비스(Wireless Medical Telemetry Service, WMTS)

㉡ 의료기기 무선 통신 서비스(Medical Device Radiocommunication Service)

㉢ 의료용 저전력 및 신체 내장 무선서비스 네트워크(Medical Micropower 및 Body Area Network)

2. 개방형 헬스케어 서비스플랫폼(Redwood Health Platform)

1) 주요 기능

① 개방형 PHR 서비스 제공

㉠ PHR기반 서비스 개발에 필요한 다양한 Open API와 다양한 헬스케어 기기와의 연동 지원

㉡ 서비스 개발에 필요한 개발가이드, 표준 SDK, 테스트 및 개발자 커뮤니티 포털 운영

② 자기주도형 PHR 데이터 수집 및 공유

㉠ 건강보험공단의 건강검진 및 의료기관의 PHR 데이터를 손쉽게 수집 · 저장할 수 있는 자기주도형 서비스 제공

㉡ 블록체인 기반의 개인 주도형 PHR 데이터 수집과 데이터 거래 정보 공유

③ 의료빅데이터 활용한 질병 예측

㉠ 개인맞춤형 서비스 제공을 위한 AI기반 질병 예측 서비스 제공

㉡ AI기반 정밀의료 서비스에 필요한 Data Sandbox 기반의 데이터분석 및 시각화 도구 제공

2) 특징 및 장점

① 적용 표준

㉠ HL7 FHIR, HL7 CDA/CCR 헬스케어 표준규격 준수

㉡ PHR 표준 규격 및 가이드라인을 적용하여 서비스 시스템 상호 호환성 제공

② 개방형 헬스케어 서비스 아키텍처

㉠ 건강관리서비스 개발을 위한 PHR 표준 SDK와 데이터 수집을 위한 PHR 수집 앱 제공

㉡ FHIR 표준 인터페이스를 통해 공통 API, PHR API 예측API 및 Mash-up API 제공

3) 서비스 구성도

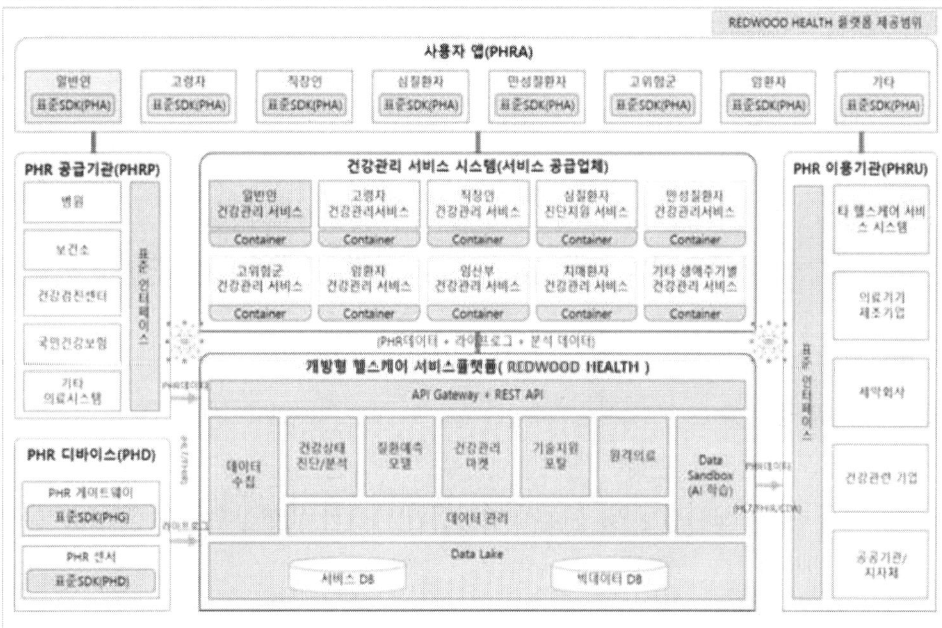

3. 만성질환관리 KW플랫폼

1) 주요 기능

① 블록체인 건강정보 관리서비스

㉠ 온체인/오프체인 형태로 블록체인 시스템 구성을 통한 연결고리 기반 분산 데이터 저장

㉡ DID방식(분산신원증명)의 사용자 인증을 통한 개인별 블록체인식별 및 서비스

통합인증 처리

㉢ 트랜잭션 처리에 맞는 병행 제어 및 회복 작업 시 모듈, 외부 시스템으로의 메시징 처리

㉣ 사용자 권한에 따라 블록에 저장 된, 온체인 및 오프체인 정보를 조회하는 기능

② AI 심뇌혈관 관리서비스

㉠ 수집 정보의 구조화 및 분류, 분석을 위한 의료데이터 전처리(Raw Data Pre-processing)

㉡ 혈당·혈압 패턴(아침, 점심, 저녁 식전/식후 및 취침전) 상시 모니터링 및 예측관리

㉢ AI 분석결과(이미지작업, 텍스트작업, 음성작업, 동영상 작업) 조회 등 연동 API 제공

③ IoMT 건강정보 측정서비스

㉠ IoMT 장비를 활용한 혈압, 혈당, 체중 등 의료·건강 정보 측정 및 공유·활용 관리시스템

㉡ 블루투스, WiFi, LTE 등을 통해 스마트폰 전용앱과 모바일기기 등 통신 및 자동 수집

㉢ 스마트폰 등 모바일기기(Divice) 장비상태 등을 모니터링, 설정 할 수 있는 관리자 기능

2) 특징 및 장점

① 심뇌혈관 만성질환 관리

㉠ 혈당·혈압 모니터링 및 분석과 만성질환 예측과 위험징후 사전경고, AI 분석결과 제공

② 심뇌혈관 예방 관리

㉠ 잠재적 위험군 분류, 운동량을 측정·분석하여 맞춤형 건강코칭(운동/식단 추천)

㉡ 수집된 라이프로그를 통한 건강/의료 데이터 수집/생산 및 AI 건강분석

③ 성과관리

㉠ 지속적인 참여를 유도하고 주기적 성과목표 제시 및 달성여부 측정

㉡ 매일 걷기 등 운동량과 출석 미션으로 성과달성 시 정책 인센티브를 통한 보상체계

④ 모바일App 서비스 : 문진관리, 처방관리, 투약관리, 운동관리, 스트레스관리 등

3) 서비스 구성도

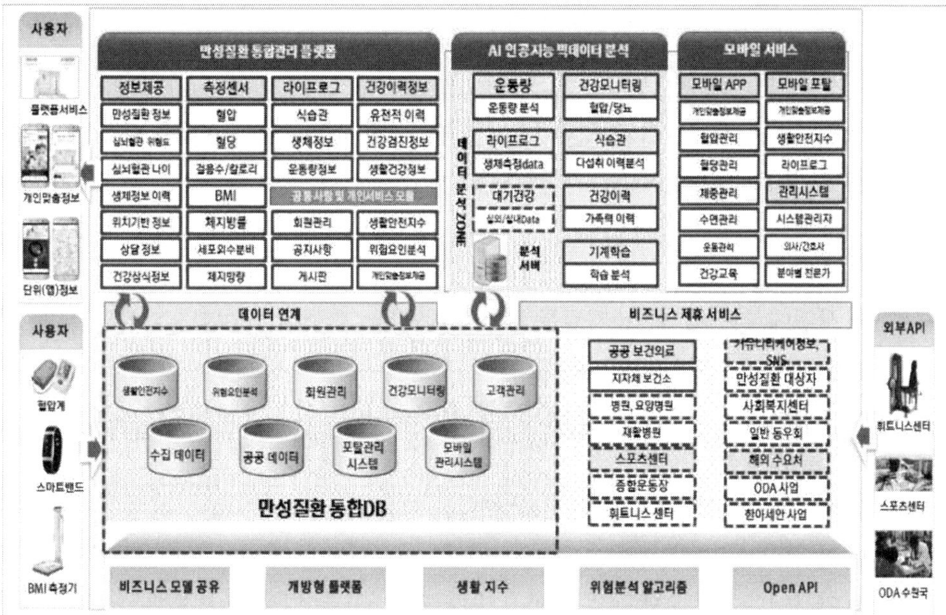

4) 활용분야

① 심뇌혈관 만성질환자, 비만, 흡연자, 도내 보건소, 병의원, 약국, 전국 지자체, 해외 수요처

② 개인별 건강관리, 한자별 맞춤형 건강관리

③ 본인의 혈당, 혈압, 라이프 로그 수집을 통한, 맞춤형 서비스

학습 6

학습활동.6 교수 · 학습 방법

교수 방법

- 의료와 사물인터넷 기술융합에 대한 관련 용어, 구성, 방식 이해 정도를 파악한 후 수업을 진행한다.
- 교수자의 주도로 의료와 사물인터넷 기술융합 등의 내용을 PPT 자료로 제시한 후 설명한다.
- 가능하면 사전에 개인별 학습 자료를 준비하여 모든 학생이 참여할 수 있는 문제 해결식 수업, 협력 수업이 가능하도록 한다.
- 의료와 사물인터넷 기술융합 전 과정을 작업의 순서에 따라 단계적으로 실습이 이루어질 수 있도록 지도한다.
- 교재를 통해 수업을 준비하는데 있어서 필요한 모든 정보나 팁, 힌트 등 도움이 될 만한 내용들을 확인할 수 있다.
- 학생들이 만들게 될 각 모델들은 수업시간에 중점적으로 다뤄질 부분과 어휘, 질문, 답을 포함하고 있으며 또한 탐구할만한 추가적인 아이디어들도 포함하고 있다.

학습 방법

- 의료와 사물인터넷 기술융합에 대한 관련 용어를 숙지하고, 의료와 사물인터넷 기술융합에 대해 이해한다.
- 의료와 사물인터넷 기술융합의 각 단계별 중점 사항을 체계적으로 학습한다.
- 의료와 사물인터넷 기술융합 수행순서의 전 과정을 실습한다.
- 의료와 사물인터넷 기술융합의 내용을 이해한다.
- 의료와 사물인터넷 기술융합을 이해하고 숙달이 될 때까지 학습한다.

학습활동.6 평가 및 피드백

평가 준거

- 평가자는 피평가자가 수행 준거 및 평가 내용에 제시되어 있는 내용을 성공적으로 수행할 수 있는 지를 평가해야 한다.

학습내용	평가항목	성취수준		
		상	중	하
의료와 사물인터넷 기술융합	의료와 사물인터넷 기술융합을 이해할 수 있다.			

평가 방법

• 작업 포트폴리오

학습내용	평가항목	성취수준		
		상	중	하
의료와 사물인터넷 기술융합	의료와 사물인터넷 기술융합을 이해할 수 있다.			

• 필기시험

학습내용	평가항목	성취수준		
		상	중	하
의료와 사물인터넷 기술융합	의료와 사물인터넷 기술융합을 이해할 수 있다.			

• 체크리스트를 통한 관찰

학습내용	평가항목	성취수준		
		상	중	하
의료와 사물인터넷 기술융합	의료와 사물인터넷 기술융합을 이해할 수 있다.			

• 피드백

1. 작업 포트폴리오
   - 제출한 보고서를 평가한 후 주요사항에 대하여 표시하여 돌려준다.
2. 필기시험
   - 평가 결과 성적이 저조한 학생은 보고서 제출 기회를 부여한다.
3. 체크리스트를 통한 관찰
   - 실습 과정에서 평가한 후 개선해야 할 사항 등을 정리하여 돌려둔다.

참 | 고 | 문 | 헌

1. 스마트 헬스케어 유망시장 동향 및 진출전략, KOTRA, 2019.10.
2. 이승관, 글로벌 디지털 헬스케어 기술동향과 과제, IITA, 2017.12.13.
3. 프로스트 앤 설리번, Global Digital Health Outlook(2020), 2019.8.
4. 박찬호 · 이장우, 인공지능 헬스케어 산업의 실용화 동향, 정보통신기획평가원, 2020.6.17.
5. 김주한, 빅데이터 기반의 개인 맞춤의료 서비스, BioINpro 13호, 2015.
6. 스마트 헬스케어 의료기기 기술, 표준 전략 보고서, 식품의약품안전평가원, 2018.8.
7. 박소영, 중국의 빅데이터 시장 트랜드와 시사점, 국제무역통산연구원, 2020.11.
8. 김태형, 데이터가 생명을 살린다, 바이오협회, 2020.6.
9. Combining genomics and epidemiology to track mumps virus transmission in the United States, PLOS Biology, 2020, https://doi.org/10.1371/journal.pbio.3000611
10. Public health surveillance and data collection: general principles and impact on hemophilia care, Hematology, 2012, https://doi.org/10.1179/102453312X13336169156537
11. Mayo Clinic to sequence 100K participants to build genomic database for improved care and research in collaboration with Helix, https://newsnetwork.mayoclinic.org/discussion/mayo-clinicto-sequence-100k-participants-to-build-genomic-database-for-improved-care-and-research-incollaboration-with-helix/
12. Through partnership with Color, 10K NorthShore patients will get whole genome sequencing. https://medcitynews.com/2019/01/color-northshore/
13. Data-sharing brings hope to rare disease patients around the globe, https://www.ga4gh.org/news/data-sharing-brings-hope-to-rare-disease-patients-around-the-globe/
14. 문유정 · 강지민, 데이터 3법개정과 의료빅데이터 활용방안, 경기도경제과학진흥원, 2002.3.16.
15. 박세환, 보건의료 빅데이터 활용 의료산업 동향, HIRA 빅데이터 브리프
16. 박재은, 헬스케어 분야에서의 빅데이터 활용 동향, KDB산업은행, 2019.10.28.
17. 빅데이터 및 인공지능(AI) 기술이 적용된 의료기기의 허가 · 심사 가이드라인(민원인 안내서), 식품의약품안전처, 2017.
18. 유헬스케어 진단지원시스템 임상시험계획서 작성 가이드라인(민원인 안내서), 식품의약품안전처, 2015.
19. 의약품 임상시험 통계 가이드라인(민원인 안내서), 식품의약품안전처, 2016.
20. 체외진단용 의료기기의 임상적 성능 허가심사 가이드라인(민원인 안내서), 식품의약품안전처, 2015.
21. 한 손에 잡히는 임상연구 : 설계와 실행의 모든 것, 임상시험리뷰 연구회 옮김, 2015.
22. Statistical Guidance on Reporting Results from Studies Evaluating Diagnostic Tests, FDA, 2007.
23. Use of Real-World Evidence to Support Regulatory Decision-Making for Medical Devices, FDA, 2017.

24. 김진한, 신약개발 프로세스 혁신을 위한 AI 활용, 한국제약바이오협회정책보고서, 2017.
25. 배영우, 인공지능을 이용한 신약개발 동향 및 활용사례, 생명공학정책연구센터, BioINpro, 2017.
26. 배수인, 4차 산업혁명 시대, 제약산업에서의 빅데이터 활용, 한국제약바이오협회정책보고서, 2017.
27. 배영우, 4차 산업혁명 시대, 인공지능을 활용한 신약개발, 한국제약바이오협회정책보고서, 2017.
28. 이관용 외, 의료 인공지능 현황 및 과제, 한국보건산업진흥원, 보건산업브리프, 2016.
29. Evaluate, World Preview 2016, Outlook to 2022, 2016.
30. 박순영, 인공지능을 활용한 신약개발 연구동향, 융합연구정책선터, 2018.1.
31. 전종홍 외 7, 감염병 재난에 대응하기 위한 의료인공지능의 기술 표준동향, ETRI Insight, 2020.01.
32. 박민주, 심사평가원, 블록체인 활용 보건의료분야 디지털 전환 기초마련, 헬스코리아뉴스(http://www.hkn24.com) 2020.12.28.
33. Global Blockchain Technology Market in the Healthcare Industry, 2018-2022.
34. 임지윤, 보건의료 블록체인 기술 활용 방안, 바이오협회, 2020.3.
35. 이은지, 블록체인 기술의 국외 보건의료분야 적용사례 및 시사점, HIRA,, 3030sus 14권 2호.
36. 최한준, 헬스케어 산업에서의 블록체인 기술의 활용, 보건산업브리프, 2017.5.12.
37. 유성진 · 박기성 · 김종현 · 박영호, 양자 컴퓨팅에 안전한 NTRU 기반 상용 기술 동향에 관한 연구, 한국통신학회, 2017.
38. 공개키 암호알고리즘 개발에 관한 연구. 정보통신부 한국정보보호센터, 1992.12.
39. 블록체인이 일으키는 금융, 유통, 의료, 에너지 업계의 변화. IDG DeepDive, 2017.
40. 디지털 세계의 신뢰를 확보하는 블록체인의 의미와 과제, 그리고 미래. IDG Tech Report, 2017.
41. 김수범, 글로벌 의료사물인터넷 시장동향, 보건산업브리프, 2017.12.1.
42. https://www.nexeonmed.com/
43. Frost & Sullivan. "Internet of Medical Things (IoMT) is an amalgamation of medical device s and applications that can connect to healthcare information technology (IT) systems usi ng networking technologies," 2017.
44. 2020년도 AIoT 서비스 제품 및 기업편람, 한국지능형사물인터넷협회, 2020.

학습 1	의료와 IT 융합기술의 개요
학습 2	의료와 IT 융합기반의 인프라 기술
학습 3	의료와 빅데이터 기술융합
학습 4	의료와 인공지능 기술융합
학습 5	의료와 블록체인 기술융합
학습 6	의료와 사물인터넷 기술융합
학습 7	**의료와 XR 기술융합**
학습 8	의료와 디지털콘텐츠 기술융합
학습 9	의료와 디지털트윈 기술융합
학습 10	의료와 3D프린팅 기술융합
학습 11	의료와 디지털마커 기술융합
학습 12	의료와 5G/원격 기술융합
학습 13	의료와 IT 기술융합의 미래

학습 목표

1. 의료와 XR 기술융합을 이해할 수 있다.

7-1 XR 기술의 정의 및 개요

1. XR의 정의

XR(VR+AR+MR; Extended Reality)을 통칭하여 실감기술이라고 부른다.

XR은 물리적, 시간적 제약 없이 가상공간에서 원하는 콘텐츠를 경험할 수 있는 기술을 말한다. 이러한 기술에는 가상현실(VR : Virtual Reality)과 증강현실(AR : Augmented Reality), 혼합현실(MR : Mixed Reality) 등이 포함된다. XR을 활용하면 우리가 흔히 접하는 게임 분야뿐만 아니라 산업, 의료, 공공 분야 등 다양한 분야로의 적용 가능성이 높고, 특히 비대면 서비스 시장 활성화의 감초역할도 기대되고 있다.

의료 분야의 XR 서비스의 활용은 수술 도구의 위치를 찾거나 환자 몸의 혈관 분포를 피부에 투사해 진단하는 등에서 활용되고 있다.

가상현실(VR)은 현실 세계를 차단한 완벽한 디지털환경을 의미하며, 현실감은 증강현실보다 다소 떨어지지만, 컴퓨터 그래픽을 활용하여 다양한 입체감 있는 영상을 만들 수 있는 장점을 가지고 있다. 즉 컴퓨터로 만들어 놓은 가상의 세계에서 사람이 실제와 같은 체험을 할 수 있도록 하는 최첨단 기술을 말한다. 머리에 장착하는 디스플레이 디바이스인 HMD(Head Mount Display)를 활용해 체험할 수 있다.

증강 현실(AR)은 현실에 3차원 가상 이미지를 겹쳐서 보여주는 기술로, 실제 환경을 기반으로 가상의 오브젝트를 보여주는 것을 의미한다. 즉 현실(Reality)에 기반하여 정보를 추가(증강 : Augmented) 제공하는 기술로 현실 세계의 이미지나 배경에 가상의 이미지를 추구하여 보여주는 발전된 가상현실 기술이다.

혼합현실(MR)은 VR과 AR이 합쳐진 개념으로서 실제 현실과 가상환경 사이에 존재하는 것으로 사람의 시력에 따라 가상 이미지를 만들어 사람들이 가상객체와 즉시 상호작용할 수 있도록 하는 것이 특징이다. 즉 가상의 컴퓨터 그래픽을 실제 3차원 장면에 투영하는 것이다.

각 현실 기술은 고유한 특징과 차이점을 가지고 있으며, 〈표 7-1〉과 같이 요약할 수 있다

〈표 7-1〉 VR, AR 및 MR의 비교

구 분	VR	AR	MR
환경	완전히 인공적인 디지털 환경	가상의 대상물을 실제 공간에 표시	가상의 환경이 실제 공간과 혼합
이미지 소스	컴퓨터 그래픽, 컴퓨터로 만든 실제 이미지	컴퓨터 이미지와 실제 생활 대상물 혼합	컴퓨터 이미지와 실제 생활 대상물 혼합
시각	가상의 대상이 가상공간에서 움직임	가상의 대상이 실제공간에서 움직임	가상의 대상이 실제공간에서 움직임
현장감	현실 세계와 분리된 가상의 공간	새로운 요소와 대상이 추가된 실제 공간	새로운 요소와 대상이 추가된 실제 공간
몰입	가상 환경에 완전한 몰입	디지털 대상물에 의해 강화된 현실 공간	실제 공간과 가상 환경이 상호작용
지각	가상의 대상이 실제처럼 느껴짐	가상의 대상을 구분 가능	가상의 대상이 실제처럼 느껴짐

가상현실은 의료교육 및 수술 시뮬레이션, 재활, 통증 관리 등 폭넓은 분야에서 관련연구가 진행되고 있다. 가상현실을 이용한 의료 교육은 사용자가 실제 현장에

몰입하는 것처럼 가상현실 속에서 상호작용할 수 있도록 하며, 임상에서도 가상의 장기와 조직을 제공하여 의사와 환자 간에 진단 및 치료를 위한 상호 의사소통을 효과적으로 지원한다. 이러한 방법은 저비용 및 비침습적인 작업이 가능하며, 치료를 위한 교육과정 도중에 환자에게 불필요한 위험을 가할 우려가 없다는 점에서 큰 장점을 가지고 있다. 그러나 경우에 따라, 이를 장시간 사용할 경우 두통 및 어지럼증, 매스꺼움을 유발할 수 있어 이에 대한 개선이 필요하다.

증강현실은 기존의 모니터, 종이, 사진 등과 같은 매체를 통해 이용되는 정적인 의료 정보를 동적으로 변화시킬 수 있다. 특히 정보의 형태(텍스트, 이미지, 오디오, 동영상 등)에 제한을 받지 않기 때문에, 의료진들은 원하는 정보를 장소에 구애받지 않고 제공받게 된다. 외과적 수술에서도 환자의 약물 알레르기와 같은 고유의 특성이나 신체 및 장기에 대한 부가정보를 실시간으로 확인시켜줌으로써, 수술실 내에서의 의료 과정을 더 효과적으로 운용할 수 있게 지원한다.

혼합현실은 앞서 설명한 가상/증강현실에 비해 더 미래 지향적인 기술이다. 혼합현실은 증강현실을 통해 가상 객체와 상호작용하므로 증강현실보다 더 나은 현실감과 상호작용 기능을 제공한다. Acer나 Microsoft와 같은 글로벌 IT기업들은 가상현실과 증강현실 외에도 혼합현실 관련 제품들을 출시하고 있으며, 특히 Microsoft의 HoloLens 스마트 안경은 관련 콘텐츠 개발 업체로부터 많은 관심을 받고 있다

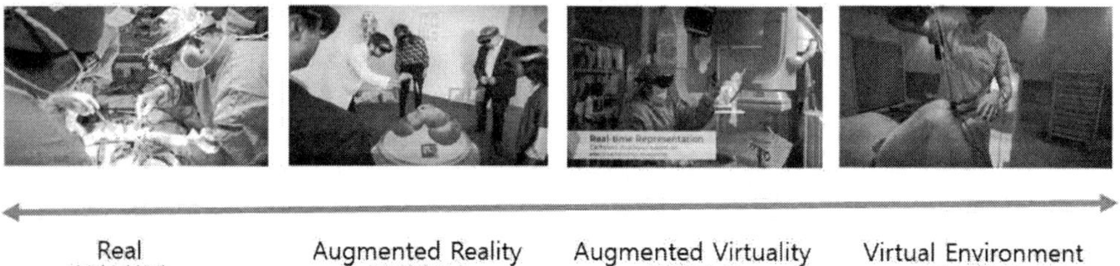

[그림 7-1] 가상/증강/혼합현실 개념

7-2 의료분야의 VR/AR/MR 기술 적용

1. 가상/증강/혼합현실의 특성

가상/증강/혼합현실은 현재 점차 인프라와 관련 기술들이 발전하면서, 더 이상 새로운 것이 아니라 우리 주변에서 흔히 접할 수 있는 단계에 들어서고 있다. 마치 과거 스마트폰이 생태계를 구축하는 방식과 매우 유사하다. 보건의료에서도 이러한 기술의 도입은 한걸음 더 가까이 다가올 것으로 전망된다. 해외에서는 이미 다양한 제품들이 출시되어 있고, 의료당국에서는 관련 인증 및 승인에 대한 절차를 마련하고 있으며, 병원에서는 이를 임상에서 테스트하거나 도입하는 사례가 늘어나고 있다. 국내에서도 국내 특허출원 동향을 보면, 점차 관련 기술이 활기를 띌 것으로 전망된다.

다만 보다 더 적극적인 자세로 정책적 지원을 마련해야 할 것으로 보인다. 즉 국내 시장에서 이를 추진해야 할 동기가 충분하지 않다. 효과와 생산성을 고려해 이를 제도권 안으로 포함시키는 작업이 필요하다. 다음 사례와 같이 면허시험이나 인증시험 등에 보다 더 적극적인 활용이 필요하며, 이를 제도 안으로 가져오는 방안이 필요하다. 이를 통해 보다 구체화된 성장 동력을 마련해야만 한다. 향후 이러한 인식을 기반으로 정부, 기업, 의료계가 충분히 공론화 과정을 거쳐 가상/증강/혼합기술에 대한 다양한 지원이 이루어지길 기대한다.

가상/증강/혼합현실의 장점으로 가상/증강/혼합현실기술을 적용하면 의료 서비스의 생산성 향상과 부가가치 증대를 도모할 수 있다. 실제 인체 장기에 가깝게 재현할 수 있는 가상/증강/혼합현실 시뮬레이션의 활용으로 의대생이나 수련의 교육에 소요되는 인체 사체 및 장기, 의료 장비 등을 절약할 수 있고 외과수술 활용 및 정신과, 재활치료 등에 활용되어 효율성이 향상된다.

1) 의료 데이터의 가시화

CT, MRI 단층촬영장치의 단면 영상을 3D영상으로 재구성하여 가상의 카메라로 인체기관의 내부를 검사 등으로 의료 데이터의 가시화되었다.

3D 인체 장기의 모델화, 진단과 수술 연습이 가능한데 VR은 환자의 수술 부위를 자유자재로 돌려가며 시뮬레이션할 수 있는 3D 가상 수술 시뮬레이터를 통해 외과수술 교육과 훈련에 활용된다.

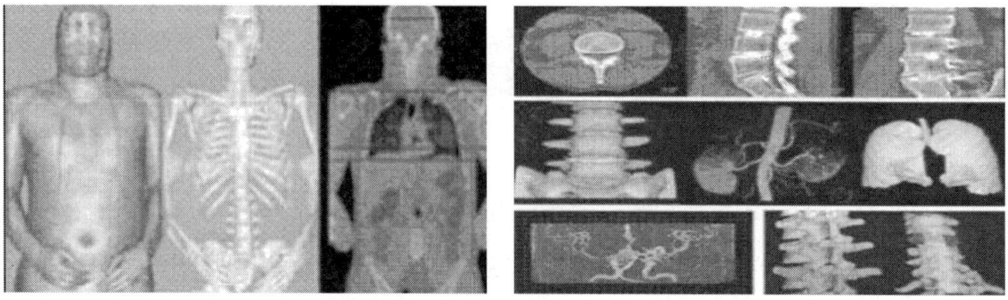

(a) Visible Human(해부학 등에 활용) (b) 인체 장기 3D영상(병증진단 활용)

[그림 7-2] 의료 데이터의 가시화

영상진단학과 외과학에서는 3D 기법을 활용해 실제 인체 장기를 모델화하며, VR을 영상진단학에 응용하기 위해 실제 인체 장기에 가깝게 재현할 수 있을 정도의 고도의 컴퓨터 그래픽스를 이용해 현실감 향상 기술에 중점을 두고 있다.

2) 가상치료 및 재활

가상의 자극에 적응하도록 유도하고 게임기술을 활용하여 치료에 대한 동기를 지속적으로 유지하여 환자들을 치유하는데 활용한다.

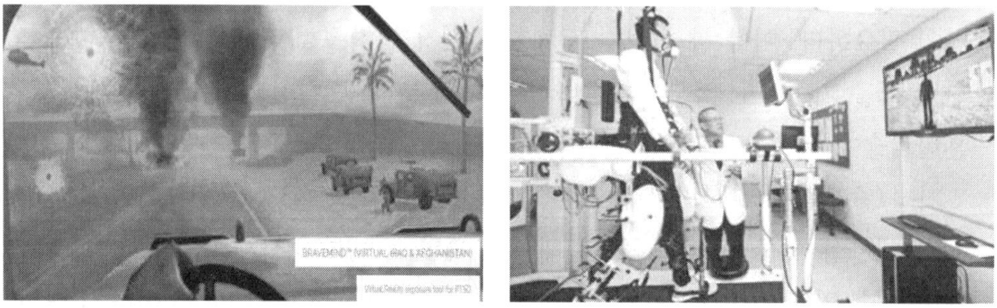

(a) 공포치료(게임방식의 가상현실을 활용해 공포증을 치료) (b) 재활치료(동적상황 인식이 가능한 VR콘텐츠)

[그림 7-3] 가상치료 및 재활

1990년대 미국에서 참전 군인들의 외상 후 스트레스장애를 치료하기 위해 처음 개발됐고, 각종 공포증 치료 등에 저렴하고 편리하게 이용되고 있다. 국내에서는 2005년에 정신건강 의학과에서 공포증을 치료하기 위해 도입한 후 적용되기 시작됐다. VR을 이용하면 보다 안전하고 통제된 환경에서 질병이나 장애의 원인을 살펴보고 재현하며, 사람의 인지구조에서 절대적인 시각과 뇌의 연계가 용이하고, 게임 요소를 가미해 치료 효과를 높일 수 있다.

3) 가상수술

360도 수술장면 중계 활용 교육 및 CT, MRI 3D모델 위에 종양 등의 정보를 가시화하여 수술과정을 수술 전에 시뮬레이션 하여 수술의 위험을 줄여준다.

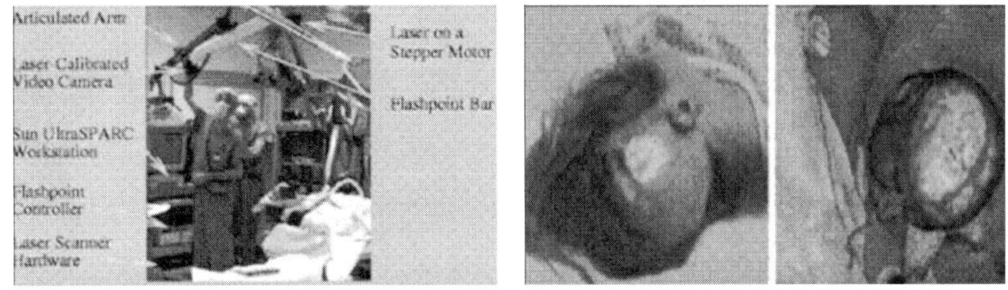

(a) 360도 수술 중계(다양한 의료수술 경험 및 수련기회 제공)

(b) 데이터 정합기술(뇌수술과 같은 세밀수술의 위험관리

[그림 7-4] 가상수술 사례

360도 수술 동영상 중계를 한 샤피 아메드가 창업한 회사로 4k 360도(수술현장 영상), VR Anatomy(수술관련 해부 영상 및 정보 제공), 시험(학습 전 테스트와 학습후 테스트) 콘텐츠를 제공한다.

Gear VR, 구글 DayDream, 안드로이드, iOS 기술환경에서 제공하고 분당서울대병원, 세브란스병원, 삼성서울병원 등 국내 대형병원들도 VR을 활용해 교육과 수술 등에 활용하고 분당서울대병원은 '가상현실 교육시스템을 도입하고 있다.

4) 원격수술

의사가 원격장소에서 가상현실 시스템을 활용하여 실제 수술장소에 있는 것처럼 느끼며 시술한다.

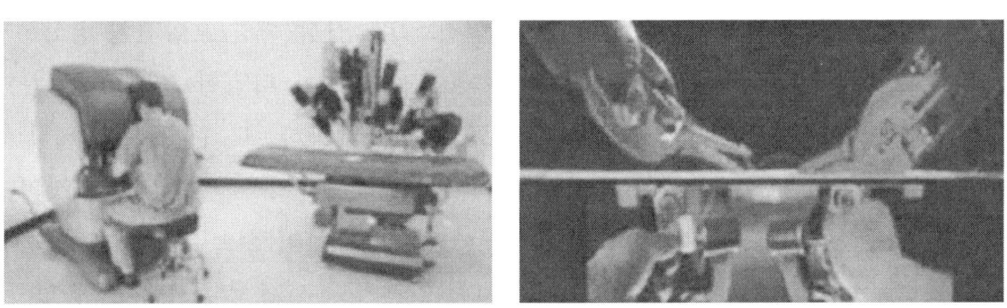

(a) Da Vinci Surgical System(세밀한 작업을 요하는 복강경 수술에 활용)

(b) 햅틱수술(사라와 가상환경의 상호작용에 실감적인 수술환경을 제공)

[그림 7-5] 원격수술 사례

2. 의료분야의 가상/증강/혼합현실의 적용 분야

보건의료분야의 가상/증강/혼합현실의 적용 분야는 의학교육 및 수술훈련 분야, 재활의료 분야, 심리치료 분야로, 크게 3가지로 나누어 볼 수 있다. [그림 7-6]은 이러한 형태의 실제 제품을 각 분야별로 나타낸 것이다.

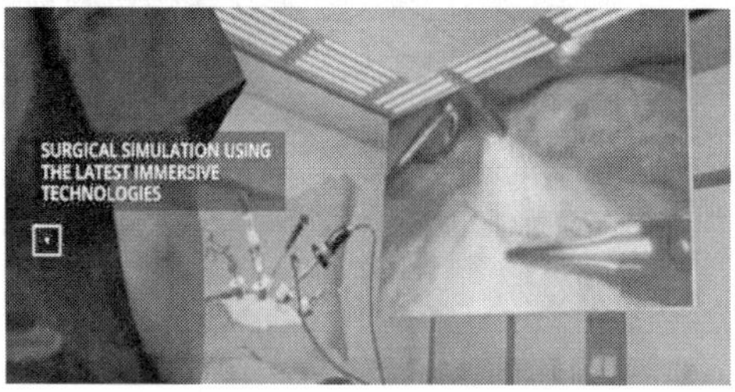

(a) FUNDAMENTAL VR - 수술 시뮬레이션

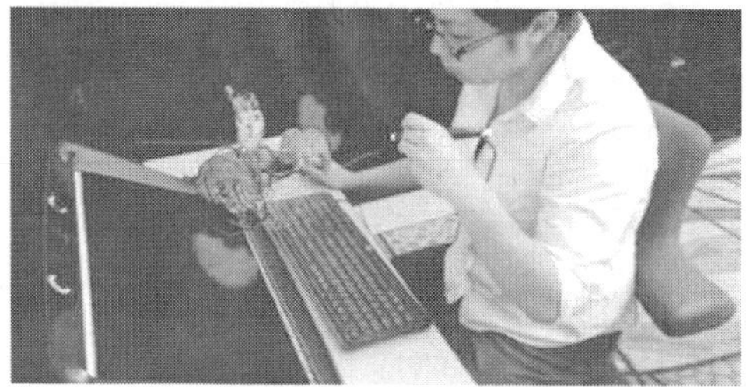

(b) Zspace - 의료교육 시스템

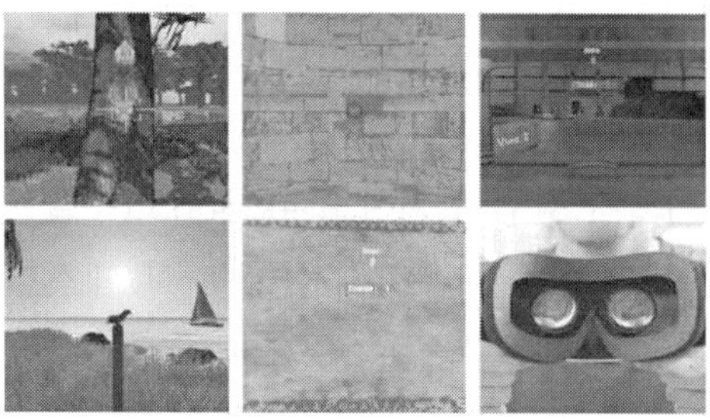

(c) KineQuantum - 재활치료 시스템

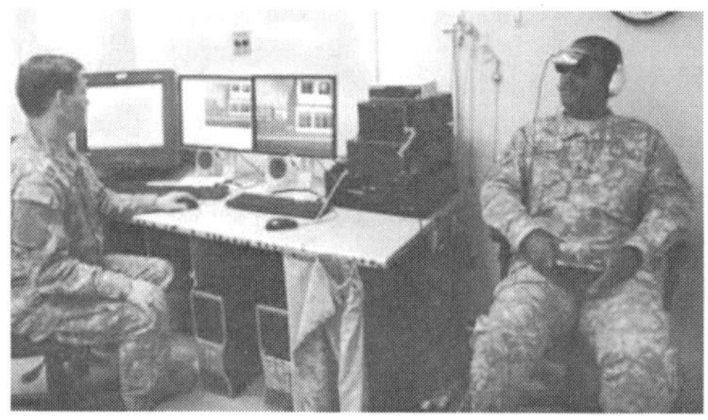

(d) Virtual Better - 심리치료 시스템

[그림 7-6] 보건산업 분야의 가상/증강/혼합현실의 적용 분야 예

1) 의학교육 및 수술훈련 분야

일반적으로 의학을 전공하는 학생들은 풍부한 경험을 가진 의료진을 통해 수술 현장 가까이에서 수술이 진행되는 과정을 직접 보는 것이 매우 중요하다. 그러나 현장에서 이러한 교육을 자주 접하기란 쉽지 않다. 가상/증강/혼합현실 영상은 이러한 상황에 좋은 대안이 될 수 있다. 특히 가상환경은 다양한 형태의 콘텐츠를 손쉽게 보여줄 수 있어, 높은 수준의 의료 교육을 제공하는데 큰 도움이 된다. 최근에는 해부학 교육에서 Zspace의 장비와 같이 3차원 영상을 이용하여, 장기 및 해부학 정보를 효과적으로 학습할 수 있는 교육 장비들이 속속 개발되고 있다. 이러한 기술은 의료진에게도 큰 도움을 준다. 의료진은 실제 수술하기 전에 환자의 정보를 통해서 구체적인 수술 계획을 수립할 수 있으며, 더 나아가 수술 현장과 동일한 환경에서 환자의 신체정보와 유사한 가상 신체를 통해 수립된 수술 계획에

따라 수술을 모의할 수 있다. FUNDAMENTAL VR의 수술 시뮬레이션 제품은 환자의 의료 정보를 통해 가상의 신체를 이용하여 수차례 반복적인 수술 시뮬레이션을 수행할 수 있게 하므로 수술 시 발생할 수 있는 위험요소를 줄이는데 큰 도움을 준다.

2) 재활의료 분야

가상/증강/혼합현실은 환자로부터 다양한 몸의 움직임을 유도해 낼 수 있으며, 환자가 고통스러운 재활 과정을 이겨내고 참여할 수 있도록 한다. 뇌졸중, 파킨스, 다발성 경화증 등 다양한 병증에서 이를 이용한 재활치료가 이루어지고 있다. 이러한 시스템은 환자의 움직임에 대한 기록을 실시간으로 보관하여, 재활치료에 대한 지속적인 모니터링과 효과에 대한 평가를 객관적으로 진행할 수 있도록 지원한다.

KineQuantum의 재활훈련 시스템은 환자의 상태에 맞는 도전과제를 제공하여 환자가 재활치료에 집중할 수 있도록 지원한다. 특히 이러한 훈련정보는 자동으로 기록되며, 재활치료를 받는 환자들을 비교 분석할 수 있도록 하여 집단에서의 환자 위치를 평가할 수 있도록 한다.

이러한 정보는 물리치료사가 환자의 상태를 보다 정확하게 진단하는 데 도움을 주며, 향후 물리치료에 대한 계획을 수립할 때 중요한 정보로 활용된다. 또한 최근에는 이외에도, 시력장애나 발달장애 등 보다 다양한 병증의 재활치료에 이를 활용하기 위한 움직임도 활발하다.

학습 7

3) 심리치료 분야

고소공포증, 공황장애 등과 같이 심리적 치료가 필요한 환자들은 실제 의료진에게 자신이 겪고 있는 어려움에 대해서 효과적으로 설명하기 어렵다. 의료진은 환자들의 주관적인 견해를 기반으로 진단해야 하므로, 환자의 증상을 파악하는데 많은 시간을 소모해야만 한다. 가상/증강/혼합현실은 이러한 상황을 보다 더 객관적으로 판단할 수 있도록 지원한다. 즉 의사는 환자가 고통 받는 상황을 가상현실을 통해 재현할 수 있으며, 이러한 가상현실 속에서 환자가 느끼는 반응을 직접 의료진이 확인하여 평가함으로써 정확한 진단을 내릴 수 있게 된다. 특히 이 과정에서 발생되는 다양한 생체정보는 가상현실과 동기화되기 때문에 환자가 느끼는 고통을 객관적인 정보로 기록할 수 있다. 또한 치료에 있어서도 환자가 가상환경을 통해 안전한 상태에서 공포를 노출시킬 수 있기 때문에, 의료진은 환자가 이를 극복할 수 있도록 체계적인 계획 하에서 치료를 진행할 수 있다.

Virtual Better는 가상현실을 이용하여 심리치료 서비스를 개발하였으며, 외상 후 스트레스와 같은 질병에도 이와 같은 치료를 확대해 나가고 있다. 이외에도 최근 통증완화 치료에 이를 활용하고자 하는 움직임이 활발해지고 있다. 가상현실을 통해 다른 자극을 뇌가 받아들임으로써 통증을 완화시키는 방식이다.

약물치료나 방사선 치료를 받고 있는 환자에게 이를 적용하는 시도도 이루어지고 있다. 소아의 경우에는 마약성 진통제 처방이 매우 어렵고, 내성에 대한 우려가 있기 때문에 이에 대한 대안이 절실한 상황이다.

3. 의료분야의 가상/증강/혼합현실의 응용제품 구조

현재 대부분의 보건의료분야의 가상/증강/혼합현실 제품들은 기 개발된 하드웨어에 관련 소프트웨어를 적용하는 방식으로 개발되고 있다. 물론 경우에 따라, 하

〈표 7-2〉 보건산업에 사용되는 대표 하드웨어 업체

기업명	내 용	제품형태
Oculus(가상)	Oculus는 가장 먼저 구축된 VR 플랫폼이며, 의료서비스에서는 FUNDAMENTAL VR, OSSO VR, Surgical Threater 등에서 이를 이용하고 있음	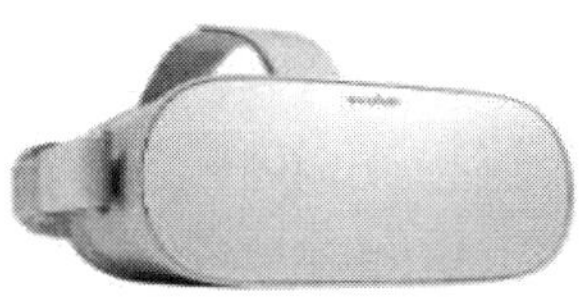
HTC vive(가상)	대만의 모바일 회사로 2015년에 Vive를 출시함. 세계 최대게임 유통 플랫폼인 STEAM을 개발한 게임업체 VLAVE와 협력, 무선 컨트롤러 및 전용 게임까지 개발 완료, ImmersiveTouch가 의료 수술부문에 이를 도입함	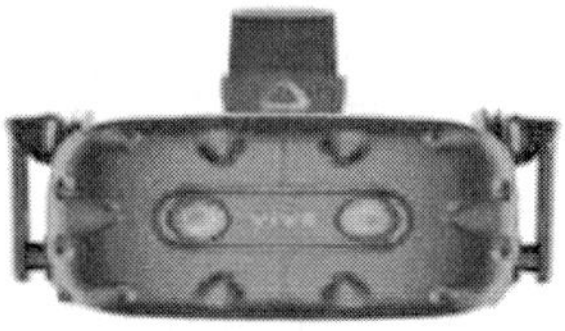
Microsoft(증강/혼합)	2015년 1월 22일 공개되었으며, 혼합현실에 한 걸음 다가가는 계기를 마련함. 2019년 2분기에 새로운 제품을 출시할 예정임. FUNDAMENTAL VR와 SENTIAR가 이를 기반으로 함	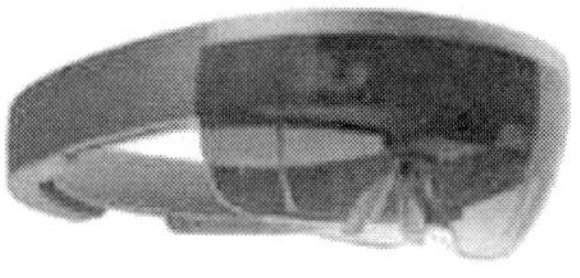
Google(증강)	전통적인 증강현실 제품으로, 2017년 기업용을 대상으로 재출시됨. 2019년 2세대가 출시될 예정이며, PowerBrain, AUGMEDIX가 이를 기반으로 하고 있음	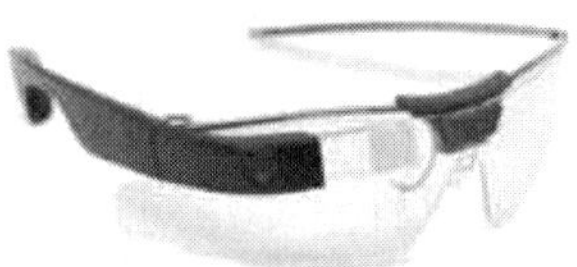
Zspace(증강)	Zpace는 컴퓨터에서 가상현실과 증강현실의 요소를 결합한 혼합현실 시스템을 개발하였으며, Echopixel과 같은 다양한 콘텐츠기업과 제휴해 제품을 개발하고 있음	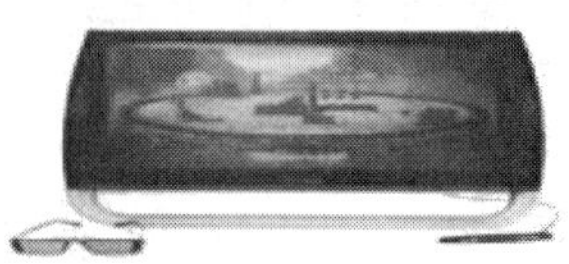

드웨어와 콘텐츠를 모두 개발하는 업체도 있지만, 대부분은 업체들은 하드웨어와 콘텐츠를 구분하여 개발하며, 가상, 증강, 혼합현실의 콘텐츠 형태에 따라 적합한 하드웨어를 선택해 개발하고 있다. 특히, 가상현실을 제공하는 장비와 증강/혼합현실을 제공하는 장비는 그 특성(시야각, 해상도, 재생 빈도 등)이 달라, 콘텐츠들 또한 이를 기반으로 제작된다. 〈표 7-2〉은 보건의료 분야에 주로 사용되는 하드웨어를 나타난 것이다.

가상현실에서는 대표적으로 Oculus가 많이 활용되며, 경우에 따라 삼성의 Galaxy Gear, HTC의 Vive 등이 이용되고 있다. 증강/혼합현실에서는 Google의 Google Glass, 혼합현실에서는 Microsoft의 hololens가 주로 이용되고 있다.

Zspace는 다른 제품들과 달리 평판디스플레이 기반으로 증강현실을 구현하는 것이 특징이다.

콘텐츠 제공 방식에도 조금씩 변화가 시작되고 있는데, 바로 플랫폼화이다. 현재는 증강현실을 중심으로 시작되고 있으며, Google은 ARcore를, Apple은 ARkit이라는 플랫폼을 통해 관련 콘텐츠의 유통 플랫폼을 구축하기 시작했다. 이러한 경향은 마치 초기 스마트폰 시장의 앱 플랫폼과 유사하며, 그 경쟁은 증강현실에서 재현될 것으로 보인다.

이러한 움직임은 증강현실 디바이스 시장에도 영향을 미치고 있다. Google은 이미 2017년에 기업용 제품을 출시하고 GE, AGCO, DHL 등을 유치하였다. 특히 1세대를 도입한 기업들은 업무 생산성이 30% 이상 증가한 것으로 나타나 더 많은 기업들이 이를 도입할 가능성이 높아졌다.

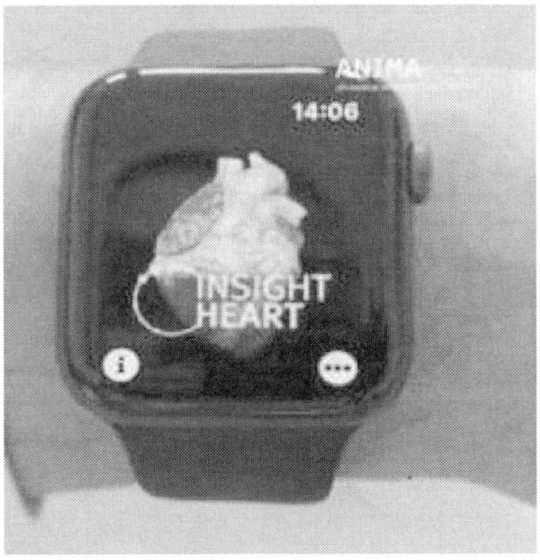

(a) Apple의 ARkit 기반의 의료교육 응용 프로그램 ANIMA RES

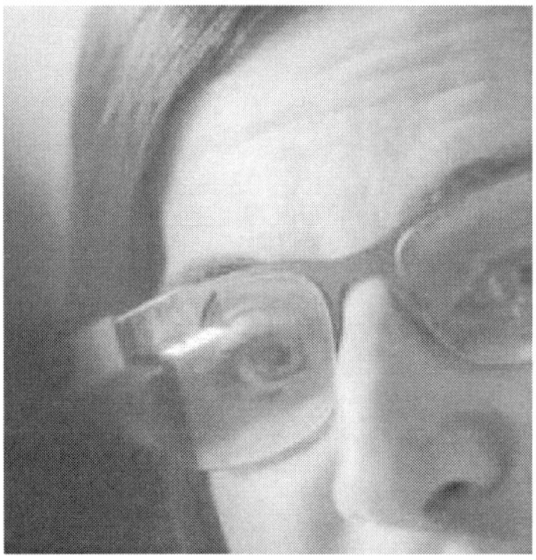

(b) 기업용 Google Glass - AUGMEDIX 시스템

[그림 7-7] Apple과 Google 플랫폼을 활용한 보건산업의 증강현실 서비스

학습 7

Google은 이러한 시장 확대를 위해 현재는 2세대 제품 출시를 준비하고 있다. Apple도 증강현실 디바이스 장비 업체인 Akonia를 인수하여 관련 시장 진입을 빠르게 준비해 나가고 있다. Apple의 기업 인수는 일반적으로 차세대 제품을 출시하기에 앞서 전격적으로 이루어지기 때문에 향후 행보가 주목된다. 이처럼 글로벌 기업들은 플랫폼을 기반으로 생태계를 형성해 추진하고 있으며, 보건산업에도 유사한 형태로 영향을 미칠 것으로 보인다. 그러므로 콘텐츠 개발에 있어서도 이러한 변화에 지속적인 관심이 필요하다. [그림 7-7]은 Apple과 Google의 증강현실 플랫폼 서비스를 보여준다.

3. 보건의료의 가상/증강/혼합현실의 분야별 국외 기술 동향

의료 교육 및 수술 훈련 분야는 보건산업 분야에서 많은 기업들이 진출하고 있는 분야이다. 과거 VIRTAMED, Symbionix와 같은 기업들은 이미 다양한 수술(복강경, 내시경, 관절 시술 등) 시뮬레이션 제품을 출시해 왔는데, VIRTAMED의 경우 스위스에서 2013년 정형외과 인증시험에 시뮬레이션 제품을 공급하였으며, 현재는 의사면허시험에서부터 다양한 전문의 인증시험에 이르기까지 공급을 확대해 나가고 있다. 그러나 기존의 전통적인 제품들은 몇 가지 문제점을 가지고 있었다. 우선 기능적으로 비슷하지만, 실제 수술 시 발생되는 종합적인 모의가 어려웠고 다양한 수술에 대응하기 위해서는 장비 구입이 추가되어야 하므로 비용 증가로 인해 도입 장벽이 높았다.

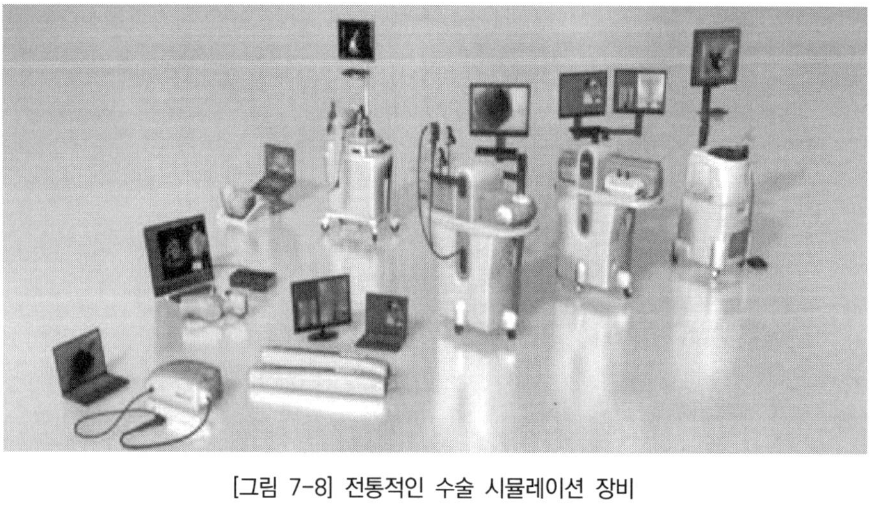

[그림 7-8] 전통적인 수술 시뮬레이션 장비

최근 가상/증강/혼합현실 기술의 도입은 새로운 전환점을 가져왔다. 3차원 영상을 통해 가상수술환경을 구축하는 것이 용이하여 비용의 증가 없이 종합적인 수술 과정을 모의할 수 있게 된 것이다. 현재 3D Systems는 Symbionix를 인수하여 Lab Mentor VR이라는 제품을 출시하였고, FUNDAMENTAL VR, OSSO VR, Surgical Theater, ImmersiveTouch, Augmented Intelligence 등이 속속 관련 제품을 출시하고 있다.

[그림 7-9]는 이들 기업이 출시하고 있는 제품을 정리한 것이다. 3D Systems, FUNDAMENTAL VR과 같은 기업들은 시뮬레이션 장비에 수술도구나 햅틱을 복합적으로 적용한 제품을 출시하고 있으며, ImmersiveTouch, Augmented Intelligence, OSSO VR 등은 VR 장비만을 통해 보다 더 저렴하게 가상현실에서 모의수술을 진행할 수 있는 제품을 제공하고 있다. 이 제품들은 휴대성이 높아 학교, 집 등 다양한 현장에서 이용할 수 있으며 해당 영상을 프로젝터나 TV, 모니터로 공유하여 제3자가 모의수술을 모니터링하고 평가하는 것이 가능하다. 적용 분야도 확대되고 있는데, Augmented Intelligence의 경우에는 기존의 서양의학을 넘어 한의학에 가상현실 기술을 적용하였으며, 침술교육과 모의 시술에 이를 활용하고 있다. 현재는 중국 시장을 중심으로 판매 활동을 해나가고 있다.

학습 7

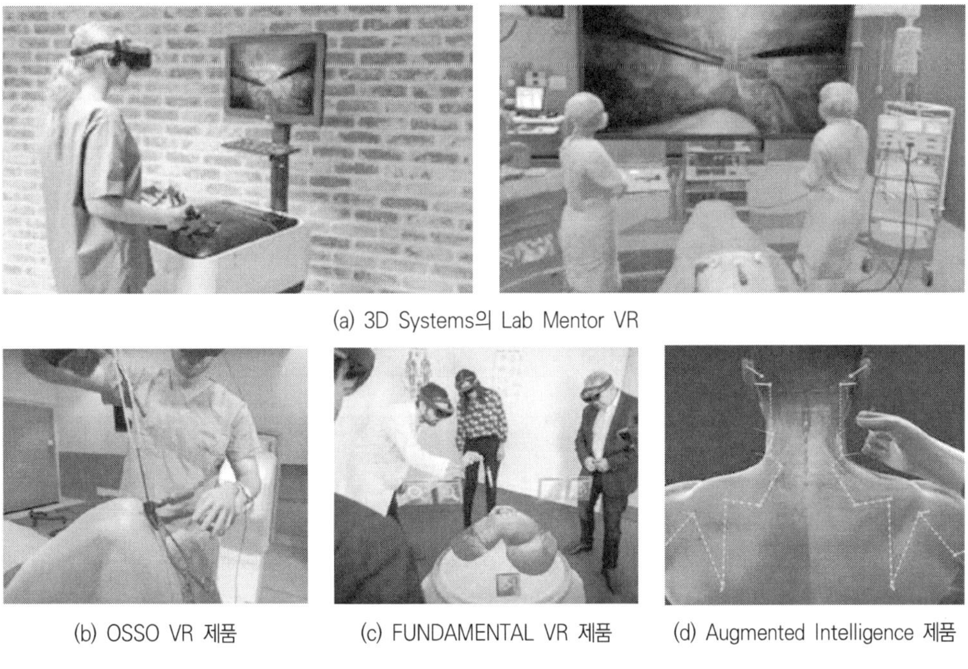

(a) 3D Systems의 Lab Mentor VR

(b) OSSO VR 제품 (c) FUNDAMENTAL VR 제품 (d) Augmented Intelligence 제품

[그림 7-9] 의료교육 및 수술훈련 분야 제품

또한 관련 제품은 이제 가상현실을 넘어, 증강/혼합현실로 영역을 확대하고 있으며, FUNDAMENTAL VR, SENTI AR, REAL VIEW 등이 관련 제품을 출시하고 있다.

2. 재활훈련 분야

재활훈련 분야는 그 적용 범위가 점점 더 넓어지고 있다. 뇌졸중, 파킨스, 다발성 경화증, 안구질환 등 다양한 분야에 가상/증강/혼합현실을 활용하려는 움직임이 활발하다. 2011년에 설립된 MindMaze는 뇌졸중부터 척추손상, 수족 절단 등 다양한 분야의 재활훈련 제품을 개발/출시하고 있다. 특히 주변에서 구할 수 있는 가전제품을 활용해 체계적인 재활치료를 받을 수 있도록 소프트웨어 패키지를 출시해 큰 호응을 얻고 있다.

MindMaze가 수족 장애 재활훈련에 집중을 하고 있다면, Vivid Vision은 시력장애 재활훈련에 집중하고 있다. Vivid Vision은 미국의 스타트업으로 사시 및 약시로 고통 받고 있는 환자를 위해 시각 트래킹을 통해 양안시를 자극하여 뉴런의 기능을 향상시키는 안구 운동 제품을 개발하고 있다. 현대사회에 들어 스마트폰이나 모니터를 많이 접하게 되어 사람들에게 다양한 안구질환이 발생하고 있어 매우 유용한 제품으로 주목받고 있다.

이외에도 SYNCTHINK는 이를 한 차원 진화시켜 구기종목의 선수들을 대상으로 시각 훈련을 수행하는 제품을 개발하여 사전에 이와 관련된 안구 운동을 수행

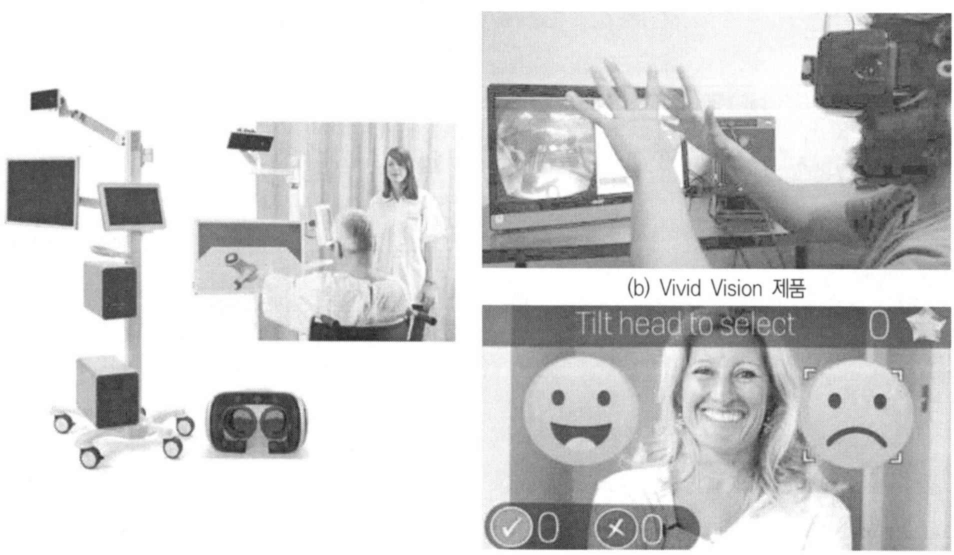

(a) MindMaze 제품 (b) Vivid Vision 제품 (c) Brain Power 제품

[그림 7-10] 재활훈련 분야 제품

할 수 있도록 한 운동력 향상 제품을 출시하였다.

Brain Power는 자폐증을 겪고 있는 환자를 대상으로 증강현실/혼합현실을 활용한 재활훈련 제품을 개발하고 있다. 자폐 환자의 경우 상대방의 감정을 읽는 것이 매우 어려워 많은 훈련이 필요한데, 이 제품은 이러한 훈련을 간편하게 수행할 수 있도록 지원한다. 특히 증강현실을 이용하여 얼굴인식에 대한 정보를 부가적으로 제공함으로써, 이를 통해 환자가 상대방의 감정을 읽을 수 있게 하는 것이 특징이다. [그림 7-10]은 이러한 재활훈련 관련 제품을 보여주고 있다.

3. 심리관련 분야

이 분야의 제품들은 크게 심리치료(고소공포, 공황장애, 외상 후 스트레스 등)를 목적으로 하는 제품과 통증 완화를 목적으로 하는 제품으로 구분된다. Psious, Limbix는 심리치료 제품을 Firsthand Technology, FeelsGood, appliedVR는 통증 완화 제품을 각각 출시하고 있다. Psious, Limbix는 비행기, 대중교통, 강의실과 같은 가상환경을 심리치료가 필요한 환자에게 제공하고, 의료진이 이를 통해 환자들의 반응 및 신체 변화를 객관적으로 측정할 수 있도록 지원한다. 또한 의료진은 이러한 제품을 통해 가상환경을 편집, 조작할 수 있으며, 환자들에게 단계별로 공포감을 노출시킴으로써 스스로 이를 통제할 수 있도록 지원한다. [그림 7-11]은 이와 관련된 제품들을 나타낸 것이다.

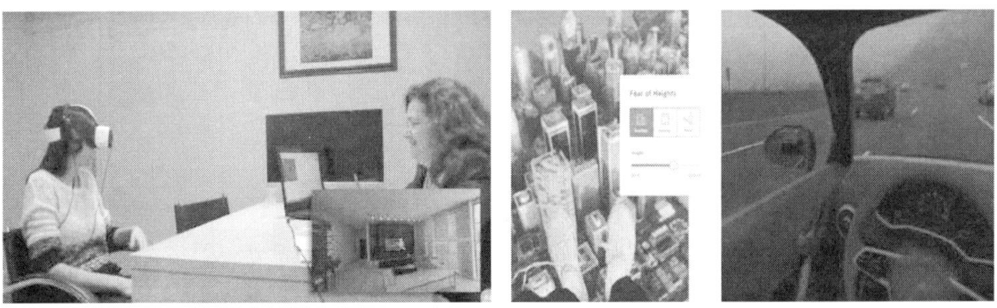

(a) psious 제품 (b) Limbix 제품

[그림 7-11] 심리치료 관련 제품

이와는 달리 Firsthand Technology, appliedVR, FeelsGood은 통증을 완화하는데 방점을 두고 있다. 이는 가상환경을 이용할 경우 환자가 통증에 대한 생각을 최대 50% 줄일 수 있다는 연구에 착안한 것으로 약물 없이도 환자가 고통을 피하고 관리할 수 있도록 지원한다. Feels Good의 경우에는 암 환자들에게 화학 요법 및 방사선 치료 등으로 인한 진통을 완화하기 위한 제품을 개발하고 있으며, 인공지능과 기계학습을 통해 성별, 나이, 병리학적 특징을 기반으로 적합한 콘텐츠를 환자에게 추천 및 제공할 수 있도록 지원한다.

appliedVR은 이 중에서도 소아를 대상으로 어린이들이 흥미를 가질만한 콘텐츠를 개발하는데 집중하고 있는데, 의료진이 아닌 환자 보호자도 손쉽게 이를 이용할 수 있도록 UX/UI를 대폭 개선한 점이 특징이다. 현재 로스앤젤레스의 Cedars-Sinai 의료센터와 보스턴아동병원(Boston's Children Hospital)에서 임상실험을 진행 중이다. [그림 7-12]는 이와 관련된 제품들을 나타낸 것이다.

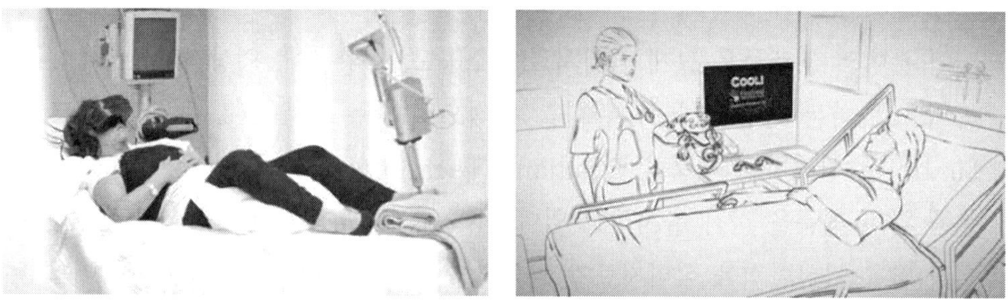

(a) FeelsGood 제품 (b) Firsthand Technology 제품

[그림 7-12] 통증완화 관련 제품

7-3 의료분야의 VR/AR 기술의 성능 유효성 검증

1. VR/AR 기술의 개요

1) 배경 및 목적

가상/증강현실 기술이 의료기기에도 활용됨에 따라 각종 부작용 등에 대하여 선제적으로 대응하고자, 이미 개발되었거나 조만간 등장할 것으로 예상되는 제품들에 대해 의료기기로서 관리 필요성을 평가하고 의료기기 판단기준과 관리방안을 제시하는 데 그 목적이 있다.

가이드라인은 「의료기기법」제2조, 제3조, 제6조, 제12조, 제15조, 「의료기기 허가·신고·심사 등에 관한 규정」, 「의료기기 품목 및 품목별 등급에 관한 규정」을 기반으로 가상/증강현실 기술이 적용된 의료기기의 분류기준과 허가·심사 방안을 제시하고, 민원인에 정보를 제공하여 민원편의 및 허가·심사 업무의 투명성을 제고하고자 한다.

2) 적용범위

가상현실 및 증강현실 기술을 활용하여 질병을 진단 또는 치료하는 장비 또는 소프트웨어(콘텐츠 포함) 형태의 의료기기에 적용한다.

3) 용어의 정의

이 기준에서 사용되는 용어의 정의는 다음과 같다.

(1) 가상현실

현실과 유사한 가상의 허구적 환경이나 상황을 구현하고 이용자로 하여금 마치 실제 환경에서처럼 시각, 청각, 촉각 등으로 감지하고 상호작용이 가능한 기술이다.

(2) 증강현실

현실에 가상의 영상 또는 유의미한 정보를 합성하여 사용자의 경험이 증강되도록 구현하는 기술이다.

(3) 혼합현실

현실세계와 가상세계가 혼합된 상태로, 현실환경에 가상정보를 부가하거나 가상환경에 현실정보를 부가하여 사용자와 상호작용하는 기술이다.

(4) 헤드 마운트 디스플레이

사용자의 머리에 장착하여 입체화면을 표시하고 아울러 머리의 움직임을 검출하여 이를 가상현실에 반영하거나 로봇, 혹은 제어시스템에도 이용하는 장치로, 비투과형(Closed Type) 또는 투과형(See-through Type)이 있다.

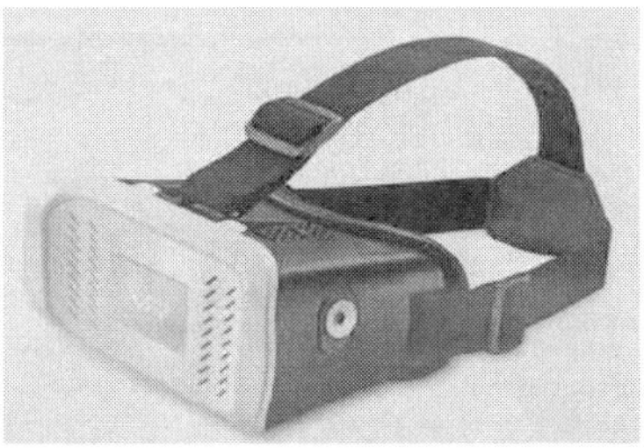

(a) 비투과형(Closed Type)

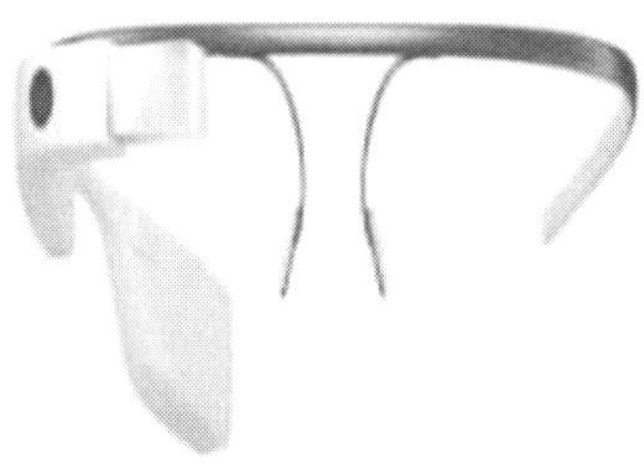

(b) 투과형(See-through Type) HMD

[그림 7-13] HMD의 예

학습 7

4) 가상/증강현실 적용기기의 구성 및 특성

(1) 가상/증강현실 적용 기기

가상/증강현실을 적용한 기기의 형태는 디스플레이 장비(HMD, 2,3차원 디스플레이, 홀로그램 등) 포함와 소프트웨어로 구성되며 센서, 웨어러블 기기, 재활장비 및 장치(모션 플랫폼, 햅틱장치 포함), 모바일 PC, 타 의료기기와 상호작용하는 기기 등이 추가 구성될 수 있다.

(2) 가상/증강현실 기술의 특성

① 가상현실은 사용자가 가상적으로 체험하도록 만들어진 비현실 혹은 현실과 유사한 세계를 의미하며 가상현실을 구현하기 위해서는 인간의 다양한 감각(시각, 청각, 촉각 등)적 현상을 조합한 기술들을 포함한다. 또한 가상의 공간에서 사용자가 임의대로 움직일 수 있으며 가상 물체와의 상호작용을 할 수 있는 특성이 있다.

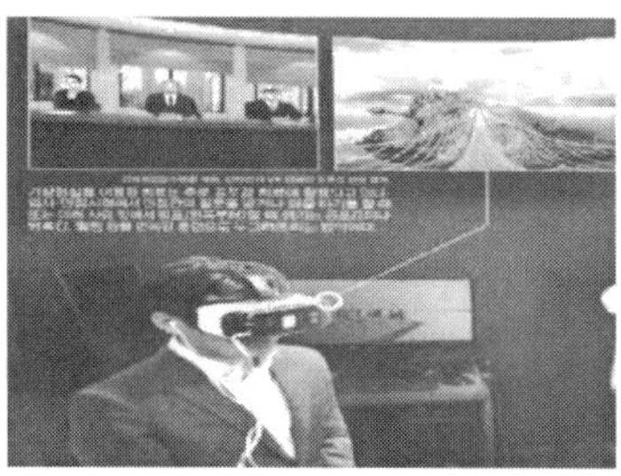

(a) 정신신경과학 분야

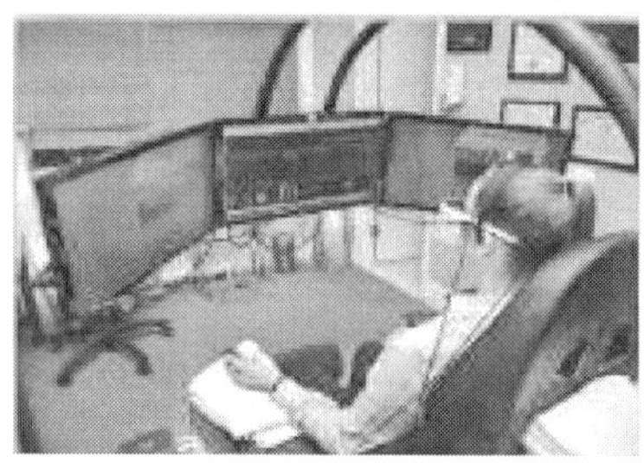

(b) 생체신호와 연동한 가상현실 치료 분야

[그림 7-14] 가상 현실 기술적용 예시

② 증강현실은 결과물이 실제 환경과 가상 환경의 공간 · 대상물이 결합되는 형태이며, 실제 환경에 증강되는 가상의 공간 · 대상물과 사용자가 실시간으로 상호작용 가능하다. 또한 실제 환경의 3차원 공간에 맞도록 가상 환경의 공간 · 대상물을 정합할 수 있다.

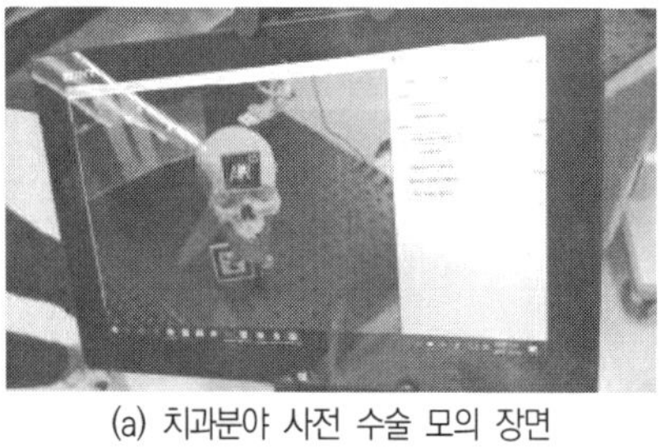

(a) 치과분야 사전 수술 모의 장면

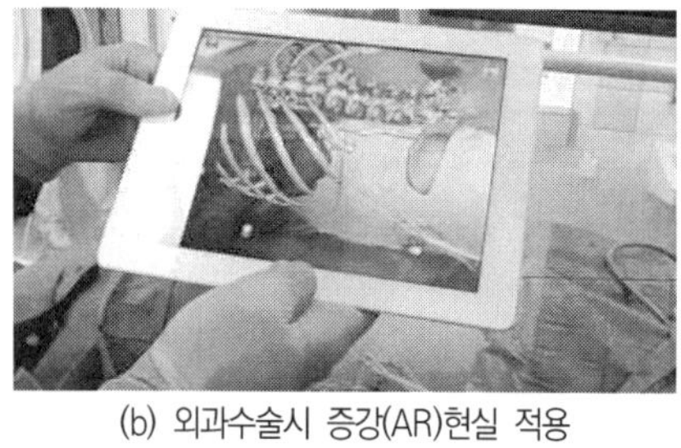

(b) 외과수술시 증강(AR)현실 적용

[그림 7-15] 증강현실 기술적용 예시

2. 의료기기 구분기준

1) 의료기기의 정의

의료기기란 「의료기기법」 제2조제1항에 따라 사람이나 동물에게 단독 또는 조합하여 사용되는 기구 · 기계 · 장치 · 재료 또는 이와 유사한 제품으로서 다음 각 호의 어느 하나에 해당되는 제품을 말한다.

> 의료기기법 제2조(정의) ① 이 법에서 "의료기기"란 사람이나 동물에게 단독 또는 조합하여 사용되는 기구 · 기계 · 장치 · 재료 또는 이와 유사한 제품으로서 다음 각 호의 어느 하나에 해당하는 제품을 말한다. 다만, 「약사법」에 따른 의약품과 의약외품 및 「장애인복지법」 제65조에 따른 장애인보조기구 중 의지(義肢) · 보조기(補助器)는 제외한다.
> 1. 질병을 진단 · 치료 · 경감 · 처치 또는 예방할 목적으로 사용되는 제품
> 2. 상해(傷害) 또는 장애를 진단 · 치료 · 경감 또는 보정할 목적으로 사용되는 제품
> 3. 구조 또는 기능을 검사 · 대체 또는 변형할 목적으로 사용되는 제품
> 4. 임신을 조절할 목적으로 사용되는 제품

2) 의료기기 판단기준

(1) 판단의 일반원칙

가상 증강현실 기술을 활용하는 의료기기의 해당여부는 사용목적에 따라 판단한다. 사용처와 관계없이 당초 제조자가 의도한 사용목적이 의료기기법 제2조에 부합하는 경우 의료기기로 판단한다. 다만, 추후 제품 개발동향 및 사용현황 등을 반영하여 의료기기로 관리 필요성을 지속적으로 검토할 예정이다.

(2) 구체적인 범위 및 예시

의료기기 판단기준에 따라 의료기기와 비의료기기의 범위는 다음과 같다. 예시로 든 사례는 기준의 이해를 돕기 위한 것이며, 실제로 제품별 특성과 상황, 과학적 근거 등을 고려하여 사안별로 판단될 수 있다.

① 의료기기에 해당하는 가상/증강현실 기반 기기/소프트웨어

> 〈의료기기 예시〉
> - CT, MRI 등으로 촬영한 종양의 위치나 크기를 증강현실 기술이 가능한 태블릿 PC에 입력해서 환자 수술시 사용하는 기기
> - CT 등 실제 환자의 영상정보를 이용하여 수술 전 또는 수술 중에 골절 또는 골변형 등에 대한 치료계획 수립 및 시뮬레이션 기기

학습 7

- 대장검사 등을 위한 내시경처럼 CT 촬영영상을 3D로 재구성하여 진단목적으로 대장 등을 가상으로 보여주는 소프트웨어
- HMD기기와 생체신호(뇌파, 근전도)가 연동되어 재활치료에 활용하는 기기
- 가상/증강 기술이 주기능으로 재활치료에 적용되어 치료효과가 임상적으로 입증된 재활기기

② 의료기기에 해당하지 않는 가상/증강현실 기반 기기/소프트웨어

㉠ 의료인의 교육 훈련 목적의 기기/소프트웨어

Tip 비의료기기 예시

- 의료인의 교육·훈련을 위해 환자의 CT/MRI 영상 등을 재편집한 후 수술연습에 적용한 수술 시뮬레이션 기기/소프트웨어
- 해부학 및 생리학 등 교육을 위해 가상현실기술을 적용한 시뮬레이션 기기/소프트웨어
- 증강현실을 이용한 정맥주사 훈련용 시뮬레이션 기기/소프트웨어

㉡ 일상적인 건강관리 목적의 가상 증강현실 적용 기기/소프트웨어

Tip 비의료기기 예시

- 약의 작용원리와 효능, 부작용 등 정보를 표시하는 스마트폰 증강현실 애플리케이션
- 물고기잡기, 기억력테스트 게임 등의 기억력 훈련 등에 도움을 주기 위한 가상현실 적용 기기 또는 소프트웨어
- 가상현실을 통해 항암치료를 사전 경험함으로써 항암제 부작용 우려(구토 등)를 완화시키는 소프트웨어

※ 세부기준은 「의료기기와 개인용 건강관리(웰니스) 제품 판단기준」에 따른다.

③ 기능성게임 등을 통해 사회생활 적응에 도움을 주기 위한 기기/소프트웨어

Tip 비의료기기 예시

- 가상의 무대나 발표장을 만들고 사람 대신 캐릭터들이 있는 환경에서 말하기 연습을 시행하여 무대공포 완화에 도움을 주기 위한 기기/소프트웨어
- 상대선수 등과의 가상경기 등으로 운동선수의 경기 직전 긴장감 완화에 도움을 주기위한 기기/소프트웨어
- 절벽길을 운전하는 것과 같은 화면을 보면서 공포를 느끼는 가상의 상황에 지속적으로 노출을 시켜 두려움 완화에 도움을 주기 위한 기기/소프트웨어
- 대인관계에 큰 어려움을 겪어 정상적인 사회생활 영위에 문제점을 가진 사람들을 도와주기 위한 기기/소프트웨어

(3) 비의료기기에 해당하는 경우 관리방안

식품의약품안전처는 의료기기 규제적용의 필요성을 판단하기 위하여 국내 외 자료를 조사·분석하거나 주기적으로 실태조사를 실시하며, 개발 중인 제품들에

대해 위해요소가 확인되는 경우에는 의료기기로 분류하여 관리할 수 있다. 이 경우 가이드라인 또는 고시 개정 절차를 통해 이해관계인의 의견을 수렴하는 등 충분한 논의과정을 거칠 계획이다.

3. 허가, 심사 방안

가상 증강현실 기술이 주기능으로 적용된 의료기기의 허가심사 시 다음과 같은 사항들이 추가로 고려되어야 한다. 보조기능으로 적용된 의료기기의 경우는 의료기기 허가·신고·심사 등에 관한 규정」 [별지 3]의 '본질적 동등품목비교표'를 이용하여 이미 허가 받은 의료기기의 허가사항과 비교한다. 또한 일반적으로 의료용 소프트웨어의 허가·심사 시에 고려되어야 할 사항은 「의료기기 소프트웨어 허가·심사 가이드라인(2015)」을 참고한다.

1) 안전성 검증

(1) 하드웨어

① 가상 증강현실을 적용한 의료기기의 안전성 검증

㉠ 전기를 사용하는 의료기기의 경우
「의료기기의 전기 기계적 안전에 관한 공통 기준규격」, 「의료기기의 전자파 안전에 관한 공통 기준 규격」을 적용하며, 제품의 특성에 따라 「의료기기 기준규격」중 해당 규격을 적용한다.

㉡ 인체 접촉, 삽입 등을 하는 의료기기 및 부분품의 경우
「의료기기의 생물학적 안전에 관한 공통기준규격」을 적용한다.

㉢ 가상 증강 현실 적용 의료기기를 사용하는 중간에 조작자(Operator) 또는 환자가 긴급한 상황에서 종료할 수 있는 비상정지장치 또는 비상정지장치에 대응할 만한 기능 설계나 준비가 되어 있어야 한다.

② HMD 착용에 따른 안전성 검증

㉠ HMD 착용에 따른 불편함*을 최소화하도록 설계 및 제작되어야 한다.

㉡ 발광 및 발열로 인한 화상 및 안과적 안전문제(광과민성 반응 등)가 발생하지 않도록 설계 및 제작되어야 한다.

③ HMD 착용으로 인한 주변 이미지의 변화나 왜곡으로 불편함이 없어야 한다.

* 불편함 : 착용에 따른 머리/안면 압박에 의한 통증 등

학습 7

(2) 소프트웨어

의료기기 소프트웨어의 안전성 등급을 판단하기 위해서는 소프트웨어의 사용목적 및 해당 의료기기의 안전성 관련 특성 식별, 의료기기 소프트웨어 위해요인 분석, 의료기기 소프트웨어 위험 산정이 필요하며 이러한 과정 후 의료기기 소프트웨어에 대한 안전성 등급이 결정된다.

의료기기 소프트웨어의 안전성 등급은 〈표 7-3〉과 같이 심각한 상해 또는 사망의 가능성이 있는 경우 C등급, 심각하지 않은 상해의 가능성 있을 경우 B등급, 의료기기 소프트웨어 사용으로 건강상의 상해 또는 손상이 없는 경우 A등급으로 구분할 수 있다.

〈표 7-3〉 의료기기 소프트웨어 안전성 등급 정의

등 급	의료기기 소프트웨어 안전성 등급 정의
A등급	부상이나 신체적 피해가 발생할 가능성이 없음
B등급	심각하지 않은 부상(경상)이 발생할 가능성이 있음
C등급	심각한 부상 또는 사망이 발생할 가능성이 있음

가상 증강현실 적용 소프트웨어의 경우 기존 소프트웨어 등급 기준을 따르되, 기기의 특성에 따라(예 인체에 미치는 영향 정도 등) 제조사에서 해당 소프트웨어의 사이버 멀미 및 피로도 유발 정도 등의 정보를 제공해야 한다.

2) 성능 및 임상적 유효성 검증

가상 증강현실 기술이 적용된 의료기기의 경우 제품의 특성에 따라 전임상, 임상적 유효성 검증이 필요할 수 있으며 성능은 정확도, 반응속도 등의 항목을 이용하여 검증하고 수술, 치료방법 등에 따라 달라질 수 있다.

(1) 정확도

① 정의 : 가상/증강 현실 트래킹이 실제 값과 얼마큼 가까운지 나타내는 기준

② 기 준

㉠ 가상공간에서의 사용자(아바타)의 위치 트래킹이 가능해야 한다.

㉡ 증강현실을 이용한 수술용 장치에서 네비게이션 장비의 위치 지정 정확도는 영상과 환자의 정합 정확도에 의해 결정되며 오차는 2mm 이내를 만족해야 한다.

※ 정합정확도는 ISO10360-1(Standard for Coordinate Measuring Machines), ASTM F2554:10 국제규격에 따른 팬텀을 활용하여 확인할 수 있다.

㉢ 증강현실에서 가상객체가 실제공간에서 정합되는 정확도는 수 mm이내이어야 한다.

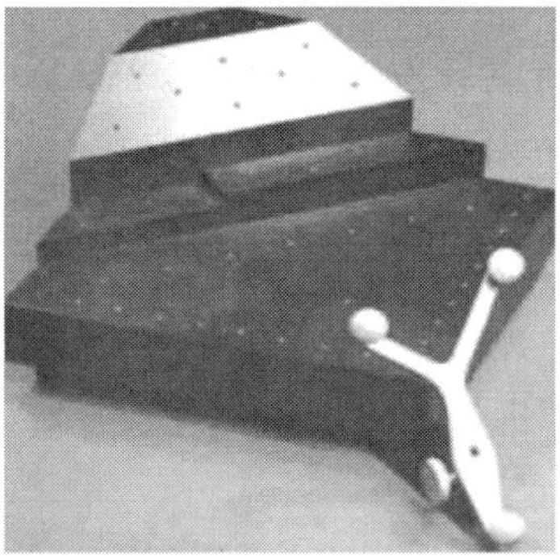

[그림 7-16] 정합 정확도 시험용 팬텀 예시

(2) 반응속도(Latency)

① 정의 : 사용자의 시선(머리 움직임)과 동작(팔, 다리 등의 몸 움직임)을 반영하여 가상의 영상으로 갱신하는 속도이다.

② 기 준

㉠ 별도 입력장치가 없는 경우 반응속도는 20ms 이내이어야 한다.

㉡ 별도 입력장치가 있는 경우 반응속도는 60ms 이내이어야 한다.

학습 7

(3) 영상 재현 성능

① 화각(Field of View) : HMD장비에서 보여주는 영상의 시야각으로 각도로 표시하며, 실제 시야각과 가상 시야각은 가능한 일치해야 한다.

② 해상도(Resolution) : 제조사는 HMD장비에서 보여주는 영상의 해상도를 가로×세로 픽셀의 개수로 제시하여야 한다.

③ 프레임률(Frame Rate) : 가상현실 소프트웨어의 초당 프레임은 최소 30fps, 그래픽 기반(사용자 인터랙션)의 경우 60fps 이상이어야 한다.

※ 일반 영상의 경우 1초에 24번 또는 30번, 부드러운 영상표시를 위해서는 1초에 60~120번의 프레임을 적용

3) 심사시 고려 사항

가상 증강현실 기술이 적용된 의료기기의 경우 해당 의료기기가 안전하고 합리적으로 사용할 수 있도록 필요한 최신의 안전성 관련 사항을 모두 기재하여야 하며 특히 아래와 같은 주의사항을 추가 제공하여야 한다.

① 안전사고 예방을 위한 수칙 준수를 권고하고, 소프트웨어 내에 주위 환경 안

내에 대한 메시지

② 병원 등에서의 공중사용 시 다수의 사용자가 단일기기를 사용할 경우 감염 등의 위험을 최소화하는 방법

③ 어지럼증, 두통 등 부작용을 예방하고 소프트웨어를 안전하게 이용하기 위한 연령별, 대상별 사용시간 권고사항

④ 가상현실의 경우 사용분야에 대한 권고사항과 오작동시 비상정지 등의 안전 장치 구비사항

4) 제출자료의 범위

가상 증강현실 기술이 적용된 의료기기의 허가 시 「의료기기 허가 · 신고 · 심사 등에 관한 규정」 [별표 7]에 따라 이미 허가받은 제품과 사용목적, 작용원리가 상이할 경우 임상시험 자료 제출 대상이며, 동등한 경우 기술문서심사 대상이다.

<table>
<tr><th colspan="2" rowspan="2">제출자료
구분</th><th>1</th><th>2</th><th>3</th><th>4-가</th><th>4-나</th><th>4-다</th><th>4-라</th><th>4-마</th><th>4-바</th><th>4-사</th><th>5</th><th>6</th><th>7</th></tr>
<tr><th>본질적 동등품목 비교표</th><th>사용목적</th><th>작용원리</th><th>전기</th><th>방사선</th><th>전자파</th><th>생물학적</th><th>성능</th><th>물리화학</th><th>안정성</th><th>임상</th><th>기원·발견 및 개발경위</th><th>외국사용현황</th></tr>
<tr><td rowspan="3">1. 새로운 제품</td><td>가. 사용목적이 다른 것</td><td>○</td><td>○</td><td>X</td><td>○</td><td>△ 주4)</td><td>○</td><td>X</td><td>○</td><td>X</td><td>X</td><td>O</td><td>○</td><td>○</td></tr>
<tr><td>나. 작용원리가 다른 것</td><td>○</td><td>X</td><td>○</td><td>○</td><td>△ 주4)</td><td>○</td><td>X</td><td>○</td><td>X</td><td>X</td><td>O</td><td>○</td><td>○</td></tr>
<tr><td>다. 원재료가 다른 것</td><td>○</td><td>X</td><td>X</td><td>X</td><td>X</td><td>X</td><td>X</td><td>X</td><td>X</td><td>X</td><td>X</td><td>X</td><td>X</td></tr>
<tr><td rowspan="3">2. 개량 제품</td><td>라. 성능이 다른 것</td><td>○</td><td>X</td><td>X</td><td>X</td><td>X</td><td>X</td><td>X</td><td>○</td><td>X</td><td>X</td><td>△ 주1)</td><td>X</td><td>X</td></tr>
<tr><td>마. 시험규격이 다른 것</td><td>○</td><td>X</td><td>X</td><td>○ 주2)</td><td>△ 주2) 4)</td><td>○ 주2)</td><td>X</td><td>X</td><td>X</td><td>X</td><td>X</td><td>X</td><td>X</td></tr>
<tr><td>바. 사용방법이 다른 것</td><td>○</td><td>X</td><td>X</td><td>X</td><td>X</td><td>X</td><td>X</td><td>X</td><td>X</td><td>X</td><td>△ 주3)</td><td>○</td><td>○</td></tr>
<tr><td colspan="2">3. 동등제품</td><td>○</td><td>X</td><td>X</td><td>X</td><td>X</td><td>X</td><td>X</td><td>X</td><td>X</td><td>X</td><td>X</td><td>X</td><td>X</td></tr>
</table>

○ : 제출하여야 하는 자료, × : 면제되는 자료, △ : 개개 제품에 따라 판단하여야 하는 자료

주 1) 임상을 통해서만 개량된 성능을 확인할 수 있는 경우(예 : 의료용소프트웨어에 CAD(Computer Aided Diagnosis)기능이 추가되어 성능이 일부 달라진 경우)

주 2) 식약처장이 인정한 시험규격 이외의 규격을 설정한 경우

주 3) 적용부위 및 조작방법이 달라 안전성 · 유효성 확인이 필요한 경우(예 : 하지의 부분마비 환자의 보행기능을 개선하기 위하여 하지신경(배골신경, 대퇴신경 등)에 사용되는 전기자극기를 뇌 · 척수에 사용하는 경우)

주 4) "방사선에 관한 안전성자료"는 방사선기기에 한함

※ 조합되거나 한벌 구성된 의료기기 또는 인체에 접촉하는 부분품이 있는 경우는 '의료용품분야'의 자료를 추가로 제출하여야 함

수행 내용

재료 · 자료

- Python, EV3 레고 마인드스톰 관련 자료

기기(장비 · 공구)

- 컴퓨터, USB 케이블, 충전 어댑터, 프린터, 주변기기

안전 · 유의사항

- EV3 로봇 플랫폼의 외형을 관리하고 P브릭에 전원을 충분히 충전한다.

수행 순서

01 가상 융합기술(XR)의 분야별 프로젝트에 대하여 분석하라.

국내산업의 강점 · 특성과 XR 활용효과를 고려하여 6대 산업 'XR 플래그십 프로젝트' 추진한다.

① 제 조

- 화학 · 자동차 : 제조 현장 디지털트윈 구현, 현장 설계 · 운영 · 관리 등 全공정 XR 적용(과기정통부)
- 조선해양 : '버추얼 조선소' 구축, 가상환경에서 다자간 협업 기반 선박 설계 및 품질 검증(과기정통부 · 산업부)

② 의 료

- 가상의료 훈련 : 국군간호사관생도 등 의료진 대상으로 중증 외상상황 처치훈련 시스템(과기정통부 · 국방부)
- 디지털 치료 : XR 기반 치매 · 우울 · 공포증 등 정신장애 치료, 신체장애 재활 서비스(과기정통부)

학습 7

③ 건 설

- 건축설계 : 건축토목 구조물 가상 설계 · 시뮬레이션 기반 분석 · 검증 시스템(과기정통부)
- 시설관리 : 시설물, 환경플랜트 시설 정보 AR로 제공, 시설 유지관리에 활용(과기정통부 · 국토부 · 산업부)

④ 교 육

- 초중고 가상실험 : 전국 초중고 대상 XR · AI 기반 과학실험공간 '지능형 과학실' 구축(교육부)
- 경찰 훈련 : 특공대원 대상 AR 기반 복합테러 상황 대응 교육훈련 시스템(과기정통부 · 경찰청)

⑤ 유 통

- 물류관리 : AR 기반 물품정보 실시간 시각화로 대형 물류센터 운영관리(과기정통부)
- 가상전시 : 가상공간 제품 전시로 비대면 제품 시연 · 마케팅이 가능한 '가상컨벤션'(과기정통부)

⑥ 국 방

- 육군 : 육사 훈련에 'VR 기반 정밀사격훈련, 전술훈련, 지휘통제훈련 시스템' 시범 적용(국방부 · 과기정통부)
- 공군 : 공군 조종관제, 항공수송, 항공기 복구 등 7대 분야 VR · AR 가상훈련 시스템(국방부 · 과기정통부)

02 가상현실이 미래 산업으로 발전하기 위한 해결 과제에 대하여 분석하라.

첫째, 현재 출시된 VR 기기들은 헤드셋 형태로 스마트폰을 꽂아서 감상하는 방식으로 안경을 쓴 사람은 착용하기 어렵고, 무거워 오랫동안 사용하면 불편함을 느끼기 때문에 기술적으로 개선할 필요가 있다. 또 다양한 사용자경험(UX)이 가능하도록 새로운 타입의 센서와 장시간 사용 배터리 등 보조장치, VR 구현용 360도 영상 촬영이 가능한 특수카메라가 필요하다.

둘째, 의료서비스 이해관계자의 이해충돌로 인해 VR 기반의 의료서비스 추진에 어려움이 예상되어 VR 의료 콘텐츠 시장 확대를 위한 기반을 조성해야 한다. 1차 진료병원,

대형병원, 의사, 약사 등 VR 의료 이해관계자들이 상생할 수 있는 모델의 연구를 통해 콘텐츠 시장의 확대를 도모해야 한다.

또 전국적인 힐링 콘텐츠 훈련센터 구축 등 관련 시범사업을 추진해 국민적 관심이 높은 헬스케어의 킬러 콘텐츠 개발 및 플랫폼 구축 시범사업추진을 지원해 VR 디바이스의 보급을 촉진할 필요가 있다.

셋째, 국내는 선진국에 비해 가상현실(VR), 증강현실(AR), 혼합현실(MR) 등의 원천기술 수준이 낮고 사용할 수 있는 콘텐츠도 매우 제한되어 있으며, 헬스케어 및 의료장비 수준도 외국에 비해 매우 열악한 수준이다. 선진국과의 기술적 열세를 극복하고 활용분야를 확대하기 위해서는 정부의 기술개발 투자, 출연연의 원천 및 기반기술 개발 등이 필요하다. 산·학·연 공동으로 VR 의료 기술수준 및 활용 실태를 조사하고 선진국에 비해 취약한 분야를 선정해 기술개발 및 상용화 촉진, 법·제도 정비 등을 분담해야 한다.

넷째, VR 기기는 눈에 가까워 장시간 이용하면 눈으로 보는 것과 뇌로 판단하는 차이가 누적되어 시각적 피로감을 유발해 어지럼증, 멀미, 두통을 동반한다. 반복적으로 사용하면 근시로 이어질 확률이 높으며, 심할 경우 광과민성 발작 증상으로 이어질 우려가 있다. 또 장기간 사용하면 'VR 중독'을 초래해 VR 기기를 30분 사용하면 10~15분 휴식을 취해야 한다.

그리고 VR 의료는 사람을 대상으로 하기 때문에 인체 안전성 및 적합성의 문제와 법적 규제에 대한 기준안이 마련되어야 한다. 또한 VR 기술을 도입한 장치의 의료기기 인정여부, 보험 적용 여부 등 정부 차원의 대응이 필요하다.

다섯째, VR 의료의 범용화를 위해 주요 기업체·대학·병원·연구소 간 협업으로 제품화를 촉진할 필요가 있다. 현재는 각 병원이나 연구소의 연구비로 자체 개발한 프로그램에만 의존하고 있는데, 시장이 커지고 대중화되려면 기업체·학교·병원·연구소 등 협업으로 처음부터 제품화하도록 노력할 필요가 있다.

환자가 각 가정 컴퓨터를 이용해 VR 치료를 받으려면 원격의료가 가능해야 하지만 의료법 개정을 놓고 의사협회와 정부가 대립하고 있어 설득과 절충을 통해 해결할 필요가 있다.

의료 환경 특수성을 고려해 병원과 의사의 참여가 필수적이며 기업과 병원이 함께 고민하는 생태계 구축이 필요하다. VR 전문가와 의료인뿐만 아니라 빅데이터 처리, 인공지능, 센서, 바이오 피드백 전문가 간 지속적인 교류와 협력이 필수적이다.

03 VR/AR 기술을 의료부문에 적용하는 사례에 대하여 분석하라.

1. 영상진단

Bioflight VR은 진단의 정확성을 높이기 위해 VR 환경에 데이터를 업로드 할 수 있는 솔루션을 구축해 CT 스캔과 MRI 데이터를 3D 이미지로 볼 수 있으며, 플랫폼은 GPU(Graphics Processing Unit)를 이용하여 가상환경을 통해 제공하고 있다. 상세한 정보 덕분에 환자의 상태를 좀 더 세부적으로 분석·파악할 수 있고, 의사들은 수술 계획을 세울 시간을 절약하고 정확하게 환자 상태를 진단해 치료를 제공한다.

EchoPixel은 True 3D System을 개발해 초음파, CT 스캔, MRI 이미지를 3D 형태로 표준화함으로써 세계 의료 이미징분야에 영향력을 행사하고 있다.

True 3D 시스템의 상세한 이미지들은 내과의사에게 환자의 구조와 질병에 대한 이해를 깊게 해 뛰어난 진단과 치료를 제공한다.

도쿄여자의과대학은 증강현실(AR : Augmented Reality)을 이용하여 수술 도중 집도의가 의료용 화상 관리 시스템을 조작할 수 있는 솔루션 개발을 진행하고 있다. 수술을 집도하는 의사는 각종 디바이스나 키보드를 만질 수 없어 의료용 화상을 보려면 간호사나 스태프가 화상관리 시스템을 조작해야 하는데, 이를 개선하기 위해 해당 솔루션을 개발해 집도의는 화상관리 시스템에 저장된 CT 데이터를 어느 위치에 삽입할지, 어느 위치에 배치할지 등을 손의 움직임으로 조작할 수 있다.

대구경북과학기술원(DGIST)은 증강현실을 이용하여 실제 수술도구와 가상 수술도구를 함께 표시함으로써 수술자의 원활한 수술을 가능하게 한다. 장기 이미지 내 지점을 기준으로 3차원 렌더링하여 가상의 장기 모형 간의 깊이 정도를 파악하는수술 내비게이션 시스템 운용방법, AR과 VR의 전환 통해 운동시차를 만들어 깊이감을 파악한다.

2. 외 과

영국의 Center for Surgical Invention & Innovation는 M. Anvari 박사 주도하에 원격수술을 성공시켰다. 원격조종 로봇, VR 모니터, 햅틱장갑을 이용해 원거리에 있는 환자에 대한 수술 시행이 가능하고 국가 간 의료장벽을 허물 수 있을 것으로 기대되고 있다.

뉴욕 마운트 시나이(Mount Sinai) 병원의 J.Bederson 박사는 2016년 8월 Leica와 Brainlab이 함께 개발한 수술 AR 플랫폼 'CaptiView'를 이용해 동맥류 수술을 마쳤다.

집도의가 현미경을 통해 환자의 뇌 화면 위에 수술 전에 촬영된 환자 뇌내부의 2D/3D 영상이 겹쳐서 나타나 고개를 돌릴 필요가 없다. 수술과 관련된 기타 의료 정보도 현미경 화면에 불러올 수 있으며, 의사가 수술하는 동안 어느 곳을 보는지를 파악하여 자동으로 초점을 맞추어 주는 기능도 탑재됐다.

일본 고베대 부속병원 소화기내과는 임상수술현장에서 VR과 3D프린터를 연간 약 50건 이상 활용하고 있다. 환자의 몸을 CT로 촬영한 후, CT 검사에서 얻을 수 있는 2D의 평면으로 표현되는 이미지를 다시 3D 데이터로 변환해 환자가 병원에서 CT 검사 촬영 데이터를 가져오면 자신의 몸을 3D로 볼 수 있게 해 주고 있으며, 환자의 몸에 프로젝션 매핑 기술로 영상을 투영하면 몸을 열지 않아도 내부 장기 위치를 볼 수 있는 VR기술을 적용하고 있다.

일본 국제의료복지대 의대 스키모토 마키 교수는 홀로렌즈를 이용해 VR 간 수술을 하고, VR을 이용해 전립선암 수술을 시행하였다.

분당서울대병원 정형외과 조환성 교수팀은 DGIST 로봇공학과 홍재성 교수팀과 함께 2017년 3월 세계 최초로 태블릿 PC에서 증강현실 시스템을 적용한 골종양 수술을 성공적으로 수행하였다.

증강현실 시스템은 CT, MRI 등 영상진단이미지를 통해 확보한 종양의 위치와 크기를 프로그램에 입력하면 종양의 위치 정보를 태블릿 PC에 표시되며, 정강이뼈에 골종양이 발생한 환자의 수술에 증강현실 시스템을 적용해 불필요한 절제를 최소화하면서도 종양을 안전하게 절제한다.

3. 안 과

비비드 비전(Vivid Vision)사는 약시나 사시를 앓는 환자를 위한 VR 헤드셋을 개발하였다. 게임을 이용해 좌우 눈에 미묘하게 다른 이미지를 투사해 잠자던 뇌를 자극하고, 눈과 뇌의 연계를 복원해 시력을 강화한다. 안과의사와 병원을 대상으로 VR 게임을 이용한 치료 프로그램을 제공하고 있는데, 미국 내 90개 이상의 병원이 이 프로그램을 도입했고, 2017년 말 환자의 편의성을 높이기 위해 시각장애 환자가 직접 구매해 가정에서 사용할 수 있는 버전을 출시하였다.

케임브리지 컨설턴트(Cambridge Consultants)는 2016년 9월 스마트폰으로 녹내장을 검사할 수 있는 VR 기기를 개발했다. 사방에서 빛이 쏘아지는 것을 구현하기 때문에 실제 녹내장 검사기와 비슷한 효과를 발휘한다. 모바일 앱과 블루투스로 연동해 다양한 색감을 표현한 빛 패턴을 보여주며, 이용자는 검사에 맞춰 색감인지를 구분하는 버튼을

누르기만 하면 된다.

삼성전자의 사내벤처 C랩(Creative Lab)은 2017년 8월 시각보조 애플리케이션 '릴루미노(Relumino)'를 공개하였다. 저시력자의 불편을 덜어주는 앱으로 갤럭시 스마트폰과 스마트폰에 호환되는 '기어 VR'이 있으면 되는데, 스마트폰 카메라로 받아들인 영상을 AR로 변환해 시각장애인이 인식하기 쉬운 상태로 바꿔준다. 굴절장애와 고도 근시를 겪는 시각장애인에게 유용하다.

4. 이비인후과

캐나다 Ottawa 대학은 평형기능을 담당하는 귓속 달팽이관에 이상이 있어 어지럼증을 호소하는 환자의 전정기능 재활(Vestibular Rehabilitation)을 위해 VR 활용 장비를 이용해 치료한다. 사람의 동작, 인지, 계획, 판단, 행동 등 각 단계의 데이터와 장애의 유무와 정도를 계측하는 것이 가능하며, 측정 결과를 이용해 적합한 재활치료를 계획하고 훈련시킬 수 있다.

5. 재활의학

VirZOOM의 VR 바이크는 페달을 돌려 액티브 모션 컨트롤로 VR 게임을 제공하고 사용자로 하여금 경주 트랙, 전쟁터, 떠오르는 하늘, 그림과 같은 시골풍경을 F1 드라이버, 탱크 사령관, 사이클 선수, 페가수스(Pegasus) 형태로 체험하게 한다.

스위스의 스타트업 마인드 메이즈(MindMaze)는 환자의 몸 동작을 디지털로 변환하는 모션 캡쳐 기술로 신경 재생을 촉진하는 VR 재활 플랫폼 'MindMotion Pro'를 선보였다. 뇌졸중과 외상성 손상(Traumatic Injury) 환자의 재활에 이용되는데, 팔을 들어 올리거나 손가락을 움직이는 연습을 도와주는 VR 기기로 팔을 움직일 수 없지만 시각적·청각적 피드백으로 동기를 부여해 환자가 반복적으로 행동을 연습할 수 있게 한다.

일본 Tsukuba대의 신체장애자를 위한 특수교육 대학과 FOVE는 'Eye Play the Piano'를 개발했는데, VR 헤드셋 FOVE에 '시선추적(Eye Tracking)'기술을 적용해 장애 어린이가 피아노를 연주할 수 있다.

가천대 길병원은 2018년 1월 VR 기술을 외상 후 스트레스장애나 공황장애 치료에 접목하는 '가상현실 치료센터'를 개소해 VR을 이용한 자극에 외상 후 스트레스장애나 공황장애를 앓는 환자들을 반복적으로 노출해 익숙해지도록 돕는다.

분당차병원은 뇌졸중으로 팔을 잘 쓰지 못하는 환자 162명에게 게임방식의 VR 재활 치료를 진행해 상당한 효과를 보고 있다. 환자를 VR로 치료하기 위해 컴퓨터와 VR용

안경 · 컨트롤러 등의 장비를 구비해 VR용 안경을 착용하면 사방으로 망망대해가 펼쳐지고, 바다 한 가운데에 떠 있는 배를 타고 있는 등 VR 프로그램이 바닷속을 배경으로 해 재미와 환상을 심어준다.

분당서울대병원은 2014년 서울대공대와 공동연구로 마이크로소프트의 3차원 동작인식카메라 '키넥트'를 이용한 VR 치료 프로그램을 개발해 뇌졸중 환차 치료에 활용하였다. 상태가 비슷한 환자끼리 가상공간에서 대결을 벌이면서 치료를 이어가는 것은 물론, 병원에 오지 않고도 집에서 로그인만 하면 언제 어디서나 재활을 이어갈 수 있게 하는 것을 목표로 하고 있다.

6. 정신건강의학과

정신건강의학과에서 VR은 트라우마 치료, 각종공포증 완화, 자폐증 치료 등 다양한 영역에서 적용되고 있다. Virtual Vietnam은 PTSD(외상 후 스트레스장애) 치료를 위해 VR을 최초로 이용한 솔루션으로, 1997년에 베트남 참전 군인들의 치료를 위해 조지아 공대에서 시도했다. VR은 정글을 헤치고 나가는 상황과 군용 헬리콥터를 타고 날아가는 두 가지 시나리오를 재현해 군인들이 실제 베트남에 있는 것처럼 느끼게 한다. 심리치료에 효과를 못 보던 환자들이 시험에 참여해 효과를 보았다.

Virtual Iraq는 남가주대(UCS)의 정신과 전문의 Albert Rizzo 박사가 주도하여 2005년 이라크전 참전군인들의 PTSD 치료를 위해 개발하였다. 엑스박스의 전쟁게임 'Full Spectrum Warrior'의 개발환경을 재사용한다. 오락용으로 가상으로 전쟁의 긴장감을 즐기기 위해서 개발된 게임이 전쟁 참상을 겪은 군인들의 후유증을 치료하기 위해 활용됐다.

미시간대 병원은 장기 입원을 하고 있는 어린이들에게 지루함을 덜어주기 위해 오큘러스 리프트(Oculus Rift)를 이용해 병원 밖을 체험시킨다. 어린이용 프로그래밍 스쿨인 GameStart School과 입원 중인 어린이가 보통 어린이와 같은 체험과 감동을 얻는 것을 목적으로 한다.

Floreo는 자폐증 어린이의 스킬 개발을 지원하고 자립하는 것을 돕는 협동 시스템을 제공하는데, 지도를 맡은 사람은 렌즈에 애플 아이패드를 사용한다. VR 기반 치료는 개인 특성에 맞춰 관리, 조정이 가능해 학습능력 장애를 가진 어린이와 가족으로부터 호의적인 반응을 얻었다.

옥스포드대 연구팀은 고소공포증 환자들에게 2주간 4~6회 VR 치료 프로그램을 받게 하고, 환자들은 가상현실 속에서 높은 건물에 올라가 사과를 따거나 고양이를 구하는 등의 과제를 수행해 고소공포증 증상을 평균 68% 감소시키는 효과를 보았다.

일본 얀센파마(Janssen Pharmaceutical)는 2016년 5월 환청이나 망상을 유사 체험할 수 있는 장치 'Virtual Hallucination'을 개발하였다. 골판지로 만든 조립식 헤드셋과 앱을 설치한 스마트폰을 사용해 보여주는데, 영상은 상하좌우로 180도까지 머리를 움직이며 볼 수 있으며 환청을 체험하고 4가지 에피소드를 준비해 환자 가족들이 질환에 대해 깊은 이해를 하는 것을 돕고 있다.

7. 의학교육 시뮬레이션

Zspace는 의료 등 다양한 분야에서 교육의 질을 개선하기 위해 VR과 증강현실(AR : Augmented Reality)을 합친 혼합현실(MR : Mixed Reality)을 적용하고 있다. 의료분야에서는 4,600개 이상의 해부구조를 포함한 Human Anatomy Atlas가 있는데 남성과 여성의 신체의 주요 모든 장기와 체계를 망라하고 있다.

이스라엘의 3D기업 Simbionix의 VR 수술실(Operating Room)은 복강경(Laparoscopic) 트레이닝을 위한 실감나는 세팅을 제공한다. 시뮬레이터에서 수련생들의 실습은 가상 OR팀, 환자, 장비, 실감나는 생활소음 등을 포함해 수술실 환경에 몰입하게 한다. 복잡한 수술을 준비하는 의사에 D2P SW, 3D 모델링 등을 제공한다.

Surgical Theater는 MRI나 CT 이미지를 바탕으로 3D 모델을 구축하는 'Precision VR'을 개발하였다. CT스캔이나 MRI 등에서 촬영한 영상을 입체화하고 의사가 VR 헤드셋을 착용해 몸의 내부를 돌아다니며 살펴볼 수 있는 기능을 갖추고 있어 질병의 진단, 수술 계획 및 예행연습, 의대생의 학습도구 등으로 사용된다.

Touch Surgery는 VR 환경에서 수술 교육할 수있는 가능성을 보여주었다. 스마트폰이나 태블릿 컴퓨터용 '모바일 수술 훈련' 앱을 통해 흉부외과, 정형외과, 안과, 성형외과, 신경외과 등 다양한 진료과의 100여 가지의 수술의 과정을 3D 이미지와 터치스크린을 통해서 배울 수 있다.

BioDigital은 클라우드 기반 가상 3D 의료영상의 선구자로 해부와 질병치료를 위한 신체를 시각화해 진단 및 의학교육에 활용된다. 3D 영상을 통해 학생들은 몸 안의 장기를 상세하게 확인할 수 있고, 의사는 용이하게 3D 진단을 실현한다.

Open Simulator는 3D 기술을 이용해 헬스케어 교육과 병 간호에 활용하고 있다. 가격이 저렴한 복강경 수술 훈련 시뮬레이터를 개발해 수술 스태프를 양성하고 적절한 외과치료를 받지 못하고 있는 사람을 구할 수 있다.

Medical Augmented Intelligence는 VR 3D와 AR을 이용해 인터랙티브 인체 3D 모델을 제공하는데, 침구 치료의 시술자를 훈련하기 위한 것이다. 학생은 VR을 사용해 디지털화된 인체 위에 손을 움직여 근육이나 신경의 침구를 놓을 위치를 확인시킨다.

프랑스의 비지블 페이션츠(Visible Patients)사는 CT나 MRI 같은 2D 영상 이미지를 바탕으로 3D로 환자의 이미지를 생성한다. 수술 환자의 해부학적 구조를 3D 모델링하는 기술로 직접 수술할 특정 환자의 3D 모델을 만들고 VR을 통해 분석한다.

후지쓰(Fujitsu)는 2017년 9월 도쿄대와 심장 시뮬레이터를 개발하였다. 실제 MRI나 CT로 촬영한 심장 이미지에 기초해 슈퍼컴퓨터 '케이'로 심장박동을 심근세포에서부터 정밀하게 재현한다. 심장 시뮬레이터 출력 데이터를 콘텐츠로 이용해 심장 흥분전파를 360도 VR로 볼 수 있어 심전도가 흥분 전파과정에서 생성되는지 이해에 도움이 된다.

분당서울대병원의 VR 교육시스템은 수술 현장을 360도 카메라로 촬영해 외과, 정형외과 관련 VR 콘텐츠 3개를 제작해 수련의 교육에 활용하고 있다. 환자 안전을 위해 충분한 숙련도와 체험이 필요하고, 현장 교육에 제약이 큰 수술 분야에 도입하였다.

분 야	국 가	업체/기관	제품/서비스	내 용
이비인후과	캐나다	오타와대	어지럼증 재활장비	어지럼증 환자 전정기능 재활 VR 이용
재활의학	미 국	VirZOOM	VR Bike	페달돌려 모션컨트롤 VR 게임 제공
	스위스	MindMaze	MindMotion Pro	모션캡쳐기술로 신경재생촉진 VR 재활
	일 본	쓰쿠바대/FOVE	Eye Play the Piano	VR 헤드셋 착용해 장애아 피아노 연주
		mediVR	VR재활프로그램	VR을 이용해 보행훈련 체간 균형 유지
	한 국	가천대길병원	VR치료센터	VR을 이용해 편측무시환자 재활치료
		분당차병원	VR게임재활	뇌졸중환자를 VR게임 이용해 재활치료
		분당서울대병원	VR치료실	뇌졸중환자 재활 위해 키넥트 VR 치료
정신과	미 국	조지아공대	Virtual Vietnam	베트남전참전군인 외상 후 스트레스 치료
		USC의대	Virtual Iraq	참전군인 PTSD 치료에 Xbox게임 활용
		Virtual Better	BraveMind	Virtual Iraq 업그레이드해 PTSD 치료
		Psious	VR 공포증 치료	VR 상상력으로 공포나 두려움 완화
		미시간대 의대	어린이 VR 치료	오큘러스 리프트 병원 밖 체험
		휴스턴대병원	VR 알코올중독치료	VR을 이용해 알코올중독환자 치료
		USC의대	심리상담시뮬레이터	환자 표정에서 감정정보를 파악
		Floreo	VR 자폐증 치료	VR 이용해 자폐증 어린이 자립심 도움
		스탠포드의대	VR 전환장애 치료	VR로 심리갈등, 부담감 전환장애 치료
영상진단	미 국	Bioflight	Bioflight VR	VR로 CT 스캔과 MRI 3D 이미지 봄
		EchoPixel	True 3D System	초음파, CT 스캔, MRI 3D 표준화
	일 본	도쿄여의대	AR화상관리시스템	집도의가 의료용 화상관리시스템 조작
	한 국	DGIST	AR이용로봇시스템	실제 수술도구와 가상 수술도구 표시

분 야	국 가	업체/기관	제품/서비스	내 용
외 과	미 국	Microsoft	Hololens	척추수술 중 환부 위에 정보 오버레이
		CSII	Remote Surgery	원격조종 로봇 이용 원거리 환자 수술
		UCLA병원	뇌 진단/수술	뇌 진단이나 수술에 VR기술 활용
		Leica& Brainlab	CaptiView	AR 플랫폼 이용해 동맥류 수술
	일 본	고베대병원	3D프린터와 VR	환자 몸 CT 촬영 후 3D 데이터로 변환
		국제의료복지대	홀로렌즈수술	홀로렌즈를 이용해 간, 전립선암 수술
	한 국	분당서울대병원	AR골종양수술	태블릿PC를 사용해 골종양 AR 수술
안 과	미 국	Vivid Vision	약시/사시VR헤드셋	VR게임을 이용해 약시 및 사시 치료
	영 국	Cambridge	Consultants	스마트폰 녹내장 VR검사 모바일 앱과 블루투스로 연동해 다양한 색감 표현한 빛 패턴 보여줌
	한 국	삼성전자 C랩	릴루미노	저시력자 불편 더는 시각보조 앱
의학교육/ 시뮬레이션	미 국	Zspace	해부학	VR MR로 인체 해부구조 장기/체계 교육
		LA소아병원	AiSolve	VR 시뮬레이션으로 수술과정 재현
		Simbionix	VR 수술실	복강경 트레이닝 등 VR 솔루션 제공
		ImmersiveTouch	VR 시뮬레이션	VR 이용 감염관리, 응급상황 수술 교육
		Renznick	OSATS	인체모형을 VR 이용해 모델링화 교육
		Touch Surgery	VR 시뮬레이션	수술과정 3D이미지와 터치스크린 배움
		Virtual Graphics	3D 그래픽	HTC Vive로 인간 몸안을 3D로 관찰
		BioDigital	3D 의료 영상	해부와 질병치료를 위한 신체 시각화
		OSSO VR	VR 시뮬레이션	시뮬레이션 통해 의료장비 사용 교습
		스탠포드대의대	수술 시뮬레이션	햅틱, 3D 수술 시뮬레이션 환경 도입
		네브라스카의대	VR 의료 교육	VR을 이용해 의사와 간호사 교육
	영 국	킹스칼리지	HapTEL	햅틱기술 VR 이용해 치과의사 교육
	프랑스	Visible Patients	3D 모델링	CT, MRI 이용해 3D 환자 이미지 생성
		다쏘시스템	3D 시뮬레이션	인간의 심장 혈관을 VR로 모방 수술
	스위스	VertaMed	외과시뮬레이터	의료훈련용 고실감 외과수술 이용
	일 본	Holoeyes	VR 인체 장기	CT로 스캔한 인체장기 VR 모델 축적
		후지쓰	심장 뷰어	3D 입체 VR로 보여주며 심전도 강의
		국제의료복지대	OsiriX	의료용 무료공개 SW 3D 동영상
	한 국	분당서울대병원	VR 교육시스템	의료진 및 의대생 교육에 VR 이용
		네비웍스	의료 VR	전문의 수술훈련 VR 서비스 플랫폼

출처 : ETRI 기술경제연구본부, 2019.1.

04 의료산업 내 VR/AR 발전의 도전과제 미 국내 규제 개선에 대하여 분석하라.

1. 의료산업 내 VR/AR 발전의 도전 과제

의료 분야 내에서 VR/AR 활용은 다양한 문제점을 동반한다. VR/AR 기술을 기반으로 한 의료 서비스 발전은 현재 진행형일 뿐만 아니라 본질적으로 그 발전 형태를 가늠 및 예측하기 힘들기 때문에, 어떠한 문제점이 발생 가능한지는 추측만이 가능한 단계라고 할 수 있다. 현재 가장 먼저 근본적으로 해결되어야 할 과제는 현존하는 그리고 향후 발생 가능한 문제점들을 해결할 수 있는 체계적인 규제 틀 혹은 법적 근거 자체가 부재하다는 것이다.

예를 들어 VR/AR 기술을 기반으로 한 훈련, 진단 혹은 치료의 경우 환자의 신체 정보 권리는 누구에게 부여되는지, 필연적으로 생성 및 저장되는 정보는 어떻게 안전하게 저장되고 기밀성을 보장 받을 수 있는지, 기술의 결함 혹은 오작동으로 인해 부작용 발생의 경우 어떻게 기술 업체, 환자, 그리고 서비스 제공자(의료진) 간의 책임을 분담할 것 인지 등등에 대한 문제에 대한 규제적 체계가 존재하지 않는다(Portman, 2019).

현재 영국 법 - UK General Product Safety Regulation(영국 일반 물품 안전 규제법)과 유럽 연합 관련 지침서 - General Product Safety Directive(일반 물품 안전 지침)에 의하면 물품의 결함에 대한 책임은 제조업체에게 있다(Inline Policy, 2019).

VR/AR 기술과 결합된 의료 상품도 이 규제법 범위에 포함되며 여기에서 가장 중요한 안건은 해당 상품의 안정성이다. 특히 가상현실 컨텐츠를 소비하는 동안 발생 가능성이 가장 높은 부작용으로 현기증이 있으며 이를 방지하는 것이 설계 과정에서 개발자가 가장 주의를 기울여야 하는 큰 허들이라고 할 수 있다.

기술적으로 이를 방지하는 것도 좋지만 과도한 사용을 제지하고 자주 휴식을 취하는 것을 권고 하는 자체적 규제를 제시하는 것도 부작용의 발생을 최소화 할 수 있는 노력중 하나이다.

유럽 연합이 최근에 시행 한 GDPR(General Data Protection Regulation)과 영국의 데이터 보호법(Data Protection Act)은 개인 정보 데이터 및 데이터 윤리에 대한 정치적 초점을 강화시켰다(Inline Policy, 2019). 관련해서 근래 영국에서는 VR/AR 기술 사용으로 인한 의료 데이터 처리 여부와 같은 구체적인 정보 보호 문제를 들여다 보고 있지만 이에 대한 진지한 논의 자체가 진행되지 않은 국가도 다수이다. 영국의 관습법

(Common Law) - 1998년 데이터 보호법 및 2000년도 정보 자유법에 따라 환자의 데이터를 검토, 저장, 또는 전송할 때 있어 윤리적 법적 의무를 염두 해야 하며 환자의 동의 없이 제3자에게 제공해서는 안된다. 영국의 국가 보건의료제도 National Health Service(NHS)는 이러한 기밀 유지 규범 준수를 의무화 하고 있다(Baket et al).

아직까지 이러한 기존의 법체계가 어떻게 VR/AR 기반 의료 기술 및 서비스에 적용될지는 미지수이며 어떤 암호화 시스템 도입을 통해 의료 데이터 해킹 및 훼손, 조작 등을 방지할 지에 대한 기술적, 규제적 체계가 부재한 상황이다. VR/AR 기반 의료 기술 서비스 분야에서 데이터 보호문제가 특히 대두되는 이유는 환자 혹은 사용자의 생체 데이터 수집이 제조 혹은 서비스 업체에게 노출된다는 점이며, 이 부분이 해결되어야만 해당 분야의 기술의 연구 개발이 활발히 이루어질 수 있다. 예를 들어 Proximie와 같은 MR 기술의 새로운 의료응용 분야는 디지털 네트워크를 통해 대량의 개인 환자 데이터를 접근 및 이용할 수 있어야만 원거리 수술 절차를 진행할 수 있는데, 데이터 규제로 인해 정보에 접근이 불가능하다면 관련 업계 성장 발전에 큰 저해요인으로 작용할 수 있다. 현재 유럽 연합 GDPR 규제법 제 9조는 데이터 주체의 명시적 동의를 얻은 경우를 제외하고 모든 생체 및 개인 의료 데이터를 사용 및 처리 작업(Process)하는 것을 금지하고 있지만, 어떻게 주체자의 명시적 동의 부분을 얻어야지 유효한지에 대한 부분은 지속적으로 법적 논란이 되어왔고 VR 및 AR기술 응용에 있어서는 특히나 더 복잡해질 것으로 보인다.

따라서 의료 산업과 같이 생명의 안전을 직접 다루는 분야의 경우 이에 상응하는 엄격한 규제가 반드시 동반되어야 하지만 동시에 반대로 이것이 향후 VR/AR 의료 기술발전에 저해하는 요소로 작용되지 않도록 균형을 잡는 것이 가장 중요한 과제가 될 것이다.

2. 한국 관련 규제 정책 개선

2018년 1분기 기준으로 국내에 VR/AR 기술을 적용한 의료 기기가 허가된 사례는 없었다. 이에 대해 한국 식품의약품 안전평가원(2018)은 국내 VR/AR를 활용한 의료기기 제품 개발에 힘을 실어 주기 위해 전문가 의견을 토대로 VR/AR를 기반으로 한 의료기기에 대한 허가 및 심사 가이드라인을 제정하고 2018년 6월 발간했다.

이 가이드라인은 VR/AR 기술 기반의 의료기기의 사용 목적을 기준 으로 이에 대한 정의, 성능 및 안정성 검증방법을 제시한다. 예시로 질병 진단, 치료, 경감, 예방, 처치를 위한 제품은 의료기기로 분류되지만 수술 연습이나 해부 등 교육 혹은 훈련 목적의 의료기기, 혹은 약의 효능을 실험하는 건강관리 목적의 기기는 의료기기에 해당되지 않는다.

안정성 검증과 관련해서는 사용 대상 및 연령 별 사용 권고 시간과 비상 정지 방법 등 VR/AR 기반 의료기기가 가지는 특성을 고려한 안전 방침을 제시하였다.

예를 들어 머리에 착용하는 Head Mount Display(이하 HMD) 제품의 경우, 발열 혹은 발광으로 인한 화상이나 눈 시력 문제를 예방하기 위한 면밀한 방침을 제시했다. 이를 토대로 향후 허가 가능성이 유력한 의료기기에는 컴퓨터단층촬영(CT)이나 자기공명 영상(MRI) 등으로 촬영한 영상을 AR기술 적용이 가능한 PC에 입력해 환자 수술에 사용하는 기기, 뇌파 · 근전도 등 생체신호를 HMD를 활용해 재활 치료에 도움을 주는기기, CT 등 환자 개인의 영상 정보를 이용해 치료 방법을 수립하거나 수술을 시뮬레이션 하는 제품 등이 있다. 반대로 주사를 놓는 등의 훈련 목적의 교육 · 제품, 기억력 훈련 등 일상생활에서 건강 관리를 목적으로 사용하는 제품, 가상 환경의 반복적인 노출을 통해 특정한 심리적 공포를 없애거나긴장감을 완화하는 데 도움을 주는 제품 등은 의료 기기 목록에서 제외된다. 식약처는 "앞으로 첨단기술이 적용된 의료기기가 신속하게 허가될 수 있도록 의료기기 특성을 반영한 맞춤형 규제"를 제공할 것이라고 밝혔다.

다수의 해외 사례가 제시하듯 VR/AR 기술을 접목한 의료 보건산업은 특히 의학 교육 및 수술 훈련, 재활 치료 분야에서 가파른 성장세를 이어가고 있다. 최근 가파른 특허 출원 증가는 해당 시장의 성장 가능성을 보여주고 있다. 최근 5G 네트워크의 등장이 특히 VR/AR 을 응용한 의료보건 산업 개발에 긍정적인 촉진제 역할을 할 수 있다. VR/AR 은 대용량 데이터 송수신을 위해 안정적인 네트워크 영역폭 및 높은 해상도 확보가 핵심이기 때문에 일부 지역을 중심으로 구축된 국내 5G 네트워크 확대, 그리고 최근까시 전국 서비스 확대 계획이 국내 VR/AR 산업 확대를 위한 기본적 인프라 틀을 제공할 수 있다는 것이다. 하지만 VR/AR 기반의 의료산업을 포함한 전반적인 VR/AR 산업이 성장하기 위해서는 근본적으로 이를 뒷받침 해줄 다양한 정책적, 제도적 지원이 마련되어야 한다.

예를 들어 비록 교육 및 훈련 목적의 VR/AR 의료기기는 식품의약품안전처가 제시한 가이드라인에 포함되지 않았지만, 향후 의사 면허 시험이나 전문의 인증 시험 등에 활용하는 방안, 혹은 연구 개발 목적을 위한 VR/AR 기술지원, 국내 관련 기술 제조업체 지원 등의 적극적인 방식을 통해 VR/AR 산업과 의료보건 산업의 시너지를 최대화할 수 있는 완전한 공급 체인을 구축하는 데에 기여할 수 있을 것이다.

학습 7

학습활동.7 교수 · 학습 방법

교수 방법

- 의료와 AR/VR 융합기술에 대한 관련 용어, 구성, 방식 이해 정도를 파악한 후 수업을 진행한다.
- 교수자의 주도로 의료와 AR/VR 융합기술 등의 내용을 PPT 자료로 제시한 후 설명한다.
- 가능하면 사전에 개인별 학습 자료를 준비하여 모든 학생이 참여할 수 있는 문제 해결식 수업, 협력 수업이 가능하도록 한다.
- 의료와 AR/VR 융합기술 전 과정을 작업의 순서에 따라 단계적으로 실습이 이루어질 수 있도록 지도한다.
- 교재를 통해 수업을 준비하는데 있어서 필요한 모든 정보나 팁, 힌트 등 도움이 될 만한 내용들을 확인할 수 있다.
- 학생들이 만들게 될 각 모델들은 수업시간에 중점적으로 다뤄질 부분과 어휘, 질문, 답을 포함하고 있으며 또한 탐구할만한 추가적인 아이디어들도 포함하고 있다.

학습 방법

- 의료와 AR/VR 융합기술에 대한 관련 용어를 숙지하고, 스마트로봇 EV3의 개요 및 구성에 대해 이해한다.
- 의료와 AR/VR 융합기술의 각 단계별 중점 사항을 체계적으로 학습한다.
- 의료와 AR/VR 융합기술의 수행순서의 전 과정을 실습한다.
- 의료와 AR/VR 융합기술의 내용을 이해한다.
- 의료와 AR/VR 융합기술을 이해하고 숙달이 될 때까지 학습한다.

학습활동.7 평가 및 피드백

평가 준거

- 평가자는 피평가자가 수행 준거 및 평가 내용에 제시되어 있는 내용을 성공적으로 수행할 수 있는 지를 평가해야 한다.

학습내용	평가항목	성취수준		
		상	중	하
의료와 AR/VR 융합기술	의료와 AR/VR 융합기술을 이해할 수 있다.			

평가 방법

• 작업 포트폴리오

학습내용	평가항목	성취수준		
		상	중	하
의료와 AR/VR 융합기술	의료와 AR/VR 융합기술을 이해할 수 있다.			

• 필기시험

학습내용	평가항목	성취수준		
		상	중	하
의료와 AR/VR 융합기술	의료와 AR/VR 융합기술을 이해할 수 있다.			

• 체크리스트를 통한 관찰

학습내용	평가항목	성취수준		
		상	중	하
의료와 AR/VR 융합기술	의료와 AR/VR 융합기술을 이해할 수 있다.			

• 피드백

1. 작업 포트폴리오
   - 제출한 보고서를 평가한 후 주요사항에 대하여 표시하여 돌려준다.
2. 필기시험
   - 평가 결과 성적이 저조한 학생은 보고서 제출 기회를 부여한다.
3. 체크리스트를 통한 관찰
   - 실습 과정에서 평가한 후 개선해야 할 사항 등을 정리하여 돌려둔다.

참 | 고 | 문 | 헌

1. 스마트 헬스케어 유망시장 동향 및 진출전략, KOTRA, 2019.10.
2. 이승관, 글로벌 디지털 헬스케어 기술동향과 과제, IITA, 2017.12.13.
3. 프로스트 앤 설리번, Global Digital Health Outlook(2020), 2019.8.
4. 박찬호 · 이장우, 인공지능 헬스케어 산업의 실용화 동향, 정보통신기획평가원, 2020.6.17.
5. 김주한, 빅데이터 기반의 개인 맞춤의료 서비스, BioINpro 13호, 2015.
6. 스마트 헬스케어 의료기기 기술, 표준 전략 보고서, 식품의약품안전평가원, 2018.8.
7. 박소영, 중국의 빅데이터 시장 트랜드와 시사점, 국제무역통산연구원, 2020.11.
8. 김태형, 데이터가 생명을 살린다, 바이오협회, 2020.6.
9. Combining genomics and epidemiology to track mumps virus transmission in the United States, PLOS Biology, 2020.
   https://doi.org/10.1371/journal.pbio.3000611
10. Public health surveillance and data collection: general principles and impact on hemophilia care, Hematology, 2012.
    https://doi.org/10.1179/102453312X13336169156537
11. Mayo Clinic to sequence 100K participants to build genomic database for improved care and research in collaboration with Helix, https://newsnetwork.mayoclinic.org/discussion/mayo-clinicto-sequence-100k-participants-to-build-genomic-database-for-improved-care-and-research-incollaboration-with-helix/
12. Through partnership with Color, 10K NorthShore patients will get whole genome sequencing. https://medcitynews.com/2019/01/color-northshore/
13. Data-sharing brings hope to rare disease patients around the globe, https://www.ga4gh.org/news/data-sharing-brings-hope-to-rare-disease-patients-around-the-globe/
14. 문유정, 강지민, 데이터 3법개정과 의료빅데이터 활용방안, 경기도경제과학진흥원, 2002.3.16.
15. 박세환, 보건의료 빅데이터 활용 의료산업 동향, HIRA 빅데이터 브리프
16. 박재은, 헬스케어 분야에서의 빅데이터 활용 동향, KDB산업은행, 2019.10.28.
17. 빅데이터 및 인공지능(AI) 기술이 적용된 의료기기의 허가 · 심사 가이드라인(민원인 안내서), 식품의약품안전처, 2017.
18. 유헬스케어 진단지원시스템 임상시험계획서 작성 가이드라인(민원인 안내서), 식품의약품안전처, 2015.
19. 의약품 임상시험 통계 가이드라인(민원인 안내서), 식품의약품안전처, 2016.
20. 체외진단용 의료기기의 임상적 성능 허가심사 가이드라인(민원인 안내서), 식품의약품안전처, 2015.
21. 한 손에 잡히는 임상연구 : 설계와 실행의 모든 것, 임상시험리뷰 연구회 옮김, 2015.
22. Statistical Guidance on Reporting Results from Studies Evaluating Diagnostic Tests, FDA, 2007.

23. Use of Real-World Evidence to Support Regulatory Decision-Making for Medical Devices, FDA, 2017.
24. 김진한, 신약개발 프로세스 혁신을 위한 AI 활용, 한국제약바이오협회정책보고서, 2017.
25. 배영우, 인공지능을 이용한 신약개발 동향 및 활용사례, 생명공학정책연구센터, BioINpro, 2017.
26. 배수인, 4차 산업혁명 시대, 제약산업에서의 빅데이터 활용, 한국제약바이오협회정책보고서, 2017.
27. 배영우, 4차 산업혁명 시대, 인공지능을 활용한 신약개발, 한국제약바이오협회정책보고서, 2017.
28. 이관용 외, 의료 인공지능 현황 및 과제, 한국보건산업진흥원, 보건산업브리프, 2016.
29. Evaluate, World Preview 2016, Outlook to 2022, 2016.
30. 박순영, 인공지능을 활용한 신약개발 연구동향, 융합연구정책선터, 2018.1.
31. 전종홍외 7, 감염병 재난에 대응하기 위한 의료인공지능의 기술 표준동향, ETRI Insight 2020.1.
32. 박민주, 심사평가원, 블록체인 활용 보건의료분야 디지털 전환 기초마련, 헬스코리아뉴스(http://www.hkn24.com), 2020.12.28.
33. Global Blockchain Technology Market in the Healthcare Industry, 2018-2022.
34. 임지윤, 보건의료 블록체인 기술 활용 방안, 바이오협회, 2020.3.
35. 이은지, 블록체인 기술의 국외 보건의료분야 적용사례 및 시사점, HIRA,, 3030sus 14권 2호
36. 최한준, 헬스케어 산업에서의 블록체인 기술의 활용, 보건산업브리프, 2017.5.12.
37. 유성진 · 박기성 · 김종현 · 박영호, 양자 컴퓨팅에 안전한 NTRU 기반 상용 기술 동향에 관한 연구, 한국통신학회, 2017.
38. 공개키 암호알고리즘 개발에 관한 연구, 정보통신부 한국정보보호센터, 1992.12.
39. 블록체인이 일으키는 금융, 유통, 의료, 에너지 업계의 변화. IDG DeepDive, 2017.
40. 디지털 세계의 신뢰를 확보하는 블록체인의 의미와 과제, 그리고 미래, IDG Tech Report, 2017.
41. 김수범, 글로벌 의료사물인터넷 시장동향, 보건산업브리프, 2017.12.1.
42. https://www.nexeonmed.com/
43. Frost & Sullivan, "Internet of Medical Things (IoMT) is an amalgamation of medical devices and applications that can connect to healthcare information technology (IT) systems using networking technologies," 2017.
44. 2020년도 AIoT 서비스 제품 및 기업편람, 한국지능형사물인터넷협회, 2020.
45. 김잔디. VR · AR 의료기기개발 돕는다…허가 · 심사 가이드라인 제정, https://www.yna.co.kr, 2018
46. 류제택. 보건산업의 가상현실 기술 동향, 2019.
47. 박세환, 의료 분야 VR/AR 적용 사례 및 시장성 분석, 2018.
48. 하세정, 가상현실 콘텐츠에 의한 의료 서비스 혁신, nipa, 2018.
49. 전황수, 가상현실의 의료분야 적용 동향, 2019.4.
50. 한국 식품 의약품 안전 평가원. 가상 · 증강 현실(VR.AR) 기술이 적용된 의료기기의 허가 · 심사 가이드라인, 2018.
51. 의료기기 소프트웨어 허가 · 심사 가이드라인(민원인 안내서), 식품의약품안전처, 2015.

학습 7

52. 기술영향평가보고서-가상 증강현실기술, 한국과학기술기획평가원, 2016.
53. 국내VR산업 실태조사, 정보통신기술진흥센터, 2016.
54. Simulator Sickness in Virtual Environments, Eugenia M. Kolasinski, 1995.
55. Variation and extrema of human interpupillary distance, Neil A. Dodgson, 2004.
56. ASTM F2554:10, Standard Practice for Measurement of Positional Accuracy of Computer Assisted Surgical Systems, 2010.
57. Image-guided surgery : what is the accuracy?, Robert F. Labadie, Bryan M. Davis and J. Michael Fitzpatrick, 2004.
58. 멀미 저감을 위한 머리 장착형 영상 장치 기반 가상현실 콘텐츠 제작 지침(TTAK.KO-10. 10130), 한국정보통신기술협회, 2017.
59. 임상우 · 서경원, "AR/VR 기술", 한국과학기술기획평가원, 2018.7.
60. 김수범, "메디컬 증강현실(AR)/가상현실(VR) 시장동향 분석", 보건산업진흥원, 2017.12.
61. 특허청, "미래 건강을 책임질 AR/VR 기반 의료기술 - AR/VR을 이용한 의료기술 특허 출원급증", 2018.12.
62. Min-Chai Hsieh, Jia-Jin Lee, iMedPub Journals, "Preliminary Study of VR and AR Applications in Medical and Healthcare Education," 2018.2.
63. Deloitte, "Digital reality in life sciences and healthcare," 2018.6.
64. 케이벤치, "구글, 2세대 기업용 '구글 글래스' 미FCC 인증 통과", 2018.11.
65. The Science Times, "스마트폰 다음 주자는 'AR글래스'", 2019.1.
66. VirtaMed, "Better surgeons through mandatory simulator exam: 'We will not take a step backwards," 2017.3.
67. maize, "Healthcare goes virtual: healing by feeling," 2018.5.
68. 가상융합경제 발전전략, 관계부처협동, 2020.12.10.
69. 강민구외 7, XR 콘텐츠 UI/UX 디자인 평가 가이드라인 및 체계 개발 보고서, 2020.12.17.
70. 강민구, 고대화, XR기반의 디지털 스튜디오에서 블록체인을 활용한 계층적 영상매핑 정보기록 공유방식, 한신대학교 산학협력단

학습 1	의료와 IT 융합기술의 개요
학습 2	의료와 IT 융합기반의 인프라 기술
학습 3	의료와 빅데이터 기술융합
학습 4	의료와 인공지능 기술융합
학습 5	의료와 블록체인 기술융합
학습 6	의료와 사물인터넷 기술융합
학습 7	의료와 XR 기술융합
학습 8	**의료와 디지털콘텐츠 기술융합**
학습 9	의료와 디지털트윈 기술융합
학습 10	의료와 3D프린팅 기술융합
학습 11	의료와 디지털마커 기술융합
학습 12	의료와 5G/원격 기술융합
학습 13	의료와 IT 기술융합의 미래

학습 목표

1. 의료와 디지털콘텐츠 기술융합을 이해할 수 있다.

학습 8

8-1 디지털콘텐츠의 개요

1. 디지털콘텐츠의 정의

디지털콘텐츠는 영화, 음반, 게임 등과 같은 콘텐츠의 기획, 제작, 유통, 소비 등과 이에 관련된 다양한 이용 범위에 따라서 서비스 형태가 다양하다.

2. 디지털콘텐츠의 범위

디지털콘텐츠산업은 정보콘텐츠산업 및 교육콘텐츠산업과 함께 콘텐츠산업을 구성한다. 다만 디지털콘텐츠산업의 개념상 분류는 비교적 용이하나 실제로는 디지털콘텐츠산업의 범위가 명확하게 설정되어 있지 않아 디지털콘텐츠산업 관련 통계가 체계적으로 정비되어 있지 못한 실정이다.

분류기준이 비교적 명확하고 디지털콘텐츠산업내 매출규모가 상대적으로 큰 게임, 출판, 방송, 음악 등의 분야를 중심으로 디지털콘텐츠 산업을 분석한다.

3. 디지털콘텐츠의 분류

콘텐츠산업의 범위는 최근 정보통신기술의 발전 및 디지털화의 진전 등으로 크게 확대된다. 콘텐츠의 분류는 기술 적용방식, 콘텐츠 구현 매체, 유통경로, 콘텐츠 내용 등에 따라 다양하게 이루어진다. 콘텐츠 이용 형태 측면에서 보면 디지털콘텐츠산업은 정보콘텐츠산업 및 교육콘텐츠산업과 함께 콘텐츠산업을 구성된다.

〈표 8-1〉 디지털콘텐츠의 분류

<table>
<tr><th colspan="3" rowspan="2">구 분</th><th colspan="3">이용 형태</th></tr>
<tr><th>디지털콘텐츠산업</th><th>정보콘텐츠산업</th><th>교육콘텐츠산업</th></tr>
<tr><td rowspan="3">기술 적용 방식</td><td rowspan="2">디지털 콘텐츠</td><td>온라인 콘텐츠</td><td>MP3, 음악파일 전자책 콘텐츠, 그래픽, 온라인용으로 제작 및 편집된 방송프로그램 등의 영상물 등</td><td>웹페이지, 전자메일 등의 형태로 유통되는 교육, 보건, 산업 등 각종 정보콘텐츠, DB콘텐츠 등</td><td>원격강의</td></tr>
<tr><td>오프라인 콘텐츠</td><td>디지털 영화, 디지털 애니메이션, DVD, CD-ROM 타이틀 음반 CD 등</td><td>디지털로 작성되었으나 온라인에서 유통되지 않은 각종 정보콘텐츠</td><td>교육용 타이틀 및 소프트웨어 등</td></tr>
<tr><td colspan="2">일반콘텐츠</td><td>영화, 애니메이션, 서적, 그림, 사진 등 디지털화 되지 않은 문화콘텐츠</td><td>디지털화 되지 않은 일반 정보콘텐츠</td><td>디지털화 되지 않은 학교 학원 등 각종 교육내용 및 정보</td></tr>
</table>

자료 : 최봉현, 디지털콘텐츠산업의 현황과 정책적 시사점 산업연구원, 2002. 12 재구성

의료부문과 IT부문의 융합측면에서 콘텐츠 시장의 주도권 경쟁을 [그림 8-1]과 같이 아날로그 기반의 올드 미디어 의료 콘텐츠들은 디지털 기술발전에 따른 신기술 및 새로운 VR/AR/MR의 융합콘텐츠의 확산이 기존 콘텐츠부문에 심각한 위협을 초래할 것이라는 판단 하에 디지털콘텐츠 융합을 기반한 의료용 콘텐츠로 빠르게 전환될 것으로 본다.

즉 그동안 수직적 통합 모델에 초점을 맞추어 왔으나, 융합시대를 맞이하여 제휴와 협력을 기반으로 하는 수평적 인터넷 및 모바일 비즈니스의 모델로 의료부문 등과 새로운 서비스의 융합 전환하여 시장경쟁에 뛰어 들게 될 것이다.

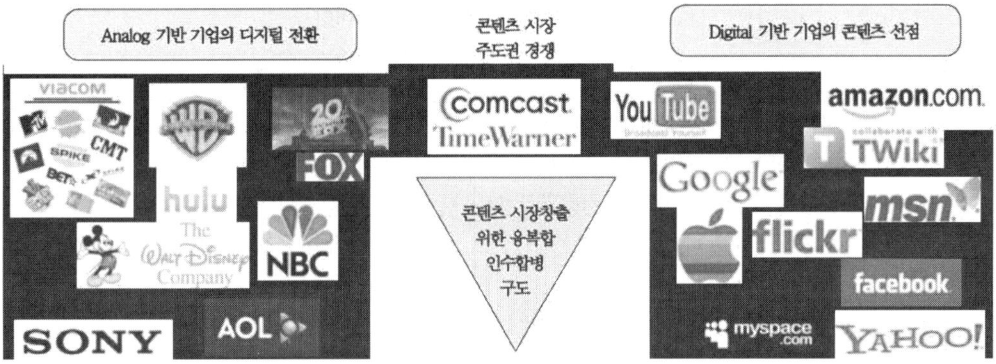

[그림 8-1] 의료와 콘텐츠 융합을 통한 시장구조변화

8-2 의료융합콘텐츠 융합기술

산업화 시대의 의료 서비스는 뛰어난 의사의 개인 역량에 의존했다. 정보화 시대에는 정밀한 측정과 치료가 가능한 다양한 의료 장비가 출현하면서 고가의 의료 장비를 가진 병원의 의료서비스가 선호되었다. 그러나 최근 소프트웨어 및 콘텐츠 기술의 응용을 통해 첨단정보통신기술을 의료산업분야에 접목하면서 콘텐츠의 중요성이 주목받고 있다.

4차산업의 핵심인 지능정보기술과 의료산업이 융합되어 맞춤형 콘텐츠를 서비스하는 디지털 헬스, 휴먼케어 등 신산업이 창출되고 있다.

1. 의료융합콘텐츠 서비스 변화

의료와 IT기술과 융합하면서 HW기기 및 인간중심의 의료서비스가 SW 중심 콘텐츠 서비스로 변화하며 새로운 의료융합 서비스 형태의 콘텐츠 유형으로 신사업의 융합 규모가 증가하고 있다.

IBM이 만든 인공지능 왓슨을 의료분야에 적용한 닥터 왓슨은 암을 진단하는데 전문의들과 비슷한 수준의 정확도를 기록했다. 현재 왓슨은 현행법상 법적 인격을 인정할 수 없어 의사의 지위를 취득하는 것이 불가능해 의사의 의료적 조력자 역할을 하고 있다.

<표 8-2> 의료융합콘텐츠 서비스 변화

구 분		As Is	To Be
정상인		• 정신건강 관련 콘텐츠 및 서비스 부족 • 획일화된 헬스테인먼트 콘텐츠 • 공급자 중심의 획일적인 건강관리 서비스	• AI기반 정신건강 모니터링 · 관리 서비스 및 실감 콘텐츠를 통한 힐링 서비스 • 개인 맞춤형 건강관리 콘텐츠 서비스 • 개인 맞춤형 콘텐츠와 결합된 건강유지 서비스
환 자		• 병원, 의사 일방적인 콘텐츠 공급	• 진단 데이터와 결합된 개인 맞춤형 정보서비스 제공
의료인	교육	• 텍스트, 이미지 중심의 교육 • 도제식 교육	• AR/VR, 시뮬레이터 등 실감콘텐츠 활용 체험형 교육 • 지능형 가이드 방식 교육
	진단	• 의사 지식에 기반한 진단	• AI, 의료 빅데이터 기반의 지능형 진단 보조 서비스
	치료	• 의사 개인 술기에 기반한 시술 및 수술	• AR 기반 영상 가이드 콘텐츠 활용 • 사전수술(Pre surgery) 계획 및 수술 가이딩 콘텐츠
	의료현장	• 의사 지시에 의한 의료현장 관리	• 멀티미디어 콘텐츠 기반의 의료현장 관리 가이드
실 버		• 노인 감성 서비스 부족	• 노인 감성 콘텐츠 서비스 제공 (예 노인 우울증, 외로움 대응 서비스)

출처 : 과학기술정보통신부 휴먼케어발전전략

데이터 수집 · 분석 · 시각화 · 실감화 등의 IT 기술의 발전으로 인한 의료산업의 변화하고 있다.

① 자동화 : 자동화는 의료 행위에 인공지능 기술이 활용되면서 인간(의사)에 의존하였던 진단 · 수술 · 처방 · 치료 등 행태의 자동화가 추진되고 있다.

② 정밀화 : 정밀화는 개인 유전체 분석 및 ICT 기술의 발전과 더불어 의료서비스는 보다 정밀화된 맞춤화가 진행된다.

③ 일상화 : 일상화는 모바일 기기와 IoT 기술이 발전하면서 의료서비스는 치료중심에서 일상적인 예방중심으로 변화한다.

④ 효율화 : 효율화는 인공지능이 R&D 단계에서 활용됨에 따라 신약 개발 기간 단축 및 개발 성공률 향상으로 인한 R&D 효율화 추진된다.

2. 의료에서의 소프트웨어 기반 치료

1) 디지털 치료제

(1) 디지털 치료제의 정의

스마트폰 어플리케이션, 게임, VR, 음악, 미술, 챗봇, 인공지능 등의 소프트웨어에 기반을 두어 환자를 치료하는 것으로 질병이나 장애를 예방, 관리, 치료하기 위해 환자에게 근거 기반의 치료적 중재(Evidence-based Therapeutics Intervention)를 제공하는 고도화된 소프트웨어 의료기기로 정의한다. 이를 디지털치료제(Digital Therapeutics, DTx)라고 한다.

〈표 8-3〉 디지털 치료제의 정의와 특성

- 질병을 예방, 관리, 혹은 치료하는 고도의 소프트웨어 프로그램
- 독립적으로 사용될 수도 있고, 치료 효과를 높이기 위해 다른 약이나 기기와 함께 사용될 수 있음
- 효능, 사용 목적, 위험도 등의 주장과 관련해서는 규제기관의 인허가를 거침

(2) 디지털 치료제의 유형

디지털 치료제는 〈표 8-4〉처럼 질병치료에 직·간접적 영향을 줄 수 있으며, 그 유형에 따라 3가지 유형으로 구분한다. 독립형은 다른 약물의 개입이 없어도 독립적으로 질병을 치료하도록 설계된 것이고, 증강형은 기존 약리학적 치료요법과 병용하여 치효효과를 강화하기 위하여 단들어진 치료제이고, 보완형은 기존 치료법을 보완하도록 설계된 방식이다.

〈표 8-4〉 디지털 치료제의 유형

구 분	내 용
Standalone (독립형)	Standalone DTx는 다른 약물의 개입 없이도 독립적으로 질병을 치료하도록 설계된 것으로, 기존 치료제를 대체하여 단독으로 사용할 수 있고, 다른 치료와 병행하여 사용될 수 있다. 주로 인지행동치료(CBT)에 사용되는 모바일 앱이 대표적이다.
Augment (증강형)	Augment DTx는 기존 약리학적 치료요법과 병용하여 치료효과를 강화하기 위해 만들어진 치료제로 일반적으로 당뇨병과 같은 만성질환 치료 효과 향상을 지원한다.
Complementary (보완형)	Complement DTx는 기존 치료법을 보완하도록 설계된 디지털 방식으로, 치료약물과 함께 자가건강상태 관리를 개선시키며 질병의 중요 요인인 비만, 고혈압 등과 관련된 행동패턴 및 생활습관을 관리한다.

출처 : GlobalData, Digital Therapeutics(DTx) and their Impact on Healthcare(2019).

학습 8

(3) 디지털 치료제의 범위

현재 디지털 치료는 특정 질환 및 희귀 질환에 제한되는 경향이 있으나 추후 디지털 헬스케어 분야, 즉 웰니스 관련 개인 유전정보 분석까지 성장할 것으로 예상된다.

또한 예측, 예방, 진단, 치료, 관리 등까지 모두 포함한다. 예측은 질병에 걸린 확률뿐만 아니라 약물반응성 및 내성 예측까지 포함한다. 특히 개인 맞춤형인 인공지능 이용한 콘텐츠 활용하는 음악, 영상 데이터를 이용한 적응, 해석 등에 응용될 것으로 예상된다.

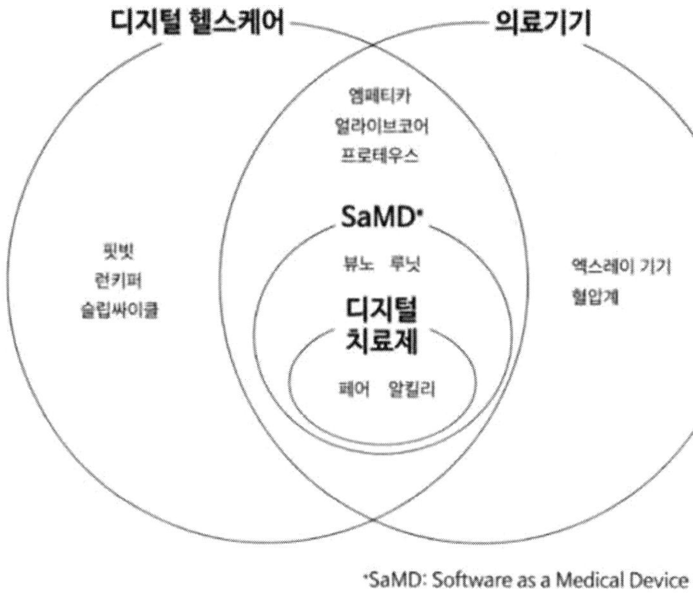

[그림 8-2] 디지털 치료제의 범위

[그림 8-2]처럼 SaMD는 디지털 헬스케어에도 속하고, 의료기기에도 속한다. 즉 디지털 헬스케어와 의료기기의 교집합에 속하는 것이 SaMD라고 할 수 있다.

더 나아가 SaMD에도 세부적으로는 다양한 종류의 개념이 포함되지만, 그중에서 특히 환자의 질병 치료, 관리, 예방에 직접적으로 활용하고자 하는 것이 디지털 치료제라고 할 수 있다.

SaMD 중에서도 환자의 치료가 아니라 영상 의료 데이터를 판독하거나, IBM 왓슨 포 온콜로지와 같이 의사의 진료를 보조하는 CDSS(Clinical Decision Support System) 등은 인공지능은 디지털 치료제에 속하지 않는다.

2) 기능성 게임 분야

게임산업은 경제적으로 부가가치가 높은 문화산업임에도 불구하고 게임 과몰입, 사행성 조장 등과 같은 일부 역기능으로 인해 청소년들에게 유해하다는 인식이 많이 퍼져 있다. 하지만 게임의 근본적인 목적은 규칙에 맞게 행동하고 그 결과에 이르는 일련의 과정에서 수반되는 즐거움을 통해 삶의 행복을 느낄 수 있게 해주는 긍정적인 기능을 갖고 있다. 바로 이러한 게임의 본질적인 순기능을 살리는 환경, 운동, 교육 등과 같은 더욱 다양한 목적들을 이루며 공공과 개인들에게 도움을 제공하는 것이 기능성 게임이다.

기능성 게임은 질병 통제 및 예방, 대중보건교육, 건강관리 홍보, 보건 정보 제공 등을 목적으로 환자에게 치료효과에 대한 이해를 돕고 치료과정의 불안감과 공포심을 이겨낼 수 있도록 한다.

(1) 가능형 게임 사례

① 버추얼 키친 : 주방보조 영역의 직업훈련을 통해 발달장애 학생들의 독립적인 생활 능력과 사회 적응력을 향상시킬 수 있는 가상현실 기반 콘텐츠 및 훈련 VR 게임이다.

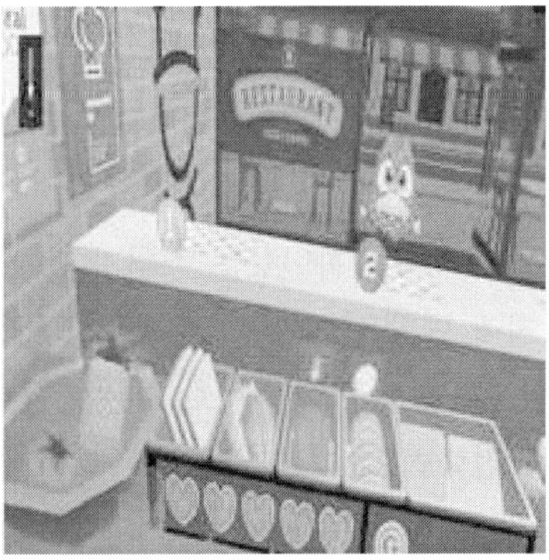

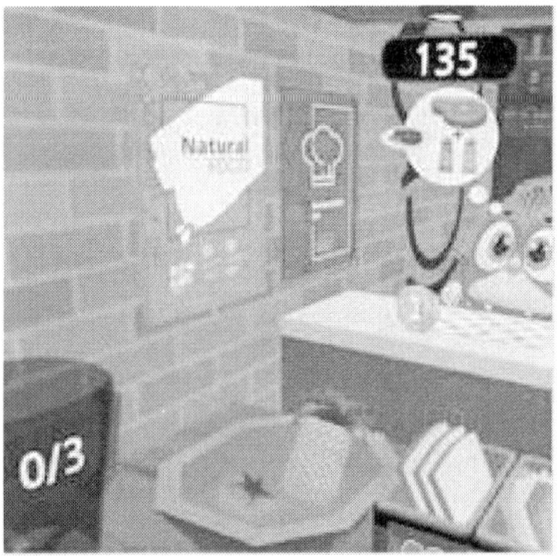

게임 소개는 발달지체, 자폐성 장애, 정서행동장애와 같은 광범위성 발달장애 학생들의 직업교육의 어려움이 나타나고 있고 이를 위해 주방보조 영역의 직업훈련을 제공하는 VR 게임이다. 손님을 응대하는 방식으로 타이쿤 게임을 하는듯한 재미와 흥미요소를 통해 독립적인 생활 능력과 사회 적응력을 향상시킬 수 있고, 음식 재료 손질부터 음식 전달까지 주방의 전체적

학습 8

인 업무를 게임화하여 학습과 재미를 모두 추구하는 가상현실 기반의 몰입형 직업 훈련 게임이다.

② 특수체육 게임

발달장애 학생을 위한 동작인식, 체육, 기능성 게임, 특수체육 게임은 발달장애 아동과 학생의 체육 활동을 위한 기능성 게임 프로그램으로 작인식 기술을 사용하여 아동이 집중력을 잃지 않고 플레이 할 수 있도록 했다. (사)스페셜올림픽코리아의 자문을 받아 개발한 기능성 게임이다.

게임 소개는 정확한 동작인식을 통한 특수체육활동과 연계된 기능성게임으로 각 단계는 게임요소 접근법으로 구현 다음단계로 진행하고자 하는 목표와 동기를 부여한다. 3종의 인지게임 〈하노이타워〉, 〈짝맞추기〉, 〈사탕공장〉과 3종의 동작게임 〈스노우슈잉〉, 〈골키퍼〉, 〈태껸〉으로 구성되어 있다.

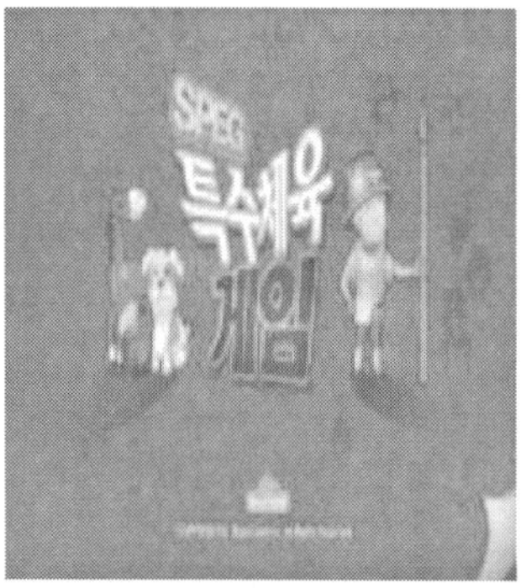

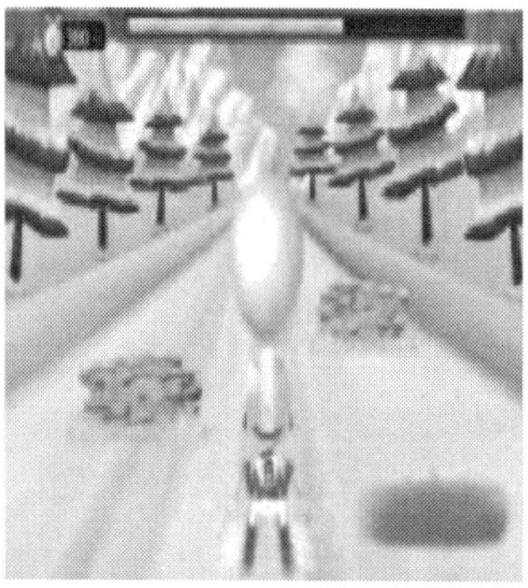

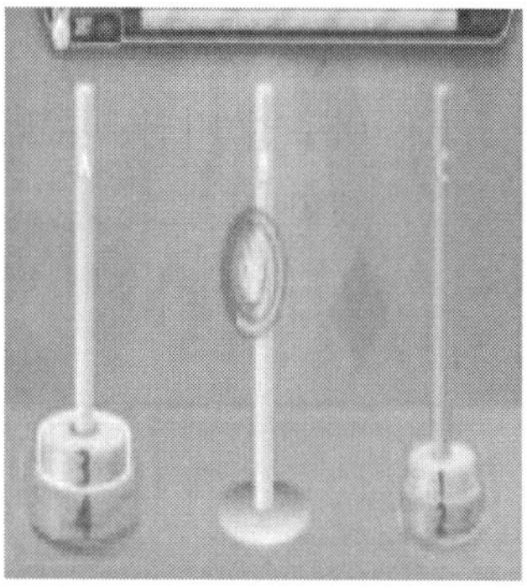

③ 두더지 : 스마트폰에 저장되어 있는 핸드폰 속 전화번호를 '두더지 잡기' 게임을 통해 외우며 두뇌 트레이닝 및 치매 예방을 하게 하는 기능성게임이다.

㉠ 게임 소개 : 스마트폰 사용자가 암기하고 있는 전화번호 수는 평균 7.2개이다. 지금 당신이 암기하고 있는 전화번호는 몇 개인가요? 두더지 게임으로 내 핸드폰 속 전화번호를 재미있게 외우세요. 그리고 재미있는 브레인게임으로 매일 두뇌스트레칭도 하세요.

3) 음악치료 분야

음악은 호흡의 리듬을 조절하고 근육경직을 이완하고 편안한 분위기를 조성해 심장박동 및 혈압을 낮추고 뇌의 알파 파장을 증가시켜 긴장을 완화하는 효과를 준다.

음악치료에서의 치료방법은 매우 다양하며 환자의 나이, 감정적 상태, 인지적 상태, 신체적 상태 등을 고려하여 여러 가지 다양한 음악활동 들을 적용할 수 있다. 중요한 것은 치료사가 일방적으로 음악을 제공하는 것이 아닌, 함께 만들어 나가는 과정 안에서의 능동적인 음악적 경험이다.

(1) 수행음악 의료

기능적 음악이란 음악치료의 외부 구성 요소이다. 의료기관에서 다양한 배경음악의 사용, 레크레이션을 위한 음악, 의료인의 사기진작을 위해 사용하는 음악 등이다.

수행음악 의료란 음악인 자신들의 의료적이고, 심리적 문제를 치료하기 위해 사용하는 것이다. 음악 소리가 클 때와 템포가 빠를 때는 심장 박동이 증가하고, 음악이 느리고 작을 때에는 감소한다는 사실이 밝혀진 것이다.

정신신경 면역학이라는 학문이 새롭게 등장하면서 음악이 면역 증가에 크게 기여한다는 사실이 증명되기도 했다.

(2) 음악과 의료의 분류 모델

음악과 의료의 분류 모델은 다음과 같다.

의료적 음악치료는 건강유지와 질병치료에 음악치료 전략을 사용하는 것으로, 환자의 통증을 감소시키는데 음악이 직접 사용되는 것이다. 환자가 치료받기 좋은 여건을 만들어 주는 지지 요소로서 적용되는 것이고, 음악치료와 의료가 같은 비중으로 사용되는 것이다. 환자가 질병을 극복하기 위해 환자의 생활방식을 변화시키는데 적용하는 것 등이다.

(3) 음악치료 적용대상

의사소통기술, 학습기술, 운동기술, 정서적 행동, 사회적 기술, 조직화 능력, 음악적 기술의 영역에서 각 아동/청소년에게 가장 적절한 치료를 시행한다. 또한 불안 및 우울한 성인, 정신질환, 섭식장애, 공황장애, 대인공포 등을 가지고 있는 성인, 각종 스트레스, 알콜/도박 중독, 약물남용, 폭력피해의 성인, 내적 성장, 통찰력 증진, 자아발견 및 정체성 강화를 원하는 성인, 뇌졸중 및 뇌손상으로 인한 언어, 보행, 호흡/운동기능 정서장애 성인, 치매 및 파킨슨 증후군 등으로 어려움을 겪고 있는 노인, 건강한 노화를 경험하고자 하는 노인 등에게 적용할 수 있다.

(4) 음악치료 적용 사례

① 마취제 또는 진정제의 기능 : 음악은 고통, 불안, 스트레스를 줄여 주는 마취제 또는 진정제의 기능이 있다. 신장투석 시 오랜 시간 동안 불편한 상태(고통, 어지러움 등)를 해소하기 위한 기분 전환 역할로 음악을 사용한다.

한편 신생아실에서는 자장가가 신생아의 움직임과 체중 증가에 도움을 주었으며 미숙아 또는 아픈 아기들의 체중을 늘리고 고통과 스트레스를 줄여 입원 기간을 7~10일 단축하기도 했다.

수술 전후 야기되는 긴장의 정도에도 음악을 감상한 환자들의 경우 그렇지 않은 환자에 비해 훨씬 덜 긴장한 것으로 나타났다. 구체적으로 불안을 죽이고 마음을 편안하게 하는 목적으로 음악을 사용했을 때 스트레스 호르몬이라 칭하는 콜티졸, 부신피질 자극 호르몬, 플로락틴(뇌하수체 전엽의 성 호르몬), 베타-엔돌핀의 수치가 음악을 사용하지 않은 환자보다 현저히 낮게 나타났다. 또한 수술 후 48시간 동안에 필요한 마취제 양을 줄여 주고 마취제로 인한 두통, 구역질, 불면 등을 덜어 주기 위해 음악을 사용했다. 한편 음악을 사용한 그룹이 그렇지 않은 그룹보다 진정제나 신경안정제의 양을 약 절반으로 줄일 수 있었으며, 더욱이 음악 사용에 대해 환자들 97퍼센트가 호의적이었다고 한다.

㉮ 공격적 성향을 가진 아동 A는 다른 사람들을 때리는 행동으로 분노조절 및 스트레스 완화를 위한 음악치료 프로그램에 의뢰되었다. A는 다른 악기보다 특히 큰 북을 연주하는 것을 좋아했으며 충분히 해소될 때까지 쉬지 않고 북을 연주하는 모습을 보였다. 1년이 넘은 지금, A는 화를 내는 횟수가 줄어들었고 스스로 참으려는 노력을 하였으며, 집에서는 화가날 때 음악을 듣거나 실로폰을 치며 감정을 조절할 수 있게 되었다.

② 주의를 집중하고 호흡력 증진 : 음악은 주의를 집중하고 운동을 조직화하여 근육 수축으로 인한 고통을 덜어 주며 뼈와 관절의 운동을 증진시킬 뿐만 아니라 호흡력 증진을 도와준다. 음악은 호흡의 리듬을 조절하고 근육경직을 이완하고 편안한 분위기를 조성해 심장박동 및 혈압을 낮추고 뇌의 알파 파장을 증가시켜 긴장을 완화하는 효과를 준다.

음악치료 프로그램에 참여한 산모들이 그렇지 않은 산모들보다 출산에 대해 훨씬 긍정적인 반응을 보였다. 음악은 산통과 출산 시 호흡을 조직적으로 도와주었고 통증을 줄여 주기 위해 사용되었다. 또한 산모에게 출산 시

배경 음악을 들려 주었을 때 출산의 고통이 훨씬 줄어든 것을 발견했는데, 이것은 산모가 느끼는 긴장과 고통의 표현을 측정함으로써 알 수 있었다. 또한 재활목적으로 보행 향상을 위해 걸음걸이의 길이, 폭, 리듬을 잡아 주고 지속성을 증대하기 위해 음악을 사용하기도 한다.

③ 인간관계 강화 : 음악은 치료사와 환자 및 가족 간의 관계를 강화해 준다. 자신이나 가까운 사람의 질병(말기 암, 영구장애, 심각한 병)으로 인한 심한 정신적 고통을 겪는 환자들이나 가족들에게 음악은 카운셀링 작용을 할 뿐만 아니라 정신적 고통과 쇼크 및 불안을 줄여 준다.

한 가지 음악활동에 적극적으로 참여하도록 하는 것은 환자들로 하여금 통증에서 주의를 돌릴 수 있게 하며 걱정과 불안의 짓눌림에서 벗어나게 한다.

④ 오감 자극을 통한 의식 강화 : 음악은 청각과 다른 종류의 감각(촉각, 후각, 시각등)을 자극함으로써 의식을 강화시킨다. 교통사고로 혼수상태인 13세 소년이 전두엽 뇌 절단 수술 후 자극에 대한 반응이 없어서 음악치료사는 환자가 선호하는 음악을 선택하여 청각을 자극하고 음악과 관련된 기억들을 회생시키고자 후각(꽃, 사과, 레몬, 바닐라 향등)과 촉각(가벼운 터치, 마사지) 등 다양한 자극 활동과 병행함으로써 환자의 뇌 자극을 활성화시켰다. 이후 환자는 반응 능력이 크게 향상되어 넉 달 반 만에 퇴원했는데, 이때 환자는 음악치료사에게 "음악이 나를 행복하게 해요."라고 말했다고 한다.

또한 격리된 화상 환자, 장기 이식 환자들이나 이런 장기 입원환자들은 고립으로 인한 심한 우울증으로 고통받는 경우가 많다. 음악치료가 우울증 완화에 효과가 있을 것이라는 이론적 근거는 음악활동이 신체적 활동량을 자연스럽게 늘리고 뇌의 자극과 집중력, 인지력, 상상력 등을 증가시킨다는 데에서 출발한다. 우울증 환자들을 대상으로 조사한 결과 각 곡마다 특별히 강조하는 이미지들을 밝혀 내어 우울증 환자를 위한 음악의 치료적 활동에 크게 기여했다. 음악은 우울증 환자가 흔히 겪는 수면장애를 해소하는 데도 기여할 수 있는데, 이 경우 음악을 선곡할 때 수면장애자가 잘 모르는 새 곡이라든가 갑작스러운 템포나 리듬의 변화가 많은 음악은 오히려 수면을 청하는 데 방해를 주므로 피해야 한다.

⑤ 지각과 자기통제, 조절기능 향상 : 음악은 생리적 반응을 강화하여 생리 상태의 지각과 자기 통제, 조절 기능을 향상시킨다. 음악은 교감 신경계(심장, 맥박 등)와 부교감 신경계(위장, 침, 소화액)등 자율신경에 대해 영향을 미친다.

간질 환자인 경우 발작 직전 징후인 극도의 피로감과 스트레스를 음악으로써 안정감을 유도하여 발작 횟수를 줄이는 데 사용하였다.

또한 음악이 인체의 호르몬 분비 및 혈액수치에 영향을 미친다는 여러 연구 결과에 의하면, 음악이 엔돌핀 호르몬의 증가와 당뇨환자들의 당뇨수치를 감소시킨 것으로 나타났으며, 한편 음악은 인체의 면역체계 호르몬인 인터루킨과 콜티졸 변화에도 영향을 가져왔다고 나타났다.

⑥ 긍정적인 인간관계 : 음악은 즐겁고 긍정적인 인간관계를 이루게 하여 장기입원 환자들이나 특히 아이들에게 입원으로 인한 스트레스를 줄여 준다. 즉 병원과의 그룹 음악 활동은 노래, 작곡, 즉흥 연주 또는 적극적인 음악감상과 토의를 통해 환자들과의 상호 긍적적인 유대 관계를 이끌어 자유롭고 편안한 공간을 제공하여 좀 더 즐거운 병원생활을 위한 중요한 역할을 담당한다.

4) 미술치료 분야

미술치료는 미술이라는 상징적 언어를 통해 은유적으로 표현하도록 함으로서 저항을 줄이고 안전감(Sense of Safety)속에서 표현을 돕고, 촉진하는 심리치료이다. 나아가 미술치료에서의 미술작업은 그 자체가 심리치료과정에서 요구되는 공감대적인 그릇(Emphatic Vessel)과 적절한 치료환경(Facilitating Environment)을 가능하게 한다.

대상마다 치료목표는 조금씩 다를 수 있으나, 공통적으로 가장 중요시 여기는 부분은 자기주도성이다. 심리적 고통을 겪는 많은 경우가 자기주도성을 잃고 적절하게 자신을 표현하지 못한 감정들이 쌓여서 여러 가지 형태의 심리적 증상을 나타내는 경우가 많다.

자기주도성이 보장된 창의적 미술치료 과정을 통하여 억압되고 내재된 자신의 욕구를 발현하고 강한 생명력을 느끼게 되는데, 이러한 과정 안에서 진정한 자신을 만날 수 있게 된다. 이것이야말로 미술치료의 본질이다.

미술치료는 아동, 청소년, 중년, 노인들의 다양한 심리학적 문제들을 다루며, 신경증, 정신증, 정서 및 발달지체, 각종 약물중독, 비행청소년, 치매노인 뿐만 아니라 내적성찰을 하고자 하는 사람들에게도 적용할 수 있다. 미술치료는 '치료'라는 단어 때문에 '아픈 사람(환자)'을 전제로 하는듯한 인상을 주지만, 삶에 고민이 있거나 생활 속에서 겪게 되는 우울감이나 스트레스와 같은 심리적 불편감을 가지고 있는 사람, 삶을 더 의미 있게 알아가고자 하는 사람에게도 효과적이다. 그리고 아동, 청소년에게는 집중력 강화, 창의성 향상의 목적으로 이용되고 있다.

또한 건강하고 균형 있는 발달을 지속할 수 있도록 쓰이기도 한다. 정신과적 증상의 경우 약물치료등과 함께 시너지 효과를 발휘해 증상 완화에 도움이 될 수 있다.

㉮ 교통사고 후 엄마가 다가오는 것을 거부하고 말을 거의 안하던 5세 여아는 놀이형식으로 진행된 미술치료를 통하여 사고 당시의 놀라고 무서웠던 감정을 표현하고, 현재는 살아있다는 안전감(Sense of Safety)을 느끼면서 웃음을 되찾았다.

학습 8

수행 내용

재료 · 자료

• 의료와 IT기술의 융합 관련 자료

기기(장비 · 공구)

• 컴퓨터, 문서작성 프로그램, 프린터, 주변기기

안전 · 유의사항

• 의료 및 IT 관련 장비의 안전 및 유의사항을 숙지한다.

수행 순서

01 의료에서의 디지털콘텐츠 기술 의미에 대하여 분석하라.

초고령화 시대와 경쟁심화로 인한 심리질환 등 의료서비스 수요 증가에 대응하기 위해 의료 전문가육성 및 심리치료의 대안으로 디지털콘텐츠 기술이 부상하고 있다. 높은 가격 및 윤리적인 문제 등으로 의료장비 및 인체를 수술, 치료 훈련에 사용하기 어렵고 수술에 몰두하는 상황에서 의료교육을 진행하기 용이하지 않다. 일대일 대면치료 방식의 심리치료 및 재활치료에 디지털콘텐츠 기술을 활용함으로써 한 명의 의료진이 다수의 의료서비스 수요에 대한 대응이 가능하다.

게임 중심으로 발전 중인 디지털콘텐츠의 응용분야로 의료분야가 새롭게 부상하고 있다. IT와 같은 신기술 분야는 기술기업이 시장창출 노력을 추진 중이나 의료분야의 경우 병원에서 디지털콘텐츠 기술을 적극적으로 도입하려는 시도가 추진 중이다.

디지털콘텐츠 기술업계도 의료 서비스가 대표적인 디지털콘텐츠의 B2B 시장이 될 것으로 예측하고 전통적인 의료기업과 파일럿 프로젝트를 시도하며 영업력을 집중 중이다. 의료진단, 모의수술, 재활훈련, 심리치료 등에 디지털콘텐츠 기술을 적용할 경우 의료서비스의 생산성 향상과 부가가치 증가가 있을 것으로 예상된다.

의료와 디지털콘텐츠 기술이 손을 잡고 있다. 기술력으로만 공존할 수 없으며, 거기에 따른 다양한 콘텐츠가 핵심이다.

스마트폰 환경의 메디컬 어플리케이션 콘텐츠인 병원찾기 서비스를 제공하는 것이다. GPS 시스템을 통해 내 주변의 병원 위치를 검색 할 수 있고 질환 및 의학 정보, 질환 환자교육자료, 최신 논문, 의료뉴스, 실시간 강의 등 의료 전반의 모든 콘텐츠를 실시간으로 제공하는 것이다.

의료, 헬스케어 산업에 사회전반으로 확산되고 있는 모바일서비스를 접목해 의료계에 더욱 다양한 마케팅 툴을 제공하고, 변화하는 의료 소비자 트렌드에 발맞추는 것이다.

우리 병원만의 어플이나 또는 모바일 웹환경 구축해달라는 요청이다. 이미 다양한 어플을 가지고 있는 병원들이 있다. 서울아산병원이 대표적으로 중독정보 'toxicology' 등은 이미 잘 알려져 있으며, 분당서울대병원은 아이폰으로 EMR환경 구축이 가능하다고 발표해 이목을 끌었다. 의료진이 원내에서 실시간으로 환자 정보를 검색할 수 있는 '스마트 EMR'을 개발했다는 것이다. 컴퓨터 없이도 환자 정보를 검색할 수 있고 다른 과에서 의뢰한 진료내역도 바로 확인할 수 있게 됐다. 추가 개발을 통해서는 외래와 응급실 등에서도 활용할 수 있도록 용도를 확대하고, 진료기록과 처방내역 등 다양한 업무를 수행할 수 있도록 업그레이드한다.

어플 개발이 아닌 상대적으로 구축이 간단한 모바일 웹 환경 구축으로 진료예약을 편하게 만든 병원들도 있다. 을지대병원은 모바일 홈페이지를 구축하여 서비스를 시작했다. 휴대폰 하나만으로 병원 소식, 병원과 의료진 소개, 진료시간표 조회, 온라인 상담과 진료예약 서비스를 실시한다.

서울대병원도 진료예약이 가능한 모바일 홈페이지를 정식 오픈하여 지난 기존 모바일 홈페이지에 예약시스템을 추가 개발한 것으로, 음성지원서비스(Non-Active)를 제공한 데 이어, 인터넷증명서 발급서비스, 다국어서비스, 진료예약 및 수납서비스 등도 제공하고 있다.

삼성서울병원도 진료예약이 가능한 스마트폰 어플 개발 계획을 검토하는 등 여러 병원에서 다양한 시도가 이어지고 있다.

그러나 보통 진료예약이 필요한 경우 스마트폰으로 하기 보다는 인터넷으로 하는 경우가 많기 때문에 큰 효용성은 기대하기 힘들다. 따라서 어플 개발과 마케팅 수단으로의 기대는 스마트폰 자체에 대한 관심을 보다 이끌어내고 사용하는 이들이 늘어나야 한다는 전제조건이 뒤따른다. 스마트폰에 대한 관심이 높지만 실제 사용하는 이들이 많지 않으면 고민이 될 것이다. 더욱이 병원 환자들의 경우에는 50대 이상의 중노년층 환자가 많은데, 스마트폰을 잘 모르는 이들을 타깃으로 하기에는 실효성이 있는지 검토가 필요하다.

단순히 정보를 제공하는 어플 하나만으로는 승부수를 띄우기 어렵지만 소비자들에게 보다 쉽게 가깝고 편리하고 무엇보다 즐겁게 접근할 수 있도록 하는 수단을 만들기 위해서는 필요하다.

그럼에도 스마트폰으로 환경 자체를 바꾸려는 시도는 많이 엿보인다. 전적으로 의존할 수는 없지만, 변화에 따르지 않으면 안된다는 것이다.

인피니트헬스케어는 스마트폰, 아이패드 등을 활용한 PACS 활용의 계획이며, 유비케어를 제외한 17개의 의료IT 협의체는 아이패드를 기반으로 한 EMR 플랫폼 통합을 진행하고 있다.

스마트폰 환경이 보다 강화되면 정보 공급자가 많이 늘어날 것이며 사전에 선점하는 것이 중요하다. 앞으로 어플에 다양한 정보를 제공하면서 단계별로 무료와 유료를 정하거나, 자신의 정보를 퍼트리고 싶어하는 이들로부터 비용이 발생해 수익을 내는 방법을 찾을 수 있을 것이다.

02 디지털 치료제의 유형별 제품에 대하여 분석하라.

디지털 치료제 제품동향은 〈표 8-5〉, 〈표 8-6〉, 〈표 8-7〉처럼 세계적으로 시판 중인 유형별 디지털 치료제 제품군으로써 당뇨병, 천식, 등 만성질환, 신경질환 분야의 치료 제품으로 비중이 크다.

〈표 8-5〉 독립형 디지털 치료제 제품군

유 형	제 품	회 사	장치타입	적응증	특 징	현 황	파트너
독립형 (Standalone)	Sleepio	Big Health	모바일 앱	불면증	불면증 치료	NICE 인증	Castlight Health
	reSET	Pear Therapeutics	모바일 앱	약물중독 (SUD)	약물중독 온라인 상담	FDA-de novo	Novartis' Sandoz
	reSET-O	Pear Therapeutics	모바일 앱	오이포이드 중독	약물중독 온라인 상담	FDA-510(k)	Novartis' Sandoz
	Kaia COPD Therapy App	Kaia	모바일 앱	만성폐쇄성 폐질환 COPD	COPD 질환 통증 감소	FDA-510(k) EU-CE Mark	-
	Kaia Back Pain Relief	Kaia	모바일 앱	신경 통증	요통감소	FDA-510(k) EU-CE Mark	Min Doktor

유 형	제 품	회 사	장치타입	적응증	특 징	현 황	파트너
	MyCOPD	My mhealth	모바일 앱	COPD	COPD 악화 감소 및 천식 증상 개선	NHS 인증	-
	Happify health	Happify health	모바일 앱	스트레스 근심,우울증	우울증상 치료	규제승인전단계	-
	ATENTIV mynd	ATENTIV	모바일 앱	주의력결핍 장애(ADHD)	주의력 개선	규제승인전단계	-
	2Morrow	2Morrow	모바일 앱	흡연, 비만, 스트레스, 만성통증	임상시험 효과입증	규제승인전단계	CoreHealth Technologies
	Natural Cycles	NaturalCycles	모바일 앱	피임	임신예방 효과 입증	FDA -510(k) EU -CE Mark	-
	efil careM	LifeSemantics	모바일 앱 웹 앱	암, 뇌졸중	암, 뇌졸중 예후관리	KFDA 유헬스 케어 의료기기 (3등급 및 2등급)	-
	숨튼	LifeSemantics	모바일 앱 웹 앱	폐암, COPD	운동능력, 호흡곤란, CAT 등 개선 입증	규제승인전단계	-

〈표 8-6〉 증강형 디지털 치료제 제품

유 형	제 품	회 사	장치 타입	적응증	특 징	현 황	파트너
증강형 (Augment)	Propeller health	Reciprocal Labs Corp	천식관리를 위한 모바일 앱/센서	천식	천식증상 감소	FDA - 510(k)	Novartis, Boehringer Ingelheim, GSK
	Propeller health	Reciprocal Labs Corp	COPD 관리를 위한 모바일 앱/센서	만성폐쇄성폐질환 COPD	COPD 질환 통증감소	FDA - 510(k) EU- CE Mark	Novartis, Boehringer Ingelheim, GSK
	ProAir Digihaler	Teva	천식, COPD 관리를 위한 모바일 앱/센서	천식, COPD	COPD 질환, 천식증상 감소	FDA - 510(k)	-

〈표 8-7〉 보상형 디지털 치료제 제품군

유 형	제 품	회 사	장치 타입	적응증	특 징	현 황	파트너
보상형 (Complementary)	Omada	Omada health	모바일 앱	당뇨병전증, 2형당뇨병, 고혈압, 고콜레스테롤증	당뇨 예방 및 2형당뇨병, 자가관리, 체중감소	미국 질병 관리 본부(CDC)의 당뇨 예방 프로그램(DPP) 인증	-
	BlueStar	WellDoc	혈당측정기에 연결된 모바일 앱/웹 포털	2형당뇨병	당뇨자가관리 개선	FDA -510(k)	Samsung Digital Health; Voluntis
	Insulia	Voluntis	모발일 앱/ 웹 포털	2형당뇨병	당뇨자가관리 개선	FDA-510(k) EU -CE Mark	WellDoc

* FDA -510(k) : 시판전신고(Premarket Notification)를 뜻하며 1 · 2등급 의료기기가 해당
* FDA-de novo : Evaluation of Automatic Class III Designation)로, 제품분류 품목조차 마련되지 않은 신개념 디지털 헬스케어 기술이 일정 수준 이상의 안전성을 증명하면 특별히 주어지는 신속허가제도
* EU -CE Mark : 제품이 안전, 건강, 환경 및 소비자 보호와 관련된 유럽 규격의 요구사항을 모두 만족한다는 의미

출처 : GlobalData, Digital Therapeutics(DTx) and their Impact on Healthcare(2019)

중독 치료 목적의 어플리케이션 리셋(reSET)이 2017년 9월 최초로 미국 FDA의 허가를 받아 디지털 치료제에 대한 산업계의 관심 고조되고 있다.

제약기업 및 ICT 기업 등은 초기 단계에 디지털 치료제 시장 진출을 위하여 파트너쉽 투자, 회사 인수를 통해 시장 공략 중이다.

Roche는 2017년 디지털 치료 앱 개발업체 mySugr를 인수해 환자 중심의 디지털 당뇨 관리를 위한 개방형 플랫폼 구축, Otsuka는 Click Therapeutics에 파트너쉽 투자하고 있다.

Amazon, Microsoft, Google 및 Verizon과 같은 주요 ICT 기업들, Facebook을 포함한 소셜 네트워킹 대기업들과 애플과 삼성은 유망 기업에 투자하거나 인수하기 위해 노력 중이다.

그 외 주목할 만한 디지털 치료제 개발 회사는 Voluntis, Propeller Health, Proteus Digital Health, Click Therapeutics, Omada Health, Akili Interactive, WellDoc, Revon Systems, Healint 등 다수가 진행 중이다.

03 디지털 치료제의 신규 파이프라인에 대하여 분석하라.

현재 디지털 치료제 시장에서 국외에서는 좀 더 다양한 질환을 중심으로 〈표 8-8〉처럼 새로운 파이프라인을 준비 중에 있다.

〈표 8-8〉 주요 신규 파이프라인 디지털 치료제 제품군

유 형	제 품	회 사	장치 타입	적응증	특 징	현 황	파트너
Standalone	reCALL	Pear Therapeutics	VR	외상후 스트레스 장애(PTSD) 및 관련 우울증	PTSD 치료	2021	-
	AKL-T01, AKL-T02, AKL-T03, AKL-T04	Akili	비디오게임	ADHD, 자폐증, 다발성경화증, 우울장애, 인지장애, 외상성 뇌손상(TBI), 중환자실 섬망	COPD 질환 통증 감소	2020	Pfizer, Shionogi
	Cognoa Child Development	Cognoa	모바일 앱	발달장애, 자폐증, 언어장애, ADHD, 불안 및 수면장애	자폐증 환자 사회성 발달 개선	2020	SAP, Immuta
	Clickotine	Click Therapeutics	모바일 앱	금연, 급성관상동맥증후군(Clickheart), 만성통증(CT-130), 불면증(Clickadian), 우울장애(CT-152)	금연 보조 기구	2021	Magellan Health, Otsuka, Sanofi
	Ascure	CureApp	모바일 앱	금연, NASH, 정신질환	금연 보조 기구	2021	-
	Yawn	Susmed	모바일 앱	불면증	불면증 치료	2020	-
Augment	Breezhaler Inhaler	Reciprocal Labs Corp	COPD 관리를 위한 모바일 앱/센서	COPD	COPD 질환 통증 감소	2023	Novartis, Aptar
	Thrive	Pear Therapeutics	모바일 앱/웹 포털	일반 불안장애(GAD), 공황장애, 불면증(PEAR-003), 다발성경화증(PEAR-006), 정신분열증, 호흡기질환(PEAR010)	환자 임상 결과 개선	2021	Novartis

학습 8

유 형	제 품	회 사	장치 타입	적응증	특 징	현 황	파트너
Complementary	Theraxium Oncology (TxO-VEGF, TxOCDK, TxO-BRAF/MEK, TxO-I/O,TxO-Chemo, TxOEGFR)	Voluntis	모바일 앱/웹 포털	cyclin-dependent kinase(CDK) inhibitors로 치료한 유방암 및 난소암, vascular endothelial growth factor(VEGF) inhibitors 치료된 암	삶의 질 향상, 치료 개선	2020	Roche, AstraZeneca

04 디지털 치료제의 회사별 제품분류에 대하여 분석하라.

DTx는 3가지로 분류 기준을 바탕으로 디지털 헬스케어 회사들의 제품을 분류해보면 대략 다음과 같다.

〈표 8-9〉 디지털 치료제 종류별 관련 헬스케어 회사

회 사	제 품	적응증	종 류	현 황	파트너
welldoc	BlueStar	T2 DM	1, 2	시판(FDA)	삼성
Noom	Noom	전당뇨, 체중감량	1	시판(허가 X)	Novo Nordisk
Omada	Omada	전당뇨	1	시판(허가 X)	
Livongo		DM, 고협압, 전당뇨, 체중감량	1, 2	시판(FDA?)	
Dario Health		DM	1, 2	시판(FDA, CE)	GEMCO Medical
Happify	Happify	우을증, 불안	1	시판(허가 X)	Sanofi(MS대상버전)
Big Health	Sleepio	수면	1	시판(허가 X)	NHS
Pear	reSET	약물 사용 장애	3	시판(FDA)	Sandoz
Pear	reSET-O	마약 사용 장애	3	시판(FDA)	Sandoz
Pear	Somryst	불면, 우울증	3	FDA filing	
Pear	Pear-004	조현병	3	Mid to late R&D	Novartis
Akili	ALK-T01	ADHD	3	FDA filing	Shinogi(일본, 대만 내)

회 사	제 품	적응증	종 류	현 황	파트너
Akili	ALK-T02	자폐	3	FDA filing	Shinogi(일본, 대만 내)
Click	Clickotine	금연	1	시판(허가 X)	Magellan Health (환자 관리 서비스)
Click	CT-152	우울증	3?	Mid to late R&D	Otsuka
Voluntis	insulia	T2 DM	2	시판(FDA, CE)	Sanofi
Voluntis	diabeo	T1,T2 DM	2	시판(FDA, CE)	Sanofi
Voluntis	Oleena	암	1	FDA 승인	
Voluntis	THX-Onco	암	?	Mid to late R&D	
Palo Alto Health Science	Freespira	공황장애	1	시판(FDA)	
Dthere	DTHR-ALZ	치매	3	Mid to late R&D	Unnamed
Cognoa	Autism therapeutic	자폐	3	Mid to late R&D	
Cognoa	Sleep theraprutic	수면	1	Mid to late R&D	Eversana (제약업계 지원 회사)

종류 : 1. 의학적 장애나 질병관리 및 예방(Manage or Prevent a medical disorder or disease,)
2. 복약 최적화(Optimize medication), 3. 의학적 질병 및 장애 치료(Treat a medical disease or disorder)

Proteus나 Propeller health와 같이 하드웨어의 비중이 큰 것은 여기서 제외했다. 또한 현황을 기준으로 임상 시험 및 이후 단계에 있는 제품만 포함시켰다.

하드웨어 기반 회사임에도 굳이 포함시킨 회사가 있는데 Dario Health이다. 스마트폰에 손쉽게 끼워서 사용할 수 있는 혈당계 및 소모품을 만드는 것으로 시작했는데 작년 하반기부터 당뇨병 관리 프로그램을 제공하기 시작했다.

이외에도 DarioEngage Platform이라는 이름으로 당뇨 관리 공급자(예 Certified Diabetes Educators)들이 당뇨 환자 관리에 사용할 수 있는 플랫폼 서비스를 제공한다고 하며 Dario Intelligence Platform이라는 이름으로 환자 데이터 비지니스를 할 예정이라고 한다. 당뇨병 관련 의료기기, 인슐린 회사들이 독자 앱을 만들면서도 당뇨병 관리 서비스와 관련해서는 외부 회사들과 협력을 하는 경우가 많은데 독자적으로 2가지를 모두 하려는 다소 예외적인 경우이다.

참고로 Dario Health는 나스닥 상장사로 회사 자료가 공개되어 있다.

학습활동.8 교수 · 학습 방법

교수 방법

- 의료와 디지털콘텐츠 기술융합에 대한 관련 용어, 구성, 방식 이해 정도를 파악한 후 수업을 진행한다.
- 교수자의 주도로 의료와 디지털콘텐츠 기술융합 등의 내용을 PPT 자료로 제시한 후 설명한다.
- 가능하면 사전에 개인별 학습 자료를 준비하여 모든 학생이 참여할 수 있는 문제 해결식 수업, 협력 수업이 가능하도록 한다.
- 의료와 디지털콘텐츠 기술융합 전 과정을 작업의 순서에 따라 단계적으로 실습이 이루어질 수 있도록 지도한다.
- 교재를 통해 수업을 준비하는데 있어서 필요한 모든 정보나 팁, 힌트 등 도움이 될 만한 내용들을 확인할 수 있다.
- 학생들이 만들게 될 각 모델들은 수업시간에 중점적으로 다뤄질 부분과 어휘, 질문, 답을 포함하고 있으며 또한 탐구할만한 추가적인 아이디어들도 포함하고 있다.

학습 방법

- 의료와 디지털콘텐츠 기술융합에 대한 관련 용어를 숙지하고, 의료와 디지털콘텐츠 기술융합에 대해 이해한다.
- 의료와 디지털콘텐츠 기술융합의 각 단계별 중점 사항을 체계적으로 학습한다.
- 의료와 디지털콘텐츠 기술융합의 수행순서의 전 과정을 실습한다.
- 의료와 디지털콘텐츠 기술융합의 내용을 이해한다.
- 의료와 디지털콘텐츠 기술융합을 이해하고 숙달이 될 때까지 학습한다.

학습활동.8 평가 및 피드백

평가 준거

- 평가자는 피평가자가 수행 준거 및 평가 내용에 제시되어 있는 내용을 성공적으로 수행할 수 있는 지를 평가해야 한다.

학습내용	평가항목	성취수준		
		상	중	하
의료와 디지털콘텐츠 기술융합	의료와 디지털콘텐츠 기술융합을 이해할 수 있다.			

평가 방법

• 작업 포트폴리오

학습내용	평가항목	성취수준		
		상	중	하
의료와 디지털콘텐츠 기술융합	의료와 디지털콘텐츠 기술융합을 이해할 수 있다.			

• 필기시험

학습내용	평가항목	성취수준		
		상	중	하
의료와 디지털콘텐츠 기술융합	의료와 디지털콘텐츠 기술융합을 이해할 수 있다.			

• 체크리스트를 통한 관찰

학습내용	평가항목	성취수준		
		상	중	하
의료와 디지털콘텐츠 기술융합	의료와 디지털콘텐츠 기술융합을 이해할 수 있다.			

• 피드백

1. 작업 포트폴리오
   - 제출한 보고서를 평가한 후 주요사항에 대하여 표시하여 돌려준다.
2. 필기시험
   - 평가 결과 성적이 저조한 학생은 보고서 제출 기회를 부여한다.
3. 체크리스트를 통한 관찰
   - 실습 과정에서 평가한 후 개선해야 할 사항 등을 정리하여 돌려둔다.

참 | 고 | 문 | 헌

1. 스마트 헬스케어 유망시장 동향 및 진출전략, KOTRA, 2019.10.
2. 이승관, 글로벌 디지털 헬스케어 기술동향과 과제, IITA, 2017.12.13.
3. 프로스트 앤 설리번, Global Digital Health Outlook(2020), 2019.8.
4. 박찬호 · 이장우, 인공지능 헬스케어 산업의 실용화 동향, 정보통신기획평가원, 2020.6.17.
5. 김주한, 빅데이터 기반의 개인 맞춤의료 서비스, BioINpro 13호, 2015.
6. 스마트 헬스케어 의료기기 기술, 표준 전략 보고서, 식품의약품안전평가원, 2018.8.
7. 박소영, 중국의 빅데이터 시장 트랜드와 시사점, 국제무역통산연구원, 2020.11.
8. 김태형, 데이터가 생명을 살린다. 바이오협회, 2020.6.
9. Combining genomics and epidemiology to track mumps virus transmission in the United States, PLOS Biology, 2020. https://doi.org/10.1371/journal.pbio.3000611
10. Public health surveillance and data collection: general principles and impact on hemophilia care, Hematology, 2012, https://doi.org/10.1179/102453312X13336169156537
11. Mayo Clinic to sequence 100K participants to build genomic database for improved care and research in collaboration with Helix, https://newsnetwork.mayoclinic.org/discussion/mayo-clinicto-sequence-100k-participants-to-build-genomic-database-for-improved-care-and-research-incollaboration-with-helix/
12. Through partnership with Color, 10K NorthShore patients will get whole genome sequencing. https://medcitynews.com/2019/01/color-northshore/
13. Data-sharing brings hope to rare disease patients around the globe, https://www.ga4gh.org/news/data-sharing-brings-hope-to-rare-disease-patients-around-the-globe/
14. 문유정, 강지민, 데이터 3법개정과 의료빅데이터 활용방안, 경기도경제과학진흥원, 2002.3.16.
15. 박세환, 보건의료 빅데이터 활용 의료산업 동향, HIRA 빅데이터 브리프
16. 박재은, 헬스케어 분야에서의 빅데이터 활용 동향, KDB산업은행, 2019.10.28.
17. 빅데이터 및 인공지능(AI) 기술이 적용된 의료기기의 허가 · 심사 가이드라인(민원인 안내서), 식품의약품안전처, 2017.
18. 유헬스케어 진단지원시스템 임상시험계획서 작성 가이드라인(민원인 안내서), 식품의약품안전처, 2015.
19. 의약품 임상시험 통계 가이드라인(민원인 안내서), 식품의약품안전처, 2016.
20. 체외진단용 의료기기의 임상적 성능 허가심사 가이드라인(민원인 안내서), 식품의약품안전처, 2015.
21. 한 손에 잡히는 임상연구 : 설계와 실행의 모든 것, 임상시험리뷰 연구회 옮김, 2015.
22. Statistical Guidance on Reporting Results from Studies Evaluating Diagnostic Tests, FDA, 2007.
23. Use of Real-World Evidence to Support Regulatory Decision-Making for Medical Devices, FDA, 2017.

24. 김진한, 신약개발 프로세스 혁신을 위한 AI 활용, 한국제약바이오협회정책보고서, 2017.
25. 배영우, 인공지능을 이용한 신약개발 동향 및 활용사례, 생명공학정책연구센터, BioINpro, 2017.
26. 배수인, 4차 산업혁명 시대, 제약산업에서의 빅데이터 활용, 한국제약바이오협회정책보고서, 2017.
27. 배영우, 4차 산업혁명 시대, 인공지능을 활용한 신약개발, 한국제약바이오협회정책보고서, 2017.
28. 이관용 외, 의료 인공지능 현황 및 과제, 한국보건산업진흥원, 보건산업브리프, 2016.
29. Evaluate, World Preview 2016, Outlook to 2022, 2016.
30. 박순영, 인공지능을 활용한 신약개발 연구동향, 융합연구정책선터, 2018.1.
31. 전종홍 외 7, 감염병 재난에 대응하기 위한 의료인공지능의 기술 표준동향, ETRI Insight, 2020.01.
32. 박민주, 심사평가원, 블록체인 활용 보건의료분야 디지털 전환 기초마련, 헬스코리아뉴스(http://www.hkn24.com) 2020.12.28.
33. Global Blockchain Technology Market in the Healthcare Industry, 2018-2022.
34. 임지윤, 보건의료 블록체인 기술 활용 방안, 바이오협회, 2020.3.
35. 이은지, 블록체인 기술의 국외 보건의료분야 적용사례 및 시사점, HIRA,, 3030sus 14권 2호
36. 최한준, 헬스케어 산업에서의 블록체인 기술의 활용, 보건산업브리프, 2017.5.12.
37. 유성진 · 박기성 · 김종현 · 박영호, 양자 컴퓨팅에 안전한 NTRU 기반 상용 기술 동향에 관한 연구, 한국통신학회, 2017.
38. 공개키 암호알고리즘 개발에 관한 연구, 정보통신부 한국정보보호센터, 1992.12.
39. 블록체인이 일으키는 금융, 유통, 의료, 에너지 업계의 변화, IDG DeepDive, 2017.
40. 디지털 세계의 신뢰를 확보하는 블록체인의 의미와 과제, 그리고 미래, IDG Tech Report, 2017.
41. 김수범, 글로벌 의료사물인터넷 시장동향, 보건산업브리프, https://www.nexeonmed.com/, 2017.12.1
42. Frost & Sullivan, "Internet of Medical Things (IoMT) is an amalgamation of medical devices and applications that can connect to healthcare information technology (IT) systems using networking technologies," 2017.
43. 2020년도 AIoT 서비스 제품 및 기업편람, 한국지능형사물인터넷협회, 2020.
44. 김잔디, VR · AR 의료기기개발 돕는다…허가 · 심사 가이드라인 제정, retrieved from https://www.yna.co.kr/view/AKR20180314046800017, 2018.
45. 류제택. 보건산업의 가상현실 기술 동향, retrieved from http://www.bioin.or.kr/InnoDS/data/upload/tech/824ebe2c31ae4a1890c56d7a779c09b1.pdf, 2019.
46. 박세환, 의료 분야 VR/AR 적용 사례 및 시장성 분석, retrieved from http://www.ndsl.kr/ndsl/search/detail/report/reportSearchResultDetail.do?cn=KOSEN000000000001104, 2018.
47. 박정식. 메디컬 증강 · 가상현실 시장 30조원 눈앞 "정부 · 기업 · 의료계 공론화 과정 거쳐 지원책 마련해야", retrieved from http://health.chosun.com/news/dailynews_view.jsp?mn_idx=294906, 2019.
48. 전황수, 가상현실의 의료분야 적용 동향, 2019.4.

학습 8

49. 한국 식품 의약품 안전 평가원, 가상 · 증강 현실(VR/AR) 기술이 적용된 의료기기의 허가 · 심사 가이드라인, 2018.
50. 의료기기 소프트웨어 허가 · 심사 가이드라인(민원인 안내서), 식품의약품안전처, 2015.
51. 기술영향평가보고서-가상 증강현실기술, 한국과학기술기획평가원, 2016.
52. 국내VR산업 실태조사, 정보통신기술진흥센터, 2016.
53. Simulator Sickness in Virtual Environments, Eugenia M. Kolasinski, 1995.
54. Variation and extrema of human interpupillary distance, Neil A. Dodgson, 2004.
55. ASTM F2554:10, Standard Practice for Measurement of Positional Accuracy of Computer Assisted Surgical Systems, 2010.
56. Image-guided surgery : what is the accuracy?, Robert F. Labadie, Bryan M. Davis and J. Michael Fitzpatrick, 2004.
57. 멀미 저감을 위한 머리 장착형 영상 장치 기반 가상현실 콘텐츠 제작 지침(TTAK.KO-10. 10130), 한국정보통신기술협회, 2017.
58. 메디칼업저버, http://www.monews.co.kr

학습 1	의료와 IT 융합기술의 개요
학습 2	의료와 IT 융합기반의 인프라 기술
학습 3	의료와 빅데이터 기술융합
학습 4	의료와 인공지능 기술융합
학습 5	의료와 블록체인 기술융합
학습 6	의료와 사물인터넷 기술융합
학습 7	의료와 XR 기술융합
학습 8	의료와 디지털콘텐츠 기술융합
학습 9	**의료와 디지털트윈 기술융합**
학습 10	의료와 3D프린팅 기술융합
학습 11	의료와 디지털마커 기술융합
학습 12	의료와 5G/원격 기술융합
학습 13	의료와 IT 기술융합의 미래

학습 목표	1. 의료와 디지털트윈 기술융합을 이해할 수 있다.

9-1 디지털트윈 기술의 정의 및 개요

학습 9

1. 디지털트윈의 개요

디지털트윈(Digital Twin)은 물리적 자산이나 프로세스를 디지털로 복제(Modeling)한 것으로, 물리적 자산으로부터 생산되는 데이터와 상시 연계되어 있는 살아 있는 시스템이다. 디지털트윈의 구성요소는 물리적 대상, 가상모델 및 데이터 연결이다.

디지털트윈(Digital Twin) 기술은 실제 생산공장, 플랜트, 선박, 항공기, 오일과 가스 설비, 에너지 등 자산 중심의 산업분야에서 물리적인 물체 및 시스템을 운용상의 위험과 안정을 효과적으로 관리하면서도 고효율과 저비용의 혁신을 기대할 수 있는 가상의 디지털 세계에 고스란히 재현하는 방식의 복제하는 기술의 의미한다.

디지털트윈을 지원하는 기술은 계속 확대되어 지금은 빌딩이나 공장, 도시 등 거대한 실체까지도 재현의 대상이 되고 있을 뿐만 아니라, 사람이나 프로세스도 디지털트윈으로 재현할 수 있다는 의견도 대두하는 등 그 개념 자체도 계속 확장되고 있다.

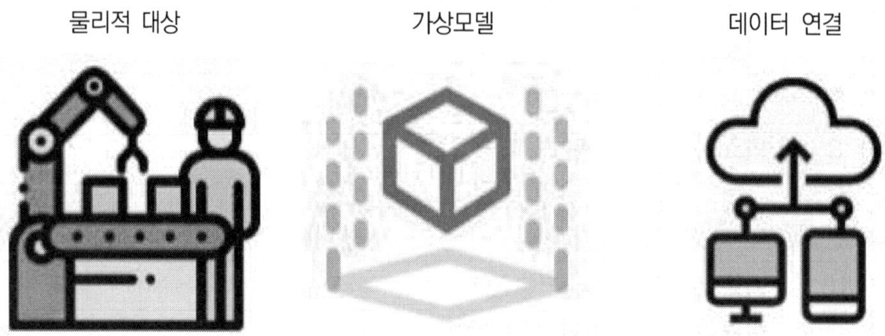

(a) 현실세계에서 존재하는 물리적 제품/시스템 (b) 사이버 상에 물리적 대상을 쌍둥이처럼 똑같이 구현한 가상모델 (c) 물리적 대상과 가상의 대상간에 데이터를 실시간 연결해주는 기술

[그림 9-1] 디지털트윈의 구성요소

실세계의 데이터를 활용하여 디지털트윈 공간에서 모니터링, 분석, 예측, 시뮬레이션 등을 통해 얻은 정보를 현실세계에 반영하여 운영 최적화, 문제해결, 사전 예방 가능하다.

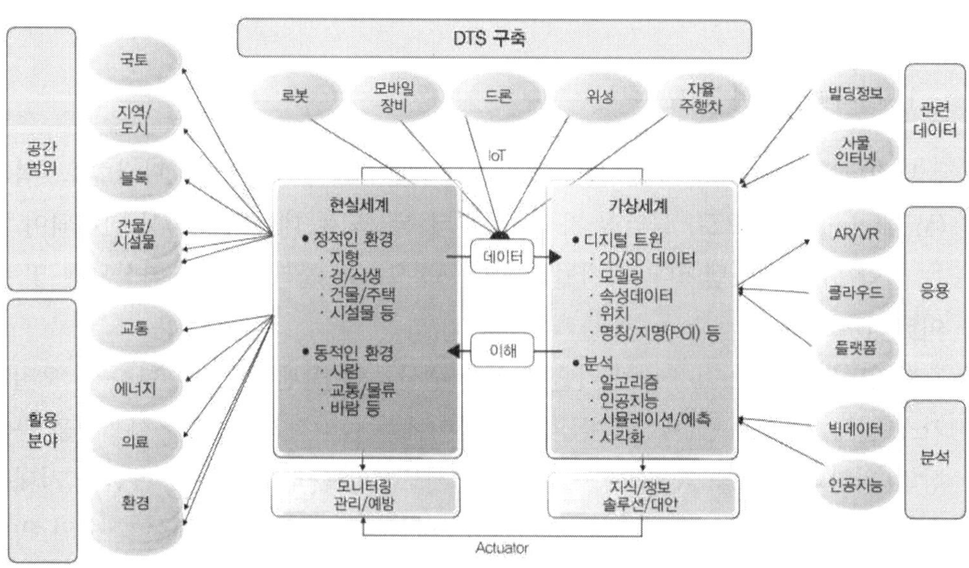

[그림 9-2] 디지털트윈 공간의 개념적 모델

[그림 9-3]처럼 디지털트윈 기술은 IoT, Cloud, AI, BigData 기술의 종합체이다.

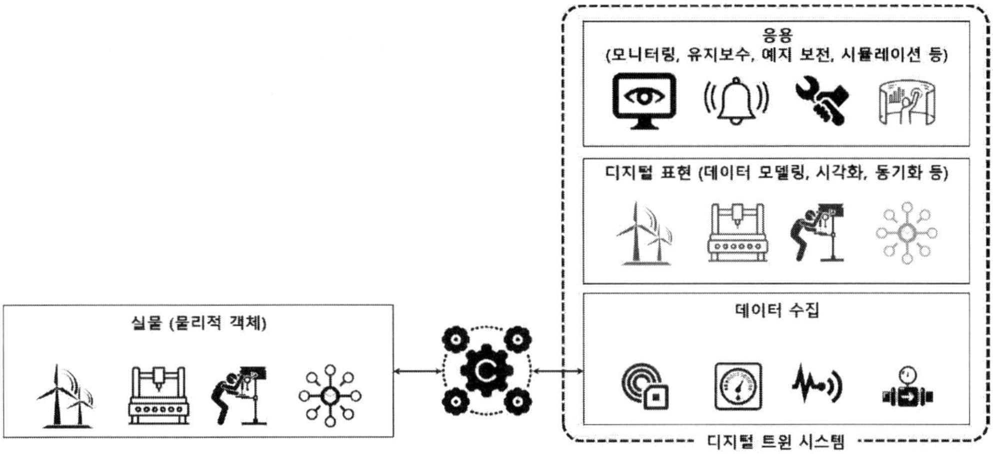

[그림 9-3] 디지털트윈 기술의 종합체

완성된 디지털트윈 모델은 실제 물리적인 물체 및 시스템의 성능과 잠재적인 문제에 대한 인사이트 제공이 가능하다.

디지털트윈 기술 과정은 수학적 모델 개발(Developmemt), 디지털트윈의 구축(Generation), 최적화 가동(Operation)의 3가지로 구분한다.

1) 수학적 모델 개발

재현의 대상이 되는 현실의 물체나 시스템에 대한 데이터 수집 및 이를 기반으로 시뮬레이션 가능한 입/출력(Input-Output)기반의 수학적 모델 개발(수학/통계/데이터전문가 참여)하여야 한다.

2) 디지털트윈의 구축

수학적 모델을 기반으로 실제 특정 기계 및 장비에 특징을 고려하여 통계 및 프로그래밍 능력을 갖춘 현장 엔지니어 참여하여 가상모형인 디지털트윈의 구축해야한다.

3) 최적화 가동

실제 데이터를 입력하여 시뮬레이션 실행하여 완성된 디지털트윈의 가동을 통한 성능과 잠재적인 문제에 대한 인사이트 제공 가능해야 한다.

이후 컴퓨터 프로그램이 물리적 물체와 시스템에 대한 실제 데이터를 입력받아

그 데이터들이 어떻게 작용할 것인지에 대한 예측과 시뮬레이션을 출력, 이 과정을 통해 성능과 잠재적인 문제에 대한 인사이트 획득이 가능하다.

기본적으로 디지털트윈은 데이터 과학 및 응용 수학의 전문가들이 물리적 물체와 시스템에 대한 실제 데이터를 연구·조사하고 이를 기반으로 디지털 공간에서 실제 원본을 시뮬레이션하는 수학적 모델을 개발하는 방식이다.

2. 디지털트윈의 구성기술

디지털트윈의 구성기술은 [그림 9-4]처럼 크게 현실 사물, 분석시스템 및 디지터트윈으로 3가지의 구성으로 이루어져 있다고 볼 수 있다. 현실의 사물이 존재해야 하고 이를 바탕으로 분석과 처리를 수행할 수 있는 시스템과 3D의 가상세계를 구현하는 디지털트윈이 구성되어야 한다.

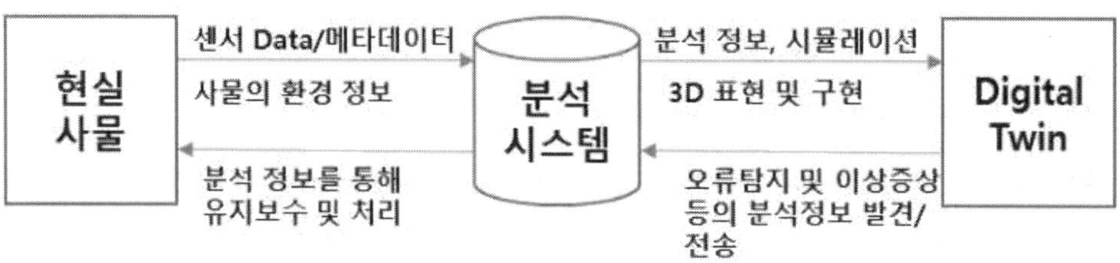

[그림 9-4] 디지털트윈의 구성

[그림 9-4]처럼 디지털트윈은 실제 현실 사물의 모델을 바탕으로 현실과 가상화 모델을 통합 구성하고, 가상화 모델 분석/시뮬레이션을 통하여 분석 피드백을 통하여 제어 모니터링의 오류를 탐지하게 된다.

〈표 9-1〉 디지털트윈의 세부기술

구 분	구성기술	세부 기술
현실 세계 정보 수집	• Sensor • Actuator • Controller	• 센서/메타 데이터 수집 • 마모도 등 공정 데이터 수집 • WPAN, PLC, Modbus, RS485
가상 세계 구성 측면	• 디지털 스레드 • 가상공간자산 • 3D 모델링	• 물리자산의 디지털화 • 디지털 사물 설계, 테스트, 피드백 등 공정의 디지털화
현실/가상 통합 측면	• VR/AR 연계 • 양방향 전달 • 공정제어	• 현실세계와 가상세계 연결 • 가상세계에서 다양한 테스트 및 시뮬레이션 가능

〈표 9-1〉처럼 디지털트윈의 상세 구성기술로는 센싱을 위한 IoT, ZigBee, NFC 등의 센싱 기술과 환경의 정보를 취합할 수 있는 온·습도 정보, 적외선 센서, 분석을 처리할 수 있는 Big Data와 AI 기술 등이 필요하며, 마지막으로 시뮬레이션을 진행할 수 있는 3D 영상 기술이 필요하게 된다.

3. 디지털트윈의 구현

1) 디지털트윈의 구현 단계

디지털트윈의 기술은 [그림 9-5]처럼 수준에 따라 가트너 리서치에서 제시한 3레벨이다. [그림 9-6]에서는 디지털트윈의 레벨별 정의에 구체적으로 서술하였다.

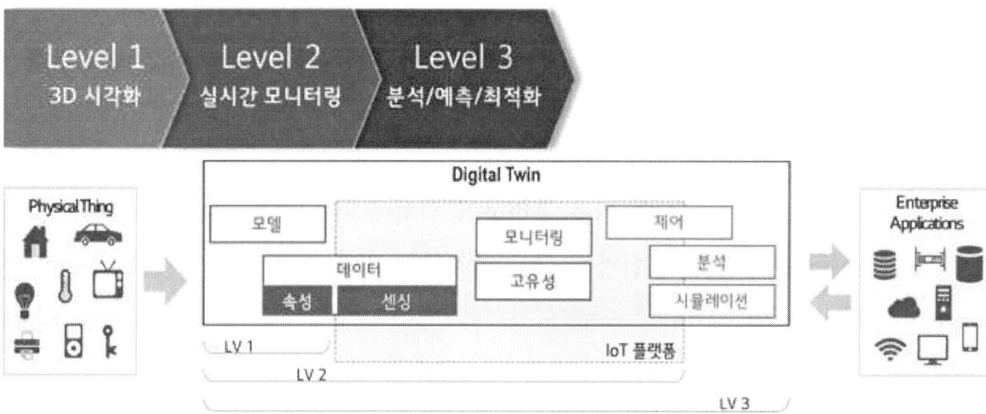

[그림 9-5] 디지털트윈 기술의 구현 레벨

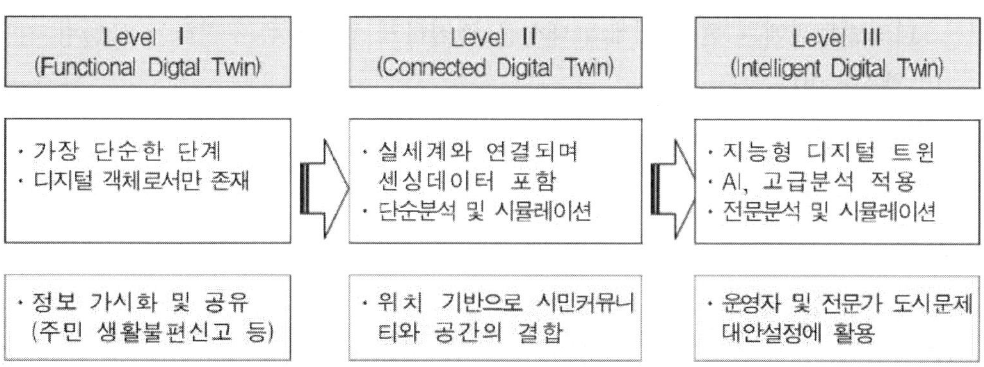

[그림 9-6] 디지털트윈 레벨별 정의

학습 9

(1) 레벨 1

가장 단순한 단계로써 디지털 객체로만 존재하는 레벨 1이다. 즉 트윈 모델에 속성 정보를 입력하여 3D 시각화만 하거나 속성정보변경 등을 통한 시뮬레이션까지 포함하면 구현한 것이 레벨 1(Functional DT)이라 할 수 있다.

(2) 레벨 2

실세계와 연결되며 센싱 데이터로 포함하고 단순분석 및 시뮬레이션하는 레벨 2이다. 즉 IoT 플랫폼을 통해 실시간 센싱 데이터를 받으면 동시에 현실 세계에 있는 실제 사물이나 시스템들과 1 대 1 매칭이 되고 모니터링이 되면 레벨 2(Connected DT)를 구현했다고 할 수 있다.

(3) 레벨 3

지능형 단계로써 AI, 고급분석을 적용하여 전문분석 및 시뮬레이션하는 레벨 3이다. 즉 레벨 3(Intelligent DT)의 수준은 운영 중인 모델을 기반으로 예측 및 분석하면서 시뮬레이션을 해보고 이를 기반으로 실제 사물을 제어하는 영역까지 구현하게 되는 것을 의미한다. 이를 구현하기 위하여 3D모델링 구축 갱신기술, 분석기술, 기시화 운영기술, 현실과 가상을 연계하는 연결 기술, 그리고 보안기술이 필요로 된다.

2) 디지털트윈 구현 과정

(1) 목적에 적합한 상태변수, 상태천이함수 설정

디지털트윈에는 현실 세계의 대상을 적절하게 컴퓨터로 구현하는 모델링 기술이 핵심적이다.

모델링의 목적에 따라 상태변수(S), 상태천이함수(T)를 설정하는 것이 가장 먼저이다. 목적을 어떻게 설정하는지에 따라 모델링을 하는 데에 필요한 변수가 달라진다.

(2) 데이터 측정 및 변수 입력

디지털트윈을 위해서는 시스템의 외형(모습)과 내부 작동 기능을 모두 구현해야 한다. 따라서 현실 대상의 형태적 이미지(2D)를 수집하고 3D CAD를 이용해 모델이 동일한 외형을 갖도록 구현한다.

또한 시스템의 고유한 특성(구성 물질, 시스템 작동 기능, 상호작용)에 관련된 데이터를 측정해야 하며 이를 변수에 반영해야 한다.

(3) 학 습

시스템에 대한 이해를 바탕으로 설정한 상태천이함수(T)는 식의 형태(㉮ Y = ax + b)만 알 뿐이지 정확한 계수는 알지 못한다. 따라서 측정된 데이터를 바탕으로 머신러닝과 같은 기법으로 학습을 하면 정확한 상태천이함수를 얻을 수 있다.

(4) 시간에 따른 결과를 시각적인 시뮬레이션으로 확인

학습이 완료되면 시스템에 대한 완벽한 모델을 얻게 된다. 외형과 동작 특성, 내부 모습, 고유한 특성까지 모두 현실 세계의 대상과 일치하는 디지털트윈이 구현된 것이다. 따라서 시간과 외부 조건을 바꿔가며 시뮬레이션을 하면 시각적이면서도 정확한 결과를 얻게 된다.

(5) 의사결정

구현된 디지털트윈은 시뮬레이션 조건만 손쉽게 바꿔가며 시간에 따른 시뮬레이션 결과를 얻을 수 있다. 따라서 현실 세계 대상에 대한 의사결정을 내리는 데에 있어서도 높은 신뢰도로 의사결정을 내릴 수 있다.

3) 디지털트윈의 구현 형태

디지털트윈은 그 특성에 따라 크게 3가지 형태로 활용된다.

(1) 관제의 모델(Observation Model)

데이터 스트림(Data Stream)을 통해 물리적 대상의 상태를 모니터링하는 방식이다. 예를 들면 제조현장의 기계운영 현황을 분석해서 이상 징후를 포착하고 경고를 한다거나 장애의 대응 방안을 도출하는 데 활용한다.

(2) 운영의 모델(Operation Model)

디지털트윈에 파라미터를 설정하여 물리적 대상을 제어할 수도 있다. 조명이나 설비의 밸브를 원격 제어하거나 공조설비를 제어하여 실내온도를 조절하는 것을 예를 들 수 있다.

(3) 최적화 모델(Optimization Model)

디지털트윈이 궁극적으로 지향하는 활용 모델이라고 할 수 있으며 대상의 기능

매개변수(Functional Parameters), 상황정보(Contextual Data) 등을 활용하여 운영을 최적화하기 위한 시뮬레이션을 의미한다. 풍력발전기 날개의 경사각을 시뮬레이션하여 최적화하고 그 결과로 발전량을 증대하는 것이 대표적인 사례이다.

4. 디지털트윈 기술의 구성

1) 디지털트윈의 요소기술

초소형 정밀센서 가격이 최근 10년 동안 1/3수준으로 하락, IoT · Al Big data, Cloud, 5G. VR/AR/MR 등의 다양한 핵심요소 기술 발전으로 디지털트윈 시장이 본격적 성장하고 있다.

〈표 9—2〉 디지털트윈의 요소 기술

기 술	내 용
IoT	물리적 객체의 실시간 데이터 수집과 물리/기상 객체간 데이터의 원활하고 정확한 양방향 전송촉진
AI	새로운 데이터로부터 학습을 촉진하고 예측모델을 지속적으로 향상
Big Data	패턴을 유추 및 유용한 정보 발굴을 위한 양적 데이터 제공
Cloud	센서, 다양한 플렛폼으로부터 온 엄청난 양의 데이터를 담아 유연성, 확장성 지원
5G	실시간 정보 전송 능력으로 디지털트윈의 반응성 향상
VR/AR/MR/HR	실제 물리적 환경과 동시에 가상 세계의 디지털트윈 인식 지원
모델링	제품, 공정,시스템 등의 형상을 가상공간에 구현

2. 디지털트윈 기술의 구성

디지털트윈 관련 기술은 〈표 9-3〉처럼 가상공간을 구축하고 갱신하는 기술, 데이터로부터 정보를 얻는데 필요한 분석기술, 분석한 결과를 이해하기 쉽고 명료하게 표현하는 가시화 기술, 센서 들과 가상공간의 안정적 연결을 보장하는 초연결 기술, 각종 데이터와 정보를 외부침입으로부터 막을 수 있는 보안기술 등으로 구성된다.

<표 9-3> 디지털트윈의 주요기술

기 술	내 용
3D모델링 구축 갱신기술	3D 콘텐츠 제작, 데이터 정밀도 재고기술, 기존 데이터 통합기술, 자동 인식 및 인공지능 기술, 실시간 갱신기술
분석기술	3차원 환경에 적합한 분석기술, 알고리즘 중심 분석기술, 빅데이터 분석 및 AI활용 등의 선도기술
가시화/시각화 운영기술	다양한 기기에 적용이 가능한 기술, AR/VR중심 가시화 기술, 게임의 빠른 영상 처리기술과 같은 데이터의 압축/검색/운용기술
현실과 가상을 연계하는 연결기술	데이터와 가상객체의 연결기술, Geo-IoT관련 기술, 유관부야 데이터와 연계/융합기술
보안기술	공간 데이터에 대한 암호화기술, 데이터 보안 및 사이버 보안기술

9-2 의료와 디지털트윈 융합기술

1. 가상공간에서 현실 조건 재현, 임상실험

디지털트윈 기술은 의료 임상부문에서 매우 유용하다. 인간을 대상으로 직접 임상실험을 하기 곤란하거나 위험요소가 따르는 경우가 많다. 이런 경우 특징한 사람에게 실험 중인 약물이나 치료제를 투입했을 때의 상황을 디지털 기술에 의한 가상적인 상황을 만들어 본다.

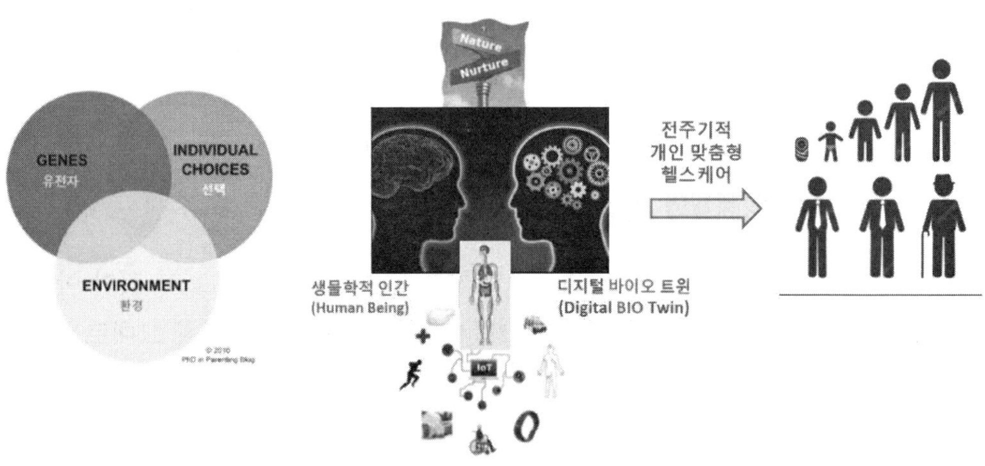

[그림 9-7] 디지털트윈을 통한 전주기 맞춤형 헬스케어

그런 실제 인물과 꼭같은 조건을 가준 가상 인물에 대해 약물을 투여했을 때의 반응이나 치료 효과, 혹은 부작용 등 위험요소를 정확하게 판단해낼 수 있다. 이 경우 임상실험 대상인 인물의 성별, 나이, 신장, 기저질환 여부 등과 같은 신체 조건에 따른 변화를 측정하고 이에 맞는 솔루션을 개발할 수 있다.

2. 코로나19 원천 퇴치의 비책

코로나19 확진자, 혹은 코로나19 감염의 위험도, 회복될 확률, 그리고 무증상 감염자를 포함해 이미 감염 상태인 사람을 대중 속에서 식별해낼 수도 있다. 전문가들은 만약 이런 "디지털트윈을 현재 개발, 보급 중인 스마트 시티에 적용하면 원천적으로 '코로나19' 등 감염 질환을 방지할 수 있을 것"이라고도 한다.

즉 스마트화된 도시 권역 전체에 대해 지역별 조건과 상황을 가상공간화하고 감염과 전염 가능성과 조건 등 디지털트윈을 적용하는 것이다. 그 결과 어느 자치구, 혹은 어느 동이나 특정 지역별로 안전 지역과 위험 지역을 구별하고 모니터링할 수도 있다는 게 전문가들의 예측이다.

3. IoT · 데이터링 · AI로 더욱 고도화

디지털트윈 기술이 날로 발달하면서 사물인터넷(IoT), 인공지능, 데이터 분석 세계와 융합하면서 더욱 고도화되고 있다. 복잡한 '사물'과 연결되고 데이터를 생성할 수 있는 능력을 갖게 되면서 이젠 각종 산업이나 사회 각 분야에도 응용되고 있다.

예측하기 힘든 미래나 직접 해보지 않고는 알 수 없는 결과치 등을 미리 알아낼 수 있기 때문이다. 현실의 물체나 시스템에 대한 실제 데이터를 입력값으로 취하고 그것이 어떤 영향을 받을 것인가를 예측하거나 시뮬레이션할 수 있는 것이다.

4. 실존과 가상세계의 쌍방향 데이터 소통

이는 특히 "실존하는 실체와 가상의 객체가 단순하게 존재만 하는 것이 아니다. 양쪽은 양방향으로 데이터를 주고받으면서 각각의 변화를 반영해 그대로 구현할 수도 있다"는게 전문가들의 설명이다.

예를 들어 물리적인 자산의 상태에 대한 실시간 모니터링을 제공해 유지보수 비용이나 시행착오도 크게 줄일 수 있다. 무턱대고 고장 수리를 시도했다가 비용가시간만 들며 번번이 실패하는 경우가 많다. 이럴 때 디지털트윈 기술을 적용하면 미리 최적화된 유지 · 보수 방법을 찾아낼 수 있어 매우 효율적이다.

5. 각종 감염병, 난치병 치료, 예방에도 요긴

이는 특히 각종 감염병이나 난치병 치료와 예방에도 요긴하게 응용될 수 있는 특성이다. 신약이나 각종 치료제 등을 개발할 때 혹은 업그레이드 시킬 때 직접 사람을 상대로 한 임상실험을 하면서 시행착오를 감수할 필요가 없다는 설명이다.

임상실험의 대상인 인물, 혹은 난치병 환자의 현재 질병 조건을 가상공간의 시뮬레이션화하고, 여러 결과치를 미리 파악할 수 있는 것이다. 그래서 최근엔 코로나19의 백신이나 치료제 개발, 그리고 광범위한 역학조사와 질병 관리 등의 대안으로 디지털트윈이 새삼 주목받고 있다.

이런 영향으로 인해 최근 마켓앤마켓에 따르면 오는 2020년 31억 달러이던 전 세계 디지털트윈 시장이 오는 2026년이 되면 482억달러에 달할 것으로 예상되고 있다. '포스트 코로나' 시대의 가장 중요한 디지털 기술로 부상하고 있는 것이다.

6. 질병의 예측 및 통제

질병의 예측 및 통제 부분에서 전염병의 발생을 막기 위해 지리적 및 교통 정보 능을 결합하여 활동과 관계 패턴을 매핑하는 디지털트윈와 결합하여 확산을 정확하게 예측함으로써 사이버 공간에서 가상 사회를 만들 수 있다.

교통 및 인간의 흐름을 제어하고 학교 또는 원격 학습에서 클래스 폐쇄에 대한 결정을 내리고 가장 적합한 병원의 자동 검색 및 예약을 가능하게 하여 감염의 발생을 실시간으로 능동적으로 제어할 수 있다.

학습 9

9-3 의료와 디지털트윈 융합기술 적용

1. 미래의 헬스케어와 디지털트윈

인간이 태어나자마자 피 한 방울로 그 사람이 앞으로 어떤 질병을 몇 퍼센트의 확률로 얻을지, 그리고 언제 죽을지까지 한 번에 알아낸다. 또한 신체 데이터 정보를 기반으로 유전자를 변형해 완벽한 아이들을 출산할 수 있게 된다. 완벽한 신체를 가진 사람들은 복잡한 절차없이 유전자 정보만으로 우주비행사라는 꿈같은 직업을 쉽게 얻을 수 있게 된다.

이것은 1997년에 제작된 영화 '가타카'의 내용이다. 영화는 헬스케어 시장이 뛰어나게 발전한 미래 사회를 배경으로 진행된다. 영화가 만들어진 당시에는 영화 속 모든 것이 허무맹랑한 SF요소처럼 보였을 지 모른다. 그러나 현재의 빠른 기술 발전을 기준으로 바라본다면, 영화 속 배경이 머지않은 미래에 우리에게 현실로 다가올지 모른다.

현재 헬스케어 시장은 디지털트윈(Digital Twin)이라는 기술에 집중하고 있다. 디지털트윈이란 물리적 사물을 컴퓨터 속에 가상으로 모델링해 관찰, 시뮬레이션함으로써 사물의 특성을 더 정확하게 파악할 수 있도록 하는 기술이다. 디지털트윈은 싱가포르의 'Virtual Singapore' 프로젝트와 같은 스마트 시티 분야와 '미쓰비시전기', '파나소닉' 등의 제조업의 스마트 팩토리 분야에서 활발히 사용되고 있다. 이를 넘어서 지금은 많은 해외 기업들이 디지털트윈과 헬스케어 시장의 접목을 시작하고 있다. 그렇다면 과연 디지털트윈 기술이 어떻게 헬스케어와 접목될 수 있을까?

Withings사는 대표적인 웨어러블 및 스마트 헬스 디바이스 제조업체로서 가장 많은 이용자를 확보하고 있으며, 이를 기반으로 여러 디바이스 데이터를 통합하여 Health Mate 서비스를 통해 개인별 건강관리 정보를 제공하고 있다. 애플은 자사의 스마트폰인 아이폰을 통해 개인의 건강 관련 데이터를 통합하기 위한 HealthKit을 보급하고 있다.

구글은 Google Fit 서비스를 통해 주로 피트니스 기반의 개인운동/건강관리 데이터를 클라우드 기반으로 통합하기 위한 서비스를 운영하고 있다. 특히 구글은 AI 기술을 통해 100만 명 이상의 유전자 데이터와 700만 개 이상의 가계도를 활용하여 유전 패턴을 분석 하고 이를 활용하여 난치병 연구를 진행 중이다. 이 밖에 스마트폰과 연계한 수면 질 모니 터링, 치매환자 케어, 일상 운동 관리 등의 분야에서도 제품들이 상당수 출시되었다. 수면분야에 있어서는 Itamar Medical사가 토노메트리 방식으로 혈압을 연속적으로 모니터링하는 수면 검사도구(Watch PAT)를 개발하였고, Embletta사는 휴대용 무호흡 측정모니터를 상용화하여 가정용 무호흡 알람 서비스에 활용 중이다. 인체 데이터 센싱 기반 건강관리 서비스 분야에 있어서는, IBM이 인공지능 기술인 Watson을 활용한 질병 치료를 위해 세계 각국의 의료기관과 협약 중에 있다.

2. '필립스의 가상 신체 구현'

필립스(Philips)는 디지털트윈 기술을 헬스케어 시장에서 어떻게 활용할 수 있을지에 관한 콘셉트 영상을 발표했다. 필립스는 환자 개인의 신체 정보를 종합하고 디지털트윈 기술을 활용해 '디지털 환자(Digital Patient)'라는 가상 신체를 구현하고, 이를 활용할 수 있는 방향을 제시했다.

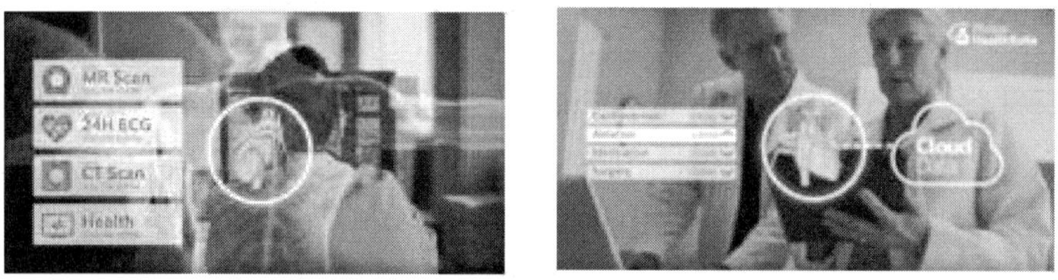

[그림 9-8] 필립스 디지털트윈 콘셉트

출처 : 유튜브

예를 들어 가상 신체를 구현한 환자는 질병이 발생했을 때, 필립스가 보유한 클라우드 데이터를 활용해 치료를 진행한다. 클라우드 데이터 속에는 수 많은 '디지털 환자'들의 가상 신체 정보가 저장되어 있다.

의사는 자신의 환자와 가장 유사한 '디지털 환자' 정보를 통해 어떤 치료가 효과적이고, 또 어떤 치료를 피해야하는지 쉽게 파악해 선택할 수 있다. 이는 질병에 빠르게 대처할 수 있도록 도와준다. 또한 통합적인 데이터 활용을 기반으로 한 치료방법 선택을 통해 효과적인 치료를 가능하게 한다. 기존의 치료 방법은 환자의 증상을 부분적으로 판단해 진단을 내리고 치료를 진행했다. 이는 환자의 세밀한 건강 상태와 육안으로 관찰하기 어려운 작은 증상들을 종합적으로 파악하는데 어려움이 있다. 따라서 심부전증과 같이 전조증상이 작은 질병의 경우 올바르게 대처하기 어려웠다.

'디지털 환자'의 경우 신체 상태와 증상의 작은 부분까지 모두 통합적으로 확인이 가능하기 때문에 정확한 진단을 가능하게 해준다. '디지털 환자'의 가상 신체를 통해 육안으로 파악하기 어려운 콩팥 기능 문제, 심장의 크기, 불규칙적인 심박수 등을 종합적으로 파악해 심부전증의 진단을 빠르게 내리고 치료를 진행할 수 있게 된다.

디지털트윈을 활용한 가상 신체 구현은 헬스케어 시장의 빠른 발전을 일으킬 수 있지만 현재의 발전단계는 미비하다. 대부분의 의료 정보가 비구조화되어 있기 때문이다. 가상 신체를 구현하기 위해서는 많은 양의 데이터가 필요하다. 그러나 현재는 약 75%라는 많은 비중의 의료 정보가 여러 곳에 분산되어 있고 구조화되어 있지 않다. 필립스는 컴퓨팅 기술과 데이터 처리 방법의 빠른 발전 속도가 이를 해결해 줄 것이라 생각한다.

3. 심앤큐어의 수술 시뮬레이션

프랑스 회사인 심앤큐어(Sim&Cure)는 디지털트윈 기술을 활용해 뇌동맥류(Aneurysms) 수술에 사용하는 상품을 제공한다. 먼저 환자의 뇌동맥류 발생 상태와 주위 혈관을 3D 모델링해 정보를 파악한다. 이는 의사가 환자의 상태를 더 잘 파악할 수 있도록 돕는다. 또한 이러한 3D 모델링을 기반으로 다양한 시뮬레이션을 시스템 스스로 진행해 수술에 적합한 수술 도구와 이식물(Implant) 사이즈 정보를 제공한다.

기존의 뇌동맥류 수술은 동맥류가 발생한 위치를 찾기 어려워 상당히 까다로웠다. 뿐만 아니라 위치를 발견했다 하더라도 적절한 크기의 이식물을 사용하는 것이 중요했다. 심앤큐어는 3D 모델링을 통해 뇌동맥류 발생 위치를 정확하게 제공하고, 또한 수많은 시뮬레이션을 통해 적절한 이식물 크기를 추천한다. 이러한 시뮬레이션은 사람이 고려하지 못하는 부분을 포함해 많은 경우의 수를 짧은 시간 안에 진행한다. 이는 수술 시간을 크게 단축시키고 정확한 수술을 가능하게 함으로써, 수술 성공 확률을 크게 높인다.

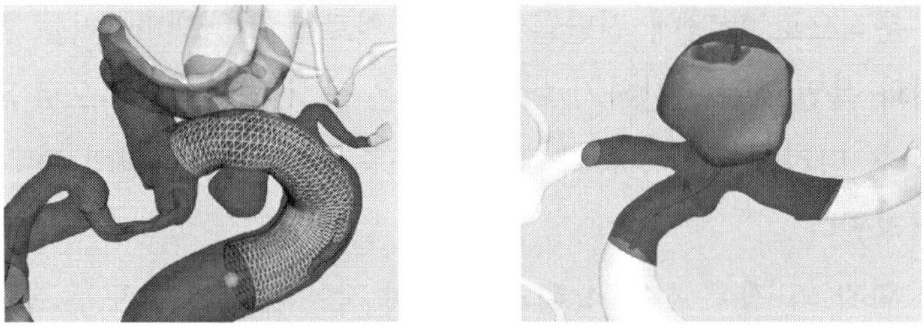

[그림 9-9] 심앤큐어의 뇌동맥류 스탠트 사례

4. 디지털트윈을 통한 의료행위의 어두운 면

질병을 예측하고 치료 가능성을 높여주는 디지털트윈 기술은 과연 좋은 것일까? 이는 생각해볼 필요가 있다.

영화 '가타카'를 다시 한번 생각해보면, 신체 데이터는 그 사람이 죽을 때까지 따라다니며 학교에 들어갈 때, 취직할 때 평가 항목으로 이용된다. 상류층은 열성 유전자에 대한 차별을 피하기 위해 유전자 조작을 통한 완벽한 아이를 출생하고 기득권을 유지한다. 유전자 조작을 하지 못하는 빈곤층은 평생 그들의 영역을 벗어나지 못한다는 어두운 측면 또한 영화에 나타난다.

가상 신체를 구현하고 데이터를 통해 질병을 예측한다는 것은 디지털트윈 기술의 밝은 면이다. 그러나 개인의 신체 정보가 데이터화 되어 저장되기 때문에 악용될 수 있다. 예를 들면 입학과 취직 등 개인의 능력을 기반으로 평가가 이뤄져야 하는 상황에서 신체 데이터가 평가 기준이 될 수 있다. 이는 또 다른 차별을 야기할 수 있고, 클라우드 해킹을 통해 신체 정보가 유출될 수 있다. 개인의 신체 정보는 변화하지 않기 때문에 데이터의 가치가 높으며 유출됐을 때의 문제가 더욱 심각하다.

다음으로는 고급화된 의료 기술로 인한 사회 양극화 현상이 나타날 수 있다. 기술이 발전된다 하더라도 초기의 디지털트윈을 활용한 헬스케어 서비스는 고비용일 것이다. 의료 서비스 이용이 가능한 부유층은 기술의 덕으로 삶이 질이 빠르게 향상하겠지만, 빈곤층은 더욱 의료 서비스에서 소외될 가능성이 높다. 병원들은 수익성을 위해 디지털트윈 기술을 활용한 헬스케어 서비스에 집중할 것이다. 기존의 의료 서비스들을 디지털트윈을 활용한 기술들로 대체할 것이고 이는 의료 비용의 상향편준화를 일으킨다. 이를 통해 빈곤층은 더욱 의료 사각지대로 몰리게 될 것이다.

5. IBM의 인공지능 분석 플랫폼 왓슨

사물인터넷 기반 인공지능 분석 플랫폼 왓슨(Watson)의 강력한 데이터 모델링 기능을 통해 장치의 트윈과 자산의 트윈을 사용하여 데이터를 디지털 스레드의 근간을 구성할 수 있는 모델로 통합했다.

광범위한 현장 지식을 담은 플랫폼과 각 업체의 내부 시스템, 장비 등을 통합하여 각 업체에 맞춤형 솔루션을 제공한다. 왓슨을 의료분야에 적용하나 닥터 왓슨은 암을 진단하는데, 전문의들과 비슷한 수준의 정확도를 기록한다. 현재 왓슨은 현행법상 법적 인격을 인정할 수 없어 의사의 지위를 취득하는 것이 불가능해 의사의 의료적 조력자 역할을 하고 있는데, 의사와 왓슨의 판단이 다를 경우 환자들이 의사의 결정보다 왓슨의 결정을 더 선호한다. 가상화된 신체를 뜻하는 메디컬 디지털트윈의 발달을 통해 질병 예방을 기대하고 있다.

수행 내용

재료 · 자료

- 의료와 IT기술의 융합 관련 자료

기기(장비 · 공구)

- 컴퓨터, 문서작성 프로그램, 프린터, 주변기기

안전 · 유의사항

- 의료 및 IT 관련 장비의 안전 및 유의사항을 숙지한다.

수행 순서

01 디지털트윈이 부상하는 이유에 대하여 분석하라.

디지털트윈은 왜 부상하고 있는가.

첫째, ICT만으로는 혁신활동과 생산성 개선을 더 이상 기대할 수 없기 때문이다. 미국 노스웨스턴대학 경제학지인 로버트 고든은 "최근의 ICT에 의한 혁신이 전기, 내연기관, 배관기술, 석유화학, 전화 등이 그런 것처럼 세상의 작동방식을 바꿀 정도로 혁신적이지는 않고 있다"고 말했듯이, ICT 단독에 의한 생산성이 최근 들어 기대했던 것보다 둔화되고 정체되고 있다.

둘째, 초연결 생태계 구축을 통해 생산성 향상과 사회문제 해결을 기대하기 때문이다. 다양한 사회 주체, 경제 주체가 보유하고 있는 유무형 자원을 효율적으로 연결하고 새로운 가치를 창출하는 시대가 도래하고 있다. 제조 관점에서는 단지 부문 최적화가 아닌 엔드-투-엔드 엔지니어링으로 확산되고 있다. 기획 단계에서부터 설치, 유지보수, A/S까지 통합되면 유휴자원을 최소화할 수 있고 이를 통해 생산성을 극대화할 수 있다고 본다. 도시 관점에서는 대규모 인프라 투자만으로는 한계에 도달했다. 디지털트윈 생태계로 교통/주택/환경 등 사회문제를 저비용으로 해결할 수 있다.

셋째, 인구 구조 변화 한계를 극복하는 근본적인 해결책이 필요했다. 독일, 일본, 미국 등에서는 20~30년 전부터 핵심 생산가능 인구가 감소하기 시작했다. 그때까지 우리가 선택했던 방법은 개도국으로의 공장 이전이었다. 그러나 개도국에서도 인건비가 오르면서 한계에 봉착했다. 디지털트윈을 통해서 노동력 감소 부분을 해결하고 생산성 문제를 향상할 수 있다면 공장을 이전하지 않고도 충분히 인구 구조 변화에 따른 한계를 극복할 수 있다.

넷째, 도시화 가속이다. 우리가 생각했던 것보다 도시화는 매우 빨라지고 있다. 개도국도 제조업의 발전 속도를 뛰어넘어서 사람들이 도시로 몰리고 있다. 도시화의 특성은 다양한 사람들이 모이기 때문에 다양한 요구를 하게 된다. 즉 고령화 가속, 1인 가구 증가, 이민 확대 등 도시로의 인구유입은 다양성 요구 증가와 함께 또 다른 사회적인 문제를 발생시킨다. 디지털트윈은 고객 맞춤의 솔루션을 제공함으로써 도시화에 따른 다양한 난제를 해결할 수 있을 것으로 기대되고 있다.

다섯째, 기술의 대중화이다. 센서, 로봇 등 관련 요소기술 가격이 동시 다발적적으로 하락하면서 디지털트윈 구현 비용이 감소했다. 예를 들어 MEMS 센서 경우 20년전 개당 3.5달러 했던 가격이 2007년도에 스마트폰이 나오면서 빠르게 급락했고, 2014년 이후에는 평균 단가가 1달러 밑으로 떨어졌다. 생산자 입장에서는 대량생산을 하지 않으면 유지하기 어렵겠지만, 소비자 입장에서는 가격이 떨어졌기 때문에 이러한 신기술들을 도입하는 데 부담이 없어지고 있는 상황이다.

02 디지털트윈의 주요 기술에 대하여 분석하라.

1. 디지털트윈 공간 갱신기술

1) 데이터의 정확성과 정밀도를 높일 수 있는 기술

데이터의 정확성과 정밀도를 높일 수 있는 기술이 개발되어야 한다.

디지털트윈 공간의 정확성과 정밀도가 높아질수록 디지털트윈 공간의 활용도도 높아진다. 특히 분석이나 시뮬레이션을 수행하는 경우 데이터의 품질이 담보되지 않으면 결과를 신뢰하기 어렵다.

최근에는 모바일 매핑 시스템(MMS)에 장착된 센서를 이용하여 데이터를 취득하는 방법이 가장 유용하게 활용되고 있으나, 객체 추출의 자동화와 정확성을 확보하는 것이 주요한 숙제다.

2) 기존 데이터를 효과적으로 통합한 기술

기존 데이터를 효과적으로 통합해야 한다. 기존 데이터를 활용하여 디지털트윈 공간을 구축하기 위해서는 우선 데이터를 변환 또는 통합할 수 있어야 한다.

개별적으로 구축된 3차원 공간정보, 실내 공간정보, 지하공간정보 등을 변환, 또는 통합하여 디지털트윈 공간을 구현하고 보완하는 것이 보다 효율적이다. 또한 CAD 형식의 빌딩 정보 모델링(BIM : Building Information Modeling)은 실내 공간을 구현하는데 매우 중요한 데이터이다.

BIM 데이터를 이용하기 위해서는 BIM 데이터의 상대좌표를 절대 좌표로 변환하는 기술을 개발해야 하며, BIM 데이터의 선택적 활용을 통해 적절한 LOD를 구현할 수 있는 변환 기술 역시 개발해야 한다.

3) 자동인식 및 인공지능 기술

자동인식 및 인공지능 기술 역시 중요한 역할을 할 것이다.

현재는 MMS를 통해 취득된 클라우드 데이터로부터 객체를 추출하는 데는 많은 시간과 비용이 소요된다.

수시로 변하는 환경을 신속하게 디지털트윈 공간에 반영하기 위해서는 센싱된 데이터를 공간데이터로 변환하는 시간이 짧아야 한다. 이를 위해서 원시데이터로부터 자동 또는 반자동으로 객체를 추출하는 기술이 필요하다. 향후 인공지능 기술을 적용한다면 객체를 인식하는 시간을 줄일 뿐 아니라 정확도도 높아질 것으로 예상된다.

4) 실시간 갱신 기술을 개발

실시간 갱신 기술을 개발해야 한다. 실시간으로 공간 데이터를 갱신하기 위해서는 사람의 개입이 최소화되어야 한다. 기계가 읽고 판단하여 갱신하는 기술의 개발과 함께 차선이나 도로표식 등도 기계가 인식할 수 있도록 개선되어야 한다.

2. 분석기술

데이터와 정보는 엄밀히 구분됨에도 불구하고 우리나라에서는 데이터와 정보를 포함하여 '공간정보'라고 표현하고 있다. 경우에 따라서는 공간데이터는 그 자체가 정보가 되기도 한다.

예를 들면 고해상도 영상자료는 육안으로 약 70%의 정보를 얻을 수 있다. 그러나 엄밀히 말하면 우리의 뇌가 분석 소프트웨어가 되고, 이를 통해서 알고 싶은 정보를 얻는 것이다. 이처럼 정보는 데이터를 분석하여 얻어지게 되므로 분석기술은 디지털트윈 공간의 핵심역량이라고 할 수 있다.

4차 산업혁명은 5G, 빅데이터, 인공지능, 사물인터넷, 클라우드 컴퓨팅 등의 기술을 활용하여 자율주행차, 스마트 시티, 로봇 등의 관련 산업을 발전시키고 있다. 최신 지능정보기술과 활용분야를 연결시켜 주는 핵심 인프라가 공간정보기술이다. 예를 들면 자율주행을 위해서는 정밀 도로지도와 공간 분석 및 인지 기술이 필요하며 사물인터넷, 가상/증강현실 기술을 구현하기 위해서는 3차원 공간데이터와 분석기술의 역할이 추가되어야 한다.

디지털트윈 공간에는 2, 3차원 공간데이터뿐만 아니라 실시간 센싱데이터, 속성데이터, 통계데이터, 행정데이터, 빅데이터 등 다양한 데이터가 존재한다. 미래에는 센서와 IoT 기술, 모바일 기술, 인공지능 기술 등의 발달로 인해서 지금과는 다른 종류와 수준의 데이터가 생겨날 가능성이 높다. 디지털트윈 공간는 객체기반의 3차원 공간이면서 시공간이 자유롭기 때문에 다차원의 입체적 분석에 대한 수요가 증가할 것이다.

기술환경의 변화에 따라 데이터의 형태와 차원도 달라질 것이다.

〈표 9-4〉 기술환경의 변화에 따른 데이터 형태 및 차원의 변화

현 재	미 래
2차원	다차원
물리적 공간	Cyber/IoT/ICT 공간
공간(Space)	시공간(Temporal Space)
캡처(Capture)	모니터링(Monitoring)
Snap-Shot	Streaming
정적(Static)	동적(Dynamic/Moving)
Slow	Real-Time
소량(Small)	대량(Large/Big)
정형(Structured)	비정형(Non-Structured)
단순한 형식(Simple Format)	다양한 형식(Various Formats)

〈표 9-4〉에서 보는 바와 같이 미래의 공간정보는 2차원에서 다차원으로, 물리적 공간에서 사이버공간으로, 정적인 데이터에서 동적인 데이터로, 정형데이터에서 비정형데이터 등으로 데이터의 형태와 차원이 변화할 것으로 예상된다.

따라서 다양한 형태의 데이터 환경에 부합하는 새로운 공간분석기술이 개발되어야 하며,

이러한 데이터와 기술을 기반으로 디지털트윈 공간에서 다양한 정보를 생산할 수 있다.

현재 공간분석 기술은 대부분 2차원 공간 데이터를 대상으로 하고 있으며 대부분 안정된 상용소프트웨어를 사용하고 있다. 그러나 3차원 벡터 데이터, 3차원 격자 데이터, 영상자료의 입체적 분석과 관련한 기술은 아직 미비한 실정이다.

차세대 공간분석 기술을 개발하기 위해서는 순차적으로 접근해야 한다. 우선 2차원 벡터, 실내/지하 공간 데이터 등과 같은 기존 데이터의 분석기술을 고도화한 후, 3차원 공간분석을 위한 기반기술과 비정형데이터의 분석과 같은 차세대 공간분석을 위한 기술의 개발에 집중하는 전략이 필요하다.

그 과정을 좀 더 자세히 세분하면 다음과 같다.

① 국가공간정보 사업을 통해서 구축한 데이터의 성격과 수준을 분석
② 디지털트윈 공간에서 요구하는 공간정보 수요를 도출
③ 공간정보 수요에 부합하는 분석기술의 리스트를 정하고 우선순위를 고려한 공간분석 기술 로드맵을 작성

또한 종합적이고 체계적인 계획과 기반기술의 확립, 부가적인 분석기술, 융합활용기술 등이 유기적으로 이루어 질수 있는 생태계를 조성해야 한다.

디지털트윈 공간 기반의 미래지능정보사회를 구현하고 글로벌 수준의 공간분석기술을 확보하기 위해서는 고급인력 양성 및 관리, 연구중심의 R&D 체계, 특화된 공간정보 연구기관 지원 등 중장기적인 정책도 필요하다. 특히 소프트웨어 개발인력을 양성하는데 상당한 시간이 소요되기 때문에 인력양성 전략을 조기에 추진할 필요가 있다.

3. 가시화 기술

가시화(Visualization)는 공간정보의 최대 장점 중 하나다. 우리는 시각적 표현을 통해서 상황을 이해하거나 유용한 정보를 얻을 수 있다. 공간특성을 가시화하면 부가적인 설명 없이도 직관적으로 정보를 얻을 수 있기 때문에 비전문가도 쉽게 아이디어를 제시하거나 의사결정에 참여할 수 있다. 그런데 공간을 구성하는 객체가 복잡할수록, 제공해야 할 정보가 많을수록, 입체적 요소가 많을수록 가시화가 어렵다. 또한 데이터가 무겁고 클수록, 모바일 장비와 무선통신을 사용할수록 시각적 표현이 느리다. 정보를 충분하게 표출하지 못하거나 표출하는 속도가 느리면 사용자와 멀어지게 된다. 따라서 디지털트윈 공간에서 가시화 기술은 사용자에게 직접적인 영향을 미치기 때문에 중요하게 다루어야 할 과제다.

최근 3차원 공간데이터를 구축하고, 객체와 관련한 정보를 입체적으로 표현하는 기술에 관심이 집중되고 있다. 예를 들면 2차원 지도는 평면에 장소, 이름 등을 표현했지만 3차원에는 입체적으로 POI를 표현해야 한다. 이를 위해서 건물의 3차원 위치에 해당 POI를 표기하는 '3D POI'가 개발되고 있다.

가시화 기술을 개발하기 위해서는 다음과 같은 사항이 고려되어야 한다.

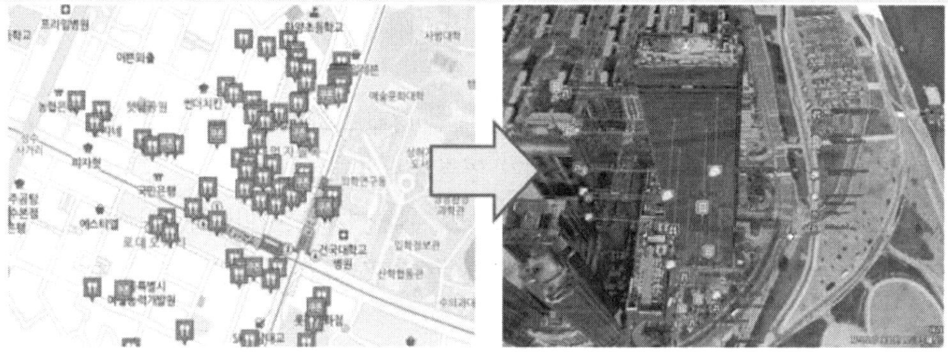

[그림 9-10] 기존 위치정보 표기와 3D POI표기

1) 다양한 기기에 적용 가능한 가시화 기술개발

다양한 기기에 적용이 가능한 가시화 기술이 개발되어야 한다.

언제 어디서나 어떤 기기로 활용하더라도 일관된 서비스를 제공할 수 있는 가시화 기술이 중요하다. 디지털트윈 공간을 활용한 서비스는 모바일 기기에서 활용될 가능성이 매우 높다. 모바일 환경에서는 표출대상 데이터의 압축과 선택적 표출 기술 등이 필수적 요소이다.

2) AR/VR을 고려한 가시화 기술개발

AR/VR을 고려한 가시화 기술이 개발되어야 한다.

AR/VR은 미래의 서비스 기술로 주목받고 있으며, 사용자에게 실제와 같은 느낌을 주기 때문에 향후 디지털트윈 공간의 주요한 표현 방식이 될 것이다. 따라서 디지털트윈 공간의 가시화는 AR/VR로 표출될 가능성이 매우 높기 때문에 이를 위한 기술을 개발해야 한다.

3) 빠른 영상처리 기술과 데이터를 압축/검색/운용할 수 있는 기술개발

인터넷 게임처럼 빠른 영상처리 기술과 데이터를 압축, 검색, 운용할 수 있는 기술 등이 개발되어야 한다. 또한 방대한 이미지 데이터의 선택적 검색, 검색된 데이터의 선택적

표출, 선택되지 않은 데이터에 대한 압축 및 표출 등에 대한 기술을 지속적으로 개발해야 한다. 최근 GPS와 INS장치의 발전으로 차량에 공간정보 획득 센서를 탑재한 MMS(Mobile Mapping System)에서 생산되는 3차원 데이터 처리의 대부분은 외산 소프트웨어에 의존하고 있다. 향후 증가하는 3차원 공간정보의 수요를 고려한다면 하드웨어와 소프트웨어를 국내에서 개발해야 한다.

4. 초연결 기술

종전의 3차원 공간정보는 현실세계를 정적인 형태로 표현한 것인데 비해 디지털트윈 공간은 사이버공간의 객체와 현실세계가 연결되어 있다는 점에서 다르다.

초연결 기술이 없었다면 현실세계와 가상세계를 연계한 사이버물리시스템은 세상에 나타나지 않았을 것이다. 따라서 초연결 기술은 디지털트윈 공간의 필수적 요소이다. 국내외 정보통신 기업들은 초연결을 위한 통신 인프라를 개발하고, 초연결 서비스 시장을 선점하기 위해 치열한 경쟁을 벌이고 있다.

대표적인 예로 '커넥티드 카(Connected Car)'를 들 수 있다. 자동차 내부의 모든 장치가 서로 연결되어 있는 것은 물론이고, 외부에서 자동차의 상태를 모니터링하거나 원격으로 문제를 해결하기도 한다. 이와 같은 초연결 기술 때문에 디지털트윈 공간을 구상하고 제안할 수 있게 된 것이다.

초연결의 대상은 디지털트윈 공간상의 객체와 현실세계의 데이터로, 이를 어떻게 효과적으로 연결할 것인가가 중요하다. 디지털트윈 공간에는 매우 많은 객체와 이와 관련된 데이터가 존재할 것이다. 객체와 데이터를 얼마나 효율적으로 연계하고 관리할 수 있는지가 디지털트윈 공간 운용의 핵심이 될 것이다. 따라서 초연결을 위해 우선적으로 객체와 데이터의 연계에 대한 기술을 개발해야 한다.

다음으로는 실시간 상태정보를 취득하는 기술이 중요하다. IoT 기술은 빠르게 발전하고 있지만 아직까지 공간적인 요소를 고려하지 못하는 한계가 있다. 예를 들면 자동차에 부착된 센서를 통해서 수집된 교통정보가 실시간으로 디지털트윈 공간에 반영되기 위해서는 정확한 위치와 주변환경의 정보가 필요하다. 이때 위치정보와 함께 수집된 교통정보를 프로세스할 수 있는 기능이 센서에 장착되어 있다면 필요한 정보를 가공해서 디지털트윈 공간으로 보낼 수 있으며, 이 경우 별도의 데이터 처리 없이 바로 디지털트윈 공간에 반영되므로 시차가 발생하지 않을 뿐 아니라 데이터가 가벼워서 속도도 빠르고 전송에 필요한 에너지도 최소화할 수 있다. 이러한 과정을 지원하는 기술이 Geo-IoT 기반 실시간 정보의 연계·통합 기술이라고 할 수 있다.

또한 유관분야의 데이터와 연계 및 융합하는 기술을 개발해야 한다. 디지털트윈 공간의 활용을 높이기 위해서는 관련된 분야의 다양한 데이터를 연계·융합하는 것이 중요하다. 이를 통해 더욱 풍부한 서비스를 제공할 수 있다.

초연결을 기반으로 수집되는 다양한 데이터를 연계하고 통합하는 플랫폼 기반 서비스 기술이 개발되어야 한다. 디지털트윈 공간은 수없이 많은 기기들로부터 데이터를 수집하게 될 것이며, 이에 따른 엄청난 양의 데이터를 직접 수용하기에는 한계가 있다. 따라서 데이터를 클라우드에 저장한 후 활용목적에 따라 연계하거나 통합하는 플랫폼의 기능이 필요하며, 이와 관련한 기술이 개발되어야 한다.

5. 보안기술

디지털트윈 공간에는 공간데이터를 비롯하여 센싱데이터, 통계데이터 등 다양한 데이터가 존재하기 때문에 개인정보는 물론, 안보와 관련된 내용이 포함될 수밖에 없다.

특히 한국은 다른 나라에 비해 국가안보와 관련된 공간정보의 공개에 매우 민감하다. 디지털트윈 공간 구축 및 운영 시 이러한 정보에 대한 철저한 보안책이 없다면 디지털트윈 공간의 가치가 훼손될 우려가 있다. 따라서 디지털트윈 공간을 위한 보안기술의 개발은 필수적 사항이다.

보안과 활용은 동전의 양면과도 같다. 보안을 강화하면 활용이 제한되고, 활용성을 높이면 보안위험이 높아진다. 디지털트윈 공간는 가능한 많은 분야와 사람들이 활용하게 될 것이므로 보안의 위협 또한 증가하게 될 것이다. 따라서 활용성을 저해하지 않는 보안기술의 개발이 중요한 과제다. 디지털트윈 공간의 특성을 고려할 때 두 가지 접근방법이 있을 수 있다. 하나는

디지털트윈 공간 구조 속에서 주요 정보나 주요 객체에 대한 보안을 강화하는 방법으로, 정보에 대한 제공 여부를 현재와 같이 지정하는 방식이다. 이 방식은 기술보다는 제도를 기반으로 운영되기 때문에 최초에 보안수준을 정할 때 많은 고민이 필요하다. 다른 방법은 신기술을 도입하여 보안을 강화하는 것이다. 4차 산업혁명의 주요 기술 중 하나인 블록체인(Block Chain) 기술이 이에 해당한다. 블록체인은 네트워크를 통해 관리되는 분산형 데이터 기술로써 비트코인을 통해 그 실효성이 입증되고 있다. 블록체인 기술은 현재 은행 지불 시스템, 사이버 보안, 보험, 개인운송, 클라우드 스토리지 등 다양한 분야에서 활용 중이다. 따라서 디지털트윈 공간에 블록체인 기술을 적용하는 방안을 모색해야 한다.

보안기술의 개발을 위해서는 공간데이터에 대한 암호화 기술이 개발되어야 한다. 현재

는 데이터의 해상도나 위치에 따라 공개를 제한하고 있다. 이 방식은 해당 공간에 대한 서비스를 제약하는 원인이 되고 있다. 이를 보완하는 방안으로 서비스는 제공하되 공개하지 않아야 할 정보를 암호화하는 기술을 개발하여 적용하는 것이다. 공개하기어려운 정보를 암호화하거나 가상화해서 서비스 한다면 활용을 제한하지 않으면서 정보를 보호하는 효과를 거둘 수 있을 것이다.

다음으로는 해킹 등으로부터 데이터를 보호하는 보안기술이 중요하다.

디지털트윈 공간상에 존재하는 데이터를 해킹하는 보안사고가 발생할 경우 그 피해를 예측하기 어렵다. 특히 사이버공간을 통해서 실제 교통상황이나 시설물 등을 제어할 경우 해킹은 심각한 문제를 일으킬 수 있다. 따라서 디지털트윈 공간에 대한 사이버 보안기술의 개발이 필요하다.

〈표 9-5〉 보안기술의 분류

구성요소	분 류	필요 보안기술
공 통	암호 기술 사용자 인증 보안 로그 규제 대응	대칭/비대칭, 해시/메세지 인증코드, 키 관리 패스워드 관리, 이중 인증, PKI인증 접속 기록, 시각 동기화, 이용자 알림 프라이버시 보호, IoT 보안 인증
서비스	웹 서비스 보안 모바일 앱 보안	안전한 웹 인터페이스, TLS, 업데이트 보안, 앱 서명
디바이스	네트워크 기능 펌웨어 관리 디바이스 인증 권한 관리 하드웨어 보안	퍼징, 무선랜 인증, 정적 분석, 기기 방화벽 펌웨어 암호화 및 서명, 시큐어 업데이트, 패치 초기 키 주입, 상호 인증, 대칭키/인증서 기술 역할 기반 통제, 시큐어 디버그, 메모리 보안 시큐어 스토리지, 템퍼링 방지

〈표 9-6〉 주요 보안기술

구성요소	설 명	필요 보안기술
경량 암호화 기술	128비트 암호화 알고리즘(예 : AES)을 실행할 수 없는 제약이 심한 기기에서도 적절한 수준의 암복호화 수행	LEA, HIGHT SIMON, SPECK
암호화	DB 및 파일로 저장되는 중요정보/개인정보에 대한 암호화	AES-128, ARIA, SEED, KCMVP
TLS/DTLS	Transport Layer Security의 약어로 통신구간 암호화 및 인증 Datagram Trasport Layer Security : IoT 환경에 적합한 경량 TLS 프로토콜	TLSv1.2 완전 순방향 비밀성 DTLS v1.0, v1.2

구성요소	설 명	필요 보안기술
펌웨어 암호화 및 서명	펌웨어를 암호화 및 서명하여 기밀성, 무결성, 데이터 인증	AES-128 암호화 RSA-2048 서명
시큐어 업데이트	IoT 기기에 체계적이고 신뢰할 수 있는 방법으로 보안 패치를 적용하는 방법	주기적인 패치 제공 안전한 암호 알고리즘
SSO , IAM	다수 서비스에 대한 단일한 통합인증 체계를 제공하고 ID/PW, NPKI, GPKI, FIDO등 다양한 인증수단 사용을 지원하고 인증토큰에 대한 발행 및 접근권한 관리	SSO, PKI, FIDO SAML, Oauth
상호 인증	기기는 서버를 인증하고 서버는 기기를 인증하여 상호 인증된 상태로 안전하게 통신	초기 키 주입 보안칩에 키 저장 키 개별화 및 갱신
공개키 핀	서버 인증서가 전송 중에 변조되지 않음을 탐지하여 중간자공격 차단	공개키 정보(SPKI) 체인 검증, 키 갱신
칩 보안	기기에 보안 칩을 장착하여 안정성 확보 후 소프트웨어를 실행하면서 이상 유무 확인	SE TEE PUF
시큐어 부팅	기기 부팅 및 실행 전 서명 검사를 통해 해킹이나 악성코드 침투에 의한 소프트웨어 위/변조를 근원적으로 방지	Root of Trust RSA 서명 및 검증
시큐어 디버그	디버그 포트에 전기적인 무작위공격을 가하더라도 반응하지 않도록 응답 차단하고, 별도의 하으뒈어 장치를 연결하여 비밀 키를 송수신한 경우에만 접근 활성화	암호화 통신 시큐어 JTAG/UART
버퍼오버플로 방시	스택, 힙, 라이브러리 메모리 공간의 버퍼 오버플로가 발생하지 않도록 실행 방지, 메모리 랜덤 할당, 덮어쓰기 탐지 등을 OS 및 바이너리 빌드 시 적용	NX(non-execute) ASLR Stack Smashing Protector
NW접근통제	비인가 Device가 Network환경에 연결되는 것을 탐지/차단 주요 NW에 대한 비인가 접속 차단	NAC Firewall WIPS
침입탐지/차단	Network상에서 악의적인 공격 탐지 및 차단	IPS
이상행위/패턴 모니터링	Sensing Layer의 다양한 device에서 발생되는 이벤트를 분석해 비정상적인 행위에 대한 모니터링 및 대응	SIEM 지능형보안관제
악성코드 방지	사용자 PC 및 모바일단말에 대한 악성코드 탐지 및 치료/삭제	모바일 백신
키로깅 방지	스마트시티 서비스 이용간 인증정보 및 결제정보 등 입력 시 키로깅툴에 의한 중요정보 유출방지	키로깅방지 SW
App 보안	스마트시티 앱 설치파일 분석 통한 중요정보 노출, 앱 취약점 공격 등에 대한 방어	앱 난독화 Secure coding

학습 9

03 디지털트윈의 개념구조에 대하여 분석하라.

디지털트윈의 개념구조는 생성, 전달, 종합, 분석, 이해, 행동의 6가지 단계로 구성된 연속된 절차이다.

1. 생 성

분석을 위해 사용되는 물리적 공정 성능 및 주변 환경과 외부 데이터의 중요한 입력값을 측정하는 센서를 설치하는 단계이다. 센서의 측정 데이터는 크게 두 종류로 분류되는데 장력, 배기량, 회전력, 색상 균일도 등 생산 자산의 물리적 성능에 대한 관련 측정값과 온도, 압력, 습도 등 물리적 자산의 운용에 영향을 미치는 환경 혹은 외부 데이터의 측정값이다. 센서로부터의 신호는 제조 실행 시스템, 전사적 자원 계획 시스템, CAD 모델, 공급 사슬 시스템 등 다른 시스템으로부터의 공정 기반 정보로 강화될 수 있다. 이 시스템들은 분석을 위해 사용될 수 있는 입력값을 지속적으로 갱신해 디지털트윈에 공급한다.

2. 전 달

물리적 세계와 디지털 플랫폼 간의 실시간 양방향 통합 및 연결을 지원하는 단계이다. 디지털트윈의 네트워크 통신은 경계 프로세싱, 통신 인터페이스, 경계 보안 등 3가지 주요 구성요소로 이루어진다. 경계 프로세싱은 센서와 프로세스 기록을 연결하고, 신호와 데이터를 처리하고, 플랫폼으로 데이터를 전달해 통신장비 고유의 통신 규약을 이해하기 쉬운 데이터 규약으로 변환하고 네트워크 통신 양도 줄여준다. 통신 인터페이스는 센서 기능으로부터 통합 기능으로의 정보 전달을 돕기 때문에, 정보를 산출하는 센서들을 이론상 어디에나 설치할 수 있다는 점을 고려해 공장, 주택, 광산, 주차장 등 구상 중인 디지털트윈의 위치와 구성에 따라 설계해야 한다. 경계 보안은 새로운 센서 및 통신 역량이 유발하는 새로운 보안 문제를 해결하는 것이다. 가장 일반적인 보안방식은 방화벽, 암호화, 기기 인증 등이지만, 많은 자산의 지적 자산화가 이뤄짐에 따라 새로운 보안 솔루션에 대한 요구가 있다.

3. 종 합

데이터를 데이터 보관소에 이관하고, 데이터 분석을 위해 처리 및 준비하는 단계이다. 데이터 종합 및 처리는 자체 보유 시스템이나 클라우드 시스템을 통해 이뤄질 수 있다. 데이터 종합 및 처리 역량을 강화하는 기술이 지난 수년간 크게 발전해서 설계자들은 과거보다 저렴한 비용으로 빠른 대규모 확장이 가능한 아키텍처를 만들 수 있다.

4. 분 석

실시간으로 통합된 데이터를 통해 알고리즘 기반의 시뮬레이션과 시각화 루틴을 통한 데이터 분석을 하는 단계이다. 데이터 과학자 및 분석가들은 고급 애널리틱스 플랫폼과 기술을 활용해 통찰력 권고안을 창출하고 의사결정을 지원하는 반복 모델을 개발할 수 있다.

5. 이 해

대시보드와 시각화를 통해 인사이트를 제시하고, 하나 혹은 그 이상의 차원에서 물리적 세계와 디지털 세계의 사이의 수용 불가능한 오차를 조명해 추가적인 조사와 변화가 필요한 영역을 확인하는 단계이다.

6. 행 동

이전 단계에서 얻은 행동 가능한 통찰력을 작동장치를 통해 물리적 세계의 공정으로 피드백하고 적용하여 디지털트윈의 영향력을 실현하는 단계이다. 인사이트는 디코더를 통해 전달돼 물리적 공정상의 움직임이나 통제 메커니즘을 담당하는 작동장치로 입력되거나 공급 사슬과 자재 주문 활동을 통제하는 백엔드 시스템을 갱신하는 데 사용된다. 이런 상호작용은 물리적 세계와 디지털트윈의 연결을 완성한다.

04 의료의 조기진단을 위한 디지털트윈 기술의 핵심 5가지에 대하여 분석하라.

디지털트윈 기술은 환자와 의사에게 조기 진단을 위한 통찰력과 혁신적인 치료 옵션을 제공함으로써 개개인의 건강에 대한 통제력을 높이고 있다. 인간 생리학의 3D 모델링에서부터, 연구를 개념화하고 치료하기 위한 혁신 플랫폼에 이르기까지 개인화된 헬스케어

학습 9

의 추세를 주도하는 Top 5가지 핵심 기술인 3D 모델링과 3D 프린팅, AI(인공 지능), 병용 요법(Combination Therapy) 및 혁신 플랫폼을 사례별로 분석한다.

1. 3D 모델링

뇌동맥류, 뇌의 동맥류 파열은 생명이 매우 위태로운 상태로 파열 자체는 혈관 조영술을 통해 볼 수 있지만, 외과의사는 수술이 시작되기 전까지 무슨 일이 일어나고 있는지 정확히 알 수 없다. 하지만 인간 신체의 디지털 모델인 '디지털트윈(Digital Twin)'을 통한 혁신 덕분에 이러한 상황이 개선되고 있다.

프랑스계 미국 기반 의료기술 기업인 Biomodex는 소프트웨어를 사용하여 CT, MRI 및 에코 스캔과 같은 의료 이미징들을 정확한 디지털 모델로 변환시킨다.

이 소프트웨어는 환자 혈관의 정확한 꼬임과 회전을 모델링 한 다음 환자의 생체 역학 특성을 디지털 모델에 추가하여 외과의사가 정확한 수술 계획을 세울 수 있도록 돕는다.

인체 스캔 이미지 파일을 디지털 모델로 변환하는 것 외에도 Biomodex는 동맥류의 정확한 복제본을 3D 프린팅할 수 있다. Biomodex는 환자의 복잡한 뇌혈관을 파악할 수 있는 맞춤형 가상 모델을 제작하여, 외과 의사가 수술 전에도 수술에서 무엇을 해야 하는지 정확하게 파악하고, 미리 연습해 볼 수 있다.

Biomodex는 환자의 수술 중에 급하게 내리는 결정보다 수술 전에 안전하고 반복 가능한 환경에서 치료에 관한 더 많은 중요한 결정들을 내리도록 돕는 것이다.

Biomodex가 하고 있는 일은 실제 세계의 증거들을 디지털트윈에 입력하면 양자역학에서 인체 장기에 대한 시뮬레이션까지 헬스케어와 관련한 모든 시나리오들을 분석해 볼 수 있으며, 현실에서는 테스트가 불가능한 헬스 모델링을 만들어 낼 수 있게 된다.

가치 있는 의료 서비스를 지원하기 위해 디지털트윈과 가상 인간 모델을 사용한다는 것이 과학 소설처럼 들릴 수 있다. Biomodex와 같은 기업은 대세를 바꾸는 진보한 과학기술을 적극 활용하여 현실과학으로 만들어 놓고 있다.

2. 3D 프린팅

3D 프린팅은 또 다른 획기적인 기술로서 각 환자의 필요에 따라 맞춤화된 경량의 저렴한 보철물을 생산할 수 있다.

Unlimited Tomorrow는 의수로 사용할 수 있는 매우 사실적인 3D 프린팅 로봇 손 전문이다. 이 기업은 의수가 필요한 환자의 가족들에게 휴대용 3D 스캐너를 제공하여, 아직 남아있는 팔의 디지털 모델을 스캔해 보내도록 한다. Unlimited Tomorrow는 이

데이터를 사용하여, 매우 정확한 마치 거울에 비친 듯 똑같은 의수를 들어 낸다. 이 의수에는 피부의 반점들도 표현되어 있고, 페인트 칠이 가능한 손톱도 가지고 있다.

전산화 된 센서와 제어 장치와 함께 의수는 몸짓을 할 수도 있다. 보통 기존의 의수들은 미화 10만 달러 이상의 가격을 가지고 있어 많은 사람들이 쉽게 접하지 못하였으며, 특히 빠르게 성장하는 어린이들에게는 비실용적이었다. 하지만 Unlimited Tomorrow의 의수들은 약 5천달러 정도의 가격이다. 맞춤형 3D 모델 생성을 자동화 하고, 개인화된 의수를 3D 프린팅할 수 있게 한 소프트웨어 덕분이다.

한국의 SG 로보틱스는 하반신 완전 마비 환자가 다시 걸어 다닐 수 있게 해주는 웨어러블 로봇을 맞춤형 설계하는데 유사한 기술을 적용하고 있다. SG 로보틱스는 실제 모형을 만드는 데는 시간이 많이 걸리는데 물리적으로 조립하기 전에 소프트웨어를 사용하여 부품을 시각적으로 프로토타입 한다.

3. 인공지능

인공지능(AI)은 맞춤형 헬스케어의 또 다른 트렌드이다. Frost & Sullivan은 최근세계 AI 시장규모는 약 100억 달러 시장으로 성장할 것으로 예상하여 복합 연평균 성장률 40%를 달성할 것으로 전망했다.

캐나다 기업 Meta는 AI를 사용하여 매주 발행되는 수천 개의 과학 논문을 읽고 분석한 후 연구원들에게 통찰력을 제공한다.

한편 영국의 제약 회사 글락소 스미스 클라인(GSK)은 AI의 전문화 된 형태인 머신러닝 기술을 이용해 보다 신속한 개발을 실현하고 있다.

영국 바이오 뱅크에 DNA를 기증한 50만 명의 지원자들의 유전 정보를 이용해 GSK는 모든 유전자의 질병에 대한 영향을 모델링하고 예측하기 위해 인공지능을 사용하고 있다. 특정 조건을 가진 사람의 유전자 패턴을 확인하면 GSK가 신약을 보다 빨리 개발할 수 있도록 어떤 유전자를 조정할지에 대한 로드맵을 제공받을 수 있다.

GSK은 머신러닝을 통해 신약 개발 시간을 약 5년에서 1년으로 단축 가능하다고 예측했다.

Axendia의 연구는 생명과학 기업들이 의미 없는 데이터들에 시달리고 있음을 보여준다. 업계는 법적 및 규제 요구 사항을 충족시키기 위해 데이터를 수집, 보관하는 데 집착하고 있다. 하지만 안타깝게도 대부분의 회사들은 이를 이용하지 않는다. GSK가 추구하는 것은 AI가 신약의 품질과 효과를 개선함과 동시에 시장 출시 시간을 단축시키기 위해 이러한 데이터의 가치를 높이는 데 기여할 수 있다.

4. 병용 요법

때로는 약물이 다른 물질과 결합하여 더 잘 듣거나, 독창적인 장치 또는 포장으로 전달될 때 복용하기가 더 쉽다. 예를 들어 아스피린, 혈압 강하제 및 스타틴을 하나의 알약으로 병용하는 치료법은 환자의 복용 일정을 준수하면서 심장질환의 위험 요소를 줄이는 것으로 나타났다. 병용 요법은 두 가지 이상의 약물, 생물학적 제제 또는 의료기기를 결합하는 등 다양한 형태로 제공될 수 있다.

미국 메사추세츠 주 캠브리지에 본사를 둔 의료기기 회사인 Portal Instruments는 대형 분자 치료를 위한 신기술을 개발했다. 정밀 고압 기술을 이용하여 바늘 없이도 피부를 직접 관통하여 머리카락보다 가는 주사액을 주입하는 주사기이다.

일본의 Takeda Pharmaceutical Company는 Portal과 제휴하여 궤양성 대장염을 앓고 있는 성인을 위한 단일 클론 항체인 Entyvio를 투여하기 위해 해당 주사기를 사용했다.

5. 혁신 플랫폼

자동차 공유 예약 서비스나 음원 다운로드를 위한 수단으로는 잘 알려져 있는 플랫폼 방식은 이제 여러 맞춤형 헬스 혁신 솔루션 개발을 촉진하는 수단으로도 사용된다. 예를 들어 클라우드 기반 플랫폼은 개별 시스템 간을 연결하여 작동될 수 있기 때문에 정보 교류를 가로막았던 장벽을 제거하여 문제해결을 촉진한다.

클라우드 기반 혁신 플랫폼은 인증된 사용자들이 인터넷에 연결된 웹 브라우저를 통해 간단히 접속할 수 있기 때문에 조직 내에서뿐만 아니라 여러 외부 파트너와의 공동작업도 가능하게 한다.

예를 들어 뇌동맥류 수술을 계획할 때, 환자의 손상된 뇌동맥을 모델링하는 것은 Biomodex만으로는 충분하지 않다. 파열된 동맥을 치료하기 가이드하기 위해 Biomodex는 동맥이 실제로 어떻게 움직이는지를 알 수 있는 방법을 개발해야 했다.

Biomodex는 환자의 정보와 진단 데이터 및 의사 입력을 결합하여 Invivotech라는 알고리즘을 개발했으며, 모든 필요 정보는 회사의 협업 플랫폼에서 자동으로 수집되고 구성, 분석 및 모델링 된다. 그 결과, 몇 주 또는 몇 달이 아니라 몇 시간 만에 유기 조직의 생체 내 역학을 모방한 3D 프린팅 모델을 만들어 낼 수 있다.

이것은 헬스케어 분야의 긍정적 의미의 파괴적 혁신이다. 혁신 기술이 정밀의학 분야의 혁명을 가능하게 하여, 결과적으로 우리 모두의 건강을 증진한다.

05 디지털트윈 기반 스마트 헬스케어의 해외 기술동향에 대하여 분석하라.

1. 스마트 헬스케어

1) 슈나이더일렉트릭과 소트와이어사

에너지관리 및 자동화분야 디지털혁신을 선도하고 있는 글로벌기업 슈나이더일렉트릭(www.se.com/kr)은 효과적으로 운영되는 스마트한 의료환경을 만들기 위해 디지털트윈 선두업체 '소트와이어(ThoughtWire)'와 전략적 파트너십을 체결했다.

슈나이더일렉트릭과 소트와이어는 환자중심의 스마트한 디지털병원을 구현한다. 오늘날 의료 시스템이 직면한 과제인 시설관리와 임상운영 사이의 연결성 부재를 해결하고, 환자와 의료인의 만족도를 개선하며 운영효율성을 높인다.

이번 전략적 파트너십을 통해 슈나이더일렉트릭과 소트와이어는 운영기술(OT : Operation Technology)과 사물인터넷 IoT(Internet of Tings)의 원활한 데이터관리가 가능한 실시간 디지털트윈(Digital Twin)을 구축했다. 이를 통해 의료인의 업무생산성을 높인 병원환경을 구현함과 동시에 병원건물 및 IT 시스템, OT 시스템, IoT 장치 등 의료인프라의 안전성을 개선해 양질의 진료를 환자에게 제공할 수 있다.

이처럼 스마트병원을 위한 슈나이더일렉트릭의 디지털혁신 기술과 소트와이어의 디지털트윈 기술은 에너지 효율성을 높이고 환자와 의료진에게 최상의 병원환경을 제공해 만족도를 느낄 수 있도록 한다.

병원에서 이뤄지는 의료행위는 환자의 생명과 직결된다. 환자를 진단하고 치료하고 수술하는 다양한 의료행위부터 모니터링 시스템, 의료정보 데이터관리 시스템 등 양질의 의료서비스를 위한 IT 인프라가 필수이다. 또한 운영효율성을 높이고 안정적이고 신뢰성을 보장하는 최적의 전력 네트워크를 구축해야 한다.

슈나이더일렉트릭은 에코스트럭처 포 헬스케어(Ecostruxure for Healthcare) 솔루션을 통해 의료시설 전력운영 효율성을 향상시키고 있다.

슈나이더일렉트릭의 에코스트럭처 포 헬스케어는 병원의 디지털 트랜스포메이션을 위한 의료시설용 IoT 솔루션 아키텍처로서 응급실부터 진료실 대형병원까지 모든 규모의 병원에 운영효율성을 높이고 신뢰성을 보장한다.

병원의 안전성과 효율성을 최대화시키는 슈나이더일렉트릭의 에너지관리 솔루션과 소트와이어의 디지털트윈 기술은 병원의 의료서비스와 에너지 효율성을 개선하고 환자만족도 향상에 도움이 될 것이다.

슈나이더일렉트릭은 기술의 집약체로 불리는 의료영역의 디지털 트랜스포메이션과 환자 및 의료진의 삶의 개선을 위해 노력 중이다.

2. GE 커맨드 컨트롤 시스템

GE의 헬스케어 주요 시스템인 커맨드 컨트롤 센터(Command Control Center)를 이대서울병원 스마트병원 실현하였다.

이 커맨드 컨트롤 시스템은 효율적인 병원 경영 및 환자 안전을 위해 택하였다.

병원 내 커맨드 컨트롤 시스템은 나사, 항공사, 핵발전소와 같이 전문가들이 모여 일하는 장소의 공통점에서 착안했다. 이들의 공통점은 한 장소에서 모니터링과 커뮤니케이션, 의사결정이 이뤄지는 것이다.

시스템 백본으로는 항공기 엔진으로 지난 2000년대부터 활용된 디지털트윈이 사용됐다. 디지털트윈은 24시간 병원을 모니터링하며 컴퓨터 시뮬레이션과 빅데이터 분석으로 원인을 파악하고 인공지능으로 해결책을 제시한다.

최근 항공기 엔진이 고장 나 사고가 났다는 소식을 들어본 적이 없을 것처럼 디지털트윈은 항공기에 활용될 시 엔진 기능 이상을 미리 감지하고 가까운 공항으로 회항하거나 그대로 운행하는 등 효율적인 해결책을 제시하는 역할을 한다.

이를 병원에 적용 시 우선 6개월에서 2년치 병원 데이터를 시뮬레이션하는 기간을 최대 10일까지 가진다. 데이터 시뮬레이션에는 최소 3000개의 케어 패스웨이와 100종류의 환자데이터가 이용된다.

여기서 병원 데이터는 환자가 내원했을 때부터 치료 및 시술을 받고 대기하고 병동에 이동 후 퇴원 수속을 밟는 절차까지 모두 해당된다. 시스템은 환자별 상태를 분류하고 병동 가동률 데이터를 날짜 및 시간별로 나눠 도출한다.

이를 통해 어느 병동에 환자가 얼마만큼 들어왔을 때 특정 상황이 발생하는 지, 내일 환자가 들어오면 어떤 문제가 생길 수 있는지 미리 알 수 있어 인력 배치나 문제상황 대처에 유용하다.

예를 들어 시술 혹은 수술이 예정돼있는 어떤 환자가 내일이나 모레 당장 수술을 받지 못할 가능성이 큰 경우, 다른 환자와 병원인력 배치를 어떻게 해야할지에 대해서도 디지털트윈 내 인공지능이 해결책을 제시할 수 있다.

GE헬스케어의 커맨드 컨트롤 센터 개설 후 경영 및 환자 안전 개선 효과를 본 미국의 존스홉킨스 대학교병원의 응급 및 외래환자 대기시간 줄고 사용가능 병상 늘은 사례가 있다. 시스템 도입 전(前) 존스홉킨스대 병원에는 응급실에서 환자 대기시간이 길고, 외부에서 들어오는 급성기 환자를 제대로 받아들이지 못한다는 문제를 겪고 있었다. 또 환자들이 수술실이나 마취 후 회복실에 묶여있고 퇴원 절차가 늦어지며, 병원의 상황 인식률이 떨어져 환자 위험이 증가하는 경우도 발생했다.

하지만 커맨드 컨트롤 센터 개설 후 존스홉킨스대병원에서는 응급실 대기시간 30%, 외래환자 대기 시간이 20% 감소했다.

수술실을 떠나는 데 드는 시간은 20%, 환자가 수술실에 묶여있는 시간은 70% 감소했다. 입원율은 6%, 환자 전달률(Transfer Acceptance)은 65% 증가했다.

커맨드 컨드롤 시스템의 효과를 본 다른 예시인 험버리버병원은 시스템 도입 전 병상 부족 문제로 고민했으나 도입 후 수용 가능 병상이 56병상 증가했다. 해결 가능한 급성 상황 발생일수도 52% 줄일 수 있었다.

이대의료원이 국내에서는 처음 도입한 시스템인 만큼 효용성이 있고 경영 및 의학적 측면에서 도움을 받을 수 있을 것이다.

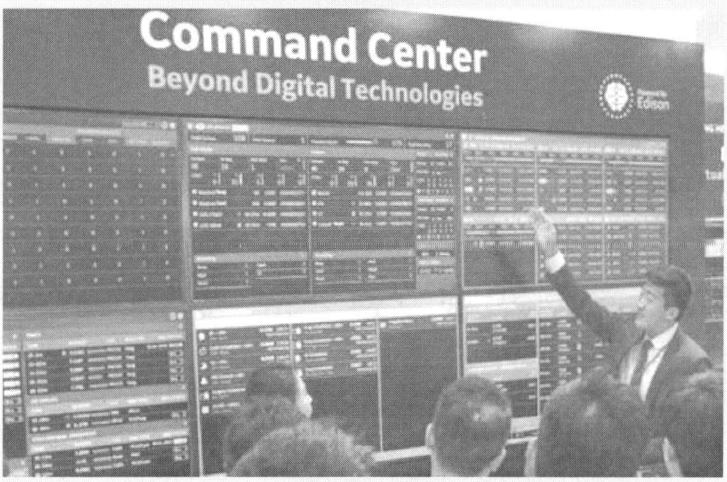

[그림 9-11] GE 커맨드 센터

3. GE 임상 커맨드 센터

임상 커맨드 센터(Clinical Command Centers)는 실시간 병원 운영 의사 결정 지원 솔루션과 환자들의 동선을 디지털 환경에서 구현한 '디지털트윈(Digital Twin)'을 활용, 프로세스 개선을 통해 결과와 효율성을 증대하도록 고안되었다.

각 임상 커맨드 센터는 5개에서 20개의 의사 결정 지원 어플리케이션 또는 타일(Tiles)을 활용해 환자들의 대기시간을 줄이고 영상 장비를 효율적으로 운영해 병목현상

학습 9

등 병원 내 발생할 수 있는 문제들을 사전에 방지하거나 실시간으로 해결한다. 영상의학에서의 이미징 익스페디터 타일(Imaging Expediter Tile)은 촬영의 우선순위 결정이나 입퇴원 환자의 원활한 플로우를 방해할 수 있는 다양한 문제를 확인함으로써 영상 활용의 효율적 관리를 가능하게 한다.

캐나다 토론토에 위치한 험버리버병원(Humber River Hospital)은 이미징 익스페디터 타일을 도입해 입원환자들이 영상 검사에 걸리는 시간을 16%~27%까지 줄이고, 초과 입원 일수를 52%까지 감소시키는 성과를 이루었다. 클리니컬 커맨드 센터(Clinical Command Centers)는 도입 4년만에 미국, 캐나다, 영국의 여러 병원에 지속가능하며 측정 가능한 성과를 내도록 지원하고 있다.

4. 튜브워치

튜브워치(Tube Watch)는 디지털트윈 기술이 적용된 전산화단층촬영장치(CT)의 X선 튜브 전용 예측 시스템이다. 실제 튜브와 동일한 가상의 모델을 만들어 튜브에 문제가 생기기 전에 미리 조치할 수 있다.

5. 이미징 인사이트

인공지능 플랫폼 기반인 이미징 인사이트(Imaging Insights)는 영상의학과 장비의 효율을 극대화할 수 있는 장비 통합 분석 시스템이다. 여러 장비들의 사용 현황들을 한 눈에 확인할 수 있어 병원 내 워크 플로우를 조정하고 환자의 대기시간을 줄일 수 있다.

6. 비비드 E95

비비드 E95(Vivid E95)는 인공지능 기술을 바탕으로 심장 자동 도플러, 심근 장축 병형률 자동 산출, 심박출량 산출을 탑재해 검사단계를 간소화했다. 또 CT 이미지와 심초음파 3D 이미지를 융합해 의료진에게 보여주는 기능인 CT 퓨전 기능을 탑재함으로써 심장중재시술 시행 시 심장의 해부학적인 구조에 대한 이해를 높일 수 있게 도와준다.

7. Withings사

Withings사는 대표적인 웨어러블 및 스마트 헬스 디바이스 제조업체로서 가장 많은 이용자를 확보하고 있으며, 이를 기반으로 여러 디바이스 데이터를 통합하여 Health Mate 서비스를 통해 개인별 건강관리 정보를 제공하고 있다.

8. 애 플

애플은 자사의 스마트폰인 아이폰을 통해 개인의 건강 관련 데이터를 통합하기 위한 애플워치를 기반으로 플랫폼 사업인 HealthKit을 보급하고 있다.

9. 구 글

구글은 Google Fit 서비스를 통해 주로 피트니스 기반의 개인운동/건강관리 데이터를 클라우드 기반으로 통합하기 위한 서비스를 운영하고 있다. Google Fit은 개인의 건강 정보들을 받아 공유할 수 있는 중앙 저장소의 역할을 하며, 애플리케이션과 디바이스들이 결합할 수 있는 토대를 제공하여 기존의 애플리케이션과 디바이스의 조합에 따라 여러 가지 새로운 형태의 서비스들이 등장할 수 있는 것이다.

특히 구글은 AI 기술을 통해 100만 명 이상의 유전자 데이터와 700만 개 이상의 가계도를 활용하여 유전 패턴을 분석과 이를 활용하여 난치병 연구를 진행 중이다. 이 밖에 스마트폰과 연계한 수면 질 모니터링, 치매환자 케어, 일상 운동 관리 등의 분야에서도 제품들이 상당수 출시되었다.

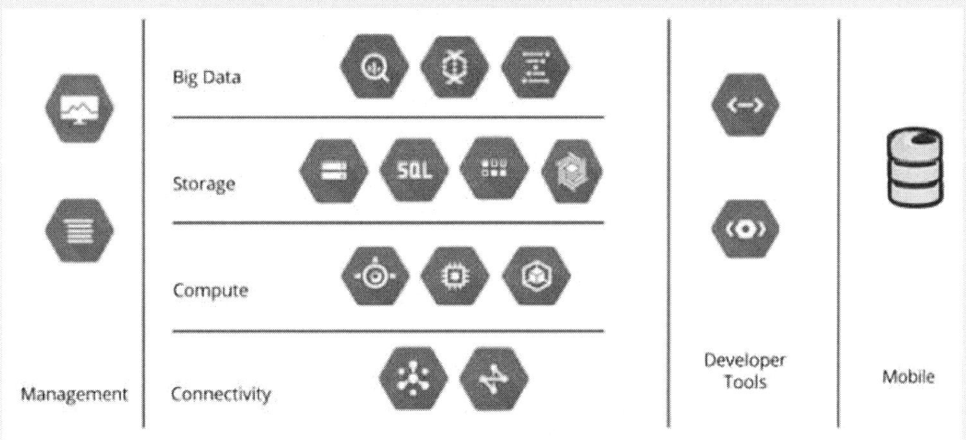

[그림 9-12] 구글 클라우드 플랫폼(Google Fit 서비스)

10. Itamar Medical사와 Embletta사

수면 분야에 있어서는 Itamar Medical사가 토노메트리 방식으로 혈압을 연속적으로 모니터 링하는 수면 검사도구(Watch PAT)를 개발하였고, Embletta사는 휴대용 무호흡 측정 모니터를 상용화하여 가정용 무호흡 알람 서비스에 활용 중이다.

11. IBM

디지털 시뮬레이션인 헬스케어 서비스의 인체 데이터 센싱 기반 건강관리 서비스 분야에 있어서는 IBM이 인공지능 기술인 Watson을 활용한 질병 치료를 위해 세계 각국의 의료기관과 실행하고 고도화를 추진 중에 있다.

IBM의 인공지능 진단시스템인 왓슨은 클라우드를 기반으로 헬스케어 데이터를 실시간으로 통합하여 개개인에 대한 맞춤형 건강 조언 등의 인사이트를 끌어내고, 각종기기들로부터 수집되고 생산된 건강관리 데이터, 병원과 의료기기들에서 추출된 의료데이터를 기반으로 차별화된 서비스를 제공한다.

[그림 9-13]은 IBM의 딥러닝 의료 이미지 분석하는 메디컬 시브를 통한 구현예시이다.

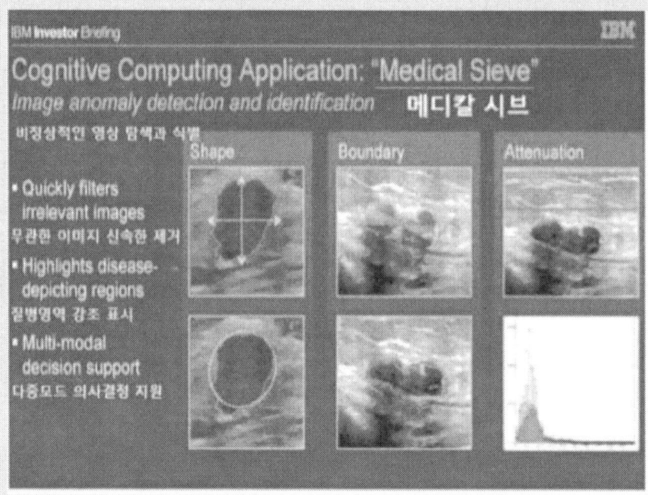

[그림 9-13] IBM의 딥러닝 의료 이미징 분석 : 메디컬 시브

12. 유전자 분석

21세기의 생명공학기술에 의해 다양한 생명체에서 새로운 기술혁신이 이루어지고 있으며 천연물 연구에 있어서도 패러다임의 급속한 변화를 맞이하고 있다.

특히 Human genome project 이후로 빠르게 유전자 시퀀싱 기술이 발달하여 미국을 중심으로 개인 유전자 분석과 유전적 변이를 찾아내는 기술이 발달하고 있는데, 최근 개발된 Next Generation Sequencing(NGS) 방식은 빠른 시간 내에 많은 DNA 시퀀스를 분석할 수 있어 개인 유전체 분석에 활용되고 있다. 유전체 정보에 따라 식이법을 결정하려는 연구는 아직 초기단계이기 때문에 계속 진행되고 있으며, 2017년에는 초파리를 대상으로 유전체 정보에 맞춰 아미노산 함량을 조정한 연구사례가 보고되었다

학습활동.9 교수 · 학습 방법

교수 방법

- 의료와 디지털트윈 융합기술에 대한 관련 용어, 구성, 방식 이해 정도를 파악한 후 수업을 진행한다.
- 교수자의 주도로 의료와 디지털트윈 융합기술 등의 내용을 PPT 자료로 제시한 후 설명한다.
- 가능하면 사전에 개인별 학습 자료를 준비하여 모든 학생이 참여할 수 있는 문제 해결식 수업, 협력 수업이 가능하도록 한다.
- 의료와 디지털트윈 융합기술 전 과정을 작업의 순서에 따라 단계적으로 실습이 이루어질 수 있도록 지도한다.
- 교재를 통해 수업을 준비하는데 있어서 필요한 모든 정보나 팁, 힌트 등 도움이 될 만한 내용들을 확인할 수 있다.
- 학생들이 만들게 될 각 모델들은 수업시간에 중점적으로 다뤄질 부분과 어휘, 질문, 답을 포함하고 있으며 또한 탐구할만한 추가적인 아이디어들도 포함하고 있다.

학습 방법

- 의료와 디지털트윈 융합기술에 대한 관련 용어를 숙지하고, 의료와 디지털트윈 융합기술에 내해 이해한다.
- 의료와 디지털트윈 융합기술의 각 단계별 중점 사항을 체계적으로 학습한다.
- 의료와 디지털트윈 융합기술의 수행순서의 전 과정을 실습한다.
- 의료와 디지털트윈 융합기술의 내용을 이해한다.
- 의료와 디지털트윈 융합기술을 이해하고 숙달이 될 때까지 학습한다.

학습활동.9 평가 및 피드백

평가 준거

- 평가자는 피평가자가 수행 준거 및 평가 내용에 제시되어 있는 내용을 성공적으로 수행할 수 있는 지를 평가해야 한다.

학습내용	평가항목	성취수준		
		상	중	하
의료와 디지털트윈 융합기술	의료와 디지털트윈 융합기술을 이해할 수 있다.			

학습 9

평가 방법

- 작업 포트폴리오

학습내용	평가항목	성취수준		
		상	중	하
의료와 디지털트윈 융합기술	의료와 디지털트윈 융합기술을 이해할 수 있다.			

- 필기시험

학습내용	평가항목	성취수준		
		상	중	하
의료와 디지털트윈 융합기술	의료와 디지털트윈 융합기술을 이해할 수 있다.			

- 체크리스트를 통한 관찰

학습내용	평가항목	성취수준		
		상	중	하
의료와 디지털트윈 융합기술	의료와 디지털트윈 융합기술을 이해할 수 있다.			

- 피드백

1. 작업 포트폴리오
   - 제출한 보고서를 평가한 후 주요사항에 대하여 표시하여 돌려준다.
2. 필기시험
   - 평가 결과 성적이 저조한 학생은 보고서 제출 기회를 부여한다.
3. 체크리스트를 통한 관찰
   - 실습 과정에서 평가한 후 개선해야 할 사항 등을 정리하여 돌려둔다.

참 | 고 | 문 | 헌

1. 스마트 헬스케어 유망시장 동향 및 진출전략, KOTRA, 2019.10.
2. 이승관, 글로벌 디지털 헬스케어 기술동향과 과제, IITA, 2017.12.13.
3. 프로스트 앤 설리번, Global Digital Health Outlook(2020), 2019.8.
4. 박찬호 · 이장우, 인공지능 헬스케어 산업의 실용화 동향, 정보통신기획평가원, 2020.6.17.
5. 김주한, 빅데이터 기반의 개인 맞춤의료 서비스, BioINpro 13호, 2015.
6. 스마트 헬스케어 의료기기 기술, 표준 전략 보고서, 식품의약품안전평가원, 2018.8.
7. 박소영, 중국의 빅데이터 시장 트랜드와 시사점, 국제무역통산연구원, 2020.11.
8. 김태형, 데이터가 생명을 살린다. 바이오협회, 2020.6.
9. Combining genomics and epidemiology to track mumps virus transmission in the United States, PLOS Biology, 2020, https://doi.org/10.1371/journal.pbio.3000611
10. Public health surveillance and data collection: general principles and impact on hemophilia care, Hematology, 2012, https://doi.org/10.1179/102453312X13336169156537
11. Mayo Clinic to sequence 100K participants to build genomic database for improved care and research in collaboration with Helix, https://newsnetwork.mayoclinic.org/discussion/mayo-clinicto-sequence-100k-participants-to-build-genomic-database-for-improved-care-and-research-incollaboration-with-helix/
12. Through partnership with Color, 10K NorthShore patients will get whole genome sequencing. https://medcitynews.com/2019/01/color-northshore/
13. Data-sharing brings hope to rare disease patients around the globe, https://www.ga4gh.org/news/data-sharing-brings-hope-to-rare-disease-patients-around-the-globe/
14. 문유정, 강지민, 데이터 3법개정과 의료빅데이터 활용방안, 경기도경제과학진흥원, 2002.3.16.
15. 박세환, 보건의료 빅데이터 활용 의료산업 동향, HIRA 빅데이터 브리프
16. 박재은, 헬스케어 분야에서의 빅데이터 활용 동향, KDB산업은행, 2019.10.28.
17. 빅데이터 및 인공지능(AI) 기술이 적용된 의료기기의 허가 · 심사 가이드라인(민원인 안내서), 식품의약품안전처, 2017.
18. 유헬스케어 진단지원시스템 임상시험계획서 작성 가이드라인(민원인 안내서), 식품의약품안전처, 2015.
19. 의약품 임상시험 통계 가이드라인(민원인 안내서), 식품의약품안전처, 2016.
20. 체외진단용 의료기기의 임상적 성능 허가심사 가이드라인(민원인 안내서), 식품의약품안전처, 2015.
21. 한 손에 잡히는 임상연구 : 설계와 실행의 모든 것, 임상시험리뷰 연구회 옮김, 2015.
22. Statistical Guidance on Reporting Results from Studies Evaluating Diagnostic Tests, FDA, 2007.
23. Use of Real-World Evidence to Support Regulatory Decision-Making for Medical Devices, FDA, 2017.

24. 김진한, 신약개발 프로세스 혁신을 위한 AI 활용, 한국제약바이오협회정책보고서, 2017.
25. 배영우, 인공지능을 이용한 신약개발 동향 및 활용사례, 생명공학정책연구센터, BioINpro, 2017.
26. 배수인, 4차 산업혁명 시대, 제약산업에서의 빅데이터 활용, 한국제약바이오협회정책보고서, 2017.
27. 배영우, 4차 산업혁명 시대, 인공지능을 활용한 신약개발, 한국제약바이오협회정책보고서, 2017.
28. 이관용 외, 의료 인공지능 현황 및 과제, 한국보건산업진흥원, 보건산업브리프, 2016.
29. Evaluate, World Preview 2016, Outlook to 2022, 2016.
30. 박순영, 인공지능을 활용한 신약개발 연구동향, 융합연구정책선터, 2018.1.
31. 전종홍 외 7, 감염병 재난에 대응하기 위한 의료인공지능의 기술 표준동향, ETRI Insight, 2020.01.
32. 박민주, 심사평가원, 블록체인 활용 보건의료분야 디지털 전환 기초마련, 헬스코리아뉴스(http://www.hkn24.com), 2020.12.28.
33. Global Blockchain Technology Market in the Healthcare Industry, 2018-2022.
34. 임지윤, 보건의료 블록체인 기술 활용 방안, 바이오협회, 2020.3.
35. 이은지, 블록체인 기술의 국외 보건의료분야 적용사례 및 시사점, HIRA,, 3030sus 14권 2호
36. 최한준, 헬스케어 산업에서의 블록체인 기술의 활용, 보건산업브리프, 2017.5.12.
37. 유성진 · 박기성 · 김종현 · 박영호, 양자 컴퓨팅에 안전한 NTRU 기반 상용 기술 동향에 관한 연구, 한국통신학회, 2017.
38. 공개키 암호알고리즘 개발에 관한 연구. 정보통신부 한국정보보호센터, 1992.12.
39. 블록체인이 일으키는 금융, 유통, 의료, 에너지 업계의 변화. IDG DeepDive, 2017.
40. 디지털 세계의 신뢰를 확보하는 블록체인의 의미와 과제, 그리고 미래. IDG Tech Report, 2017.
41. 김수범, 글로벌 의료사물인터넷 시장동향, 보건산업브리프, 2017.12.1.
42. https://www.nexeonmed.com/
43. Frost & Sullivan, "Internet of Medical Things (IoMT) is an amalgamation of medical devices and applications that can connect to healthcare information technology (IT) systems using networking technologies," 2017.
44. 2020년도 AIoT 서비스 제품 및 기업편람, 한국지능형사물인터넷협회, 2020.
45. 2017 MEDICA CONNECTED HEALTHCARE FORUM, 2017.11.13./KIST, 15대 국가 융합기술 수준조사, 2014.
46. 이승관. 2017. 글로벌 디지털 헬스케어 기술 동향과 과제. IITP.
47. CISCO, "The Digitation of the Healthcare Industry: Using Technology to Transform Care," pp.6-7, 2017.
48. KOTRA, 스마트 헬스케어 유망시장 동향 및 진출전략, 2015.
49. 김재욱 외, 미래형 건강인지 케어 서비스 개발 방향, 정보통신기획평가원, 2019.7.3.
50. IITP, "ICT 기반의 미래 융합서비스 개발 방향," 2019.5.
51. 정기철 외, "수요자 중심의 헬스케어 산업 전망과 대응전략," 과학기술정책연구원 정책연구, 2018.12.20.
52. 질병관리본부, "2018 만성질환 현황과 이슈"

53. 관계부처 합동, “국가 비만관리 종합대책,” 2018.7.
54. 건강보험공단, 건강수명 향상을 위한 보험자 비만관리사업 개선방안 연구, 2017.
55. Stolk et al., Validity and reproducibility of ultrasonography for the measurement of intra-abdominal adipose tissue, Int. J. of Obesity, 2001.
56. Glucotrack, http://www.integrity-app.com/the-glucotrack, accessed by 2019.5.10.
57. Luciane de Souza, MSc et. al., “Further Validation of Actigraphy for Sleep Studies”, Sleep,
58. Anand Chandrasekhar et al. “Smartphone-based blood pressure monitoring via the oscillometric finger-pressing method,” Science Translational Medicine, 2018.
59. 강민영 · 박도휘 · 김광석, “스마트 헬스케어의 현재와 미래,” 삼정KPMG 경제연구원, 2018.1.
60. 김지섭, “스마트헬스 데이터,” 디지털타임즈, 2016.5.22.
61. 홍윤정 · 김무웅, “글로벌 유전체 시장 및 산업동향,” 생명공학정책연구센터, 2014.10.
62. 김보림, “농업과 ICT의 융합-스마트팜,” 융합정책연구센터, 2016.
63. 농림수산식품기술기획평가원, “종자산업지원 효율성 제고 전략수립,” 2015.1.
64. 동아 비즈N, 보건산업진흥원 자료 재구성, 2017.
65. KISTI 마켓리포트, “정밀의료 서비스,” 2017.4.
66. IITP, 미래융합서비스혁신기술개발 예비타당성 보고서, 2019.2.14.
67. http://it.chosun.com/site/data/h
68. 애플경제, http://www.apple-economy.com

학습 9

학습 1	의료와 IT 융합기술의 개요
학습 2	의료와 IT 융합기반의 인프라 기술
학습 3	의료와 빅데이터 기술융합
학습 4	의료와 인공지능 기술융합
학습 5	의료와 블록체인 기술융합
학습 6	의료와 사물인터넷 기술융합
학습 7	의료와 XR 기술융합
학습 8	의료와 디지털콘텐츠 기술융합
학습 9	의료와 디지털트윈 기술융합
학습 10	**의료와 3D프린팅 기술융합**
학습 11	의료와 디지털마커 기술융합
학습 12	의료와 5G/원격 기술융합
학습 13	의료와 IT 기술융합의 미래

학습 목표	1. 의료와 3D프린팅 기술융합을 이해할 수 있다.

10-1 3D프린팅 기술의 정의 및 개요

1. 3D프린팅 기술의 개요

3D프린팅 기술은 1980~90년대에 미국의 Charls Hull과 Scott Crump에 의해 각각 광경화성 고분자와 열가소성 고분자를 이용하여 Stereolithography, Fused Deposition Modeling(FDM)이라는 기술명으로 출발하였다. 이 두 가지 방식은 초창기부터 제품개발 주기에 있어 시제품을 금형 없이 신속하게 제조하는 쾌속시 생산(RP : Rapid Prototyping)이라는 생산방식으로 널리 활용되어 왔다.

2. 3D 프린트의 역사

① 1980년 : 시초는 래피드 프로토타이핑(RP : Rapid Prototyping)이라고 불리는 기술로 일본의 고다마 히데오 박사에 의해 특허 출원되었지만, 기한인 1년

안에 설명서를 기재하지 못했기에 특허는 무산되었다.

② 1983년 : 3D시스템의 찰스 힐(Chales Whull)에 의해 처음 시작되었다.

③ 1986년 : 3D프린터의 첫번째 특허는 SLA(광경화성 수지 적층 조형)기계를 만든 척 헐(Chuck Hull)에게 주어진다. 그 후 3D시스템사를 설립하고 2년 후인 1988년 3D프린터가 세계 최초로 상용화했다.

④ 1987년 : 미국 텍사스주 오스틴에 있는 텍사스 대학교에서 학부생이었던 칼 데커드(Carl Deckard)와 조 비먼(Joe Beaman) 교수의 도움을 받아 SLS (Selective Laser Sintering 선택적 레이저 소결 조형) 방식의 3D 프린터의 특허를 1989년에 취득했다. 작동 원리는 플라스틱 가루 위에 원하는 모양으로 접착제를 뿌린 뒤 남은 가루를 날리는 방식이었으며 현재의 SLS 방식의 시초가 된다고 할 수 있다. 이 특허는 이후 DTM 사가 상용화 하였으며 현재 해당 기업은 3D System 사에 인수 합병되었다.

⑤ 1989년 : FDM(Fused Deposition Modeling) 방식의 특허가 출원되었는데, 해당 방식은 스콧 크럼프(Scott Crump)가 취득하였으며 이후 스트라타시스 (Stratasys)사를 설립해 1991년에 최초로 상용화가 되었다. 이 기업은 현재 세계 1위의 3D 프린터 제조업체이다. 참고로 상표권 분쟁을 피하기 위해 FDM을 FFF(Fused Filament Fabrication)로 부른다.

3. 3D프린팅의 특징

1) 제작 과정

(1) 모델링

일반적으로 CAD 혹은 3차원 모델링 소프트웨어를 이용하여 데이터를 완성하며, 3D스캐너를 이용해 3차원 데이터를 얻을 수도 있다. CAD와 기기 간의 표준 데이터 인터페이스는 STL 파일 형식이고, 3D스캐너로 생성된 파일은 대부분 PLY 파일 형식을 사용한다.

(2) 프린팅

기계가 모델링 과정에서 만들어진 도면을 이용해 물체를 만들어내는 과정으로 STL 파일을 읽어들여 CAD모델에서의 가상적인 단면을 만들어내 액체나 분말등의 재료의 연속적인 층을 생성한다. 인쇄 과정은 사용 방법과 모델의 크기와 복잡

학습 10

성에 따라 몇 시간에서 며칠 정도의 시간이 소요될 수 있다.

(3) 후처리

인쇄된 결과물에 대해서는 필요할 경우 마무리 공정이 추가되기도 하는데 사포로 연마, 색칠하거나 인쇄된 파트들을 조립하는 공정이 추가될 수 있다.

2) 작동 방식

(1) 절삭형

커다란 원재료 덩어리를 칼날을 이용해서 조각하는 방식이다. 완성품의 품질은 높은 편이지만 채색 작업은 별도로 진행해야 한다. 또한 작동 원리상 재료를 많이 소비하며 컵이나 파이프처럼 굴곡이 많은 물체는 제작하기 어렵다는 단점이 있다. 사실 이것은 보통 4축 혹은 5축 가공기라고 불리며 3D프린터라고 부르기 보다는 CNC(Computer Numerical Control)의 범주에 포함되는 장비이다.

5축 가공기는 통념적인 3D프린터와 가공방식이 전혀 다르기 때문이다. 5축 가공기와 일반 3D프린터의 공통점은 입체 조형이 자유롭다는 점과 가격대가 억 소리 난다는 것 정도 밖에 없다. 5축 가공기는 이미 상용화되어 산업현장에 널리 쓰이고 있으며 그다지 새롭다고 볼 수 없는 기술이고, CNC 항목의 가공 영상도 5축 가공기이다. 일반적인 개념에서 CNC 가공은 입체 인쇄 범주에 들어가지 않으나, 작동방식에 있어서 3D프린터와 유사한 점이 굉장히 많다. 그리고 무엇보다 DIY 3D 프린터 제작에 있어서 CNC를 이용한 판재나 뼈대가 굉장히 많이 쓰이기 때문에 3D프린터에 대해서 알아보다 보면 높은 빈도로 CNC 가공을 접하게 된다. CNC가 재료를 깎아낸다면 3D프린터는 빈 공간에 재료를 적층하고, 정반대의 작업을 한다. 굳이 절삭형 3D 프린터를 찾자면 종이를 출력하여 접착하여 절삭하는 종이 3D프린터를 예로 들 수 있다.

(2) 적층형

적층형은 매질을 층층이 쌓아 올려 조형하는프린팅 레이어 바이 레이어(Printing Layer by Layer)방식과 프린팅 포인트 바이 포인트(Printing Point by Point)방식이 있다. 작동 방식이나 재료에 따라 구분되며, 절삭방식으로 알려진 CNC 가공에 비하여 3D프린팅의 가장 큰 장점은 적층이 가능하므로 내부에 굉장히 정교한 구조를 구현할 수 있다는 점이다. CNC 가공의 경우, 엔드밀이 들어갈 공간이 필요하다. 즉 입구는 좁은데 속은 넓거나 한 디자인은 제작이 거의 불가능하다. 하지만 AM의 경우 일부 방식이 지지대를 필요하는 것을 제외하면 이런 점에서 상당히 자유롭다.

3D프린팅 기술은 적층방식, 적층을 위한 에너지 및 소재의 종류/형태에 따라 초창기 기술방식인 Stereolithography 및 FDM 방식 이외에 여러 가지 방식이 존재하며, ISO와 ASTM에서는 ISO TC261/ASTM F42/52900에서 Additive Manufacturing(AM) 기술들을 〈표 10-1〉에서 BJ, DED, ME, MJ, PBF, SL, VP 이렇게 7가지 기술로 분류하여 산업응용을 위한 표준화 작업을 수행하고 있다.

〈표 10-1〉 ASTM, ISO에 의한 3D프린팅 기술 분류 및 의료분야 대표 응용사례

기술 분류	기술 정의	생체의료 응용사례
Material extrusion (ME)	적층소재를 노즐을 통하여 선택적으로 공급하면서 3차원 형상을 제조하는 기술	• 하이드로젤, FDA승인 생분해성 소재, 세포기반 생물학적 소재 등 광범위한 생체의료 소재 활용 3D프린팅 • 의료 수술용 가이드, 기구, 장비, 의료기기 시제품, 재활 보조기구 등
Material jetting(MJ)	액상의 적층 소재를 선택적으로 쌓아 올리면서 3차원 형상을 제조하는 기술	• 수술 시뮬레이션 팬텀(Phantom) 모델 • 수술용 가이드, 재활 보조기구 등
Binder jetting(BJ)	액상 결합제를 이용해 입자상태의 소재를 선택적으로 결합하며 3차원 형상을 제조하는 기술	• 치과, 의료 시각화 모델 • 세라믹 인공지지체 그린파트 제조
Sheet lamination (SL)	판재형태의 소재를 접착하는 방식으로 3차원 형상을 제조하는 기술	• 시각화 모델
Vat photopolymerization (VP)	액상의 폴리머를 광에너지를 이용하여 선택적으로 경화시켜 3차원 형상을 제조하는 기술	• 치과, 의료 시각화 모델 • 수술용 도구, 치과 투명 교정기 등
Powder bed fusion(PBF)	베드내 파우더 표면에 고에너지 레이저를 조사하여 선택적 용해/응고과정을 통한 3차원 형상 제조기술	• 티타늄, 코발트 기반 체내 삽입형 의료기기 • 인공관절, 두개골 보철, 인공 뼈 등
Directed energy deposition (DED)	집속된 열에너지에 의해 증착 소재의 용해 및 응고과정을 통한 3차원 형상의 적층기술	• 티타늄, 코발트 기반 체내 삽입형 의료기기 제조 및 표면처리 • 인공관절, 두개골 보철, 인공 뼈 등

학습 10

(3) 접착제 분사방식

분말 재료 위에 액상 접착제를 뿌려서 적층하는 방식이다. 이 방식은 주로 저렴한 금속 인쇄 및 대형 모래 주조 금형에 가장 일반적으로 사용된다. 금속 부품이며 저렴하고, 큰 부품도 생산가능하다. 좋지 않은 치수 정확도와 DMLS/SLM만큼 좋지 않은 기계적 성질을 가지고 있다는 문제가 있다.

(4) 3차원 프린팅 방식(3DP : 3 Dimension Printing)

잉크젯(Inkjet)으로 부르기도 하는 이 방식은 얇게 분말 재료를 필드에 까는 것으로 PBF 방식과 비슷하지만 레이저가 아닌 접착제를 분사하여 굳히는 방식이다. 3D프린터 중 상대적으로 빠른 조형이 가능하고 접착제와 함께 칼라 용액을 분사하므로 색을 입힐 수 있다. 다른 방식에서는 색을 아예 입힐 수가 없거나 제약이 매우 크지만 3DP방식은 비교적 자유롭다. 제품의 내구성을 오로지 분사되는 접착제에 의존한다.

(5) 에너지 집중식 퇴적 방식

열 에너지를 집중시켜 레이저로 물질을 용접하여 적층하는 하는 방식이다. 다른 적층형과는 다르게 재료가 바닥에 쌓여있는게 아니라 레이저와 함께 움직인다. 쉽게말해서 인두기와 땜납 공급기가 자동으로 움직이면서 적층해 나간다. 재료는 땜납처럼 금속선도 사용가능하지만 보통 금속 파우더를 분사한다.

(6) 직접 에너지 용착 방식(DED : Directed Energy Deposition)

DED방식의 프린터는 CNC 머신과 같이 붙어있는데, 3D 프린팅에서 거의 필수 수준의 마감작업을 CNC가 알아서 깎아준다. 아무래도 용접-적층 방식이다보니 표면거칠기를 조도 향상을 위해 CNC를 사용할 수밖에 없는 구조이다.

장점은 사용되는 소재와 적층되는 부위의 소재만 같다면 굳이 평평한 부분이 아니어도 금속을 용접 · 적층할 수 있다는 특징이 있어 금형 보수 분야에서 관심받고 있다.

(7) 재료 압출방식

FFF와 이름만 다르고 같은 방식이다. 플라스틱 재료를 녹여 노즐에서 분사하여 적층하는 방식으로 구성이 비교적 단순하고, 제품이 발달하여 일찍 저가화에 성공하였다. 현재 다른 3D 프린터보다 가격이 월등히 저렴하여 상당수 저가형이나 DIY 제품은 해당 방식을 채택하는 경우가 많다. 노즐이 텅 빈 바닥을 기준으로 해서 용액을 분사하여 적층하므로 바닥이 불안정한 제품은 별도의 지지대를 만들어 주어야하며 복잡한 조형이 힘들다.

(8) 재료 분사방식

액상 광경화성 수지를 노즐에서 분사한 후, 자외선을 경화시키는 방식을 이용하여 굳혀 적층하는 방식이다. 잉크젯의 3D프린터 버전이라고 보면 되고, SLA방식과 3DP방식을 섞은 방식이다. 다른 방식들은 한 물체를 한 가지의 색상으로만 프린팅할 수 있지만 MJ는 다양한 색상으로 프린팅이 가능하다. 또한 DLP와 같이 높은 정밀도를 자랑하고 투명한 소재를 사용 가능해서 돋보기에 쓸만한 광학 렌즈를 프린팅할 수 있다. 단점은 소재의 제한이 따르며 소재의 내구성이 좋지 않고 빛에 민감하다.

(9) 소결 방식(PBF : Powder Bed Fusion)

얇게 분말재료를 필드에 깐 다음 레이저로 선택된 부분만 녹여 굳히기를 반복하여 제품을 만드는 방식이다. 특수모래, 금속분말, 합성수지 등 분말로 된 소재라면 어떤 소재라도 가능하나 분말의 입자가 균일해야 하고 각 소재별로 레이저의 세팅을 따로 해야 하므로 세팅이 힘들다. 또한 3D프린터 장비와 사용되는 소재 모두 가격이 만만치 않으며 유지비용도 싼 편은 아니다. 출력하는 속도가 다른 방식과는 다르게 빠르지만 레이저를 쏴서 녹이는 과정은 레이저를 강한걸 쓰던지 여러 레이져로 병렬화를 하던지 해서 속도를 올릴 수 있지만 문제는 그 위를 파우더로 다시 덮는 코팅 과정이 속도를 빠르게 하는데 한계가 있다.

(10) 표면 접착방식

종이와 같은 얇은 재료를 레이저, 칼 등으로 조각하고 그것을 층층이 접착하는 방식이다. 종이, 플라스틱, 금속재질의 시트 형태 재료를 한층 한층 접착한 후 칼 또는 레이저 커터로 형태를 잡아 자르고, 이러한 작업을 반복적으로 하여 원하는 제품을 얻을 수 있다. AM이긴 하지만 깎아내는 과정이 필요한 하이브리드 방식이다. 열로 용접하지 않는 만큼 내부 잔류응력 처리나 공기 조절이 덜 필요하고 속도가 빠르다.

(11) 광수지화 방식

M-SLA, Masked SLA 방식이라 부르기도 한다. 액상 광경화성 수지가 담긴 통에 프로젝터를 이용하여 모델의 단면을 특정 위치에 맞춰 빛으로 투사하여 레진을

굳힘으로써 적층하는 방식을 말한다. 다른 방식과 다르게 단면을 통째로 굳히기 때문에 프린팅의 속도가 훨씬 빠르고, 빛을 사용하기 때문에 정밀도를 굉장히 높일 수 있다. 하지만 빛을 사용하는 원리상 빛샘 현상의 영향을 받아 정밀도가 떨어질 수 있으며 투명한 재료일수록 정밀도가 취약하기 때문에 제대로된 제품을 만들기 위해서는 매우 정밀한 빛 투자 메커니즘이 필요하다.

3D프린팅 기술은 자동차, 조선, 항공우주, 플랜트, 의료, 건축, 패션, 가정 소비재 등 전산업 분야에 걸쳐 맞춤형 제조방식의 이점을 살린 응용이 다각적으로 이루어지고 있다. 이 중 의료분야의 경우 환자 맞춤형 헬스케어 시장을 타겟으로 현재까지 여러 가지 임상시험 사례가 나오고 있으며, 일부 낮은 등급의 의료기기의 경우 상업화 가능성이 언급되고 있는 실정이다.

3D프린팅 기술의 의료기기 산업 응용의 경우 일반산업과는 달리 제품, 기업, 시장 3대 요소 이외에 임상검증, 인허가의 이슈가 포함되어 엄격한 기준에서의 생산, 유통의 관리가 필요한 분야이다.

일반적으로 3D프린트 맞춤형 의료기기가 시장에 진입하기 위해서는 연구개발 단계 이후 전임상, 임상시험을 거쳐 인체 안전성 및 유효성이 평가되어야 하고, 이후 허가심사 및 GMP(Good Manufacturing Practice) 인증을 통해 시판될 수 있다. 시판 이후에도 끊임없는 부작용 수집 및 안전관리를 통하여 해당 의료기기의 신뢰성을 확보하여야 한다. 또한 의료시장에서의 성공을 위해서는 보험 급여 반영 등 경제적인 문제도 수반되어야 하며, 이는 등급이 높은 의료기기일수록 시장진입 장벽이 높고 장기적인 접근이 필수적이다.

이러한 인허가 이슈와 관련하여 미국 FDA는 물론 국내 식약처에서도 세부 의료기기에 대해 가이드라인을 추진하고 있고, 이는 3D프린팅 제조 전단계 및 제조 후 멸균, 제조물의 물리적/생화학적 물성/안전성 등을 포함하여 실질적 활용사례를 이끌어내기 위한 노력이 이루어지고 있다.

따라서 현재까지의 3D프린팅 기술의 생체의료분야 응용사례는 대부분 연구개발, 전임상 또는 일부 부분허가 임상시험 허가 수준에 머물러 있다.

Tip GMP(Good Manufacturing Practice, 우수 의약품 제조 · 관리 기준)

GMP란 우수한 의약품을 제조하기 위하여 공장에서 원료의 구입부터 제조, 출하 등에 이르는 모든 과정에 필요한 관리기준을 규정한 것이다. 美 FDA가 1963년 GMP를 제정 · 공표하면서 WHO(세계보건기구)와 각국에서 GMP를 도입하기 시작했다. 우리나라는 1977년에 GMP를 도입했으며, 1995년에 의무화 했다.

10-2 의료와 3D프린팅 융합기술 적용

3D프린팅 기술은 최근 10~20년간 생체의료 헬스케어 분야와 연계되어 고부가 가치 창출을 기대할 수 있는 미래형 융복합 산업으로 큰 관심을 받고 있다.

CT/MRI와 같은 의료영상을 기반으로 한 수술용 시뮬레이션, 수술가이드 도구 등은 이미 다양한 외과수술 영역에서 실질적 임상사례로 많이 보고되고 있다. 또한 체내가 아닌 체외에 적용하는 의족, 의수 등의 보조기구, 재활의학 의료기기, 치과 의료기기 등은 비교적 낮은 등급의 인체적합성을 요하므로 활용이 점차 증대되고 있다.

조직재건용 의료기기의 경우 다양한 생체의료 소재를 활용한 연구사례가 있지만 대부분이 생체적합성이 완벽한 수준으로 검증된 일부 금속 소재에 임상사례가 집중되고 있다. 이는 소재 및 장비 개발뿐만 아니라 안전성 및 품질평가 체계가 함께 수반되어야 함을 의미한다.

FDA에서는 물론, 최근 국내 식약처에서도 맞춤형 의료기기 및 각종 지지체의 안전성/성능시험에 대한 허가심사 가이드라인을 공표하였다. 또한 이식형 의료기기, 인체모형, 소프트웨어, 의료기기 사용 예외조항 도입, 의료현장에서의 직접 의료기기 제조 등 다양한 이슈에 대하여 관리방안을 마련하기 시작하였다. 이러한 인허가 규제에 대한 선제적 노력과 더불어 산학연의 다학제간 융복합 연구개발이 활발히 이루어짐에 따라 다가오는 4차 산업혁명에서의 보건의료분야의 선구적인 입지를 다져나갈 수 있을 것으로 기대된다.

학습 10

1. 3D프린팅 기술의 의료서비스 적용

4차 산업혁명 핵심기술 중 하나인 3D프린팅 기술은 플라스틱, 금속, 세라믹, 분말, 액체류 또는 살아있는 셀과 같은 재료를 융합 또는 증착하여 최종 제품을 제조하는 방법으로 3D프린터로 제조된 의료기기의 경우 최근 들어 활발한 연구가 진행되고 있으며 의료 서비스 분야에 혁명을 가져올 것으로 예상이 되고 있다.

실제 3D프린터로 제조된 의료기기의 경우 고객 맞춤형 조직 및 기기, 보철물, 임플란트, 해부학적 모델 등의 용도로 활용 가능하다. 3D프린터를 이용하여 제조되는 의료기기의 경우 선행적으로 X-선, MRI(Magnetic Resonance Imaging) 또는

CT(Computerized Tomography) 스캔과 같은 2차원 촬영 이미지를 디지털 3D 인쇄파일 CAD(Computer-Aided Design) 파일에서 정의된 방법에 따라 3D프린터는 먼저 CAD 파일의 설정된 값에 따라 객체의 기초를 만들고 인쇄 헤드를 xy축을 따라 이동하며, 이와 더불어 z축을 따라 인쇄 헤드를 이동하면서 제조를 지속적으로 수행하게 된다.

2. 의료에 적용되는 3D프린팅의 장점

3D프린팅으로 제조된 의료기기 시장은 빠르게 확장되고 있으며, 다양한 장점으로 인해 미래의 의료 서비스에 새로운 패러다임을 가져올 것으로 예상되고, 세부적인 장점은 다음과 같다.

1) 사용자 맞춤형 의료기기의 제조

3D프린터가 의료 응용분야에서 제공하는 가장 큰 이점은 맞춤형 의료제품 및 장비를 생산할 수 있다는 것이다. 환자의 개인별 신체적, 체질적 성향이 다른 만큼, 의료기기를 제조할 경우 개인 맞춤화가 가능하다. 또한 필요시 수술실 등 의료분야에 사용하기 위해 맞춤형 도구를 생산할 수 있으며, 이를 통해 환자의 수술에 필요한 시간과 성공률을 증가시키는데 영향을 줄 수 있다.

2) 비용적 효율성 향상

3D프린팅의 다른 장점중 하나는 저렴한 비용으로 제품을 생산할 수 있다는 것이다. 기존의 제조 방법은 대규모 생산이 요구되고, 이에 따른 생산손실이 다수 발생한다는 단점을 가지고 있다. 그러나 3D프린팅 기술은 소량의 생산으로 인해 불필요한 자원낭비 및 제조 손실의 방지를 통해 비용적 효율성이 증가되어 경쟁력을 갖출 수 있다.

3) 생산성의 증대

3D프린팅 기술의 경우 제품에 따라 상이하지만, 보철 및 임플란트와 같은 품목을 제조하는 기술의 경우 기존의 제조방식과 비교하여 제조 속도가 빠르며, 프린팅 기술의 정확성, 신뢰성 및 반복성과 같은 다른 특성도 기술의 발전과 함께 점진적으로 개선되고 있다. 또한 3D프린팅에서 점점 더 많은 소재가 사용 가능해지고 있으며, 시장의 발전과 함께 의료 분야의 사람들을 포함하여 더 많은 사람들이 3D

프린터 기술을 활용해 개인적 또는 상업적 용도로 새로운 제품을 계속적으로 설계 및 제작을 진행할 수 있으므로, 추후 의료기기분야에 있어 3D프린팅 기술은 다양하게 활용이 가능하다.

그러나 이러한 의학적, 기술적인 발전에도 불구하고 규제적 관점에서 풀어야할 과제가 남아 있으며, 이를 해결하기 위해 전 세계적으로 표준안, 관련 가이드라인의 마련 등을 위한 노력을 통해 산업의 활성화와 제도적인 틀을 마련하고자 지속적인 노력이 진행되고 있다.

3. 활용분야 및 사례

3D프린팅 기술의 가장 큰 장점은 디지털 방식의 제조기술이라는 점이다. 이는 4차 산업혁명의 핵심 키워드인 정보통신 기술, 로봇기술, 사물인터넷 등과 연계될 수 있으며, 의료분야에서도 이러한 디지털 제조 방식의 이점은 의료영상기술을 기반으로 하는 맞춤형 의료기기 제조와 연계될 수 있다.

• 생체적합성 또는 체내에서의 기능성을 크게 필요치 않은 것(3D Printing)

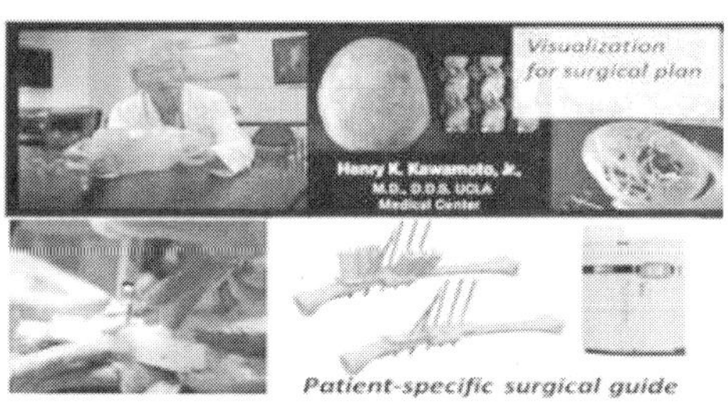

(a) 수술용 기구(Surgical Tool)

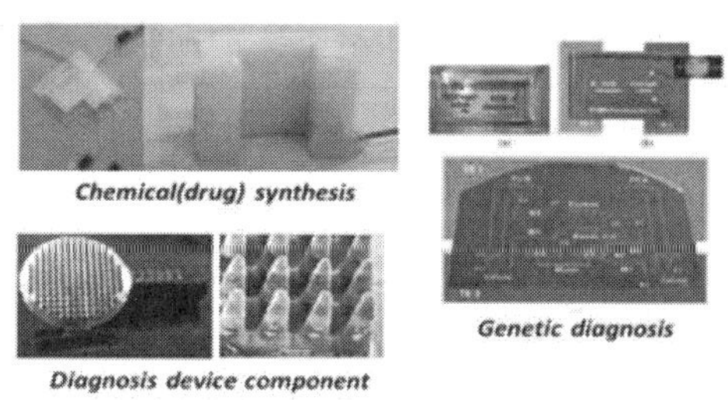

(b) 체외진단기기(Biochip/Medical Device)

• 생체적합성을 엄격한 수준 필요(3D Bioprinting)

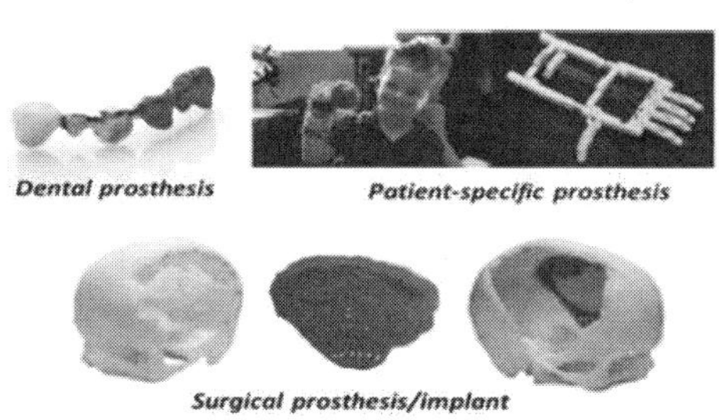

(c) 이식용(Prosthesis/Implanr(Cell-free))

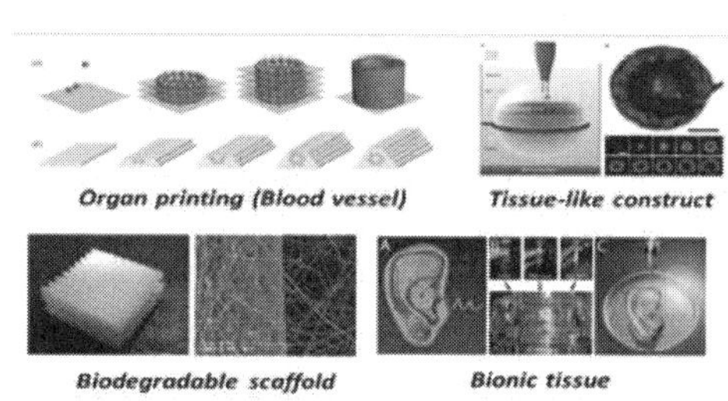

(d) 재활용(Tissue Engineering(Cell-based))

[그림 10-1] 의료분야에서의 3D프린팅 기술활용 분류

[그림 10-1]에서는 생체의료분야에서 활용되고 있는 3D프린팅 기술 응용사례를 분류하였다. 크게 재료 활용에 따라 두 가지로 분류할 수 있으며, 우선 생체 적합성 또는 체내에서의 기능성을 크게 필요로 하지 않는 수술용 기구 및 체외 진단기기 등이 있고, 직접적으로 체내/체외에 일정기간 이상 접촉을 함으로써 생체적합성을 엄격한 수준으로 필요로 하는 이식용 또는 재활용 의료기기가 있다.

1) 이식목적 외 응용사례

이식의 목적으로 사용되지 않는 의료기기는 앞서 언급한 바와 같이 생체적 합성을 낮은 수준에서 필요로 하기 때문에 상용 3D프린터가 가장 널리 활용되고 있다. 가장 먼저 3D프린터의 원초적인 활용분야인 제품개발의 시생산 목적으로서의 활용이 의료기기 개발에도 활용되고 있다. ACIST, Biorep, CBMTI, Ivivi Technologies 등 의료기기 전문회사들이 3D프린팅 기술을 활용하여 각종 임상시험기기 시제품을 제조하였으며, 이를 통해 최종 제품의 개발기간 및 비용절감의 사례를 보여주었다.

시제품은 본래 각종 산업분야에서 제품의 시각화를 통해 최종제품의 설계확립, 개발주체 간의 의사소통, 마케팅 등의 수단으로 활용된다.

의료분야에서의 시각화 모델의 경우는 이러한 목적 이외에 외과 수술의 사전 시뮬레이션 도구로서의 의미가 부가된다. 대표적인 사례로서 2002년 미국 UCLA 병원에서의 샴쌍둥이 분리수술에 활용된 시각화 모델을 들 수 있다.

두부의 복잡하게 연결되어 있는 혈관 및 신경계의 구조로 인해 기존의 단층 의료영상 이미지에 의존한 분리수술이 100시간 이상 소요되었던 반면, MRI 또는 CT 이미지로부터 복원된 3차원 데이터를 3D프린터로 제작하여 수술 시뮬레이션에 활용한 결과 22시간 만에 성공적으로 수술을 완료 하였다.

이러한 CT/MRI/초음파와 같은 의료영상 기술과 결합하여 현재까지도 복잡한 외과 수술에 있어 3D프린터로 제작된 시각화 모델은 실수로 인한 의료사고를 예방하고 수술시간 단축 등 의료행위의 효율을 증대시키는 데에 큰 도움이 되고 있으며, 의료 교육 측면에서도 유용하게 활용되고 있다.

최근 Stratasys에서는 투명소재와 다색 소재를 복합적으로 정밀하게 프린팅 가능한 장비들이 소개되면서 이러한 효율성을 크게 증대시키는 데에 큰 몫을 차지하고 있다. 수술 시뮬레이션 도구이외에도 의료영상 기반 환자 맞춤형 CAD 데이터는 실제 정형외과, 성형외과, 치과 등에 활용되는 수술용 가이드 구조물 제작에 활용될 수 있다. 3D프린터에 의해 환자 맞춤형으로 제작된 가이드 구조물을 이용하여 보다 정형화되고 정교한 외과 수술이 가능하다.

최근 Stratasys의 Objet 시리즈 3D프린터에서는 체내 점막접촉기준 24시간까지 사용이 가능한 인증 소재를 시판함에 따라 수술용 가이드 및 각종 기구 제조에 그 활용도가 더욱 늘어날 것으로 보인다.

한편 인체와 직접적으로 접촉하지 않는 범위에서 의약학 연구에 응용되는 사례를 들 수 있다. 일반적으로 마이크로 유체소자의 형태를 갖는 바이오칩(Biochip) 또는 랩온어칩(Lab On A chip)을 꼽을 수 있다. 이러한 소자들은 미소유체의 혼합을 기반으로 화학화합물의 합성, 유전물질 합성 및 조작 등의 사례로 연구된 바 있다. Cronin 등은 반응경로 및 반응시간, 반응물, 촉매구성 등을 3차원화하여 최적의 화학반응 조건을 제공할 수 있는 3D프린팅 'Reactionware' 개념을 창안하였다. 이는 향후 맞춤형 의약품 합성 제조에 기술적 기반을 마련할 것으로 기대된다. 이외 많은 연구사례에서 3D프린트 구조물을 통하여 직접적으로 미세채널을 형성하거나, 간접적으로 임시 구조물(몰드 또는 희생구조물)을 제작하여 정교한 미세채널 유체칩을 제작하는 사례들이 있다.

마이크로 유체소자 또는 바이오칩은 이후에 다룰 바이오프린팅 기술과 더불어 장기칩(Organ Chip) 기술로 발전하고 있으며 향후 약물스크리닝, 화장품 테스트 등에 널리 활용될 것으로 예상된다.

2) 지지체 기반의 조직공학 연구사례

조직공학 또는 재생의학으로 대변되는 이식형 의료기기는 공교롭게도 3D프린팅 기술의 태동기였던 1980~1990년대에 생체적합성/생분해성 고분자를 활용한 조직공학용 지지체(Scaffold)의 연구로부터 많은 발전을 이루었다. 이러한 고분자 기반의 조직공학용 지지체는 세포를 파종하여 일정기간 배양을 통해 목적 조직 또는 장기로서의 기능을 어느 정도 갖추게 하여 체내에 이식하는 것을 일반적인 과정으로 거친다. 세포 자체의 양적 증식으로는 특정 3차원적 외상을 치유하기에 부족하므로 지지체를 통하여 세포가 3차원적으로 자라는 것을 돕고, 조직 재생기간 중 기계적/구조적 버팀 역할을 하는 것이 기술의 핵심이라고 볼 수 있다.

지지체는 내외부로 세포가 자랄 수 있으며 구조물 내부로 침투한 세포로의 영양분산소 공급과 대사분비물 배출이 원활히 이루어질수록 오픈된 공극 네트워크를 갖는 다공성 구조로 특징지어진다. 또한 최근에는 세포의 체내 성장환경과 유사하게 구성하고자 세포외기질(Extra-Cellular Matrix, ECM)과 유사하게 구성하는 시도들이 이루어지고 있다.

고분자 지지체의 전통적인 제조방법으로는 [그림 10-2]와 같이 화학공학적 발포방식이 대표적이다. 공극에 해당하는 공간을 제거하는 방법으로서 고분자 용액 내의 입자를 녹여내거나(Particulate Leaching), 온도차에 의한 상분리(Phase Separation) 및 동결건조(Freeze Drying) 방법, 압력변화에 의한 가스발포법(Gas Foaming) 등이 있다.

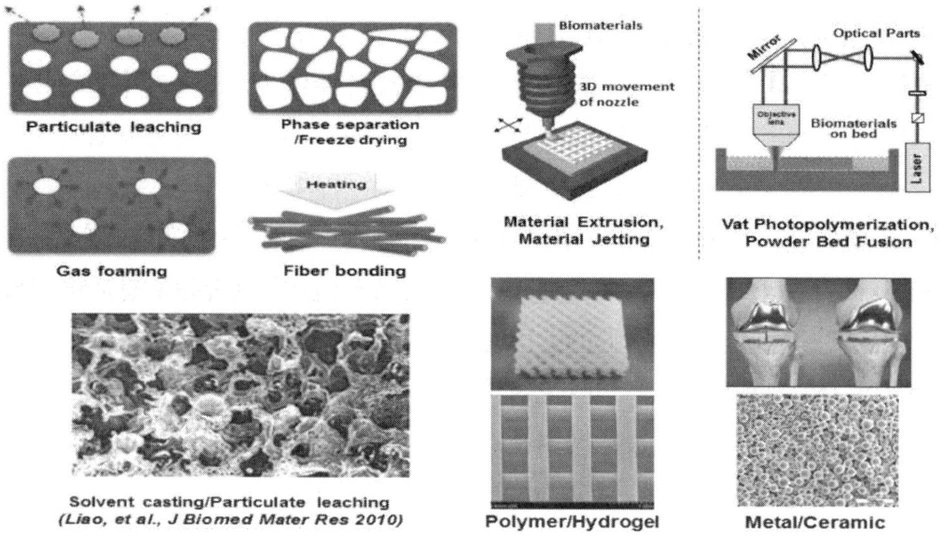

(a) 전통적인 발포방법(Typical Foaming)　　(b) 3D프린팅 방법

[그림 10-2] 조직공학용 지지체 제조방법

전통적 발포방법과 비교하여 3D프린팅을 활용하여 제작된 조직공학용 지지체는 크게 두 가지의 장점을 지니고 있다. 먼저 CT/MRI와 같은 의료영상 기반의 이미지를 기반으로 인체 조직 목표형상에 맞는 외형 구조제작 대응이 가능하다. 앞서 언급한 바와 같이 환자 맞춤형 의료기기 제조를 위하여 디지털 CAD 데이터 기반 기술의 장점을 활용할 수 있다.

또한 기본적으로 단위형상을 적층하여 제작하는 방식이므로 다공성 구조의 내부형상 및 내부 공극까지도 제어가 가능하여 공극간의 완전한 상호연결성을 확보할 수 있다. 이는 앞서 언급한 구조물 내외부로의 대사 물질전달을 원활히 할 수 있다는 데에 큰 의미를 갖는다. 이렇게 외곽형상뿐만 아니라 내부형상의 제어가 가능하다는 점은 공극의 불완전한 연결성과 자유형상 구현을 위하여 필연적으로 몰드를 필요로 하는 기존 발포제조법에 비해 여러 가지측면에서 장점을 지닌다고 볼 수 있다.

3D프린팅 기술 종류 중 FDM방식으로 대변되는 소재압출(Material Extrusion)법은 가장 먼저 지지체 제조에 시도되었고 현재까지도 가장 광범위하게 활용되고 있는 방식이다. 대부분의 생분해성 고분자들이 특정 온도영역에서 열원에 의해 용융되기 때문에 이를 가압함으로써 3D프린팅이 가능하다. 2000년대 초반 폴리 카프로락톤(PCL : Polycaprolactone)을 FDM 방식으로 3D프린팅하여 제작한 지지체가 3D바이오프린팅이 시초가 되었다.

광경화 방식의 경우는 FDM 방식에 비하여 우수한 형상정밀도 구현이 가능하나, 생체 적합성 및 생분해성에서 향후 많은 검증이 이루어져야 한다. Acrylated Trimethylene Carbonate(TMC) 기반의 광경화 고분자 전구체를 합성하고 이를 스테레오리소그래피 시스템에서 마이크로 구조물을 제작하고 생분해성을 검증하였다. Poly Propylene Fumarate(PPF) 기반의 생분해가 가능한 광경화 고분자를 활용하여 3D프린트 지지체를 제작하고 골아세포를 배양하여 기능성을 검증하였다.

이러한 기본적인 3D프린팅 방법 이외에도 소재를 혼합하거나 공정을 복합화 하는 방식을 통해 지지체의 기능을 개선하는 사례들이 발표되었다. 가장 대표적인 방법으로서 광경화 수지를 매개체로 한 슬러리(Slurry)를 이용하는 방법이 있다.

일반적으로 수산화인회석(Hydroxyapatite) 파우더의 경우 레이저기반의 소결로는제작이 어려우므로 슬러리를 광경화 3D프린팅 하여 임시구조물을 제작한 후, 고온열처리하여 광경화된 고분자 부분을 소결 제거하여 최종적으로 세라믹 구조물을 얻는다.

이러한 방식은 세라믹 프린팅 기술의 일반적인 방법으로 많이 활용되고 있다. 공정을 혼합하는 방식의 경우 두 가지 이상의 재료를 혼합 또는 교대로 분사하여 제작하는 사례를 들 수 있다. PCL과 하이드로젤 - 세포 바이오 잉크를 복합적으로 분사 제조하여 다양한 조직공학적 동물실험 사례를 보여줌으로써 진일보한 3D 바이오프린팅 기술의 가능성을 제시하였다.

한편 세포외기질의 나노섬유 구조를 모사할 수 있는 전기방사 공정을 3D프린팅 공정과 복합화함에 따라 연골과 근육의 미세구조를 모사하는 지지체 적용의 가능성을 보여 주었다. 이렇게 하이드로젤 또는 나노섬유를 3D프린트 구조물에 내재함에 따라 세포가 잘 자랄 수 있는 체내와 유사한 특정 환경을 제공할 수 있다.

3) 금속 3D프린팅 기반의 임상사례

국내외 대부분의 3D프린팅 기술 기반의 임상사례는 주로 금속소재를 이용한 골조직 이식재가 대부분인 실정이다. 생체 면역반응이 극히 적고 높은 강도를 지니는 티타늄, 코발트 기반의 합금이 주로 이용된다.

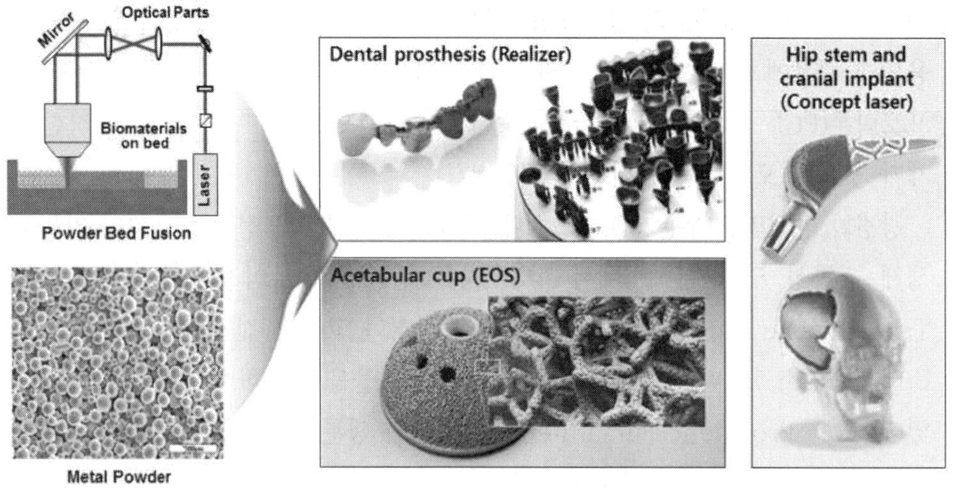

[그림 10-3] 금속 3D프린트 의료기기 사례

[그림 10-3]과 같이 이러한 금속 소재는 분말의 형태로 제공되어 고에너지를 분말베드 표면에 조사하여 3차원 구조물을 적층제조하게 된다. [그림 10-3]과 같이 대표적인 금속 3D프린터 제조사 EOS, Realizer, Concept laser 사 등이 치과용 보철, 고관절 비구컵, 대퇴부, 두개골 등 골조직 보철과 관련하여 다양한 제조사례를 보여주고 있다. 이러한 고강도 금속 3D프린트 구조물은 성형외과, 정형외과, 치과, 신경외과 각종 수술 의료현장에서 골조직 재건 또는 대체를 목적으로 활용되고 있다.

이는 첫째로 외상성 골절 및 퇴행성 마모 등 직접적인 이유로 인한 골결손을 치유·대체하기 위한 목적으로 사용될 수 있다. 이와는 달리 골종양환자의 종양부위를 절제하고 이를 대체하기 위한 종양 임플란트로도 활용되고 있다. 국내 일부 병원에서도 악성 골종양 환자에 대해서 CT 기반의 정확한 종양 임플란트를 설계 제작하여 골조직 제거를 최소화하여 사지 보존 수술을 하는 사례들이 보고되고 있다.

이는 기존의 PMMA(Polymethyl Methacrylate)와 같은 골시멘트 또는 자가골/동종골 이식에 비하여 임상적으로 유효한 결과를 내고 있으며, 특히 기존의 제조

방식으로 제공되는 금속 종양 대치물 임플란트에 비해 신속하고 정확한 형상으로 제공되어 환자 맞춤형 이식의 장점을 극대화할 수 있다.

다만 티타늄, 코발트 합금 기반의 금속 3D프린트 구조물의 경우 일반적인 골조직에 비해 강도, 탄성계수 등이 월등히 높아 하중을 받는 부위의 적용에 있어 설계 및 적용에 주의를 기울여야 한다. 이러한 임플란트와 골조직 간의 기계적 물성 차이에서 오는 응력차폐(Stress Shielding) 현상은 계속적인 일상적 활동에 의해 임플란트에 하중이 집중되고 결국 주변 골조직의 퇴화를 일으킬 수 있다.

따라서 기계적 물성의 적절한 매칭을 위한 임플란트의 구조적 설계 또는 소재 물성확보가 중요한 과제이다. 또한 뇌수술 후에 사용되는 금속 인공 두개골의 경우는 방사선 투과성(Radiolucency)이 보장되지 않으므로 수술 후 추적관찰을 위한 방사선 투과형 소재를 활용하거나 적절한 구조물 설계 적용이 필요하다. 전반적으로 금속 3D프린팅 기술은 아직까지 고가의 소재 및 장비를 활용해야하는 한계점이 있으며 의공학 차원의 설계, 소재 기술 및 제조 노하우를 요구하고 있다.

4) 세포기반의 바이오프린팅 연구사례

최근 3D프린팅 기술은 실제 살아있는 세포를 다루는 수준으로 발전하였으며,이를 통하여 본격적인 3D 바이오프린팅이라는 연구 영역이 개척되었다. 세포를 직접적으로 노즐을 통하여 패터닝 또는 프린팅하게 될 경우, 좁은 노즐 내부를 배양액과 함께 통과하는 세포가 매우 큰 전단 응력을 받게 되어 세포의 생존률이 급격히 떨어지게 된다. 이를 보전하기 위한 방법으로 하이드로젤을 사용하는 것이 일반적이다. 하이드로젤은 고분자 중에서도 약하게 사슬결합이 이루어져 있는 중합체로서 수분을 머금을 수 있는 동시에 일정 수준의 기계적 강도에 의해 3차원적인 형상 유지가 가능하여 세포를 감싼 형태로 3D프린팅이 가능한 소재이다.

3D프린팅이 이루어졌을 때 세포를 보호할 수 있을 뿐만 아니라 프린팅 이후에도 하이드로젤이 기본적으로 가지고 있는 다공질 특성으로 배양액을 통한 외부로 부터의 영양분 공급이 가능한 장점이 있다. [그림 10-4]에서는 이러한 하이드로젤을 경화 메커니즘에 따라 3D프린팅 활용사례를 분류하였다. Gelatin 또는 Agarose와 같이 특정 온도 영역 이하에서 액상 상태와 젤 상태의 전이가 일어나는 특징을 이용한 프린팅 방식이 있다. PEG-DA(Poly Ethylene Glycol Diacrylate)와 같은 UV경화 합성 고분자는 분자량 조절 등의 방법으로 기계적 물성을 제어하여 [그림 10-4]에서 보는 바와 같이 높은 정밀도의 형상을 구현하는 것이 가능하다. 가장

널리 하이드로젤 프린팅 소재로 사용되는 Alginate는 칼슘이온에 의하여 경화되며, 노즐 프린팅 직후 칼슘이온을 직간접적으로 전달하기 위한 다양한 방법이 연구되어 왔다. Fibrinogen의 경우 Thrombin에 접촉하게 되면 경화가 이루어지며 이를 활용한 적층구조물 제작 연구가 이루어진 바 있다.

하이드로젤의 경우 앞서 언급한 바와 같이 사슬결합이 느슨하게 이루어져 있어 세포의 대사물질 이동이 어느 정도 이루어지긴 하나 일정 이상의 크기로 프린팅될 때 물질전달의 한계점이 있다. 이를 개선하기 위하여 Miller 등은 수용성 소재를 이용하여 3D프린트 격자구조를 만들고 여기에 세포가 포함된 하이드로젤을 입힌 후 격자구조를 녹여내어 조직 내 혈관구조를 구현함으로써 물질전달이 원활히 할 수 있게 하였다.

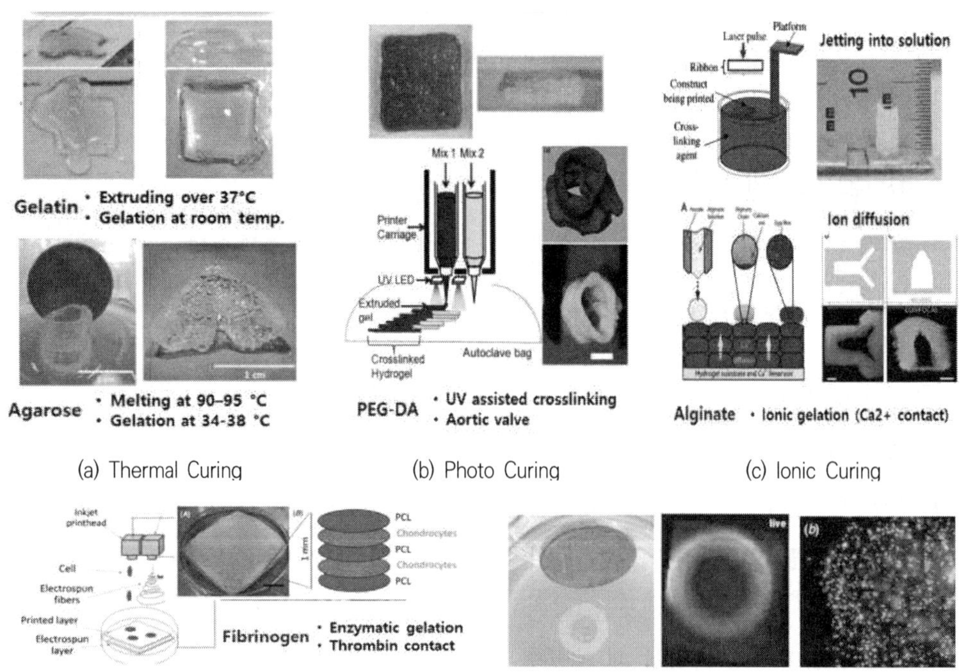

(a) Thermal Curing (b) Photo Curing (c) Ionic Curing

(d) Enzymatic Curing (e) Bio-ink(Cell Suspension)

[그림 10-4] 경화 메커니즘에 따른 하이드로젤 3D프린팅 활용사례

최근에는 단순 조직재건 기능을 넘어서 전기적 특성을 지니는 나노기반 소재를 연골세포를 포함하는 하이드로젤과 함께 3D프린팅하여 Bionictissue를 제작하는 사례가 보고되었다. 이는 단시간에 조직공학 및 재생의학 분야로의 활용을 기대하기 어렵겠지만, 향후 융합기술의 미래를 보여주는 좋은사례라고 볼 수 있다.

수행 내용

재료 · 자료

• 의료와 IT기술의 융합 관련 자료

기기(장비 · 공구)

• 컴퓨터, 문서작성 프로그램, 프린터, 주변기기

안전 · 유의사항

• 의료 및 IT 관련 장비의 안전 및 유의사항을 숙지한다.

수행 순서

01 3D프린팅의 구조와 파트별 명칭관련 용어를 분석하라.

1. 3D프린터의 구조와 파트별 명칭

출력 중 발생하는 문제 상황을 이해하고 적절한 조치를 취하기 위해서는 3D프린터를 구성하는 기본 파트들의 이해가 필요하다. 3D프린터는 기본적으로 다음 3가지의 파트로 구성된다.

〈표 10-2〉 3D프린터의 구성

명 칭	구성 부품	역 할
헤 드	노즐부, 모터, 드라이브 기어, 쿨러(팬)	필라멘트 공급 및 압출
베 드	베드, 베드 프레임	출력물 안착
구동 파트	X-Y벨트, X-Y-Z모터, 가이드	헤드 및 베드 구동

학습 10

1) 헤 드

(1) 노즐부

필라멘트의 삽입~압출까지 통로가 되는 파트이며 일반적으로 노즐, 히팅블록으로 구성된다. 히팅블록에는 히터와 온도 센서가 장착되어 노즐의 온도를 조정한다.

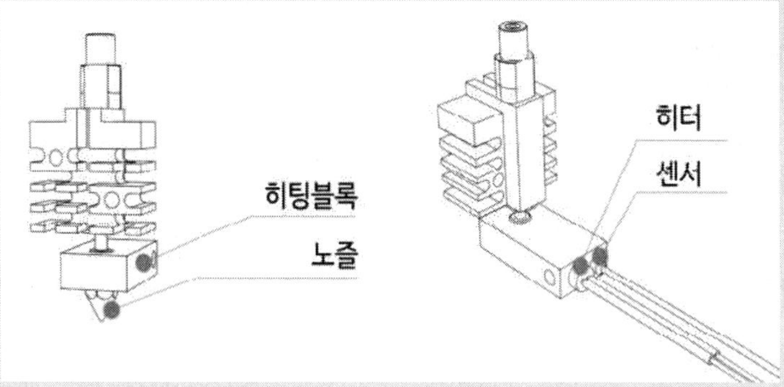

[그림 10-5] 노즐부의 구조 예시

(2) 헤드 구동부

모터, 드라이브기어, 스프링 및 베어링으로 구성된다. 삽입된 필라멘트를 정밀하게 밀거나 당기면서 노즐부에서 압출이 가능하게 해준다.

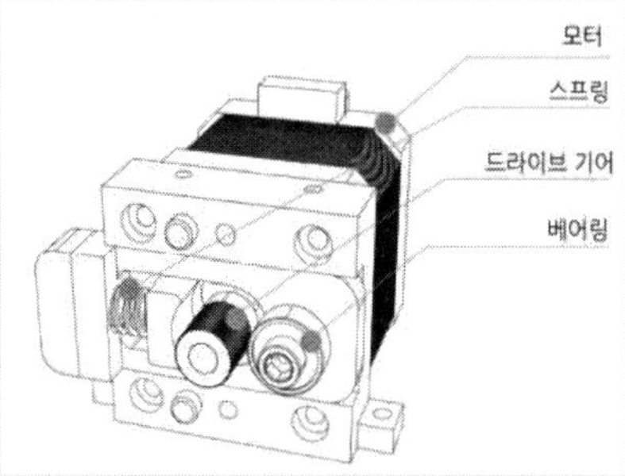

[그림 10-6] 헤드 구동부의 구조 예시

(3) 쿨러(팬)

헤드부에 장착되는 팬은 2가지이다. 하나는 히팅블록 상단에 장착되어 통로의 열을 식힘으로써 노즐에서 발생된 열이 헤드 상부로 올라오는 것을 방지하는 헤드 팬이다. 그리고 다른 하나는 노즐에서 압출된 필라멘트를 식혀 새로운 레이어가 빠르게 굳어 적층될 수 있도록 도와주는 필라멘트 팬이다.

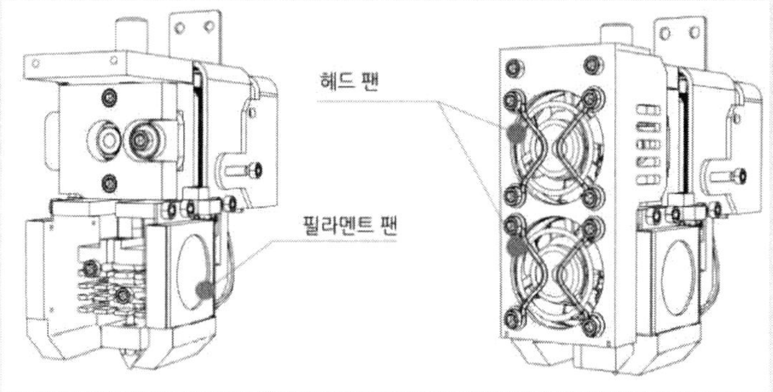

[그림 10-7] 팬 구조 예시

2) 베 드

(1) 베드 표면

압출된 필라멘트가 적층되는 파트이다. 오랜 시간의 출력이 성공하기 위해서는 필라멘트가 베드에 안정적으로 안착되는 것이 매우 중요한데, 이를 위해 다양한 소재의 베드를 사용하거나 밑면에 열을 가해 안착률을 높인다.

(2) 베드 프레임

베드가 장착되어 움직일 수 있도록 Z축 가이드에 조립된 파트이다. 보통 베드 프레임 위에 베드를 장착해 Z축 가이드를 따라 위아래로 움직이지만, 설계 방식에 따라 베드가 위아래로 움직이지 않고 헤드가 위아래로 움직이는 제품도 존재한다(델타 방식의 3D프린터).

(3) 레벨링 시스템

베드에 필라멘트를 압출하는 적층형 방식의 3D프린터는 베드 위 어느 위치에서나 노즐과 베드 사이의 거리가 동일해야 하는데, 이를 조정하기 위해 각 위치에서 레벨링(Leveling)을 조정한다. 일반적으로 베드의 네 모서리와 중앙 부분을 기준으로 간격을 조정한다.

학습 10

Tip 레벨링(Leveling)

3D프린팅에서 말하는 레벨링은 다음의 두 가지 동작을 의미한다.

① 베드와 노즐 사이의 간격 조정
② 베드의 수평 상태 조정

적층 방식의 특성상 베드와 노즐 사이의 간격이 일정한 수준으로 유지되어야 안전한 적층이 가능한데, 베드의 수평 상태가 틀어지면 베드의 각 지점마다 노즐과의 간격이 달라지므로 해당 간격과 베드의 전체 수평 상태를 일정하게 유지하는 것이 필수적이다.

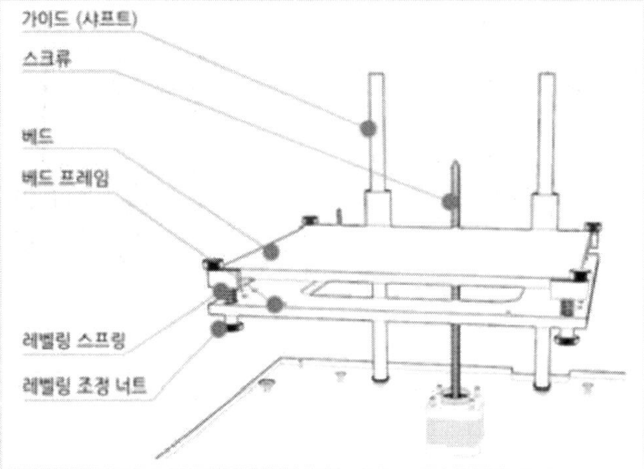

[그림 10-8] 베드 및 레벨링 시스템 구조 예시

3) 모션 구동부

모션 구동부는 X-Y-Z(가로-세로-높이)의 방향으로 헤드와 베드를 움직인다. 힘을 발생시키는 모터와 힘을 전달하는 벨트, 이동 경로인 가이드(LM가이드, 샤프트 등)로 구성된다.

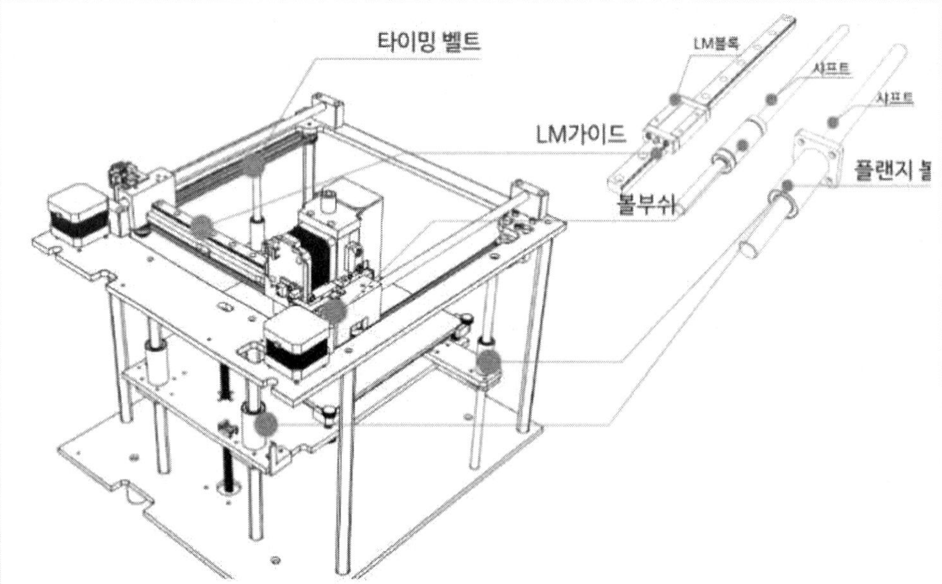

[그림 10-9] 구동 파트 예시

2. 필라멘트의 압출 원리

삽입된 필라멘트는 헤드 내부의 통로를 통과하며 가열, 용융, 압출의 단계를 거치면서 베드에 적층된다. 이때 헤드 구동부는 모터의 힘으로 삽입된 필라멘트를 아래 방향으로 이동시키고, 이동된 필라멘트는 노즐부를 통과하면서 히팅블록에 의해 고온으로 용융된다. 이렇게 용융되어 액체 상태에 가까운 필라멘트가 노즐을 통해 압출되어 베드에 안착된다.

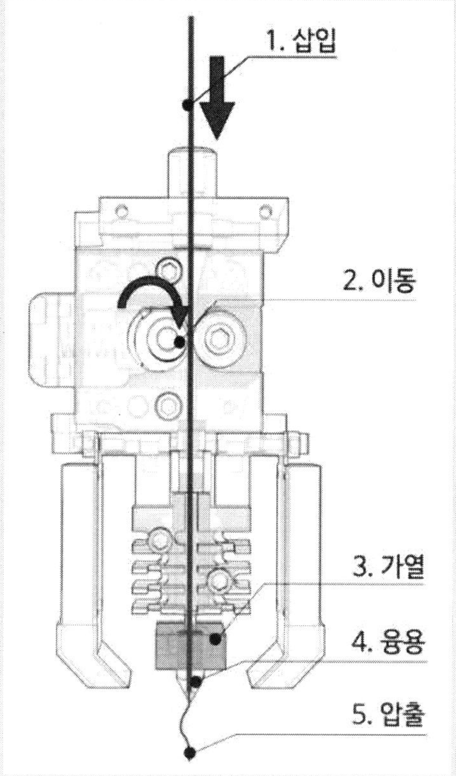

[그림 10-10] 필라멘트 압출 원리

3. XYZ 이동 원리

소프트웨어(슬라이서 프로그램)에서는 모델의 형태에 따라 헤드의 이동 거리나 방향, 베드의 위아래 움직임을 계산하고, 이를 종합한 출력 명령을 G-code라는 형식의 파일로 만든다. 이 명령에는 XYZ의 위치 정보가 담겨 있는데, 이를 기기 내부의 메인보드에서 연산하고 각 XYZ모터에 명령을 전달하여 해당하는 파트가 움직이게 된다.

1) XYZ 모터

각 모터는 전기적 힘을 물리적 힘으로 변환하며, 각 축의 움직임의 동력이 된다. 3D프

학습 10

린터에는 각 축의 정확한 위치 선정을 위해 정밀 제어가 가능한 스텝모터가 사용된다.

2) 벨트 및 풀리

모터의 동력은 헤드와 베드를 움직이는 힘의 직접적인 원천이라면, 벨트는 모터와 파트간 동력을 전달하는 역할을 한다. 각 축을 모터와 연결하여 모터의 힘을 축에 전달하는데 각 축의 정밀한 제어를 위해 타이밍 벨트가 주로 사용되며, 모터와 벨트는 모터 축에 장착된 풀리를 통해 연결된다.

3) 가이드

모터와 벨트로부터 전달된 동력을 직선 운동으로 변환하는 장치이다. 원활한 움직임을 위해 LM가이드 또는 샤프트와 베어링으로 구성되며, 각 축의 동력 전달의 정도에 따라 위치 이동을 하여 노즐의 좌표를 결정한다.

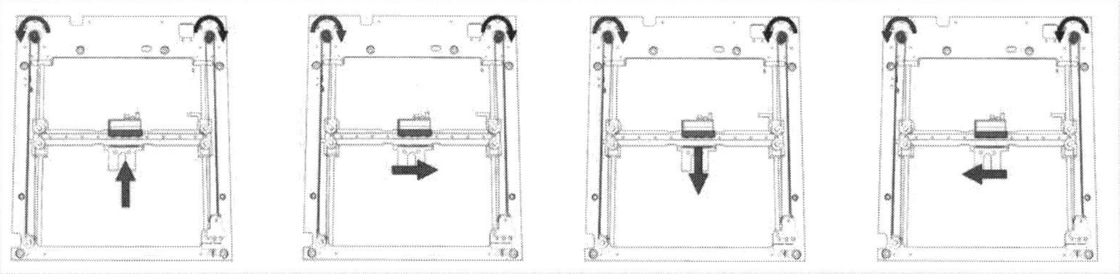

[그림 10-11] XY축 구동 원리

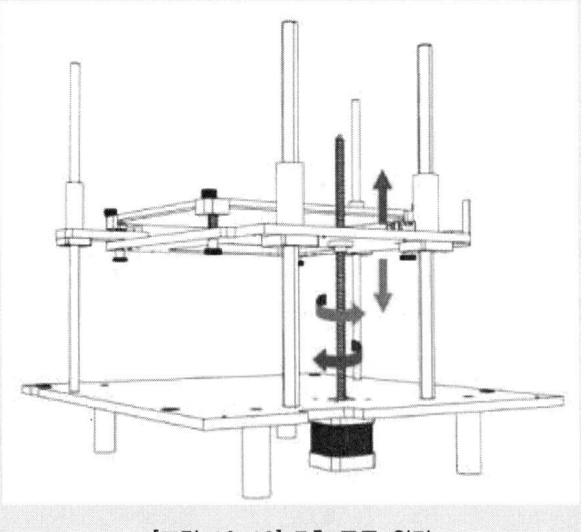

[그림 10-12] Z축 구동 원리

4. 용어정의

① 2D : x축 및 y축에만 치수가 있는 평면 형태

② 3D : 2차원 화상을 3차원 화상으로 만드는 과정

③ 3D프린터 : 3D프린팅을 위해 사용하는 장비

④ 3D프린팅 : 3차원 모델 데이터를 이용하여 소재를 적층하여 3차원 물체를 제조하는 프로세스

⑤ 절삭가공(Subtractive Manufacturing, SM) : 일정한 부피의 재료를 밖에서 안으로 깎아서 제조하는 방법

⑥ 적층 가공(Additive Manufacturing) : 삼차원 모델 데이터로부터 출력물을 만들기 위해 소재를 결합하는 공정으로, 알반적으로 겹겹이 층(Layer)을 쌓아 제작하는 방식으로 절삭가공 및 조형가공(Formative Manufacturing) 방식과는 반대 개념

⑦ 레이어(Layer) : 출력물 면을 만들기 위해 소재가 배지되거나 펼쳐져서 만들어진 영역

⑧ 홀 흐름 유량계(Hall Flow Meter) : 겉보기 밀도와 유동도를 측정하는 측정도구

⑨ 겉보기 밀도 : 겉보기 밀도로서 분말의 중량을 체적으로 나눈 값

⑩ 유동율(Flow Rate) : 일정량의 분말이 대기압하에서 특정 용기를 통과하는데 걸리는 시간

⑪ 열수축(Heat Shrinkage) : 온도 변화로 인해 출력물의 길이, 부피 등이 줄어드는 현상으로 3D프린팅에서는 특히 출력물이 식는 과정에서 일어나는 열변형

⑫ 열팽창 : 열가소성 수지가 가열됨에 따라서 부피가 커지는 현상으로 정도가 심하면 압출 불량 현상을 일으킴

⑬ 계단 효과 : 출력물의 표면에 계단처럼 적층 자국이 남는 것

⑭ 뒤틀림(Warping) : 열수축으로 인해 출력물이 뒤틀려 중간에 금이 가거나, 베드에서 떨어져 버리는 현상

⑮ 3D프린터를 이용한 환자맞춤형 의료기기 : 특정 환자의 3차원 모델 데이터를 기반으로 소재를 적층하여 요구사항을 만족하는 3차원 제품으로 제조 프로세스를 거친 의료목적의 모든 의료기기

⑯ 레이저 소결(Laser Sintering) : 분말 적층 응용 공정에서 사용되는 용어로써, 밀폐된 공간 내에서 하나 이상의 레이저를 사용하여 분말 소재의 층으로 쌓여진 표면 입자를 선택적으로 녹여서 출력물을 제작함

⑰ 소재 공급자(Material Supplier) : 적층 가공 시스템에서 가공되는 소재/원재료의 공급자

⑱ 위성분말(Satellite) : 금속 분말 제조 공정 또는 금속 분말 적층 가공 시 평균 입자 크기 의 구형 분말 표면에 아주 작은 금속 입자 분말들이 붙어 있는 형태의 분말
⑲ 분말 배치(Powder Batch) : 분말 원재로써, 재사용 분말, 미사용 분말 또는 두 가지를 혼합한 분말
⑳ 분말 베드(Powder Bed) : 분말 원재료가 열에너지에 의해 녹거나, 결합제를 사용하여 누적되거나 선택적으로 융합되어 출력물을 제작하는 적층가공 시스템 내의 제작 구역을 의미함
㉑ 분말 혼합(Powder Blend) : 하나 이상의 동일한 공칭조성(Nominal Composition) 분말 로트로 부터 분말을 혼합하여 제조된 분말
㉒ 분말 로트(Powder Lot) : 단일 분말 제작 공정 사이클에서 추적 가능하고 통제된 조건 하에 제작된 분말
㉓ 재사용 분말(Used Powder) : 하나 이상의 제작 사이클 동안 적층가공 장비로 공급된 적이 있는 원재료 분말
㉔ 미사용 분말(Virgin Powder) : 단일 분말 로트에서 사용되지 않은 분말
㉕ 내화 금속(Refractory Metals) : 높은 열, 부식 및 마모에 대한 내성으로 알려진 금속 그룹
㉖ 겉보기 밀도(Apparent Density) : 분말 입자들 사이의 모든 공간 또는 내부의 기공을 포함해 쌓아 담은 분말의 단위 체적당 무게
㉗ 충진 밀도(Tab Density) : 일정 질량의 분말을 특정 용기에 넣어 기계적으로 진동시켜 더 이상 부피가 줄어들지 않을 때의 밀도
㉘ 비열(Specific Heat) : 단위물질의 온도를 1℃ 올리는데 필요한 열에너지
㉙ 열전도율 : 열전달을 나타내는 물질의 고유한 성질
㉚ 응집(Agglomeration) : 분말입자간 점착력으로 뭉치는 현상
㉛ 적층효율(Deposition Efficiency) : 송급량(Delivery Rate) 대비 적층이 되는 정도

02 3D프린팅 관련 국내외 대표기업에 대하여 분석하라.

1. 국내기업

1) ㈜캐리마(Carima)

대한민국 최초 마스크 투영 이미지 경화방식(Digital Light Processing)방식의 산업용 프린터를 제작하는 기업이다. 2000년 12월 1일에 설립되었으며 주요 사업은 3D프린터, 시제품제작, 3D프린터 기타 부품제조 등이 있다.

캐리마는 비인두 면봉과 안면 보호대를 제작하여 코로나19 팬데믹에 적극적으로 대응하고 있으며, 앞으로도 3D프린팅 의료기기 제작 분야를 넓혀갈 예정이다.

2) ㈜인스텍(InssTek)

기술을 자체적으로 성공한 것으로 잘 알려진 기업이다. 산업용 3D프린터를 제조하는 업체로, 직접금속성형(Directed Metal Tooling)기술을 보유하고 있다. 고에너지용 기술을 세계에서 2번째로 개발했으며 전자, 자동차 등 다양한 분야에 장비를 납품하고 있다. 인스텍은 2001년 8월 22일에 설립되었고 주요사업으로는 금속 3D프린터, 정밀 기계장비 제조, 장비 임대 등이 있다.

3) ㈜로킷(Rokit)

로킷은 대한민국 최초 데스크탑 3D프린터인 에디슨(3Dison)을 출시하였고, 열용해적층방식(Fused Deposition Modeling) 방식의 개인용 3D프린터를 제조하는 업체이다. 2012년 1월에 설립되어 3D 바이오프린터의 제조 및 판매를 하며, 이를 활용한 인체의 장기 재생 연구를 주요 사업으로 하고 있다.

2. 해외기업

1) 스트라타시스(Stratasys)

미국 기반의 3D프린터 및 3D 생산 시스템 제조업체이다. 스트라타시스는 스콧 크럼프(Scott Crump)에 의해 1989년에 설립되었고, 본사는 이스라엘의 레호보트에 있다. 스트라타시스의 첫 제품인 3D 모델러(Modeler)를 1992년에 판매하였고, 1994년에 나스닥에 상장하였다. 전 세계적으로 고객을 확보하고 있으며, 국내에도 2014년도에 스트

학습 10

라타시스 코리아(Stratasys Korea)를 설립하였다. 이스라엘의 오브젯(Objet)과 2012년에 합병을 발표한 이후, 메이커봇 인더스트리(MakerBot), 솔리드컨셉(Solid Concepts)을 인수하였다.

2) 3D 시스템즈(3D Systems)

미국의 3D 시스템즈는 3차원 콘텐츠를 제작하고 서비스를 제공하는 등 3D프린팅 관련 하드웨어와 소프트웨어를 공급하고 있다. 3D 시스템즈는 척 헐(Chuck Hull)에 의해 1986년에 설립되었다. 본사는 남부 캘리포니아 락 힐(Rock Hill)에 위치하고 있으며, 1987년에 최초의 3D프린터인 SLA-1을 출시하였다. 3D 시스템즈는 세계 최초로 3D프린터를 상용화한 회사로, 꾸준히 3D 제조업체의 1위를 지키다가 1996년에 스트라타시스에 처음으로 1위를 내주었다. 대표적인 인수합병 사례로는 2013년 피닉스시스템즈(Phenix Systems), 2014년 이스라엘의 심바이오닉스(Simbionix)가 있다.

3) 엔비전텍(EnvisionTEC)

독일의 엔비전텍은 디지털 디자인 파일에서 개체를 구축하는 6가지 고유 기술을 기반으로 40개 이상의 데스크톱 및 3D프린터 소재를 개발하고 제조, 판매하는 기업이다. 엔비전텍은 고객에게 보석류, 치과, 의료기기 및 애니메이션 산업의 서비스를 제공한다. 엔비전텍은 2002년에 설립되었으며, 본사는 미시간 주 디어본에 위치한 북미 본사와 독일 글라드베크에 국제 본사가 위치해있다. 우크라이나 키예프, 매사추세츠 워번에 연구 및 개발을 위한 추가 시설이 있다.

03 3D프린팅의 문제점과 전망에 대하여 분석하라.

1. 문제점

3D프린팅은 컴퓨터로 만든 설계도를 입력하면 그 설계에 따라 종이, 플라스틱 액체 등의 원료로 3차원(3D)의 입체적 고체 물질을 프린트하는 출력 기술이다.

이러한 3D프린터가 대중화가 되면 사회에 놀라운 변화를 가져올 것이 확실한 기술이지만 다른 한편으로는 저작권, 복제에 대한 문제가 새롭게 대두될 수 있는 계기가 될 확률이 매우 높다. 예를 들어 누구나 권총 설계도를 가지고 있다면 3D프린팅으로 플라스틱 권총을 만들 수 있다.

3D프린팅으로 만든 플라스틱 권총으로 실탄을 쏠 수도 있다고 한다. 이에 따라 실제로 미국 연방정부는 플라스틱 권총 설계 도면 배포를 중지시켰다. 또한 상당한 기술력이 들어간 복잡한 설계의 물건도 설계도만 있다면 3D프린터로 만들어 낼 수 있는데, 만약 어느 회사의 핵심 설계도가 유출돼 똑같은 디자인과 똑같은 디자인으로 특정 국가에서 매우 값싸게 시장에 판매 된다면 매출 타격은 물론이고 그 회사의 이미지까지도 타격을 받을 수밖에 없다. 현재 제일 큰 문제는 이러한 저작권 및 복제에 대한 문제에 대한 해결책으로는 정부의 규제 및 기업의 보안이라는 대책밖에 없다는 점이다.

2. 전 망

세계 4대 회계법인 중 하나인 딜로이트는 매년 다양한 산업 예측 보고서를 작성하는데 각종 첨단 산업의 2109년 전망이 담긴 예측 보고서를 제시했다. 'TMT(Technology, Media and Telecommunications)-Predictions-2019'라는 제목의 보고서이다. 이 보고서의 내용 중 3D프린터에 대한 전망도 나왔는데, 2014년 3D프린터 시장의 붐이 일어났던 때와 비슷하게 2019년 3D프린터 시장이 재도약할 것이라는 예측과 함께 미래 전망이 밝다고 했다. 그 이유는 다음과 같다.

2014년과 달리 2019년 3D프린터 재료의 수가 두 배 이상 늘어났으며, 또한 여러 재료를 복합적으로 출력가능한 3D프린터가 등장하였다.

과거에 금속 3D프린팅은 SLS(Selective Laser Sintering)방식으로 출력 했지만 최근에는 보다 빠른 Binder Jet Printing 방식의 출력 방식이 주로 쓰이면서 과거와 다르게 3D프린터의 출력 속도가 2배 이상 증가했으며 앞으로도 증가할 것이다.

과거 고성능의 금속 3D프린터는 10*10*10cm의 빌드 볼륨을 갖고 있었으나, 최근 많은 수의 금속 3D프린터가 30*30*30cm의 빌드 볼륨을 가지고 있어 실제 소비자들이 사용하는 제품의 부품으로 활용될 수 있을 만큼의 출력 가능한 크기가 확장되었다.

신규 대기업들이 3D프린터에 관심을 가지고 3D프린팅 시장에 진입함으로써 시장을 검증하고 전체 산업을 훨씬 더 바르게 혁신하도록 하고 있다는 점이다.

최근에는 정밀도 및 재료 물성이 향상되면서 제조현장에서 실제 부품으로 활용되는 사례가 늘고 있으며, 2013년 미국 오바마 대통령의 연두교서에서의 "거의 모든 제품의 제작 방식을 혁신할 잠재력을 가졌다"라고 언급된 후 전 세계적인 제조업 혁신 열풍이 불고 있다.

영국의 이코노미스트(Economist) 지는 3D프린팅 기술이 내연기관과 컴퓨터에 이어 3차 산업혁명을 이끌 기술 중 하나로 소개하였고, MIT 테코놀로지 리뷰에서는 2013,

2014년 연속 3D프린팅 유관기술을 10대 혁신기술로 선정하였으며, 삼성 경제연구소에서는 7대 파괴적 혁신기술로 3D프린팅 기술을 선정하는 등 국내외 주요 언론 및 정책기관에서 3D프린팅 기술의 미래전망을 밝게 내다보고 있다.

최근에는 정보통신, 로봇, 사물인터넷 등과 더불어 디지털 제조기술로 대표되는 3D프린팅 기술이 4차 산업 혁명의 핵심적 역할을 할 것이라는 전망이 지배적이다.

앞으로 로봇, AI 등의 신기술과 3D프린터의 결합을 통해 3D프린터가 4차산업혁명의 스마트 공장의 한 부분을 차지하게 될 것이다.

04 3D프린팅에 적합한 환경에 대하여 분석하라.

열에너지에 의한 소재의 변화를 통해 모델이 제작되는 3D프린팅의 특성에 비추어 볼 때, 3D프린터를 정상적으로 운용하기 위해서는 이에 적합한 환경 여건 조성이 필요하다. 3D프린터에 삽입되어 있는 소재가 정상적으로 공급되고 있는지와 같은 기본적인 출력 세팅부터, 3D프린터가 구동되는 실내 온도나 습도와 같이 다소 놓치기 쉬운 요소들이 전체 출력의 완성에 직접적인 영향을 미칠 수 있기 때문이다. 3D프린팅은 출력 시작 이후 오류가 발생하면 이를 되돌리거나 수정 후 이어서 진행할 수 없고, 다시 처음부터 출력을 해야하는 한계가 있기 때문에, 출력을 시작하기 전에 문제 발생 여지가 있는 모든 요소를 꼼꼼하게 확인한 후 출력해야 한다.

〈표 10-3〉 출력에 영향을 미치는 환경 요인

요 인	영 향
온 도	주변 온도가 지나치게 낮으면 출력 시 수축 현상이 발생해 출력물 바닥이 말려 올라오는 휨 현상이 발생할 수 있음
습 도	높은 습도의 환경에서 사용할 경우 소재에 따라 출력 품질이 저하되거나 노즐 내부에서 막힘 현상이 발생할 수 있음
바 람	창문을 통해 강한 바람이 유입되거나 에어컨 바람이 내부로 직접 닿을 경우, 적층 시 주변 온도가 낮아져 오류가 발생하거나 바람에 의해 정상적으로 적층되지 않을 수 있음
직사광선	햇볕이 기기로 직접 비출 경우, 기기 작동 중 과부하가 발생하거나 출력물 적층 시 레이어가 식으면서 정상적으로 굳지 않아 품질이 저하될 수 있음

1. 3D프린터의 전원 공급 확인

구동되는 3D프린터의 전원 장치가 올바르게 연결되어 있는지 확인한다. 일시적인 전원 차단의 가능성을 최소화하기 위해 기기에 연결되어 있는 전원 케이블, 어댑터, 콘센트가 단단하게 결합되어 있는지 확인하는 것이 바람직하다. 출력을 장시간 동안 할 경우, 사용자가 항상 3D프린터를 지켜보고 있을 수 없기 때문에, 3D프린터의 전원 케이블은 가급적 사람이 지나다니지 않고 외부 환경에 영향을 받지 않는 위치에 고정시킨다.

2. 3D프린터 구동 확인

1) 헤드-노즐 간 필라멘트 공급 확인

필라멘트가 정상적으로 공급되어 압출되고 있는지 확인한다. 모델이 출력되어 적층되는 면을 자세히 관찰하여 노즐에서 필라멘트가 압출되어 나오는지 확인하거나, 헤드에 삽입되어 있는 필라멘트를 손으로 잡아 일정한 속도로 삽입되어 움직이는지 인지한다.

2) 각 축의 구동 확인

각 축의 움직임이 정상적으로 진행되는지 확인한다. 일반적으로 3D프린터의 가로-세로-높이 축은 모터를 거쳐 벨트, LM 가이드, 스크류 등의 제어를 통해 움직인다. 그런데 해당 축을 통해 헤드나 베드와 같은 기기 파트가 움직일 때 이물질 등 외부 요소가 개입히면 정확한 위치에 소재를 적층하는 데 문제기 발생할 수 있다. 이는 구동 시 비정상적인 소음을 통해 1차적으로 확인할 수 있으며, 파트 이동 시 튐 현상 등 이상 움직임을 통해서도 감지할 수 있다. 이러한 경우 출력을 정지하고 해당 파트를 점검한 뒤 다시 출력하는 것이 바람직하다

3. 필라멘트 상태 확인

3D프린터는 높은 온도로 가열된 노즐에 헤드 내부의 모터가 필라멘트와 맞물려 이를 공급하면서 출력이 진행된다. 이때, 필라멘트가 모터를 통해 물리적으로 당겨짐에 따라 외부 간섭 없이 원활하게 공급될 수 있도록 여러 조건을 확인한 뒤 출력을 시작해야 한다.

1) 필라멘트 거치 상태 확인

필라멘트가 모터에 의해 당겨질 때, 필라멘트가 거치되어 있는 위치나 방향에 따라 모터가 당기는 힘이 달라진다. 일반적으로 필라멘트는 3D프린터로 장착되는 삽입부에 가까울수록 안정적으로 공급되며, 거리뿐 아니라 필라멘트가 롤에 감겨 있는 방향에 따른

거치 각도도 이에 영향을 미친다. 사용하는 3D프린터의 매뉴얼에서 안내하는 필라멘트 거치 방법을 따르되, 필라멘트가 롤에서 풀리는 방향을 고려하여 올바른 위치에 필라멘트를 거치한다.

2) 필라멘트 꼬임상태 확인

생산 과정에서 가끔 필라멘트의 필라멘트가 롤에 꼬여서 감겨 있는 불량이 발생한다. 정상적인 필라멘트의 경우 모터의 힘만으로 필라멘트가 당겨져 노즐 파트까지 원활하게 공급되지만, 필라멘트가 꼬여 있는 경우 모터의 힘으로 이를 풀어서 당길 수 없기 때문에 출력 도중 공급이 중단된다. 이러한 경우 헤드는 움직이되 필라멘트가 압출되지 않아 출력물이 완성되지 않은 채 종료되기 때문에, 처음부터 출력을 다시 시작해야 하는 상황이 발생한다. 이를 방지하기 위해 필라멘트가 꼬여 있는경우 출력 전에 새로운 필라멘트로 교체하여 출력해야 한다. 출력 도중 필라멘트가꼬여있는 것을 발견한 경우에는 출력 중간에 주기적으로 필라멘트를 풀어 원활한 공급을 확인해야 한다.

4. 외부 환경 확인

3D프린팅은 고체 〉 액체 〉 고체로 이어지는 화학적 성질 변화를 거쳐 모델을 제작하기 때문에 온도와 습도, 바람 등 다양한 주변 환경 요소로부터 영향을 받는다. 온도의 경우 상온 15~30도 사이의 실내에서 사용하는 것이 바람직하다. 겨울철 차가운 바깥 공기가 유입되는 학교 복도나 난방 시설이 없는 실내에서 출력하는 경우, 베드에 충분한 열이 전달되지 않아 출력물 바닥이 수축되어 말리는 휨 현상이 발생하거나 출력물이 베드에서 이탈하는 문제가 발생할 수 있다.

이외에도 직사광선에 노출되는 창가, 냉난방기 바람이 직접적으로 닿는 장소, 유동 인구가 많아 외부의 간섭이 발생할 수 있는 장소 등은 안정적인 출력을 위해 피하는 것이 좋다.

학습활동.10 교수 · 학습 방법

교수 방법

- 의료와 3D프린팅 융합기술에 대한 관련 용어, 구성, 방식 이해 정도를 파악한 후 수업을 진행한다.
- 교수자의 주도로 의료와 3D프린팅 융합기술 등의 내용을 PPT 자료로 제시한 후 설명한다.
- 가능하면 사전에 개인별 학습 자료를 준비하여 모든 학생이 참여할 수 있는 문제 해결식 수업, 협력 수업이 가능하도록 한다.
- 의료와 3D프린팅 융합기술 전 과정을 작업의 순서에 따라 단계적으로 실습이 이루어질 수 있도록 지도한다.
- 교재를 통해 수업을 준비하는데 있어서 필요한 모든 정보나 팁, 힌트 등 도움이 될 만한 내용들을 확인할 수 있다.
- 학생들이 만들게 될 각 모델들은 수업시간에 중점적으로 다뤄질 부분과 어휘, 질문, 답을 포함하고 있으며 또한 탐구할만한 추가적인 아이디어들도 포함하고 있다.

학습 방법

- 의료와 3D프린팅 융합기술에 대한 관련 용어를 숙지하고, 의료와 3D프린팅 융합기술에 대해 이해한다.
- 의료와 3D프린팅 융합기술의 각 단계별 중점 사항을 체계적으로 학습한다.
- 의료와 3D프린팅 융합기술의 수행순서의 전 과정을 실습한다.
- 의료와 3D프린팅 융합기술의 내용을 이해한다.
- 의료와 3D프린팅 융합기술을 이해하고 숙달이 될 때까지 학습한다.

학습 10

학습활동.10 평가 및 피드백

평가 준거

- 평가자는 피평가자가 수행 준거 및 평가 내용에 제시되어 있는 내용을 성공적으로 수행할 수 있는 지를 평가해야 한다.

학습내용	평가항목	성취수준		
		상	중	하
의료와 3D프린팅 융합기술	의료와 3D프린팅 융합기술을 이해할 수 있다.			

평가 방법

- 작업 포트폴리오

학습내용	평가항목	성취수준		
		상	중	하
의료와 3D프린팅 융합기술	의료와 3D프린팅 융합기술을 이해할 수 있다.			

- 필기시험

학습내용	평가항목	성취수준		
		상	중	하
의료와 3D프린팅 융합기술	의료와 3D프린팅 융합기술을 이해할 수 있다.			

- 체크리스트를 통한 관찰

학습내용	평가항목	성취수준		
		상	중	하
의료와 3D프린팅 융합기술	의료와 3D프린팅 융합기술을 이해할 수 있다.			

- 피드백

1. 작업 포트폴리오
   - 제출한 보고서를 평가한 후 주요사항에 대하여 표시하여 돌려준다.
2. 필기시험
   - 평가 결과 성적이 저조한 학생은 보고서 제출 기회를 부여한다.
3. 체크리스트를 통한 관찰
   - 실습 과정에서 평가한 후 개선해야 할 사항 등을 정리하여 돌려둔다.

참 | 고 | 문 | 헌

1. 스마트 헬스케어 유망시장 동향 및 진출전략, KOTRA, 2019.10.
2. 이승관, 글로벌 디지털 헬스케어 기술동향과 과제, IITA, 2017.12.13.
3. 프로스트 앤 설리번, Global Digital Health Outlook(2020), 2019.8.
4. 박찬호 · 이장우, 인공지능 헬스케어 산업의 실용화 동향, 정보통신기획평가원, 2020.6.17.
5. 김주한, 빅데이터 기반의 개인 맞춤의료 서비스, BioINpro 13호, 2015.
6. 스마트 헬스케어 의료기기 기술, 표준 전략 보고서, 식품의약품안전평가원, 2018.8.
7. 박소영, 중국의 빅데이터 시장 트랜드와 시사점, 국제무역통산연구원, 2020.11.
8. 김태형, 데이터가 생명을 살린다. 바이오협회, 2020.6.
9. Combining genomics and epidemiology to track mumps virus transmission in the United States, PLOS Biology, 2020, https://doi.org/10.1371/journal.pbio.3000611
10. Public health surveillance and data collection: general principles and impact on hemophilia care, Hematology, 2012, https://doi.org/10.1179/102453312X13336169156537
11. Mayo Clinic to sequence 100K participants to build genomic database for improved care and research in collaboration with Helix, https://newsnetwork.mayoclinic.org/discussion/mayo-clinicto-sequence-100k-participants-to-build-genomic-database-for-improved-care-and-research-incollaboration-with-helix/
12. Through partnership with Color, 10K NorthShore patients will get whole genome sequencing. https://medcitynews.com/2019/01/color-northshore/
13. Data-sharing brings hope to rare disease patients around the globe, https://www.ga4gh.org/news/data-sharing-brings-hope-to-rare-disease-patients-around-the-globe/
14. 문유정, 강지민, 데이터 3법개정과 의료빅데이터 활용방안, 경기도경제과학진흥원, 2002.3.16.
15. 박세환, 보건의료 빅데이터 활용 의료산업 동향, HIRA 빅데이터 브리프
16. 박재은, 헬스케어 분야에서의 빅데이터 활용 동향, KDB산업은행, 2019.10.28.
17. 빅데이터 및 인공지능(AI) 기술이 적용된 의료기기의 허가 · 심사 가이드라인(민원인 안내서), 식품의약품안전처, 2017.
18. 유헬스케어 진단지원시스템 임상시험계획서 작성 가이드라인(민원인 안내서), 식품의약품안전처, 2015.
19. 의약품 임상시험 통계 가이드라인(민원인 안내서), 식품의약품안전처, 2016.
20. 체외진단용 의료기기의 임상적 성능 허가심사 가이드라인(민원인 안내서), 식품의약품안전처, 2015.
21. 한 손에 잡히는 임상연구 : 설계와 실행의 모든 것, 임상시험리뷰 연구회 옮김, 2015.
22. Statistical Guidance on Reporting Results from Studies Evaluating Diagnostic Tests, FDA, 2007.
23. Use of Real-World Evidence to Support Regulatory Decision-Making for Medical Devices, FDA, 2017.

24. 김진한, 신약개발 프로세스 혁신을 위한 AI 활용, 한국제약바이오협회정책보고서, 2017.
25. 배영우, 인공지능을 이용한 신약개발 동향 및 활용사례, 생명공학정책연구센터, BioINpro, 2017.
26. 배수인, 4차 산업혁명 시대, 제약산업에서의 빅데이터 활용, 한국제약바이오협회정책보고서, 2017.
27. 배영우, 4차 산업혁명 시대, 인공지능을 활용한 신약개발, 한국제약바이오협회정책보고서, 2017.
28. 이관용 외, 의료 인공지능 현황 및 과제, 한국보건산업진흥원, 보건산업브리프, 2016.
29. Evaluate, World Preview 2016, Outlook to 2022, 2016.
30. 박순영, 인공지능을 활용한 신약개발 연구동향, 융합연구정책선터, 2018.1.
31. 전종홍외 7, 감염병 재난에 대응하기 위한 의료인공지능의 기술 표준동향, ETRI Insight, 2020.01
32. 박민주, 심사평가원, 블록체인 활용 보건의료분야 디지털 전환 기초마련, 헬스코리아뉴스(http://www.hkn24.com) 2020.12.28.
33. Global Blockchain Technology Market in the Healthcare Industry, 2018-2022
34. 임지윤, 보건의료 블록체인 기술 활용 방안, 바이오협회, 2020.3.
35. 이은지, 블록체인 기술의 국외 보건의료분야 적용사례 및 시사점, HIRA,, 3030sus 14권 2호
36. 최한준, 헬스케어 산업에서의 블록체인 기술의 활용, 보건산업브리프, 2017.5.12.
37. 유성진 · 박기성 · 김종현 · 박영호, 양자 컴퓨팅에 안전한 NTRU 기반 상용 기술 동향에 관한 연구, 한국통신학회, 2017.
38. 공개키 암호알고리즘 개발에 관한 연구. 정보통신부 한국정보보호센터, 1992.12.
39. 블록체인이 일으키는 금융, 유통, 의료, 에너지 업계의 변화. IDG DeepDive, 2017.
40. 디지털 세계의 신뢰를 확보하는 블록체인의 의미와 과제, 그리고 미래. IDG Tech Report, 2017.
41. 김수범, 글로벌 의료사물인터넷 시장동향, 보건산업브리프, 2017.12.1.
42. https://www.nexeonmed.com/
43. Frost & Sullivan, "Internet of Medical Things (IoMT) is an amalgamation of medical devices and applications that can connect to healthcare information technology (IT) systems using networking technologies," 2017.
44. 2020년도 AIoT 서비스 제품 및 기업편람, 한국지능형사물인터넷협회, 2020.
45. 박석희, 3D프린팅기술 및 생체의료분야 응용 동향, BiioNpro, 35호 2017.
46. 3D 프린터, 나무위키
47. 3D 프린팅, 네이버 지식백과
48. CNC〉, 나무위키
49. SO/ASTM 52900:2015〉, 아이에스오
50. Binder Jetting, 3D허브
51. DMLS/SLM〉, 3D허브
52. Directed Energy Deposition, YOUTUBE
53. tjoeunic, 3D프린터 알아보기, 네이버 블로그, 2019.1.28.
54. 곽노필 기자, 3D 금속 프린팅부터 양자 도약까지…2018년 10대 혁신기술, 한겨레신문, 2019.2.26.

55. 전희윤 기자, 3D프린팅으로 만든 '인공 심장', 서울경제, 2019.8.16.
56. 한준규 기자, 3D 프린터로 권총 만든다. 뜨거운 찬반 논란〉, 서울신문, 2018.7.29.
57. 김형우 기자, 머리붙은 '샴쌍둥이' 자매 영국서 50시간 수술 끝에 분리, 연합뉴스, 2019.7.16.
58. 김민중 기자, 중국, 6일만에 5층 아파트 뚝딱...3D프린터 건설시대, 중앙일보, 2019.6.9.
59. Defense Distributed, Liberator-Dawn Of the Wiki Weapons, 유튜브, 2013.5.5.
60. 쓰리디톡, 딜로이트, 3D 프린터 다시 한 번 급성장 예상, 네이버 블로그, 2019.1.28.
61. 스트라타시스, 위키백과
62. 3D그루, 스트라타시스(Stratasys), 3D그루, 2019.6.25.
63. 스트라타시스, 위키백과
64. 이선우 기자, 3D프린팅 시장의 선두주자 '3D시스템즈', 한국경제, 2018.10.15.
65. 3D그루, 3D 시스템즈(3D Systems), 3D그루, 2019.08.22.
66. 엔비전텍, 위키백과
67. 엔비전텍소개, 3DPBM
68. 캐리마소개, 캐리마 공식 홈페이지
69. 캐리마정보, 잡코리아 공식 홈페이지
70. 서재창 기자, 캐리마, 3D프린팅 기술로 채취용 면봉 및 보호구 제작 진행해, 헬로티, 2020.6.3.
71. 인스텍정보, 잡코리아 공식 홈페이지
72. 기술평가부 고재경 연구원, 3D프린팅 기술 현황 - 소재산업을 중심으로, KDB산업은행
73. Stratasys, "Medical Case Studies," http://www. stratasys.co.kr/resources/case-studies/medical(Accessed 12 NOV. 2014)
74. Turkcadcam, "Rapid Prototyping Helps Separate Conjoined Twins," http://www.turkcadcam.net/rapor/otoinsa/uyg-medikal-conjoined-twins.html(Accessed 12 NOV. 2014)
75. Kitson, P. J., Rosnes, M. H., Sans, V., Dragone, V., and Cronin, L., "Configurable 3D-Printed Millifluidic and Microfluidic 'Lab on a Chip' Reactionware Devices," Lab on a Chip, Vol. 12, No. 18, pp. 3199- 3522, 2012.
76. He, Y., Wu, Y., Fu, J., Gao, Q., and Qiu, J., "Developments of 3D Printing Microfluidics and Applications in Chemistry and Biology: a Review," Electroanalysis, Vol. 28, No. 8, pp. 1658-1678, 2016.
77. Mikos, A. G. and Temenoff, J. S., "Formation of Highly Porous Biodegradable Scaffolds for Tissue Engineering," Electron. J. Biotechnol., Vol. 3, No. 2, pp.114-119, 2000.
78. Zein, I., Hutmacher, D. W., Tan, K. C., and Teoh, S. H., "Fused Deposition Modeling of Novel Scaffold Architectures for Tissue Engineering Applications," Biomaterials, Vol. 23, No. 4, pp. 1169-1185, 2002.
79. Kwon, I. K. and Matsuda, T., "Photo-polymerized Microarchitectural Constructs Prepared by Microstereolithography(mSL) using Liquid Acrylate-end-capped Trimethylene Carbonate

-based Prepolymers," Biomaterials, Vol. 26, No. 14, pp. 1675-1684, 2005.

80. Lee, J. W., Ahn, G. S., Kim, D. S. and Cho, D. W., "Development of Nano- and Microscale Composite 3D Scaffolds using PPF/DEF-HA and Micro-stereolithography," Microelectron. Eng., Vol. 86, No. 4, pp. 1465-1467, 2009.
81. Seol, Y. J., Park, D. Y., Park, J. Y., Kim, S. W., Park, S. J., and Cho, D. W., "A New Method of Fabricating Robust Freeform 3D Ceramic Scaffolds for Bone Tissue Regeneration," Biot ech. Bioeng. Vol. 110, No. 5, pp. 1444-1455, 2013.
82. Kang, H. W., Lee, S. J., Ko, I. K., Kengla, C., Yoo, J. J., and Atala, A., "A 3D bioprinting system to produce human-scale tissue constructs with structural integrity,"Nat. Biotech., Vol. 34, pp 312-319, 2016.
83. 교육부, NCS 학습모듈, 3D프린팅 구현, LM0802011010_17v1.

학습 1	의료와 IT 융합기술의 개요
학습 2	의료와 IT 융합기반의 인프라 기술
학습 3	의료와 빅데이터 기술융합
학습 4	의료와 인공지능 기술융합
학습 5	의료와 블록체인 기술융합
학습 6	의료와 사물인터넷 기술융합
학습 7	의료와 XR 기술융합
학습 8	의료와 디지털콘텐츠 기술융합
학습 9	의료와 디지털트윈 기술융합
학습 10	의료와 3D프린팅 기술융합
학습 11	**의료와 디지털마커 기술융합**
학습 12	의료와 5G/원격 기술융합
학습 13	의료와 IT 기술융합의 미래

학습 목표	1. 의료와 디지털마커 기술융합을 이해할 수 있다.

11-1 디지털 바이오마커 관련 기술

1. 디지털 바이오마커의 센싱기능 파악 및 분류

1) 센싱기능

디지털 바이오머커 기술의 착용형 스마트기기는 옷, 바지, 안경, 신발 등과 같이 착용하기 편리하도록 설계되어 사용자와 용이하게 소통할 스마트기기를 의미한다. 착용형 스마트기기를 구현하는 핵심 기술 중 하나는 센서기술이다.

센서(Sensor)는 열, 온도, 빛, 소리, 압력 등의 물리, 화학적인 양 또는 변화를 감지하거나 계측 및 구분해 전기적인 신호로 알려주는 부품이나 기구, 또는 계측기이다. 최근의 스마트 센서들은 수집한 정보 중에서 특정 정보를 추출하는 기능이 있다. 따라서 센싱기술은 정보를 수집, 처리 및 관리하고 이러한 정보를 서비스로 구현할 수 있는 환경을 지원하는 기술이라고 할 수 있다.

학습 11

디지털 바이오머커 기술의 개인용 디바이스의 핵심은 센서이다. 바이오리듬의 경우 핵심은 어떤 센서로 인식할 것인가인데, 개인 정보를 다뤄야하는 센서에 대한 상세한 기술적인 제시가 필요하다. 이런 센서의 개발이 선행되어야 새로운 정보를 읽고 그로인한 파급효과를 만들어 낼 수 있다. 또한 어떻게 전력을 전달할지에 대해 설계 단계에서부터 고민해야 한다.

생화학 센서를 이용하여 뇌파, 피부 전기저항, 심장 박동, 체온 등의 생체신호를 측정할 수 있는 의료 센서 기술을 개발할 수 있다. 또한 인체의 pH 농도나 염도 등의 측정이 가능한 센서와 온도, 습도, 오존지수, 자외선 지수 등을 측정할 수 있는 환경 센서를 활용하여 삶의 질을 증진할 수 있는 스마트 라이프, 웰니스 등의 서비스를 개발할 수 있으며, 이를 위해 다양한 센서 기술의 개발이 필요하다. 대표적인 센서 관련 기술은 데이터 프로세싱, 나노기술, 배터리 관련 기술, 인터페이스 기술, 센서 플랫폼 관련 기술 등이 있다. 〈표 11-1〉은 센서 관련 기술의 대표적인 분류를 나타낸다.

〈표 11-1〉 센서 관련 기술의 대표적인 분류

유 형	특 징	대표 사례
데이터 프로세싱	• 센서 자체적으로 데이터를 처리하는 프로세서나 레지스터가 있어 실시간 데이터 처리가 가능함 • 데이터를 선 처리할 수 있어 장치의 소형화가 가능할 것으로 기대됨	Image sensor with MCU & IFP (Aptina Imaging)
나노기술	• 반도체 공정의 향상으로 설계 회로의 크기가 매우 작아짐 • 주변 환경을 탐지하는 센서 플랫폼의 크기가 현저하게 줄어들어 다양한 활용 기술이 발달할 것으로 기대됨	Smartdust (Berkeley Robotics Lab)
배터리	• 기존의 2차전지의 정형화된 모습에서 벗어나 새로운 모양으로 개발됨 • 유연성이 뛰어나고 두께도 굉장히 얇아 초소형 웨어러블 디바이스 개발에 상당한 도움이 될 것으로 기대됨	Flexible Battery (Imprint Energy)
인터페이스	• 다양한 디바이스 간에 다중 네트워킹을할 수 있게 함 • 근거리 내 같은 네트워크에 속한 어느 장치가 고장 나더라도 다른 장치를 통해 데이터 전송이 가능함 • 이종의 네트워크를 하나의 칩으로 접속할 수 있게 함	Single-board ZigBee+Wi-Fi Interface (JMP Systems)
센서 플랫폼	• 기존의 일반적인 컴퓨터보다 매우 작고 특정 애플리케이션을 위해 구현됨 • 전력 소모가 현격히 적으며 데이터 처리 속도가 빠름	Edison (Intel)

2) 센서의 종류와 효과

다양한 센서들은 다양한 효과를 지니고 있다. 센서의 효과에는 홀 효과, 광전 효과, 압전 효과, 열전 효과, 코리올리 효과가 있다. 홀 효과는 전류와 자기장에 의해 전도체 물질에 나타나는 효과이며, 광전 효과는 금속과 같은 물질이 고유의 파장보다 짧은 전자기파를 흡수하면 전자를 내보내는 효과를 말한다. 기계적인 일그러짐을 가하여 유전 분극을 일으키는 현상을 압전 효과라고 하며, 전기와 열의 상관 현상에 관련되는 효과를 총칭하여 열전 효과 또는 열전 현상이라고 한다. 코리올리 효과는 코리올리 힘 또는 전향력이라고 하는데, 회전하는 시스템에서 느껴지는 관성력을 말한다. 〈표 11-2〉는 센서의 종류, 〈표 11-3〉은 센서의 효과를 요약한 것이다.

〈표 11-2〉 센서의 종류

유 형	특 징
가속도 센서	• 이동하는 물체의 충격 또는 가속도 측정 • 3축(X, V, Z)의 값으로 물체의 움직임 측정
온도 센서	• 섭씨나 화씨의 정도를 수치로 표현 • 대기 중 혹은 국소 부위의 온도 측정
음향 센서	• 음파 신호에서 특정 주파수 샘플링 후 디지털 데이터로 표현 • 다양한 종류의 음파 측정
이미징 센서	• 주로 가시광의 영상 활용 • 피사체에서 반사된 빛을 디지털 이미지화
심장 박동 센서	• 분당 심장 박동 수(BPM, Beats Per Minute) 측정 • 인체의 심장 박동 측정
맥박 센서	• 혈중 헤모글로빈 상태 측정 • 광 신호를 이용하여 혈액 내 산소 포화도 측정
혈당 센서	• 혈류 속 혈당 측정 • 적외선을 피부에 조사하고, 빛의 흡광도를 이용한 혈당량 측정

〈표 11-3〉 센서의 효과

효 과	내 용
홀 효과(Hall Effect)	자기장과 전류에 의해 전도체 물질에 나타나는 효과
압전 효과(Piezoelectric Effect)	기계적인 일그러짐을 가하여 유전 분극을 일으키는 현상
광전 효과(Photoelectric Efffect)	금속 등의 물질이 고유의 파장보다 짧은 파장의 전자기파를 흡수하면 전자를 내보내는 현상
열전 효과(Thermoelectric Effect)	열과 전기의 상관 현상과 관련된 효과
코리올리 효과(Coriolis Effect)	회전하는 시스템에서 느껴지는 관성력

(1) 홀 효과

자장에 비례하여 기전력이 발생하는 현상이 홀 효과이다. 전류가 흐르고 있는 도체, 반도체, 전해질 용액 등의 양단에 자기장이 걸리면, 전하는 자기장 내 움직이는 방향과 수직인 힘을 받게 한다. 도체 양단에 플러스, 마이너스 전하가 약간 이동하게 되며, 전류 및 자기장에 수직 방향으로 양단에 전기장이 발생하게 되는 것이다. 따라서 홀효과를 이용하여 자기장이나 전하 운반자 밀도 측정에 사용되며, 이런 효과를 이용한 것이 홀 센서이다.

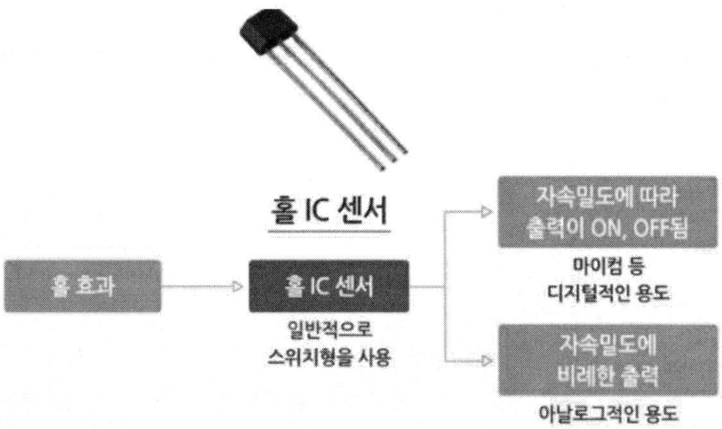

[그림 11-1] 홀 효과

홀 센서는 자기장의 세기에 따라 전압이 변화하는 소자이다. 홀 센서는 스위치형의 홀 IC센서를 일반적으로 사용하는데, 이 센서의 특징은 자속의 밀도에 따라 출력이 ON/OFF하며, 그렇기 때문에 주로 마이컴 등의 디지털적인 용도로 사용한다. 출력이 자속밀도에 비례하는 특징으로 인해 아날로그적인 용도로도 사용한다. 우리가 알고 있는 나침반도 자기 센서의 일종이라고 할 수 있으며, 모터 등 기계장치의 회전수 또는 위치 측정에도 활용되고 있다.

(2) 압전 효과

압전 효과는 역학적인 압력 에너지를 전기적인 에너지로 변화하는 것을 말하며, 반대의 경우로 전기적 에너지를 기계적인 압력 에너지로 변화하는 것이 역 압전 효과이다.

전기쌍극자를 가진 재료에 물리적인 힘을 가하면 결정을 구성하는 분자 혹은 이온 간에 상태변화가 발생하게 한다. 재료가 힘을 받게 되면 결정 구조가 찌그러지게 되고, 전기쌍극자의 크기 변화가 발생하게 되며, 주변의 전기장이 바뀌게 된다.

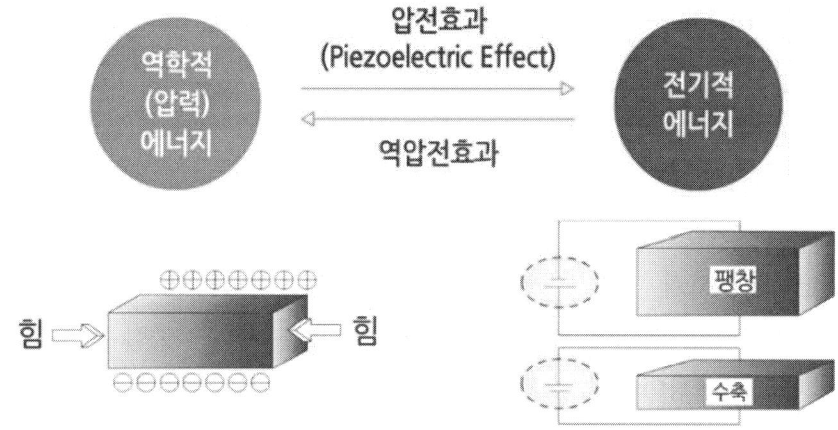

[그림 11-2] 압전 효과

이 때 플라스틱계의 폴리비닐리덴 플루오라이드(PVDF : Polyvinylidene Fluoride) 필름을 이용한다. 이 소자는 압전 효과를 이용한 센서에 사용하며 압력이 가해되면 전압이 발생하고, 전계가 가해지면 기계적인 변형이 일어나는 소자이다. 따라서 진동에너지를 전기에너지로, 전기에너지를 진동에너지로 상호 변환이 가능하고, 높은 변환 효율을 갖는 재료이다.

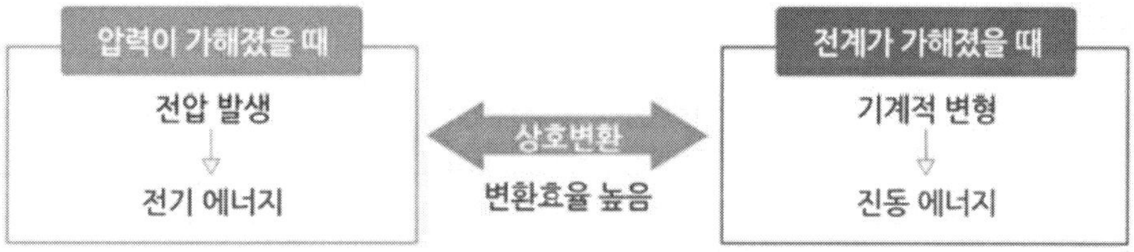
압력이 가해졌을 때
전압 발생
전기 에너지
상호변환
변환효율 높음
전계가 가해졌을 때
기계적 변형
진동 에너지

[그림 11-3] 전기에너지와 진동에너지의 상호 변환

압전 효과를 이용하면 초음파를 발생시키거나 검출할 수 있다. 초음파 센서를 이용하면 음향에너지를 전기적인 에너지로 변환할 수 있는데, 20kHz 이상의 음향에너지를 검출할 수 있다. 압전 세라믹 진동자의 발달로 인해 의료계측, 공업계측, 수중탐사, 자동차 분야에서도 초음파 센서의 활용도가 높아지고 있다.

거리 측정용 초음파 센서의 경우 사용 방법은 물체 검출용 초음파 센서와 같지만, 물체 검출용 초음파 센서가 반사해서 돌아오는 시차를 이용 하는 반면, 거리와 반사 시간이 비례하는 것을 이용해 거리를 측정하는 것이 다르다.

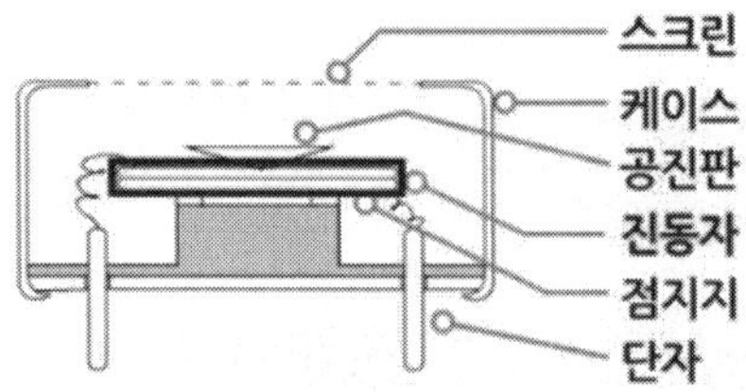

[그림 11-4] 초음파 센서의 구조

(3) 광전 효과

금속과 같은 물질에 특정 진동수 이상의 빛을 비추면 물질 표면에서 전자가 튀어 나오는 현상이 광전 효과이다. 광 센서는 물리량이 변하는 광전 효과를 이용하여 물체의 움직임, 빛의 세기 등을 감지하는 장치이며 도난경보기, 화재경보기, 속도 측정기, 자동문 등에 이용한다. 흔히 사용하는 광센서의 일종인 광다이오드는 p-n접합 구조로 되어 있으며, 접합 부위에 빛을 비추게 되면 광전 효과로 인해 전류가 흐르게 한다.

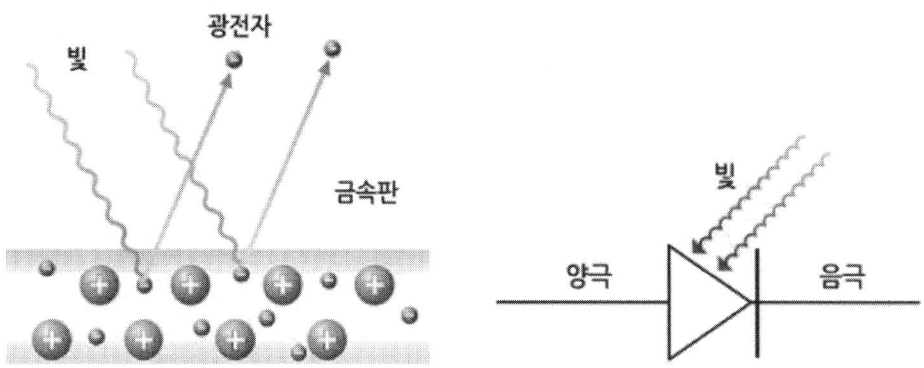

(a) 광전 효과와 광전자 (b) 광다이오드

[그림 11-5] 광전효과와 광다이오드

3) 모션 센서

최근에는 동작 인식 센서가 주목을 받고 있다. 모션 인식 센서(Motion Recognition Sensor)라고도 불리는 동작 인식 센서는 물체의 위치나 움직임을 인식하는 센서이며, 가속도 센서(Accelerometer Sensor), 지자기 센서(Geo-Magnetic Sensor) 등의 각종 센서와 자이로(Gyro), 고도계(Altimeter) 등의 기능이 하나로 합쳐져 있는 복합 센서이다. 물체의 모션 센싱 기능은 착용형 스마트기기의 움직임을 감지하기 위한 필수적인 기능으로 가속도, 방위, 고도계 등의 센싱 기능이 있다. 이를 활용해 나침반, 내비게이션, 만보기 기능은 물론 화재나 인명 사고 시의 위치 추적 등에 활용된다.

(1) 가속도 센서

이동하는 물체의 가속도, 충격의 세기 등을 측정하는 센서가 가속도 센서이다. 출력신호를 처리하여 가속도, 충격, 진동 등의 동적인 힘을 측정할 수 있다. 또한 물체의 운동상태를 자세히 감지할 수 있어 다양한 용도로 사용되고 있으며, 활용 분야 또한 아주 넓다.

가속도 센서는 기차, 선박, 자동차, 비행기 등의 운송수단, 로봇 또는 공장자동화 등의 제어시스템에서 필수적인 센서이다. 자동차용품, 스포츠용품을 포함하여 내비게이션 기능이 있는 제품에서 가속도 센서를 쉽게 체험할 수 있으며, 특히 달리기, 자전거 등의 속도 측정 및 기록용 애플리케이션이 대표적이다.

가속도 센서는 기울임 각도와 선형 가속도를 측정하는데 크기와 선형, 회전, 중력, 가속도 방향들을 감지한다. 가속도 센서는 일반적으로 제한된 모션 센싱 기능을 제공하는데, 가속도 센서 내장 기기는 고정된 위치에서 수직과 수평 사이의 회전만을 감지할 수 있다. 따라서 가속도 센서는 스마트기기에서 화면을 가로 방향에서 세로 방향으로 돌리는 간단한 기능, 중력과 관련이 있는 기기에서 방향을 측정하는 용도로 주로 사용한다.

(2) 자이로 센서

자이로스코프(Gyroscope) 센서로도 불리는 자이로 센서는 기존 가속도 센서에 회전을 포함하여 총 6축을 인식할 수 있도록 하여 보다 정밀한 동작의 인식이 가능하도록 도와주는 센서이다. 가속도 센서는 단순히 3축에 해당하는 가속과 감속만을 감지하지만 자이로스코프는 센서는 높이, 회전, 기울기를 직접 감지할 수 있다. 특히 3축 방향의 가속도 센서와 자이로스코프 센서를 활용해 6축 방향에 대한 정교한 모션 감지가 가능하도록 설계할 수 있다.

자이로 센서는 여러 축의 회전 움직임에 대한 변화량 측정이 가능하며, 움직이는 물체의 복잡한 움직임에도 기본 축에 대한 회전과 방향을 정확하고 정밀하게 측정이 가능하다. 자이로 센서는 지자기 센서나 가속도 센서와는 달리 자기장이나 중력 등의 외부의 힘에 영향을 받지 않고 독립적으로 동작한다. 따라서 스마트기기에서 동작을 감지하는 메인 센서로 사용한다.

(3) 지자기 센서

지자기 센서는 절대적인 방향을 측정하기 위해 사용하며, 지자계를 이용한다. 지자기 센서는 내비게이션이 내장된 지도에서 방향을 정확히 알려주기 위해 사용한다. 하지만 지자계의 센서가 작기 때문에 센서의 데이터가 주위의 다른 자기 성분에 의한 영향을 쉽게 받게 된다. 따라서 정확성을 유지하기 위해서는 지자기 센서의 잦은 보정이 필수적이다.

(4) 9축 모션 센서(9 Axis Motion Sensors)

3축 가속도 센서, 3축 자이로 센서, 3축 지자기 센서가 한 개의 칩에 통합된 모션 트래킹 센서로 공간(X-Y-Z)에서의 위치 변화, 속도 변화, 각도 변화를 모션 센서를 통해 계산하고 분석하여 인지한다.

(5) MYO 동작 센서

마이오(MYO)는 현실과 디지털 세상의 연결을 시도하며 사람들과 상호작용하기 위한 하드웨어 인터페이스를 제공한다. MYO는 복잡한 소프트웨어 알고리즘이 결합된 하드웨어 센서를 포함하고 있고 센서로부터 정보를 얻는다.

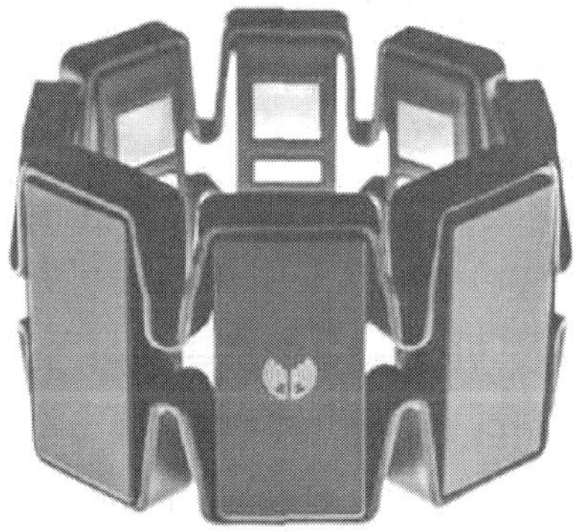

[그림 11-6] MYO 암밴드

마이오(MYO)는 팔에 착용하는 암밴드 형태의 입력장치로 8개의 근전도검사(EMG : Electro Myo Graphy) 센서를 이용하여 근육의 움직임을 인식하고, 9축 가속도 센서로 팔의 다양한 움직임을 인식한다. 이를 조합해 손가락과 팔의 25가지 동작을 인식할 수 있다.

밴드 안쪽에 원을 그리도록 배치된 8개의 EMG 센서는 근육이 움직이면서 발생하는 전기적인 신호를 감지한다. MYO에 장착된 EMG 센서는 근육의 움직임으로

부터 발생하는 전기적인 신호를 피부에서 감지해내기 때문에 sEMG(surface EMG)라고도 불린다. MYO는 취하는 동작에 따라서 각기 다른 근육이 사용되는 점을 이용하여 sEMG 센서를 통해 어떤 근육이 사용되었는지 알아내고, 이를 통해 어떤 동작을 취했는지 분석할 수 있다.

4) 센서의 융합

센서융합은 개별적인 센서를 복합하여 센싱하는 기술로서, 각각의 센서가 갖는 단점을 보완하여 성능을 개선하는 효과가 있다. 즉 가속도계, 자이로스코프, 압력 센서, 자기 탐지기 등의 개별적인 센서는 싸지만 정밀도가 떨어지는 단점이 있으므로 두 가지 이상의 센서를 융합하여 경제적으로 정밀도를 개선하거나 새로운 기능을 구현할 수 있다.

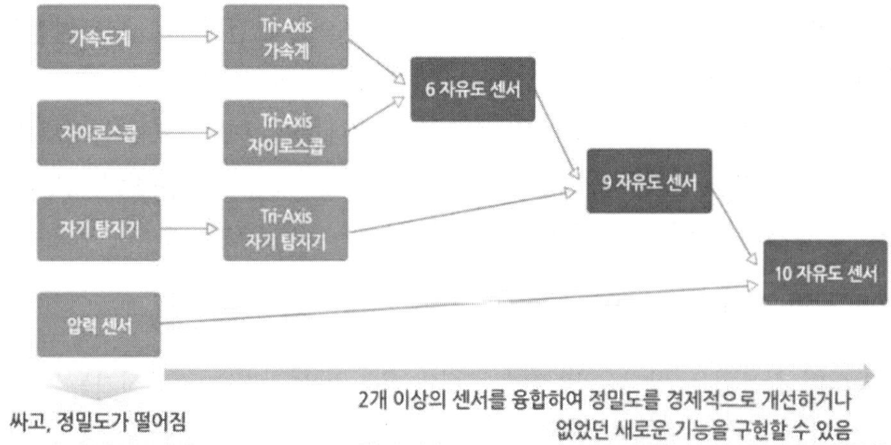

[그림 11-7] 센서융합의 예

2. 디지털 마커기술의 센싱기능 정의

빛을 감지하고 빛의 세기 정도를 디지털 영상 데이터로 변환하는 센싱기능을 정의한다. 신호 전하를 결합해 출력단자 앞에서 일괄 변환해 주는 CCD(Charge Coupled Device) 방식과 각 픽셀에서 즉시 전기 신호로 변환해 주는 CMOS (Complementary Metal Oxide Semiconductor) 방식으로 나눌 수 있다. 기술의 발전으로 디지털 카메라에 떨어지지 않는 성능 및 휴대성이 있고, 이미지 정보에 위치 정보의 결합을 위해 GPS 센서와 같이 사용되거나 증강현실, QR코드 리더용도 등으로 다양하게 응용할 수 있다.

학습 11

1) 음향 센싱기능의 정의

물리적인 소리를 전기적인 신호로 변환하는 센싱기능을 정의한다. 일렉트릭 콘덴서(ECM : Electret Condenser Microphone)가 보편적으로 사용 중이지만 최근 개발된 MEMS(Micro Electro Mechanical System) 마이크로폰이 디지털 인터페이스를 갖추고, ECM보다 감도가 뛰어나 스마트기기에 탑재가 확대되는 추세이다.

2) 근접 센싱기능의 정의

검출체가 가까이 근접했을 때 검출하는 근접 센싱기능을 정의한다. 일반적으로 통화를 하기 위해 스마트폰을 얼굴 가까이 가져가는 경우나 주머니에 넣는 경우 화면이 자동으로 꺼지는 기능 등에 활용한다.

3) 조도 센싱기능의 정의

주변의 밝기에 따라 디스플레이의 조도를 자동으로 조절해주는 조도 센싱기능을 정의한다. 통상적으로 눈의 피로감을 덜고 스마트기기의 전력 소모량을 줄이기 위해 어두운 곳에서는 화면 조도를 낮추고 밝은 곳에서는 화면 조도를 높이도록 설정한다. 스마트기기의 디스플레이 밝기는 조도 센서로 측정하며, 주변이 어두운 곳에서는 어둡게, 주변이 밝은 곳에서는 밝게 하여 배터리 소모를 줄이는 데 활용한다.

4) 중력 센싱기능의 정의

중력이 작용하는 방향을 탐지해 물체의 움직임을 감지하는 센싱기능을 정의한다. 스마트기기의 디스플레이 방향이 가로 방향인지 세로 방향인지를 판단해 화면의 방향을 자동으로 보정해 주는데 사용한다.

5) GPS 센싱기능의 정의

위성 위치 확인 시스템을 활용해 물체의 시간과 위치 정보를 획득할 수 있는 GPS 센싱기능을 정의한다. 지구 주위의 다수 GPS 위성 간의 시차를 계산해서 현재의 위치를 식별하며, 위성으로부터의 전파가 도달하는 시차를 이용해 현재의 위치를 계산한다.

6) 가속도 센싱기능의 정의

단위 시간당 물체의 속도 변화, 충격 등의 동적인 힘이 변화하는 것을 감지하는 센싱기능을 정의한다. 가속도 센서는 초기에 2축 가속도 센서가 일반적이었으나, 최근 MEMS 기술을 적용하여 보다 정교해진 3축 가속도 센서를 이용해 기울기 변화, 흔들림 등과 같이 물체의 움직임도 감지가 가능하다. 대부분의 스마트폰은 3축 센서를 활용해 x축, y축, z축 방향을 감지하며, 중력 가속도와의 관계를 이용해 스마트기기의 기울어진 방향을 감지하기 위해 많이 사용한다.

7) 지자기 센싱기능의 정의

지구의 자기장 흐름을 파악해 나침반과 같이 방위각을 탐지하는 센싱기능을 정의한다. 지자기 센서도 기존에는 2축 지자기 센서가 주류였으나, 현재는 3축 지자기 센서가 보편화되었다. GPS와 결합되어 위치 기반 서비스(LBS, Location-Based Service)를 구현하는 데 사용하며, 자기장의 흐름을 파악해 나침반처럼 방위각을 탐지한다. 모든 값은 Micro-tesla단위이며, 스마트폰에서는 OS에서 제공하는 API를 활용해 디지털 나침반처럼 사용이 가능하다.

GPS 기기가 다수의 위성과 연결되어 있고, 그 다수의 위성 각도에서 얻은 데이터를 바탕으로 정확한 행방을 계산해 주고 있다. 위성과 연결하기 위한 통신 및 계산을 위해 배터리를 상당히 많이 사용하기 때문에 스마트폰의 절전 모드에서는 GPS를 끄도록 권유하는 것이다. 또한 스마트 워치에 GPS가 탑재되지 않은 경우가 많은 것도 같은 이유이다.

8) 자이로스코프를 활용한 센싱기능의 정의

물체의 관성을 전기신호로 검출하며, 주로 회전각을 감지하는 센싱기능이다. 높이와 회전, 기울기 등을 직접 감지할 수 있으며, 3축 가속도 센서와 연계하여 활용하는 경우에는 보다 정교한 모션 센싱이 가능하다. 자이로스코프는 스마트기기가 어떤 자세, 즉 각도를 유지하고 있는지 감지하고, 이를 통해 가속도계의 정확도를 향상해 준다.

9) 고도 측정 기능의 정의

기압계는 고도 측정기능을 하는 센서이며, 바로미터(Barometer)라고도 한다. 기압계는 대기의 압력을 측정하며, 기압이 고도에 따라 변화하므로 고도계(Altimeter)로도 사용한다.

10) 동작 인식 센싱기능의 정의

동작 인식 센서는 물체의 위치나 움직임을 인식하는 센서로서 가속도 센서, 지자기 센서 등의 각종 센서와 자이로, 고도계 등의 기능이 하나의 칩에 포함되어 있는 복합 센서이다. 만보기, 나침반, 내비게이션 기능뿐만 아니라 화재나 인명 사고 시 위치 추적 또는 스마트 기기의 움직임대로 게임을 즐기는 3차원 입체 게임 등에 활용할 수 있다.

11) 나침반 기능의 정의

디지털 나침반(Compass)은 자기 나침반을 디지털화하여 스마트폰 등의 스마트 기기에 탑재되어 사용한다. 모바일 애플리케이션을 활용하여 보통의 나침반처럼 동서남북을 알 수 있고, 위치정보를 활용하는 용도로 지도 앱 등에서 유용하게 활용한다. 나침반은 위치 정보 관측에 필요한 3가지 센서 중의 하나이다. 나침반 즉 자력계가 자기장을 관측하고, 전압을 바꿈으로서 어느 쪽이 북쪽인지를 알려준다.

12) 온도/습도 센싱기능의 정의

주변 환경의 온도 습도를 파악하여 현재 환경이 운동하기에 쾌적한지의 여부를 판단하는 데 사용한다.

13) 기압 센싱기능의 정의

주변의 기압차를 인식하여, 산이나 계단 등을 오르내릴 때 소모되는 칼로리를 계산해 주는 기능에 활용하며, 경사도를 인식하는 경우에도 사용한다.

14) 제스처 센싱기능의 정의

손바닥을 스마트기기에 가져다 대거나 했을 때 반사되는 적외선을 인지하고, 이를 활용하여 어떤 동작인지 판단해내는 기능이다.

15) 지문 센싱기능의 정의

스마트기기에 지문인식 센서를 장착해 보안과 편의성을 제공하는 데 활용할 기능이다. 지문인식 기능은 센서를 손가락으로 훑어 내리는 방식을 이용해 지문 정보를 읽는 스와이프(Swipe) 방식과 손가락을 댔을 때 지문을 읽는 에어리어(Area) 방식이 있다.

11-2 의료와 디지털 바이오마커 융합기술의 적용

1. 디지털 바이오마커 기술의 정의

디지털 바이오마커란 웨어러블 및 이식·소화 가능한 디지털 장치 등을 통해 수집되고 측정되는 객관적·정량적인 생리학적 행동 데이터이다.

디지털 바이오마커는 디지털 도구를 통해 수집된 소비자의 생리학적 및 행동 측정에 의해 건강관련 결과를 설명할 수 있고, 영향 및 예측에 활용한다. 전통적인 바이오마커가 정상적인 생물학적 과정, 질병 진행 상황, 치료 방법에 대한 약물 반응성을 객관적으로 측정 및 평가할 수 있는 지표로 사용되고 있지만, 전 세계가 디지털화되면서 새로운 유형의 바이오마커에 접근이다.

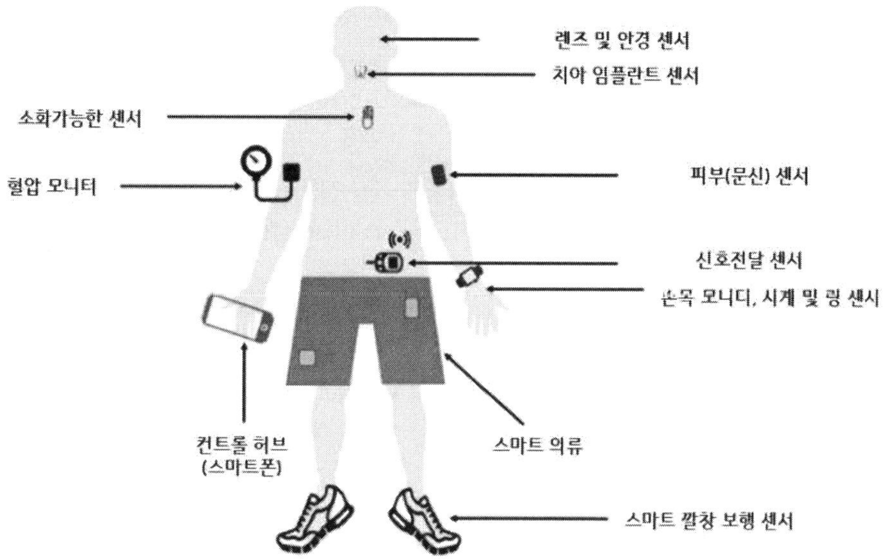

[그림 11-8] 디지털 바이오 마커의 주요부문

출처 : BIS Research, Global Digital Biomarkers Market, 2019.12., 생명공학정책연구센터 재가공

건강관련 결과는 질병에 대한 설명에서 부터 건강행동에 영향을 미치는 약물 반응 예측에 이르기까지 매우 다양하다.

단, 환자 설문 데이터, 유전자 정보, 전통적인 의료 기기·장비를 통해 수집된 데이터는 임상치료의 핵심요소이긴 하나, 디지털 방식의 측정 또는 소프트웨어에 의존적이지 않기 때문에 디지털 바이오마커의 범위에서 제외된다.

학습
11

디지털 바이오마커는 미묘한 증상변화에 대한 측정·추적이 가능하여 질병 진행을 예방하는 미래 의약품 및 환자 맞춤형 치료가 가능할 것으로 전망된다.

전세계적으로 스마트폰 및 웨어러블과 같은 디지털 도구가 확산되면서 환자의 디지털 바이오마커를 포함한 방대한 건강 정보를 기기로 수집하는 속도가 크게 증가한다.

〈표 11-4〉 의료분야에서 사용되는 전통 바이오마커와 디지털 바이오마커의 예시 비교

분 류	전통 바이오마커	디지털 바이오마커
감수성/위험	유방암 발병 관련 유전자인 BRCA1/2	• 알츠하이머에 걸릴 위험 감지를 위한 비디오 게임 플랫폼 • 점프 착륙 시 전방십자인대 부상위험지표를 위한 관성 센서 기반 피드백
진 단	고혈압 환자 진단을 위한 혈압 측정	• 어린이 ADHD 진단을 위한 눈동자 측정 • 부정맥 진단을 위한 단일 리드 심장 모니터 • 우울증 및 파킨슨병 진단을 위한 목소리 데이터 • 천식 및 호흡기 감염 진단을 위한 녹음된 기침소리
모니터링	전립선암 진행 및 예후진단을 위한 전립선 특이항원(PSA)	• 스마트폰과 러닝머신 활용으로 파킨슨병의 심각성 정량
예후진단		• 정신질환 상태를 계층화 및 완화 예측을 위한 스마트폰 데이터 • 치료 후 귀가한 환자의 증상악화 감지를 위한 머신러닝을 적용한 다중센서 디지털보행 모니터링
예측진단	면역결핍 바이러스(HIV) 감염환자 중, 심각한 피부반응 위험 식별을 위한 백혈구 항원대립유전자(HLA)-B*5701	• 자폐아동의 형제자매에게 발생가능한 자폐증 위험 예측을 위한 EEG • 뇌졸중 위험인자 탐지를 위한 원격 무증상 심방세동(AF) 측정
약력학/반응	고혈압 환자 약물평가(항고혈압제 또는 나트륨 반응)를 위한 혈압 측정	• 고혈압 치료반응 평가를 위해 디지털 혈압계를 사용한 혈압 측정

출처 : BIS Research, Global Digital Biomarkers Market, 2019.12., 생명공학정책연구센터 재가공

디지털 도구의 발전은 임상관련 신호를 유의하게 측정 및 분석하여 질병관련 증상을 모니터링 가능하게 하여 임상개발 가속에 촉진한다.

디지털 바이오마커와 센서, 특허기술 알고리즘, 웨어러블, IoT 등의 융합이 필요하다. 특히 치료의 경과나 빈도, 강도를 조절하기 위해 어떻게 데이터를 디지털 치료제와 디지털 바이오마커를 연동할지가 연구과제이다.

2. 디지털 바이오마커의 범위

디지털 바이오마커의 범위는 다양한 디지털 플랫폼과 생리학적, 생화학 파라미터, 행동 등 측정 데이터 수집 프로세스까지 포함한다.

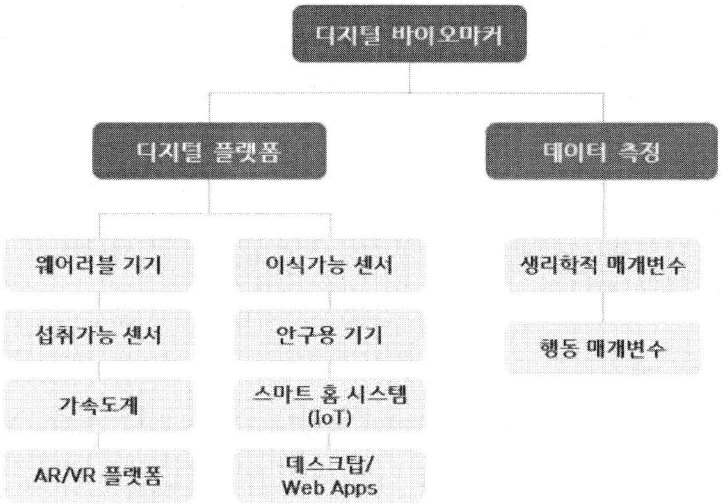

[그림 11-9] 디지털 바이오마커의 구성 및 범위

1) 디지털 플랫폼

(1) 웨어러블 기기

환자와 의료장치 간의 상호작용이 없이도 데이터를 지속적으로 수집할 수 있어, 풍부한 데이터 수집이 가능하다.

FDA는 환자의 징후를 모니터링 하도록 설계된 AliveCor사의 KardiaMobile과 Current Health사의 수동 RPM 웨어러블 및 플랫폼을 포함한 인공지능(AI)지원 장치를 승인하였다('19.4).

(2) 이식가능 센서

이식형 장치에 바이오센서를 접목하는 기술이 개발되고 있으나, 센서 사용에 있어 이물질에 대한 인체반응(섬유조직 및 기타 염증반응 등)에 대한 추가연구가 필요하다.

장치 및 재료설계의 기술적 진보로 중합체 코팅 관련 R&D가 진행 중이며, 특히 치과용 임플란트의 경우 타액 및 혈액과 같은 생물학적 유체에 근접한 소재로써 바이오마커 식별 및 감지 가능성이 높을 것으로 전망한다.

FDA는 MC10, Inc.사의 생리학적 데이터(활력징후, 활동/요법 및 자세분류, sEMG 및 수면 메트릭)를 지속적으로 수집할 수 있는 생체인식 데이터 수집 플랫폼인 BioStamp nPoint 시스템을 승인하였다('18.7)

(3) 섭취가능 센서

사람의 위장트랙으로 방출되는 알약에 내장된 센서는 수신기로 데이터를 전송하여, 약물의 움직임뿐 아니라 심박 수 및 활동과 같은 다른 바이오마커에 대한 데이터까지 실시간으로 제공한다.

최근 약물 복용량을 추적하는 연구에서 섭취 가능한 센서기술이 매우 높은 가능성을 보였으나, 요법을 준수하지 않으면 질병 등 심각한 결과를 초래하기 때문에 이에 대한 추가연구 및 기술 고도화 필요하다.

(4) 안구용 기기

눈물은 풍부한 디지털 바이오마커의 원천이므로, 데이터 수집을 위한 콘택트렌즈 기반 센서개발은 향후 4~5년 안에 빠른 속도로 성장할 것으로 전망한다.

2014년, Alphabet Inc.의 자회사 인 Verily Life Sciences는 포도당 감지 콘택트렌즈 개발을 시작했으나, 흐르는 눈물에서 혈당을 감지하기가 어렵고 측정의 일관성이 확립되지 않아 2018년 11월에 연구를 중단하였다.

(5) 가속도계

일반적으로 통합 스마트 장치에 가속도계가 내장되어 있지만, 독립형인 가속시스템은 디지털 바이오마커를 포착하는 기술을 보유하였다.

2016년 연구조사에 의하면, 헌팅턴병 환자는 전략적으로 배치된 가속도계 기반 센서를 사용하여 운동장애를 측정한다.

(6) 스마트 홈 시스템/IoT

웨어러블 또는 카메라를 사용하지 않고도 낙상을 효과적으로 감지할 수 있는 스마트 홈 시스템은 카메라를 사용하지 않기 때문에 낙상위험이 높은 욕실 등에서도 개인정보 보호 가능하다.

해당기술을 이용한 보행분석은 파킨슨병과 같은 질병의 단계측정이 가능할 뿐 아니라 낙상·추락 방지에 효율적으로 사용 가능하다.

(7) AR/VR 플랫폼

증강 및 가상현실 기술은 알츠하이머를 포함한 여러 퇴행성 신경질환을 진단하는데 효과적임을 성공적으로 입증하였다.

Altoida, Inc.사는 사람의 인지기능에서의 작은 변화를 감지하도록 카메라 · 가속도계 및 자이로 스코프와 같은 구성요소들을 활용하여 혁신 플랫폼 설계하였다.

(8) 데스크탑/Web Apps

최근에 Google Play 및 Apple Store와 같은 여러 앱 배포 플랫폼 당 35만개 이상의 건강 관련 모바일 응용 프로그램이 존재한다.

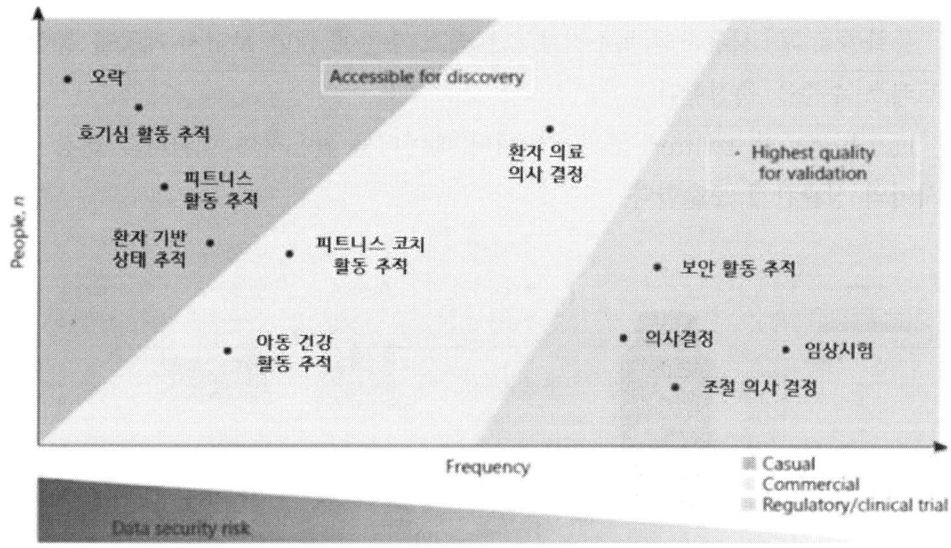

[그림 11-10] 디지털 바이오마커 생산에 따른 횟수 및 모집단 분포도

출처 : Digital Biomarkers, Traditional and Digital Biomarkers: Two Worlds Apart?, 2019.8., 생명공학정책연구센터 재가공

2) 데이터 측정

(1) 생리학적 매개변수

질병이 진행되는 동안 한두번 측정할 수 있는 기존의 바이오마커와는 달리, 디지털 바이오마커는 다양한 생리학적 매개 변수에 대한 지속적인 평가를 제공한다.

디지털 바이오마커의 응용은 암 치료 및 정밀의학으로 확장 가능하여, 다른 분자의 프로파일링 및 진행과정 추적과 질병에 대한 기존 바이오마커를 이해하는데 활용한다.

학습 11

모스크바 물리기술연구소(MIPT)와 GERO 공동 연구팀은 DNA 메틸화, 유전자 발현 및 혈액 순환과 같은 다양한 매개 변수가 인간의 노화과정을 이해하는데 도움이 될 수 있다는 연구결과 발표하였다.

(2) 행동 매개변수

행동에 의한 디지털 바이오마커는 스트레스 수준, 불안 수준, 깊은 수면시간 및 체력거동을 분석하여 사용자에게 정신건강 및 체력에 대한 데이터 제공한다.

매개 변수가 일관되게 모니터링 되어 중요한 정보를 숨길 수 없는 것이 장점(환자 자신이 테스트 받는다는 심리적 두려움이 없음)으로, 기존 설문조사 및 대면 인터뷰와 같은 행동평가보다 기술적으로 우위한다.

통화종료 후, 사용자의 목소리로 스트레스 수준에 대한 보고서 제공을 통해 스트레스 수준을 측정한다.

Facebook 및 Twitter 등 소셜미디어 데이터를 활용하여 데이터와 건강 결과 사이의 상관관계 도출한다.

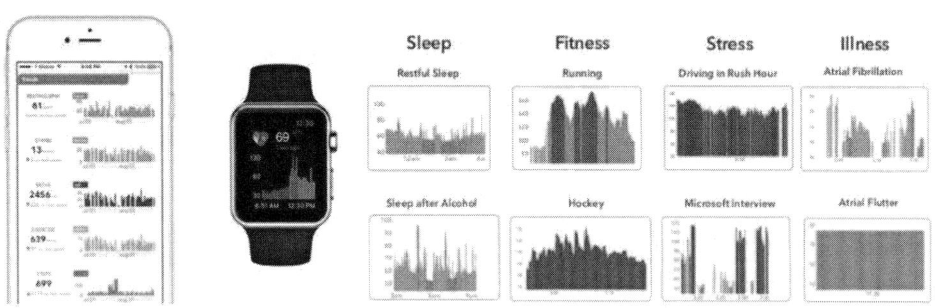

[그림 11-11] 웨어러블 기기를 이용한 디지털 바이오마커의 활용 예시

출처 : The Medical Futurist, What Do Digital Biomarkers Mean?, 2018.7., 생명공학정책연구센터 재가공

3. 성공사례 및 주요 치료분야

1) 심혈관 질환

디지털 바이오마커는 심혈관 질환에 적극적으로 연구·사용되고 있으며, 현재 심방세동(AF)에 대한 장기 임상연구 진행에 있어 세포기술의 표준화 등 규제 기준에 충족하도록 수정 중이다.

2) 파킨슨병

파킨슨병 관련 데이터는 불규칙한 수집으로 인한 허점이 존재하여, 스마트폰 응용 프로그램에 연결된 다양한 센서를 사용하여 환자의 지속적인 데이터 수집을 목표로 연구 중이다.

스마트 워치, 추락 감지기 착용으로 신체의 움직임, 수면의 질, 낙상을 모니터링 하는 반면, 응용 프로그램은 약물섭취 및 낙상발생 횟수를 모니터링 하는 방법으로 질병 평가 수행한다.

데이터는 적극적(환자에게 프롬프트 제공), 수동적(백그라운드 데이터)으로 수집되어 5가지 주요특성(음성, 균형, 보행, 손재주 및 반응시간)이 모니터링 되며, 이 결과를 기반으로 투약 전 또는 투약 후 치료법 개선한다.

3) 알츠하이머병

Akili Interactive와 Pfizer는 알츠하이머의 기존 바이오마커인 뇌 아밀로이드증 평가에서 디지털 바이오마커의 가능성 확인을 위해 협력연구 중이다.

게임 플랫폼을 기반으로 측정 후, PET 이미징과 같은 추가절차를 거쳐 환자 확진한다.

4) 헌팅턴병

임상 및 가정에서 가속도계(인체의 가속도를 측정) 센서를 활용하여 환자의 운동측정으로 생성된 데이터를 분석하고, Cohen'd 값에 따라 모니터링 및 임상 표준에 영향을 준다.

4. 디지털 바이오마커 시장의 주요 기업 현황

〈표 11-5〉 디지털 바이오마커 시장의 주요 기업 현황

기업명	주요 활동
AcitiGraph	• CentrePoint Insight Watch : 신체활동, 이동 및 수면측정과 관련된 실시간 데이터를 제공하는 시계 • ActiGraph GT9X Link : 자이로스코프, 자력계 및 보조 가속도계로 구성된 액티비티 워치로 3축 가속도계 및 데이터 필터링 기술에 의한 실시간 피드백이 가능

기업명	주요 활동
AKILI	• 뇌 일부 뉴런에 자극을 배치하여 어린이 ADHD 환자를 위한 디지털 치료법 발굴 • 자폐 스펙트럼 장애(ASD)로 고통받는 어린이를 위한 디지털 치료법 발굴 • 성인의 주요 우울 장애(MDD) 치료를 위한 잠재적 디지털 치료법발굴로, 현재 2상 임상시험 진행 중
AliveCor	• Beijing Dream Tree Medical Technology Co. Ltd.와의 제휴로 중국시장 확대 • KardiaMobile : FDA에서 승인한 장치로, 30초 만에 EKG를 캡처 하여 심방세동 감지 및 정기적으로 의사에게 환자의 상태를 알림 • KardiaMobile 6L : KardiaMobile의 고급 버전
fitbit	• 스마트 시계 : 인체 징후 추적 및 수면패턴을 모니터링하며 스마트폰 기능도 지원 • 추적기 : 손목밴드 형태로 수면패턴, 심장박동 및 활력징후 모니터링 • Weight Fitbit 프리미엄 : 스마트 시계 및 트래커 장치로 수집한 데이터 분석 후 건강 관련 정보 제공
Pfizer	• Akili Interactive Labs과 협력 연구 수행 중 • 알츠하이머의 바이오마커인 뇌 아밀로이드증의 존재를 디지털 방식으로 확인하기 위해 Akili의 Project Evo(모바일 비디오게임)에 대한 임상 시험 수행예정
Roche	• 파킨슨 환자 모니터링 시스템 : 질병 증상의 변동에 대해 연속측정으로 진단에 활용 • Roche와 Prothena의 공동연구로, Android용으로 앱이 개발되었으며 Samsung Galaxy S3 Mini 시험판에 배포
Human API	• 임상 API : 미국의 병원, EHR, 약국 및 실험실의 90%를 연결하는 통합 API로, 사용자의 건강 데이터 공유 및 의료 데이터 분석 가능 • 웨어러블 API : 300개 이상의 웨어러블 기기 및 피트니스 앱과 연결되는 통합 API로, 건강 프로그램, 라이프 스타일 코칭, 체중 감량 프로그램 및 행동 변화 프로그램 제공

수행 내용

재료 · 자료

- 의료와 IT기술의 융합 관련 자료

기기(장비 · 공구)

- 컴퓨터, 문서작성 프로그램, 프린터, 주변기기

안전 · 유의사항

- 의료 및 IT 관련 장비의 안전 및 유의사항을 숙지한다.

수행 순서

01 바이오마커 기술의 세부 센싱기능에 대하여 분석하라.

파악된 센싱기능을 검토하여 필요한 기능을 다음과 같이 세부기능으로 분류한다.

1. 동작에너지 공급의 유무에 따라 능동형 센서와 수동형 센서로 분류

1) 능동형 센서(Active Sensor)

① 변조형 센서(Modulating Sensor)라고도 한다.
② 변환 동작을 위해 외부에서 전원을 공급한다.
③ 출력신호 전력 대부분은 외부의 전원으로부터 얻는다.
④ 입력은 단지 출력만을 제어한다.
⑤ 일반적으로 수동형 센서에 비해 많은 전선이 필요하다.
⑥ 폭발성 분위기에서 보조전원을 사용하는 경우 폭발 위험을 증가시킨다.
⑦ 예로는 포토트랜지스터, 서미스터 등이 있다.

학습 11

2) 수동형 센서(Passive Sensor)

① 출력전력은 입력으로부터 얻어지므로 외부에서 전원을 공급할 필요가 없다.

② 자기발전형 센서(Self-generating Sensor)이다.

③ 예로는 태양전지(Solar Cell), 열전대(Thermocouple) 등이 있다.

2. 출력신호 형식에 따라 아날로그 센서와 디지털 센서로 분류

1) 아날로그 센서(Analog Sensor)

① 출력이 연속적으로 변하는 아날로그 신호이며, 출력신호가 진폭으로 나타난다.

② 출력신호가 가변 주파수인 센서를 아날로그 센서로 분류하기도 하지만, 주기신호가 디지털 신호로의 변환이 용이하기 때문에 준 디지털 센서(Quasi-digital Sensor)로 분류하기도 한다.

③ 일반적으로 Higher Speed, Higher Sensitivity 특징을 갖는다.

④ 분해능은 제한적이다.

⑤ 잡음에 쉽게 영향을 받는다.

⑥ 출력된 신호를 컴퓨터에 입력하기 위해서는 디지털 신호로 변환해야 한다.

⑦ 대부분의 센서가 이에 해당한다.

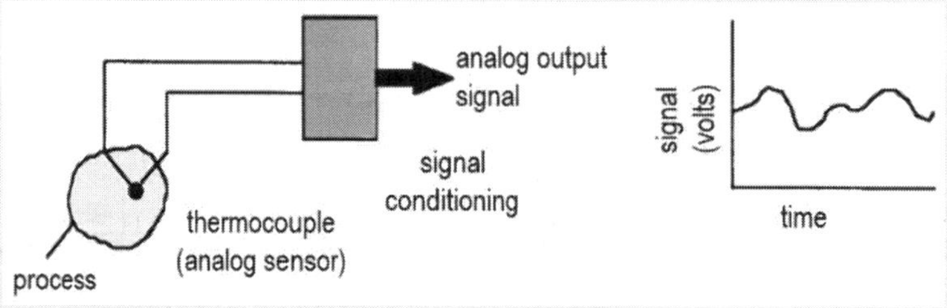

[그림 11-12] 아날로그 센서

2) 디지털 센서(Digital Sensor)

① 출력이 디지털 신호이다.

② 센서소자의 출력 자체가 디지털 신호인 경우는 흔하지 않고, 대부분 아날로그-디지털 변환기를 조합하여 디지털 신호 출력을 얻는다.

③ 지능형 센서 시스템에 적합하다.

④ 일반적으로 디지털 센서는 응답속도와 감도가 아날로그 센서보다 나쁘다.

⑤ 아날로그 신호보다 전송이 용이하고 재현성이 우수하며 신뢰성이 높고 대부분 더 정확하다.

⑥ 로터리 인코더 등이 이에 해당한다.

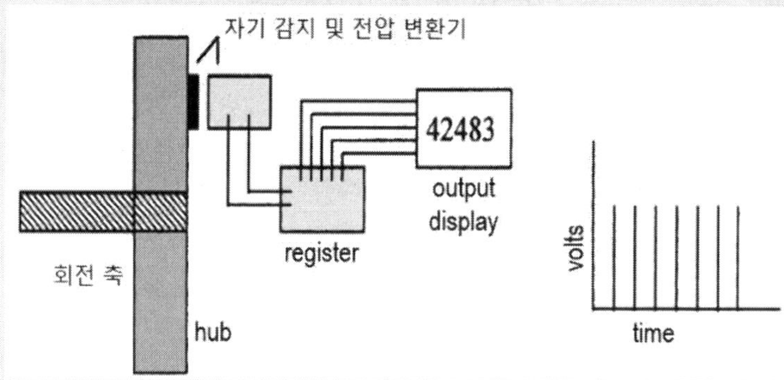

[그림 11-13] 디지털 센서

3. 센서 재료에 따라 분류

〈표 11-6〉 센서 재료에 따른 분류

재 료	대표적인 예
금 속	RTD, 로드 셀, 열전대, 스트레인 게이지
반도체	홀 소자, 홀 IC, 포토다이오드, CCD, 반도체 압력센서
세라믹	습도 센서, 서미스터, 압전 센서, 산소 센서, 가스 센서
광섬유	압력 센서, 온도 센서, 변형 센서, 레벨 센서
유전체	온도 센서, 초전형 센서
고분자	압전 센서, 습도 센서
생체물질	바이오 센서
복합재료	PZT압전 센서

4. 변환에 이용되는 원리, 효과에 분류

〈표 11-7〉 변환에 따른 분류

분 류	대표적인 센서 예
역학 센서	근접 센서, 회전각 센서, 가속도 센서, 레벨 센서, 진동 센서, 하중 센서, 유량 센서, 압력 센서
전자기 센서	홀IC, 홀 센서, 자기저항(MR) 센서
광 센서	포토트랜지스터, 포토다이오드, 적외선 센서, 가시광 센서, 광전관, 자외선 센서
온도 센서	RTD, IC온도 센서, NTC/PTC 서미스트, 열전대
화학 센서	가스 센서, 습도 센서, 이온 센서, 효소 센서

학습 11

5. 센싱하고자 하는 기능의 용도에 따라 대단위, 중단위, 소단위로 분류

〈표 11-8〉 용도에 따른 분류

대단위	중단위	소단위
역학 센서 (Mechanical Sensor)	공간(Space)	각도, 거리, 위치(변위), 레벨, 면적, 변형, 부피
	시간(Time)	시간, 수명, 시각, 주기(주파수)
	운동(Movement)	유속, 유량, 속도, 가속도, 진동
	힘(Force)	토크, 힘(하중), 충격, 압력(응력)
	기 타	비중, 점성, 탄성, 질량, 밀도
전자기 센서 (Electromagnetic Sensor)	전기(Electric)	전류, 전위(전압), 전하, 전력, 전장
	자기(Magnetic)	자속, 자장(자계), 자기저항, 자기력
	전자파	주파수, 진폭
	기 타	저항율, 도전율, 유전율, 분극율
광 센서 (Optical Sensor)	가시광(Visible Light)	조도, 광도, 색, 간섭, 회절, 굴절, 편광, 반사
	자외선(Ultraviolet)	자외선(원, 근)
	적외선(Infrared)	적외선(원, 근)
	영상(Image)	분해능, 색상, 영상
	기 타	형광
방사선 센서 (Radiation Sensor)	하전입자선	α선, 핵분열선, 이온빔
	전자파	β선
	전자파방사선	γ선
	기 타	고에너지 방사선, 우주선
열 센서 (Thermal Sensor)	열량(Heat)	전도, 복사, 대류, 비열, 용량, 열량(반응열)
	온도(Temperature)	상온(체온, 기온, 실온), 저온, 고온
	기 타	융점, 비점, 열전도율, 열팽창
화학 센서 (Chemical Sensor)	가스(Gas)	O_2/O_3, H_2, CO/CO_2, methane, propane
	이온(Ion)	음이온, 양이온
	성분(Component)	액상 성분, 기상 성분, 이온 질량
	습도(Humidity)	절대습도, 상대습도, 습기
	분진/매연	매연, 부유분진
	기 타	특수 합성가스, 복합가스
음향 센서 (Acoustic Sensor)	음 파	반사, 굴절, 투과, 회절, 강도, 고저, 위상
	초음파	위상, 영상, 거리, 강도, 진동수
	음성/소음	강도, 소음, 음색
	기 타	특수합성음
바이오 센서 (Biological Sensor)	생체물질	단백질, 탄수화물, 지질, 비타민, 핵산, 항생물질
	세포/조직	세균, 바이러스, 생체막, 세포소기관
	생체기능	호흡/순환, 효소, 소화/배설, 호르몬
	기 타	환경오염, 생물환경
기 타	다기능 센서	화생, 물생, 물화, 물화생 등의 다기능 복합 센서
	기 타	기 타

02 바이오마커 기술의 미래 가능성에 대하여 분석하라.

바이오마커에 대한 인식 변화 및 기술발달로 바이오마커 활용이 활발할 전망이다.

맞춤의학의 상업적 이익에 대한 제약회사들의 관심으로 바이오마커는 R&D 프로세스에 주요하게 활용될 것으로 예상한다.

R&D 프로세스에서의 바이오마커 사용이 약물의 상업적 활용 다양성을 좁힐 것이라는 우려가 많았으나, 점차 맞춤의학에 대한 관심으로 R&D 과정에서의 바이오마커 사용이 활발해질 전망이다.

환자의 치료 및 진단모델과 관련하여 단일적 진단모델(One-drug-one-diagnostic)에서 다중 바이오마커 및 다인성 모델(One-patient-multibiomarker-and-multifactorial)로의 변화한다.

진단 및 치료에 있어 바이오마커 활용을 통해 환자와 의사가 최적의 치료 방법을 선택할 수 있는 다양한 접근방식이 가능하다.

유전체학 기술이 보편화됨에 따라 게놈 바이오마커 및 유전자 분석 가격이 하락할 전망이다. 반면 신약개발에서 전사체학(Transcriptomics), 후성유전학(Epigenomics), 단백질체학(Proteomics), 대사체학(Metabolomics), 지질체학(Lipidomics)과 같은 오믹스 기술의 가격은 상승할 전망이다.

03 바이오마커 산업의 성장요인 및 저해요인에 대하여 분석하라.

1. 성장요인

오믹스(Omics) 관련 기술의 빠른 진보, 고비용의 혁신적 의약품, 개인 맞춤형 치료 서비스, 신속한 현장진단 테스트 수요 증대, 다양한 질환에 대한 예측 바이오마커 요구는 바이오마커 산업의 성장을 유도할 것으로 조사되었다.

향후 5~6년 이내 지속적으로 바이오마커 산업 성장을 유도할 것으로 조사된 요인은 오믹스 관련 기술의 빠른 진보로 이를 통해 신규(Novel)한 바이오마커들이 새롭게 개발되는 것으로 조사되었다.

유전체, 단백질체 기반의 플랫폼 기술과 더불어 Glycomics, Lipidomics, Metabolomics, Immunomics 등은 신규 바이오마커 발굴을 촉진한다.

장기적으로는 방대한 오믹스 데이터를 분석할 수 있는 발전된 형태의 분석 툴과 바이오마커 검출 등 분석방법이 등장하면서 바이오마커의 임상적 활용이 많아질 전망이다.

현재 영향력은 작지만 향후 그 파급효과가 높아질 것으로 조사된 요인은 큰 성장성을 보유한 암과 같은 다양한 질환에 대한 예측 바이오마커 요구인 것으로 조사되었다.

암뿐만 아니라 뇌신경질환, 대사질환 등과 관련된 바이오마커가 발굴되었으며, 이러한 마커들은 치료반응을 모니터링하여 치료계획을 최적화하는데 활용 가능하다.

허셉틴(Herceptin)과 같이 Her2 유전자를 동반진단 바이오마커로 함께 개발한 동반진단 의약품은 바이오마커를 통해 의약품의 효능과 효과를 미리 예측하여 치료 가능하다.

반면에 혁신적 의약품에 대한 고비용은 바이오마커 개발회사에게 높은 수익성을 담보하지만 향후 그 영향력은 줄어들 전망이다.

2. 저해요인

바이오마커 기반 치료기술의 자기부담 테스트 비용, 임상적 바이오마커 활용의 경제적 부담, 복잡한 리소스 유래 검증 연구, 상용화 과정 상의 엄격한 규제는 바이오마커 산업의 성장을 저해할 것으로 조사되었다.

자기부담의 테스트 비용은 향후 5~6년 이내 지속적으로 바이오마커 산업 성장을 저해할 것으로 조사되었다.

현재 바이오마커에 대한 테스트 비용은 대부분 보험 미적용 대상으로 자기 부담금이 높은 상황이나, 바이오마커 기반의 치료제 및 치료기술의 유효성이 확립되면 보험 혜택을 빠르게 받을 수 있을 것으로 전망된다.

현재 저해요인으로서 영향력이 높지만 향후 5~6년 이내에 그 파급효과가 낮아질 것으로 조사된 요인으로는 바이오마커 검증 연구에 많은 자원이 투입되는 것과 임상적 바이오마커 활용의 경제적 부담으로 조사되었다.

바이오마커의 검증은 대량 후보 중에 발굴하기 때문에 많은 리소스가 투입되는 연구로 바이오마커 산업이 당면한 숙제이나, 향후 오믹스 관련기술의 빠른 진보로 문제가 해결되어 그 영향력은 낮아질 전망이다.

또한 중단기적으로 표준화된 규제 프로토콜과 검증방법이 개발되면서 저해문제를 해소할 수 있을 것으로 예상된다.

현재 성공적으로 임상에 적용된 바이오마커가 드문 상황으로 아직까지는 바이오마커

연구개발이 제약회사, 바이오텍회사, 체외진단제 개발회사의 경제적 부담으로 작용한다.

다른 저해요인에 비해 그 영향력이 비교적 낮은 요인은 상용화 과정 상의 엄격한 규제로 조사되었다. 진단 테스트 제품에 대한 규제 환경은 유동적인 상황이고 최근 실험실 개발 테스트(LDTs : Laboratory-Developed Tests)에 대한 규제 이슈가 등장하였다.

학습 11

학습활동.11 교수 · 학습 방법

교수 방법

- 의료와 디지털마커 융합기술에 대한 관련 용어, 구성, 방식 이해 정도를 파악한 후 수업을 진행한다.
- 교수자의 주도로 의료와 디지털마커 융합기술 등의 내용을 PPT 자료로 제시한 후 설명한다.
- 가능하면 사전에 개인별 학습 자료를 준비하여 모든 학생이 참여할 수 있는 문제 해결식 수업, 협력 수업이 가능하도록 한다.
- 의료와 디지털마커 융합기술 전 과정을 작업의 순서에 따라 단계적으로 실습이 이루어질 수 있도록 지도한다.
- 교재를 통해 수업을 준비하는데 있어서 필요한 모든 정보나 팁, 힌트 등 도움이 될 만한 내용들을 확인할 수 있다.
- 학생들이 만들게 될 각 모델들은 수업시간에 중점적으로 다뤄질 부분과 어휘, 질문, 답을 포함하고 있으며 또한 탐구할만한 추가적인 아이디어들도 포함하고 있다.

학습 방법

- 의료와 디지털마커 융합기술에 대한 관련 용어를 숙지하고, 의료와 디지털마커 융합기술에 대해 이해한다.
- 의료와 디지털마커 융합기술의 각 단계별 중점 사항을 체계적으로 학습한다.
- 의료와 디지털마커 융합기술의 수행순서의 전 과정을 실습한다.
- 의료와 디지털마커 융합기술의 내용을 이해한다.
- 의료와 디지털마커 융합기술을 이해하고 숙달이 될 때까지 학습한다.

학습활동.11 평가 및 피드백

평가 준거

- 평가자는 피평가자가 수행 준거 및 평가 내용에 제시되어 있는 내용을 성공적으로 수행할 수 있는 지를 평가해야 한다.

학습내용	평가항목	성취수준		
		상	중	하
의료와 디지털마커 융합기술	의료와 디지털마커 융합기술을 이해할 수 있다.			

평가 방법

• 작업 포트폴리오

학습내용	평가항목	성취수준		
		상	중	하
의료와 디지털마커 융합기술	의료와 디지털마커 융합기술을 이해할 수 있다.			

• 필기시험

학습내용	평가항목	성취수준		
		상	중	하
의료와 디지털마커 융합기술	의료와 디지털마커 융합기술을 이해할 수 있다.			

• 체크리스트를 통한 관찰

학습내용	평가항목	성취수준		
		상	중	하
의료와 디지털마커 융합기술	의료와 디지털마커 융합기술을 이해할 수 있다.			

• 피드백

1. 작업 포트폴리오
   - 제출한 보고서를 평가한 후 주요사항에 대하여 표시하여 돌려준다.
2. 필기시험
   - 평가 결과 성적이 저조한 학생은 보고서 제출 기회를 부여한다.
3. 체크리스트를 통한 관찰
   - 실습 과정에서 평가한 후 개선해야 할 사항 등을 정리하여 돌려둔다.

참 | 고 | 문 | 헌

1. 스마트 헬스케어 유망시장 동향 및 진출전략, KOTRA, 2019.10.
2. 이승관, 글로벌 디지털 헬스케어 기술동향과 과제, IITA, 2017.12.13.
3. 프로스트 앤 설리번, Global Digital Health Outlook(2020), 2019.8.
4. 박찬호 · 이장우, 인공지능 헬스케어 산업의 실용화 동향, 정보통신기획평가원, 2020.6.17.
5. 김주한, 빅데이터 기반의 개인 맞춤의료 서비스, BioINpro 13호, 2015.
6. 스마트 헬스케어 의료기기 기술, 표준 전략 보고서, 식품의약품안전평가원, 2018.8.
7. 박소영, 중국의 빅데이터 시장 트랜드와 시사점, 국제무역통산연구원, 2020.11.
8. 김태형, 데이터가 생명을 살린다, 바이오협회, 2020.6.
9. Combining genomics and epidemiology to track mumps virus transmission in the United States, PLOS Biology, 2020, https://doi.org/10.1371/journal.pbio.3000611
10. Public health surveillance and data collection: general principles and impact on hemophilia care, Hematology, 2012, https://doi.org/10.1179/102453312X13336169156537
11. Mayo Clinic to sequence 100K participants to build genomic database for improved care and research in collaboration with Helix, https://newsnetwork.mayoclinic.org/discussion/mayo-clinicto-sequence-100k-participants-to-build-genomic-database-for-improved-care-and-research-incollaboration-with-helix/
12. Through partnership with Color, 10K NorthShore patients will get whole genome sequencing. https://medcitynews.com/2019/01/color-northshore/
13. Data-sharing brings hope to rare disease patients around the globe, https://www.ga4gh.org/news/data-sharing-brings-hope-to-rare-disease-patients-around-the-globe/
14. 문유정, 강지민, 데이터 3법개정과 의료빅데이터 활용방안, 경기도경제과학진흥원, 2002.3.16.
15. 박세환, 보건의료 빅데이터 활용 의료산업 동향, HIRA 빅데이터 브리프
16. 박재은, 헬스케어 분야에서의 빅데이터 활용 동향, KDB산업은행, 2019.10.28.
17. 빅데이터 및 인공지능(AI) 기술이 적용된 의료기기의 허가 · 심사 가이드라인(민원인 안내서), 식품의약품안전처, 2017.
18. 유헬스케어 진단지원시스템 임상시험계획서 작성 가이드라인(민원인 안내서), 식품의약품안전처, 2015.
19. 의약품 임상시험 통계 가이드라인(민원인 안내서), 식품의약품안전처, 2016.
20. 체외진단용 의료기기의 임상적 성능 허가심사 가이드라인(민원인 안내서), 식품의약품안전처, 2015.
21. 한 손에 잡히는 임상연구 : 설계와 실행의 모든 것, 임상시험리뷰 연구회 옮김, 2015.
22. Statistical Guidance on Reporting Results from Studies Evaluating Diagnostic Tests, FDA, 2007.
23. Use of Real-World Evidence to Support Regulatory Decision-Making for Medical Devices, FDA, 2017.

24. 김진한, 신약개발 프로세스 혁신을 위한 AI 활용, 한국제약바이오협회정책보고서, 2017.
25. 배영우, 인공지능을 이용한 신약개발 동향 및 활용사례, 생명공학정책연구센터, BioINpro, 2017.
26. 배수인, 4차 산업혁명 시대, 제약산업에서의 빅데이터 활용, 한국제약바이오협회정책보고서, 2017.
27. 배영우, 4차 산업혁명 시대, 인공지능을 활용한 신약개발, 한국제약바이오협회정책보고서, 2017.
28. 이관용 외, 의료 인공지능 현황 및 과제, 한국보건산업진흥원, 보건산업브리프, 2016.
29. Evaluate, World Preview 2016, Outlook to 2022, 2016.
30. 박순영, 인공지능을 활용한 신약개발 연구동향, 융합연구정책선터, 2018.1.
31. 전종홍 외 7, 감염병 재난에 대응하기 위한 의료인공지능의 기술 표준동향, ETRI Insight, 2020.01.
32. 박민주, 심사평가원, 블록체인 활용 보건의료분야 디지털 전환 기초마련, 헬스코리아뉴스(http://www.hkn24.com) 2020.12.28.
33. Global Blockchain Technology Market in the Healthcare Industry, 2018-2022.
34. 임지윤, 보건의료 블록체인 기술 활용 방안, 바이오협회, 2020.3.
35. 이은지, 블록체인 기술의 국외 보건의료분야 적용사례 및 시사점, HIRA,, 3030sus 14권 2호
36. 최한준, 헬스케어 산업에서의 블록체인 기술의 활용, 보건산업브리프, 2017.5.12.
37. 유성진 · 박기성 · 김종현 · 박영호, 양자 컴퓨팅에 안전한 NTRU 기반 상용 기술 동향에 관한 연구, 한국통신학회, 2017.
38. 공개키 암호알고리즘 개발에 관한 연구, 정보통신부 한국정보보호센터, 1992.12.
39. 블록체인이 일으키는 금융, 유통, 의료, 에너지 업계의 변화. IDG DeepDive, 2017.
40. 디지털 세계의 신뢰를 확보하는 블록체인의 의미와 과제, 그리고 미래. IDG Tech Report, 2017.
41. 김수범, 글로벌 의료사물인터넷 시장동향, 보건산업브리프, 2017.12.1.
42. https://www.nexeonmed.com/
43. Frost & Sullivan, "Internet of Medical Things (IoMT) is an amalgamation of medical devices and applications that can connect to healthcare information technology (IT) systems using networking technologies," 2017.
44. 2020년도 AIoT 서비스 제품 및 기업편람, 한국지능형사물인터넷협회, 2020.
45. https://www.karger.com/Journal/Guidelines/271954
46. https://www.niehs.nih.gov/health/topics/science/biomarkers/index.cfm
47. 김무웅, 글로벌 디지털 바이오마커 시장 현황 및 전망, 생명공학정책연구센터, 2020.7.
48. Traditional and Digital Biomarkers: Two Worlds Apart?, Lmar M. Babrak., 2019.8.16., Digital Biomarkers
49. What Do Digital Biomarkers Mean?, 2018.7.17., The Medical Futurist
50. Passive Monitoring at Home: A Pilot Study in Parkinson Disease, Zachary Kabelac et al., 2019.4.30., Digital Biomarkers
51. Quantification of Motor Function in Huntington Disease Patients Using Wearable Sensor Devices, Mark Forrest Gordon et al., 2019.9.6., Digital Biomarkers

학습 1	의료와 IT 융합기술의 개요
학습 2	의료와 IT 융합기반의 인프라 기술
학습 3	의료와 빅데이터 기술융합
학습 4	의료와 인공지능 기술융합
학습 5	의료와 블록체인 기술융합
학습 6	의료와 사물인터넷 기술융합
학습 7	의료와 XR 기술융합
학습 8	의료와 디지털콘텐츠 기술융합
학습 9	의료와 디지털트윈 기술융합
학습 10	의료와 3D프린팅 기술융합
학습 11	의료와 디지털마커 기술융합
학습 12	**의료와 5G/원격 기술융합**
학습 13	의료와 IT 기술융합의 미래

학습 목표	1. 의료와 5G/원격 기술융합을 이해할 수 있다.

12-1 5G 기술의 정의 및 개요

1. 5G 네트워크의 개념

5G(5세대 이동통신) 네트워크란 차세대 무선 시스템 기술로 광섬유 케이블을 통해 최대속도 1Gbps였던 4G 대비 크게 향상된 20Gbps를 제공하는 네트워크 시스템이다.

5G 네트워크의 가장 큰 장점은 빠르고 안정적인 데이터 전송과 Wi-Fi 대비 더 다양한 기기 센서 웨어러블과의 연결을 지원하는 능력이다. 5G 네트워크를 통해 방대한 데이터를 매우 빠르게 전송(초고속)하고 실시간(저지연)으로 모든 것을 연결(초연결)하는 것이 가능하다.

〈표 12-1〉 기존 이동통신(4G) 대비 5G 핵심성능 비교

핵심 성능		4G	5G	4G와 5G 대비
초고속	최대 전송속도	1 Gbps	20 Gbps	20배
저지연	전송지연	100분의 1초	1,000분의 1초	1/10
초연결	최대 기기 연결수	십만개/km^2	백만개/km^2	10배

출처 : 혁신성장 실현을 위한 5G+ 전략(관계부처 합동, '19.4.8)

5G를 접목한 의료 분야 산업이 성공적으로 안착하기 위해서는 명령에 즉각적으로 반응할 수 있는 '빠른 응답속도(Low Latency)'가 중요하다.

응답속도(지연속도 · Latency)는 크기가 작은 데이터가 단말기와 기지국 사이를 오가는데 걸리는 시간이다. ms(밀리세컨, 1/1000초)으로 표시하며, 4G(LTE)의 경우 10ms의 응답속도를 보이고, 5G는 10분의 1 수준인 1ms의 응답속도를 가진다.

5G의 의료부문에 적용도는데는 해결해야 할 과제가 하나 더 있다. 바로 우리나라는 의료법상 원격의료가 불가능하다는 것이다. 현행법상 환자가 멀리 떨어진 의사로부터 5G망을 통해 진료 받는 것은 원격의료로 간주된다. 현재 우리나라의 원격의료는 보건복지부, 국방부, 법무부 등에서 제한적으로 시범사업만을 시행하고 있다.

2020년부터 거점 병원에서 의사들이 함께 진료하는 '5G 기반 원격협진 시범사업'을 하고, 2023년부터는 종합병원 이상의 의료기관 50%까지 확대한다는 계획을 가지고 있다.

2. 5G의 차세대 의료서비스

5G 시대의 차세대 의료서비스로 5G기술과 원격의료/스마트 헬스케어가 꼽히고 있다. 차세대 의료서비스와 5G의 융합기술은 의료와 인공지능(AI), 빅데이터, 사물인터넷 기술이 결합하여 개인별 건강관리와 진료가 가능한 환경을 제공하는 것이다.

사람의 근육이나 안구는 물론 생체에서 발생하는 신호까지 유기적으로 '웨어러블' 기기에 연동 및 제어할 수 있고, 휴대가 가능하다는 장점 때문에 그 활용 분야는 무궁무진할 것으로 기대를 모으고 있다.

실제로 이러한 차세대 서비스는 영국 랭커스터 대학에서 우울증, 불안 및 조울증으로 진단 받은 사람들이 자신의 감정을 5G와 인공지능(AI) 시스템을 통하여 모

니터링할 수 있도록 돕기 위한 방법으로 활용되고 있다.

'스마트밴드'라는 이 웨어러블 기기는 다른 프로그램에 접근할 필요 없이 오로지 사용자의 감성 변화에 따라 색이 변하는 것을 보여줌으로써 자신의 감정을 모니터링하고 주변 사람들에게 알리는 도구로 활용되고 있다.

의료 분야에서 5G의 영향은 의료의 개인화(Personalization of Healthcare)이며, 5G 네트워크 설비와 콘텐츠를 통하여 환자의 특정 데이터를 지속적으로 수집할 수 있게 할 뿐 아니라 데이터의 신속한 처리, 분석, 반환을 통해 환자에게 적합한 치료 조치를 수행함으로써, 환자가 스스로 상태를 관리할 수 있는 능력을 제고할 것으로 전망한다.

1) 진단 · 치료의 시공간 제약 극복

5G기술을 활용하여 의료/헬스케어 분야에서 의료사물인터넷(IoMT) · 향상된 모바일 브로드 밴드(eMBB) · 미션크리티컬 서비스인 고해상도 이미지 실시간 전송, 체내 모니터링 · 진단 등 연결이 끊어지거나 저지연, 비정상 작동 발생시 치명적 영향을 줄 수 있는 서비스 등을 통해 대용량, 고품질 의료데이터의 실시간 수집 · 분석 · 활용으로 진단 · 치료의 시공간 제약 극복을 위한 다양한 보건의료/헬스케어 혁신서비스 제공이 가능하다.

2) 방대하고 다양한 의료데이터의 실시간 모니터링 강화, 데이터 기반 정밀진단

충분한 네트워크 속도가 뒷받침 되지 않으면 의료진이 신속한 의학적 결정을 내리기 위해 필요한 실시간 데이터 확보에 한계이다.

5G 및 IoMT 장비를 활용, 대용량 의료데이터의 신속한 전송이 가능해지면서 실시간 건강상태 모니터링을 통한 개인화된 맞춤형 진단 치료, 예방 관리가 가능하다.

5G기반으로 단일병원은 물론 여러 병원을 하나로 묶어 통합적인 모니터링도 가능하며, 이를 통해 환자 상태파악 및 이상 상태 예측 · 발견 등의 서비스 제공으로 지역 간 의료서비스 격차 해소에도 기여할 것으로 예상한다.

3) 원거리의 의료인과 의료인, 환자 간 시간 거리의 장벽 제거

(1) 원격수술

5G는 4G대비 약 10배 이상 감소된 짧은 지연시간, 초지연성을 제공한다.

5G 초지연성으로 수술실 내 다양한 의료기기에서 수집한 영상과 데이터, 환자

의 생체데이터 등을 통합적으로 연계하고 실시간 전송하여 원격 수술의 정확도와 안전성 향상이 가능하다.

(2) 원격협진

병원 간 대용량 의료 영상데이터 및 환자 생체데이터의 실시간 전송으로 원격지 의료진 간 커뮤니케이션 및 진단 정확도 향상이 가능하다.

(3) 원격재활치료

5G와 가상현실 기반의 재활분야는 환자의 의료 비용절감 및 재입원율을 낮추는 효과를 가져올 것으로 예상한다.

(4) 원격진료

환자의 자료를 확인하기 위해 병원 진료실 등에 가지 않아도 본인의 스마트폰이나 태블릿으로 용량이 큰 CT나 MRI 영상도 실시간으로 확인할 수 있어 원격에서 환자가 더 빠르게 진단 치료를 받거나 전문의와 상담이 가능하다.

국내는 의사-환자 간 원격진료가 허용되지 않으나, 향후 제도개선이 된다면 5G기반의 원격진료는 도서 산간 등 의료진 방문이 힘든 곳에 있는 환자들의 시간과 거리 장벽을 제거해 줄 것으로 예상된다.

3. VR/AR 기반 실감콘텐츠로 가상수술 및 맞춤 교육

의료분야 증강현실 · 가상현실 기술은 보다 더 높은 해상도와 안전한 대역폭 확보가 중요하다. 증강현실과 가상현실 기술을 통한 시간 · 장소의 제약이 없는 의료진, 환자교육 등으로 의료교육 효용성 향상 및 비용절감 가능하다.

1) 의료진 의료훈련, 교육, 수술 가이드 등 제공

의료교육에 소요되는 비용 절약이 가능하며 수술 시뮬레이션 및 환부 확인 등을 통해 수술 계획을 수립하고 정확하게 진단함으로써 의료사고 예방 가능하다. 또한 시뮬레이션 기반의 수술, 진료 및 의료 훈련을 통해 시간과 장소에 구애받지 않고 실제상황과 유사한 현실적 경험 가능하다.

장기적으로는 세계 곳곳에 흩어져있는 각 분야 전문의들이 가상공간을 통해 수술에 동참할 수 있는 솔루션이 제공될 것으로 기대된다.

실제 인체 장기에 가깝게 재현할 수 있는 VR 시뮬레이터 등을 활용, 의대생이나 수련의 교육에 소요되는 인체 장기 의료 장비 등을 절약할 수 있고, 외과수술 및 정신과 재활치료 등에 활용하여 효율성 향상 가능하다.

2) 환자의 재활 치료, 정서적 관리 등에 활용

수술에 대한 불안감 해소 및 통증 완화가 가능하며 시공간 제약 없이 맞춤 치료도 가능하다.

가상/증강현실은 환자로부터 다양한 몸의 움직임을 유도해 낼 수 있으며 환자가 고통스러운 재활 치료과정(뇌졸중, 파킨스, 다발성 경화증 등)을 이겨내고 참여할 수 있도록 지원한다.

또한 가상/증강현실을 통한 정서 관리는 경험적이고 능동적인 환경을 제공함으로써 무력감에 빠지기 쉬운 환자나 고령자가 더 적극적이고 활동적인 행동을 할 수 있도록 동기를 부여한다.

4. 지속가능한 병원 운영의 효율성 증대로 의료서비스 질 제고

5G와 IoMT기술을 활용, 병원 내 분산되어 관리되고 있는 병원데이터의 실시간 모니터링 · 분석으로 개별 의료장비 상태추적, 공간 활용 최적화, 원무 · 행정 · 진료 프로세스 개선 등 병원 운영의 효율성 증대가 가능하다.

1) 병원자원 효율화

병원 내 물류, 공간(입원실, 수술실, 응급실 등), 의료장비 등 실시간 모니터링으로 병원자원 효율화할 수 있다. 5G기반 병원 내 물류, 공간, 의료장비, 원무 · 행정 등 병원 자원 활용 최적화한다.

위험약품 위치 및 이동경로 관리, 질환별 재원 기관 예측 및 인력배치 효율화, 의료장비 현황파악 등이 가능할 것으로 예상된다.

2) 의료와 인공지능 기술 연계

인공지능(AI) 기술과 의료데이터를 연계, 위험요소 예측 및 가이드 등 제공한다.

수술실 중환자실 응급실 감염병동 등에서 환자의 위험도 및 이상상태를 예측하고, 환자 모니터링 장비의 오류 경보 등을 감소시켜 환자 안전 향상 및 의료진의 업무피로도 절감 가능하다.

5. 응급의료 프로세스 효율화

5G 기술의 대용량 데이터 처리, 초지연성 등은 응급상황에서 의료진이 환자의 상태를 정확히 파악하기 위해 고해상도 영상의 지연 없는 전송을 지원하고, 원격에서도 무중단 고화질 영상을 통한 실시간 시술 위치 파악 등이 가능하다.

1) 대용량 응급데이터 전송

5G 기반, 고속주행 중인 구급차에서 대용량 응급데이터 전송이 가능하다. 현재 구급차에서는 부상자나 환자를 병원에 이송하기 위한 기본적인 응급조치만 취해지고 있지만, 5G로 통신할 수 있는 구급차 안에서는 구급차와 의사가 원격으로 연결되어 신속한 치료가 가능해질 것으로 예상된다.

또한 환자의 과거 병력과 같은 데이터뿐만 아니라 카메라 영상, 3D, VR영상도 구급차 안에서 데이터 서버와 연결해 실시간으로 송·수신이 가능하다.

2) 5G기반 응급의료시스템 구축

국내에서도 다부처 협업(과기정통부, 복지부, 소방청)으로 5G기술을 적용한 응급의료시스템 개발 사업을 추진 중이다.

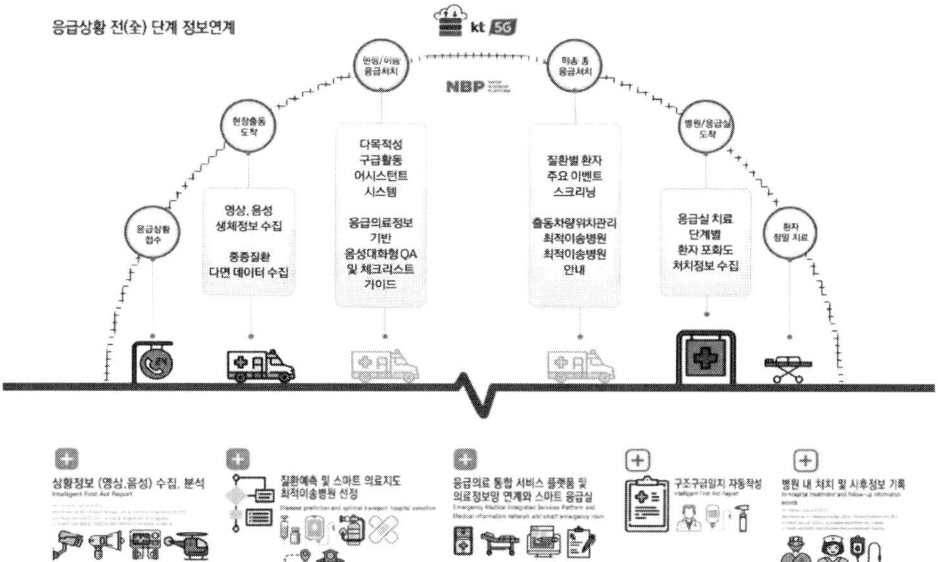

[그림 12-1] 5G기반 응급정보 연계

학습 12

4대 응급질환(심혈관질환, 뇌혈관질환, 중증외상, 심정지) 대상으로 응급의료 단계(상황실 신고접수 → 구급차 내 응급처치 → 환자이송 → 응급실)에 5G AI 기술 적용이 가능하다.

5G기반 응급인프라 시범구축 및 구급대원용 AI구급활동 지원 서비스(지능형 응급상황 인지, 응급환자 생체정보 자동측정, 지능형 응급처치 환자분류 등) 등 개발 가능하다.

5G기반 구급현장 응급데이터 송수신 모니터링을 위한 웨어러블 카메라 스마트 글래스 360도 카메라 등을 구축하고, 구급차와 병원응급실 간 스마트 의료지도 서비스도 지원가능하다.

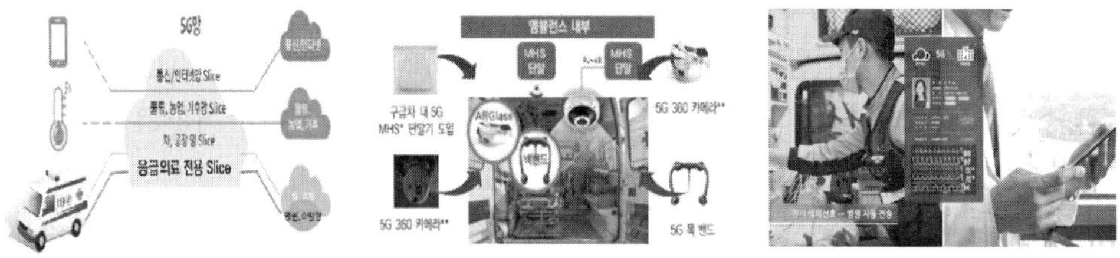

(a) 5G기반 응급인프라 구축 (b) 119구급차 내 5G기술 적용 (c) 데이터 자동측정 및 병원전송

[그림 12-2] 5G기반 AI 응급의료 시스템

12-2 원격의료의 정의 및 개요

1. 원격의료의 정의

원격의료(Telehealth)란, e-Health의 하위 개념으로서 환자와 의료 공급자 간에 원거리에서 정보통신기술(ICTs)을 사용해 의료 서비스를 제공하는 것을 의미한다.

e-Health(electronic Health)는 Local Site 또는 원거리에서 예방, 진단, 치료, 모니터링, 교육 및 관리 목적으로 Electronic Health Data를 공유, 저장 및 검색하기 위해 Health Sector에서 전자통신 및 정보기술을 결합한 사용을 의미한다.

원격의료에 대한 정의가 표준화되지 않았으나, 다양한 기관에서 ① 디지털 통신 기술 및 서비스를 활용, ② 원거리에서 원격으로, ③ 의료 및 건강관련 서비스 제공 등 3가지 요소를 중심으로 정의한다.

미 보건복지부 보건자원서비스국(HRSA, Health Resources Services Administration),

연방통신위원회(FCC, Federal Communications Commission), 미국원격의료협회(ATA, American Telemedicine Association)에서는 원격의료에 대해 각각 "원거리의 임상의료서비스, 환자와 전문적 건강관련 교육, 공중보건, 보건행정을 지원하기 위해 전자정보 및 통신기술을 활용하는 것", "Telemedicine과 유사하지만, 의사-환자 관계 이외의 광범위하고 다양한 종류의 원격의료서비스를 포함", "원격으로 교육, 소비자 의견수렴에 적용되는 기술과, 의료서비스를 지원하는 데 전자통신과 정보기술이 사용되는 기타 애플리케이션들을 광범위하게 포괄"하는 것으로 정의한다.

원격의료는 예방, 건강 증진 및 치료위주의 의료 서비스, 건강관리 서비스, 연구 및 평가, 의료 서비스 제공자의 지속적인 교육을 포함한 임상 및 비 임상 서비스 등 다양한 의료 서비스를 포함한다.

원격의료는 한 가지의 분야에 국한되기 보다는 생태계의 다양한 플랫폼, 시스템, 장치, 제품(Enablers), 네트워크, 데이터 센터 및 의료 전문가를 포함하는 포괄적 개념이다.

COVID-19 이후 원격의료 시장의 급성장에 대응하기 위하여, 원격의료 시행에 필요한 구성요소와 관련 생태계를 이해할 필요성을 제기한다.

원격의료서비스 공급자가 급증하는 수요를 충족할 수 있는지 여부와 더불어, 병원이 대면의료 유지 정책을 선택하거나 원격의료로의 전환 절차를 연기하는 등 원격의료 서비스 공급자의 수익창출 기회를 감소시키는 생태계에 대한 선행적 이해다 필요하다.

2. 원격의료의 범위

원격의료의 범위는 가상내원(Virtual Visits), 원격환자모니터링(RPM, Remote Patient Monitoring), 모바일헬스(mHealth, mobile Health), 개인 응급 대응 시스템(PERS, Personal Emergency Response System)으로 분류한다.

1) 가상내원

가상내원(Virtual Visits)은 특정 건강상태를 평가, 치료 또는 분류 할 수 있어 서비스 공급자가 주치의와 유사한 서비스 또는 원격 피부과 또는 원격 정신건강 진료와 같은 전문 분야의 서비스 제공이 가능하다.

가상내원은 컴퓨터나 스마트폰 등 통신기술을 기반으로 한 간단한 의료서비스로 개인계정을 통해 로그인하고, 전화나 문자메시지 등으로 '즉시 방문' 또는 '진료예약'을 하면 의료진이 연락하는 시스템이다.

가상내원 서비스를 설정하기 위해서는 의사들의 네트워크로 구성된 서비스 공급자 및 환자 간의 네트워크 플랫폼 등 다양한 구성요소가 필요하다.

2) 원격환자모니터링

원격환자모니터링(RPM, Remote Patient Monitoring)은 개인의 건강 상태를 지속적으로 평가하는 데 사용되는 기술로서 특정한 곳에 있는 개인으로부터 의료 및 기타 형태의 건강 데이터를 수집하고 평가 및 권고를 위해 해당 정보를 다른 위치에 있는 의료 제공자에게 안전하게 전자적으로 전송하기 위하여 디지털 기술을 사용하는 것으로 정의되는 기술로서, 인공지능(AI) 기술과 결합하여 인구 고령화로 증가하는 의료비 문제에 대한 솔루션이 될 것으로 전망이다. 생리적 모니터링(혈압, 혈당, 체중 및 체온), 약물 투여 알림, 식이요법 및 운동량, 낙상 모니터링, 우울증에 대처하기 위한 tool을 포함한다.

3) 모바일헬스

모바일헬스(mHealth)는 무선 네트워크, 앱, 장치 및 웨어러블을 사용하여 환자에게 원격 건강 서비스를 제공하는 모바일 기술로, 스마트폰 보급률 상승에 따라 시장이 꾸준히 성장할 것으로 전망한다.

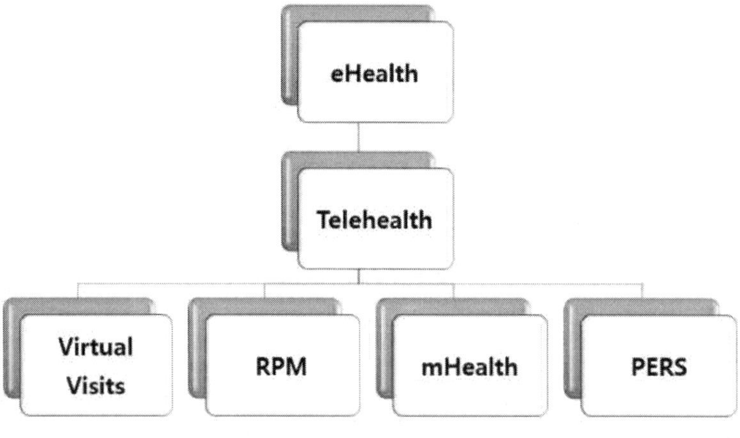

[그림 12-3] 원격의료(Telehealth)의 범위

출처 : 프로스트 앤 설리번, Telehealth – A Technology-Based Weapon in the War Against the Coronavirus, (2020. 4)을 참고하여 정책연구센터 작성

모바일헬스(mHealth)는 일반 패킷 무선 시스템(GPRS, General Packet Radio System), 3세대 및 4세대 이동통신(3G 및 4G 시스템), 위성항법장치(GPS, Global Positioning System), Bluetooth 기술을 포함한 보다 복잡한 기능 및 애플리케이션뿐만 아니라 휴대폰의 핵심 유틸리티인 음성 및 단문 메시징 서비스(SMS)의 사용 및 자본 환원(Capitalization)을 포함한다.

4) 개인 응급대응 시스템

개인 응급 대응 시스템(PERS : Personal Emergency Response System)는 의료 응급 상황에 처했을 때 사용자가 비상 대응을 시작할 수 있도록 하는 소비자 중심 기술로, 환자의 웰빙 및 수면 패턴 관리, 낙상 또는 응급 상황에 대한 대응이 가능하다.

12-3 의료와 5G/원격 기술융합 적용

5G 기술은 의료비 절감과 사회경제적 비용 감소, 공공의료서비스 향상과 예방관리 등 의료서비스 질제고, 산업적 파급효과 창출에 기여할 것으로 예상된다.

병원 및 개인이 생성하는 의료데이터의 증가와 의료데이터 수집채널의 다변화로 5G시대 의료데이터의 양은 폭발적으로 증가가 예상된다. 세계 의료데이터 양은 '12년 500페타 바이트(PB)에서 '20년 25,000페타바이트(PB)로 약50배 증가되고 있다.

5G 시대, 의료데이터의 증가와 수집채널의 다변화, 새로운 디지털헬스케어 서비스 등장 등에 따라 제도개선과 보안위협에 대한 효과적인 대응방안 마련이 필요하다. 또한 대용량 의료데이터의 수집 · 분석 활용을 위한 제도개선 필요하다. 다만 의료데이터 수집목적과 활용범위 등에 대한 개인동의와 사회적 합의 절차를 마련하고, 의료데이터 악용으로 인한 부작용 방지 및 안전하고 효과적인 이용을 뒷받침할 수 있는 관리체계가 필요하다. 또한 의료데이터 종류별(임상데이터, 영상데이터, 유전체데이터, 라이프로그 등) 비식별화 방법에 대한 가이드라인도 개발이 필요하다.

의료데이터의 양 증가 및 수집채널 다변화 등에 따른 보안취약성 해소되어야 한다. 다양한 기기와 센서, 카메라 등이 연결되면서 보다 많은 위협에 노출될 가능성에 대한 기술적, 물리적, 관리적 대응체계 마련 필요하다.

1. 5G를 기반으로한 병원의 디지털 전환 사례

국내 외 병원의 5G기술 도입에 따른 디지털병원으로 전환글로벌 기업의 5G 관련 기술 서비스(실시간 모니터링, 원격수술 협진 진료, 의료교육 및 응급의료 등) 개발 증가 등으로 의료분야 5G시장도 지속적으로 성장 전망된다.

1) 해외 사례

해외 병원에서는 병원 내 의료데이터의 통합 관리 및 혁신 의료서비스 도입을 위한 5G병원 구축을 추진하고 있다.

병원명	주요 내용
Rush University병원 (미국)	• AT&T와 제휴하여 5G 네트워크를 도입, 셀룰러 트래픽을 관리하는 클라우드 기반 모바일 에지 컴퓨팅(Multi-Access Edge Computing)구현
광둥성 인민병원 (중국)	• 차이나모바일, 화웨이 등과 '5G 스마트 의료 협력 협의서' 체결 • 원격의료 영상, 의료디지털 서비스, 빅데이터 등 분야에서 협력 추진
오울루 대학병원 (핀란드)	• 5G, AR/VR, IoT, AI 등 기술이 구현되는 디지털혁신병원 구축 계획, 5G 관련 제품의 개발 및 임상시험, 임상 적용 등 전 과정 지원

2) 국내 사례

국내에서도 통신사와 병원이 협력하여, AI 실감콘텐츠 등을 접목한 5G기반 스마트 병원 구축이 시도되고 있다. 용인세브란스병원-SKT, 삼성서울병원-KT, 을지대병원-LG U+ 등이다.

병원/협력사 명	주요 내용
용인세브란스병원 - SK 텔레콤	환자와 보호자 편의성 향상, 의료진 업무 부담을 경감하는 디지털혁신병원 구현 • 병실 안에 설치된 '누구(NUGU)'를 통해 음성 명령만으로 실내 기기(침대, 조명, TV 등)를 조작, 위급상황이 발생하면 간호 스테이션과 음성 통화 등 가능 • 홀로그램 등 실감미디어 기술을 통한 보호자의 사이버 병문안, 병동 대시보드 및 모바일 디바이스로 환자 생체징후 통합 모니터링 등 제공 예정
을지대병원 - LG 유플러스	의정부 을지대병원('21.3월 개원)에 5G를 기반으로 하는 인공지능(AI) 시스템 도입 • 의료 프로세스 고효율화를 위해 AI 음성녹취를 통한 의료기록 정보화, VR 간호 실습, IoT 기반 위험약품 위치 및 이동경로 관리 등 제공 • 환자 및 보호자의 편의성 향상을 위해, 격리 환자 감염 예방, 보호자의 실감형 원격 면회 가능한 360도 VR 병문안, 거동이 불편한 환자들을 위한 가상현실 힐링, 안정적인 수면과 공기질 체크가 가능한 IoT 병실 등 구현 예정

병원/협력사 명	주요 내용
삼성서울병원 - KT	삼성서울병원 일원역 캠퍼스 및 양성자 치료센터, 암병원에 5G네트워크 도입 • 양성자 치료정보에 대한 의료진 실시간 치료계획 확인, 디지털 병리 데이터 의료진 실시간 판독, 수술 실시간 교육 및 협진 등 서비스 제공 예정

2. 진단치료의 시 · 공간 제약 극복 사례

1) 미국의 e-ICU 적용, 중환자실 진료 개선

도입목적은 각 지역마다 다른 의료의 인적, 물적자원 차이 보완을 위해 eICU를 도입하였다. 중환자 치료가 필요한 환자들을 언제, 어디서든 중환자전문의와 연결시키고, 모든 의료기관에서 제공하는 중환자 치료 서비스를 표준화하였다.

※ e-ICU : 중환자실 환자감시장치(Patient Monitor)와 병원 EMR 내 환자 데이터를 연동한 정보를 중환자실 의료진에게 통합적으로 제공한다. 효과는 야간시간에 입원한 중환자의 사망률은 16.1%였으나, eICU 도입 후 동시간대 입원환자의 사망률이 12.7%로 감소하였다.

2) 중국의 5G-VR기반 원격심장수술

중국 광둥성 가오저우시 인민병원에서 약 400km 떨어진 광둥성 인민병원의 전문가가 5G로 전송된 고화질 수술 화면을 보고 원격으로 가이드를 제시, 집도는 가오저우시 인민병원 의사가 시행하였다.

3) 일본의 NTT도코모, 5G 원격의료 기술 시연

NTT도코모는 MWC 19에서 5G 원격 의료 제어 기술 시연하였다. 수술방에 있는 의사와 고속 열차를 타고 달리고 있는 의사가 5G를 통해 실시간으로 환자의 상태를 살피고, 열차 안 의사는 실시간으로 통합시스템을 보며 자신의 의견을 전달하였다.

4) 미국의 콜롬비아 대학에서 원격 물리치료 플랫폼 개발

파이너 교수 연구팀은 버라이즌 5G 연구소와 원격 물리치료 플랫폼을 개발하였다.

가상현실(VR) 장비로 의사와 환자의 만남 없이 운동성 향상 물리치료가 가능한 디지털 방식을 개발하였다. 환자와 의사가 모두 VR 헤드셋을 장착, 손에 든 컨트롤러를 움직여 가상현실 속의 공을 튀기는 운동을 하는데, 5G 네트워크를 통해 사용자의 장비가 보내는 신호가 20마일 거리의 서버에 도착 후 다시 사용자에 되돌아가는 과정이 실시간으로 완료하였다.

2. VR/AR 기반 실감콘텐츠로 가상수술 및 맞춤 교육 사례

1) 영국의 Royal London Hospital의 수술교육

VR기술을 통해 360도 카메라로 외과의가 수술하는 장면을 웹사이트(Medical Realities)에서 생중계, 수술 관련 실시간 질의응답을 통해 수술 교육을 진행하였다. 수련이 필요한 의대생, 환자의 친지, 관심 있는 일반인 등에게 가상공간에서 수술현장을 참관하는 체험을 제공하였다.

2) 미국의 퀄컴, VR기반의 F.A.S.T 뇌졸중 검사

의대생이 생리학을 공부하고 뇌졸중 진단을 훈련하는데 필요한 의료 VR 경험 제공한다. 가상 뇌졸중 검사 단계를 진행하는 것으로 5G기술을 활용, 유사 의료교육 도구를 개발 중이다.

3) 미국의 Cedars-Sinai 병원, 환자 스트레스 해소 및 통증완화 지원

환자들이 VR 고글을 착용하면 답답한 입원실 대신 아이슬란드의 멋진 풍경이 펼쳐지며, 환자는 미술 스튜디오의 작품 제작 과정에 참여하거나, 깊고 푸른 바다에서 고래와 함께 수영하는 것을 체험하였다. 이는 스트레스와 통증이 완화되면서, 실제로 환자가 병상에서 머무르는 기간이나 진통제 등의 투약을 줄이는 효과가 발생하였다.

Cedars-Sinai병원 분석결과, VR을 활용할 경우 환자의 평균 통증 점수가 5.4에서 4.1로 하락하였다.

3. 지속가능한 병원 운영의 효율성 증대로 의료서비스 질 제고 사례

1) 미국의 존스홉킨스 병원, 병원 현황정보 실시간 모니터링

병원 현황정보(환자, 기기, 의사, 데이터 등)를 실시간 모니터링하는 플랫폼 구축하였다. 의료데이터, 병원 공간 및 장비 등 병원 자원 최적화를 위한 솔루션을 플랫폼에서 활용하였다.

플랫폼을 통해 환자안전 솔루션, 환자상태 모니터링 등 인공지능 의료서비스를 제공하였다. 미국 내 다른 지역으로부터 환자 수용력 60% 향상, 앰뷸런스 환자 픽업시간 63분 단축, 응급실환자 병원 배정시간 30% 단축, 수술실 이송 지연 70% 감소 등이다.

4. 응급의료 프로세스 효율화 사례

1) 스페인의 5G 연결 앰브란스(Connected Ambulance)

i2CAT(바르셀로나 주 정부 산하 연구기관)을 중심으로, 구급차 내 2대의 카메라를 활용한 환자 상태촬영 및 5G 네트워크(Vodafone, 통신사) 기반 실시간 영상을 전송하였다. 응급환자의 생존률 향상 목표의 파일럿 테스트를 진행 중이며, 본격적인 실증은 주요 기관 등과 협의 중이다.

실시간 영상정보는 병원, 교통당국, 철도청, SEM에 전달되며 병원에서는 의사와 기술사가 소통을 통한 진단, 교통당국은 병원까지의 최적 경로 안내를 지원한다. 카탈루냐 정부는 구급차(총 450여대) 내 의사 및 간호사가 동행하지 않는 구급차(약 380여대) 내에는 응급차량 이송 전담(정부 산하 공공기관에서 교육을 받은) 기술사 2명이 동행하며, 응급처치만 가능할 뿐 기술사가 단독으로 의료행위는 불가이다.

2) 5G 바르셀로나 프로젝트 사례

스페인 카탈루냐 정부를 주축으로, 20개 이상의 ICT 기업이 협업하고 있는 연합 단체가 있다. 주요역할은 5G 네트워크를 기반으로 다양한 산업 분야 서비스 개발 및 실제 환경에서 도시 시민 중심의 다양한 공공·서비스 실증이다.

운영 중인 시범 프로젝트는 5G기반 구급차 서비스, 원격수술 지원 서비스, 커넥티드 카, 공장 원격관리, 무인항공기를 통한 비상사태 관리 서비스 등이다.

학습 12

수행 내용

재료 · 자료

- 의료와 IT기술의 융합 관련 자료

기기(장비 · 공구)

- 컴퓨터, 문서작성 프로그램, 프린터, 주변기기

안전 · 유의사항

- 의료 및 IT 관련 장비의 안전 및 유의사항을 숙지한다.

수행 순서

01 원격의료의 성장요인 및 저해요인에 대하여 분석하라.

1. 성장요인

① 서비스 공급자의 사무실 및 응급실로부터 환자 격리 필요성
② COVID-19 환자에 대한 규제 완화
③ 전염성이 높은 환자 집단에 대해 정확한 원격검사를 수행할 수 있는 기능
④ 자기부담률에 따른 가치기반 지불 또는 DTC검사 제공
⑤ 직원에게 회원 당, 월별 요금 및 추가 사용 요금으로 원격의료서비스 제공

2. 저해요인

① 표준 상환율 부족
② COVID-19에 대한 급격한 대응 증가로 규모 확장성 문제 확대
③ 의료 및 소비자 등급 솔루션의 혼합
④ 보안 및 개인정보 보호에 대한 우려
⑤ 상호 운용성 및 통합문제, 여러 공급업체의 환경에 대한 우려

02 5G 의료분야의 혁신 사례를 분석하라

5G는 농경부터 게임, 운전까지 우리의 일상 생활에서 유비쿼터스 혁신의 기반이 될 것으로 예상된다. 특히 최근 5G가 혁신을 가져올 분야 중 하나로 의료분야가 꼽히고 있는데, 의료분야에서는 5G로 인해 의료진의 업무방식과 환자들이 진료를 받는 방식이 혁신될 것으로 예상되며, 아래 4대 분야를 중심으로 실제 사례와 시도가 진행 중이다.

1. 병리학 및 진단(Pathology and Diagnoses)

최근 삼성서울병원(SMC)과 KT가 병리 서비스 개선, 질병 및 질환의 원인과 효과 연구 등 스마트 병원 개발을 지원하기 위한 5G 의료서비스 개발을 위해 파트너십 제휴를 체결했다. KT는 SMC에 5G급 디지털 병리 분석 기능을 갖춘 기업 전용 5G 네트워크를 구축했는데, 해당 디지털 병리학적 분석은 5G 기술을 현장 의료 문제에 사용한 세계 최초의 사례다.

기존 한국 병원의 진단 병리학에는 수술 중 환자로부터 채취한 조직을 인접한 방의 병리학자들에게 보내는 것이 포함됐는데, 이 과정은 약 20분이 소요되고 현장 분석 또한 도전적이었다. 이제 의사들은 5G 네트워크의 빠른 속도와 낮은 전송 지연을 활용하여 수술 중에 얻은 병리 데이터에 효율적이고 빠르게 접근할 수 있을 뿐만 아니라 세계 어디서나 관련 자료와 파일에 접근할 수 있게 되어 의료 서비스가 향상될 전망이다. 이 정보를 신속하게 얻는 것은 시술 중 환자의 상태를 결정하는 데 매우 중요하다.

중국에서 ZTE와 차이나텔레콤(China Telecom)이 최신 5G 기술로 뒷받침된 중국 최초의 신종코로나바이러스 5G 원격 진단을 개발했다고 주장하고 있다. 신종코로나바이러스 발병이 2019년 12월 31일 중국 우한에서 처음 보고된 이후 ZTE와 차이나텔레콤이 빠르게 움직이고 있다. 우선 1월 25일에 서중국 병원의 원격 진단 및 치료를 위한 회의실을 원격 진단 및 치료 시스템에 연결하는 서로 연결된 5G 실내 기지국을 개설했다. 그 다음날, 다른 원격 진단 및 치료 시스템의 핵심 지점에서 5G 실내 유통 시스템을 시공하고, 최적화, 속도 테스트 및 커미셔닝(Commissioning)을 완료하였다.

5G 원격상담시스템은 쓰촨보건위원회와 협의해 환자를 수용하고 치료한 27개 병원에 접근할 예정이다. ZTE는 이후 쓰촨성, 시, 군을 아우르는 중국 최초의 5G 원격진단 코로나바이러스 감염 시스템을 구축해 일선 병원의 원격진단을 위한 단일 네트워크를 제공할 것이다.

2. 원격 수술 및 환자 케어(Remote Surgery and Patient Care)

많은 사람들은 5G가 의료진이 수술하고 치료하는 방식에 혁명을 일으킬 것이라고 전망한다. 이러한 혁신에는 의사들이 실시간으로 수술을 지켜보고 전문가 지원을 제공할 수 있는 '원격 현실(Tele-presence)'과 의사가 원격으로 수술 장치를 작동하는 '원격 수술(Tele-surgery)'이 포함된다. 4G 네트워크는 입력과 출력 사이의 지연 시간이 때로는 2초까지 걸릴 수 있기 때문에 이러한 유형의 적용에 적합하지 않다. 반면 5G는 기기 간 전송 지연을 거의 즉각적인 2밀리세컨드로 줄이는 것을 목표로 한다.

또한 의료 분야에 대해 5G 서비스가 확대됨에 따라 환자가 더 이상 특정 진료소나 전문의를 찾아갈 필요가 없어질 것이다. 원격 상담을 통해 의사와 환자의 시간을 절약하고, 치료를 필요로 하는 환자들이 더 적절한 치료를 받을 수 있을 것이다. 최근 모스크바의 스콜코보 혁신센터에서 5G를 이용한 첫 복강경 수술을 진행했다. 광섬유 기구를 복벽을 통해 삽입하는 수술에서, 그들은 5G 네트워크에 연결된 복강경 및 4K 카메라를 사용하여 암 종양 제거에 성공했다.

3. 직원-환자 의사소통(Staff-patient Communication)

미국 AT&T는 서던 캘리포니아 대학교(USC)의 'Lawrence J. Ellison Institute for Transformative Medicine'과 협력하여 다원적 암 연구 생태계를 더욱 발전시키기 위한 '스마트 시설'을 열고 있다. 파트너십 목표 중 하나는 통신사의 5G 네트워크를 사용하여 연구자와 환자 간의 의사소통을 혁신하는 것이다. 해당 건물을 암 연구, 치료, 웰니스 교육을 위한 시설으로 작동시키기 위해 AT&T는 다중 접근 에지 컴퓨팅(MEC), 인공지능(AI) 및 다양한 기술을 지원할 것이라고 보도자료를 통해 발표했다. 솔루션에는 분산 안테나 시스템(DAS), 밀리미터파 스펙트럼을 이용한 5G, 멀티 액세스 에지 컴퓨팅, IoT 플랫폼 등이 포함된다.

5G가 환자 경험을 개선할 것으로 예상되는 구체적인 방법으로는 환자-의료진 상호작용을 추적할 연결된 센서의 구현인데, 이는 환자에게 더 나은 결과와 몰입적이고 개인화된 경험을 제공하기 위한 분석을 제공할 것이다.

4. 의료자료(Medical Data)

5G는 빠른 속도로 수집해 처리할 수 있는 값진 의료 데이터의 양과 품질을 획기적으로 높여 의료 분야를 혁신할 것이다. 의료 기록에서부터 MRI나 CAT 스캔과 같은 더 큰 이미지 파일까지, 매일 수백 기가바이트의 데이터가 한 명의 환자로부터 생성될 수 있다.

이 데이터의 전송은 5G의 구현에 의해 크게 향상될 수 있으며, 진단과 치료까지 걸리는 시간을 단축시킴으로써 환자 케어를 개선한다. 더 나아가 외과의사들은 수술 중에 환자로부터 실시간 데이터를 받을 수 있고, 의료 전문가들은 전 세계적으로 함께 일할 수 있게 될 것이다.

출처 : 바이오타임즈(http://www.biotimes.co.kr)

03 원격의료 확대 및 도입을 둘러싼 갈등 구조와 매커니즘 분석하라.

의료규제 완화를 통한 원격의료 도입과 확대는 4차 산업혁명 시대의 ICT 혁신기술의 사회적 수용 차원에서 중요한 정책 문제이다.

원격의료 도입을 둘러싼 갈등의 양상을 분석하였다. 원격의료 도입 확대이 난항을 겪는 이유는 정부의 과대 포장 및 의료계와 시민단체의 과잉 우려가 갈등의 중심에 있기 때문이다. 의료서비스 접근성 향상과 의료서비스 선진화라는 정부의 규범적 목적 제시에도 불구하고, 의료계와 시민단체에서는 의료영리화라는 차원에서 이를 해석하고 있다.

또한 정부에서는 이득적 목적을 추구하는 차원에서 의료산업화를 통한 편익을 강조했지만, 그 편익이 불확실하고 불분명하다는 점에서 정책대상 집단인 의료계와 시민단체의 정책 순응으로 이어지지 않고 있다.

보건의료 보다는 산업적 차원에서 원격의료 정책이 시행되고 있다는 점 역시 정책불응을 야기하였다. 향후 원격의료의 확대 도입을 위해서는 정부가 분명한 근거를 바탕으로 합리적으로 설득하여 상이한 가치와 이해구조 하에서 나타나는 감정적 불만이 완화될 수 있도록 하는 접근이 필요할 것이다.

정책적 합의는 원격의료 도입과 확대를 위해 정책행위자의 다차원적 동기를 반영한 정책결정이 이루어져야 함을 제시하였다는 것을 들 수 있다. 원격의료 도입 확대 정책은 수혜집단과 비용부담 집단 모두에게 큰 영향을 미치는 특성을 갖고 있기 때문에 납득할 만한 정당성과 근거가 없다면 비용부담 집단에서는 크게 반발할 수밖에 없다. 따라서 원격의료 정책을 집행하는 정부에서는 비용부담자에게 정책집행의 당위성을 입증하고 정책에 대한 수용성을 높여야 한다. 그래야만 계획했던 정책목표를 효율적으로 달성할 수 있고, 긍정적인 정책결과가 산출될 것이다.

그러기 위해서는 정책과 관련된 이해당사자와의 협력과 소통이 제일 중요한 선결과제일 것이다. 법안 추진과 정책 실행에 앞서 정책 관계자가 참여하는 협의체 형식의 가칭

‘원격의료위원회’를 구성하여 충분한 이해와 세부사항에 대한 논의가 먼저 선행되어야 함을 시사한다.

〈표 12-2〉 원격의료 확대 도입을 둘러싼 갈등의 구조와 메커니즘 분석 결과

<table>
<tr><th colspan="4">변 수</th><th>분석 결과</th></tr>
<tr><td colspan="4">정책문제</td><td>의사 - 환자 간 원격의료 도입 확대</td></tr>
<tr><td colspan="4">정책환경</td><td>• 스마트 의료기술 도입
• 고령화 및 만성질병 증가로 인한 의료서비스체계 변화</td></tr>
<tr><td colspan="4">제도적 제약</td><td>• 강한 의료규제제도, 시장친화형 의료체계의 모순
• 의료영리화 추진의 어려움</td></tr>
<tr><td rowspan="4">행위자</td><td colspan="3">능력</td><td>• 정부 : 정책역량 강화 vs 의료계 : 강한 영향력
• 산업계 : 약한 영향력, 시민단체 : 약한 영향력</td></tr>
<tr><td rowspan="3">정향</td><td>감정</td><td>쾌락적 목적</td><td>• 정부 : 원격의료 찬성(적극) vs 의료계 : 원격의료 반대(반발,저항)
• 산업계 : 원격의료 찬성(기대), 시민단체 : 원격의료 반대(분노, 두려움)</td></tr>
<tr><td>선호</td><td>이득적 목적</td><td>• 정부 : 의료산업 육성, 의료접근성 제고, 의료비 절감
• 의료계 : 병의원 도산, 의료체계 붕괴
• 산업계 : 규제 완화로 의료시장 활성화
• 시민단체 : 의료영리화 및 민영화 저지</td></tr>
<tr><td>인식</td><td>규범적 목적</td><td>• 정부 : 의료개혁, 규제혁신, 의료선진화
• 의료계 : 진료자율성 침해, 의료 질 저하, 의학적 유효성 및 기술적 안전성 미흡
• 산업계 : 규제개혁
• 시민단체 : 의료 공공성 실현, 국민 건강권 수호</td></tr>
<tr><td>배열</td><td colspan="3">목적 프레임에 따른 전략조합</td><td>• 정부 : 규범적 목적 강조, 이득 목적 달성 추구
- 법 개정 지속 추진, 시범사업 실시, 정책효과 홍보
• 의료계 : 이득 목적 최우선, 규범적 목적 표면화, 쾌락적 목적 동시 추구
- 협의체 불참, 파업 등 강력 저지 반대 투쟁
• 산업계 : 소극적 요청, 회의적 반응, 미온적 대응
• 시민단체 : 반대 성명서 발표, 낙선운동 전개 경고</td></tr>
<tr><td colspan="4">상호작용 유형</td><td>• 협상된 합의(Negotiated Agreements) : 분배적 흥정, 쟁점 연계
- 의료계와 시민단체의 반대로 인한 전면 도입 실패
- 우회적 방식으로 정부의 정책효과 실현</td></tr>
<tr><td colspan="4">정책산출</td><td>• 원격의료 점진적 확대</td></tr>
</table>

04 원격의료에서의 설명의무와 입법론에 대하여 분석하라.

1. 한국의 원격의료 규정

우리 「의료법」 제34조 제1항11)에서는 원격의료를 “컴퓨터 · 화상통신 등 정보통신기술을 활용하여 먼 곳에 있는 자에게 의료지식이나 기술을 지원하는 원격의료”라고 정의한 후, 의료인과 의료인 사이의 원격의료에 대하여만 규정하고 있다. 또한 제34조 제2항12)에서는 원격의료를 하려는 자는 보건복지부령에 따라 시설 및 장비를 갖추어야 한다고 정하고 있으며, 동법 시행규칙에서 이를 규정하고 있다.

위와 같은 원격의료 관련 규정은 도서 · 벽지 등의 의료기관에서 원격의료의 시범사업에 필요한 근거 규정이 되었으며, 정보통신업체의 원격지 화상진료시스템 개발과 운영에 도움이 된 측면이 있다. 하지만 이러한 「의료법」 규정은 실질적으로 의미가 없는 조항이나 마찬가지였다. 「의료법」 제34조가 도입되기 전에도 의료인 사이에 전화와 컴퓨터 등의 장비를 이용하여 의료지식을 교환하고 의료기술을 지원하는 원격자문 행위는 이미 이루어지고 있었기 때문이다. 오히려 「의료법」제 34조와 그 시행규칙에서 의료인간의 원격자문의 내용을 정하고 필요한 장비를 규정함으로써 그동안 규제 없이 자유롭게 이루어졌던 원격자문을 어렵게 만들었고, 심지어 ‘우리 법제가 대면의료를 원칙으로 하고 있기 때문에 의료인과 환자 사이의 원격의료를 원칙적으로 금지하고 있다’는 주장의 근거가 되고 있는 등 본격적인 원격의료라 할 수 있는 의사와 환자간의 원격의료의 시행을 어렵게 만들고 있다.

이에 정부는 2009년 도서벽지 등 의료서비스의 접근성이 낮은 지역의 환자들을 위하여 의사와 환자 사이의 원격의료 규정을 포함하고 있는 의료법 개정안을 입법예고 하였으나 의료계 등의 반발로 입법이 되지 못하였으며, 이후 지속적으로 의사와 환자간의 원격의료를 포함한 법안을 상정하였으나 아직까지도 입법이 되지 못하고 있는 실정이다.

2. 한국의 의료법의 설명의무 규정

의사의 설명의무와 관련한 규정들은 「응급의료에 관한 법률」 제9조26), 「보건의료기본법」 제12조27) 및 그 외의 개별 법률 등에서 다루어지고 있었다. 하지만 위 규정들은 제재규정이 없어 선언적 의미에 그치거나, 특수 분야의 의료행위에만 적용되는 등의 문제점이 있었다. 이에 소비자단체들은 의료법에 설명의무에 관한 일반 규정을 두어 설명의무를 강제할 필요성이 있다고 주장해왔다.

특히 2015. 1.경 일부 성형외과에서 대리시술(소위 유령수술) 사건이 공론화되면서 의사의 설명의무 규정(의료법 제24조의2)이 포함된 의료법이 2016. 12. 20. 일부개정(법률 제14438호)되어 현재 시행되고 있다. 하지만 개정 의료법의 설명의무 규정은 의료단체의 반발로 인하여 적용범위가 수술 등으로 제한되었으며, 제대로 된 처벌규정도 도입하지 못하는 등의 문제점이 지적되고 있다.

특히 원격의료와 관련하여 위 규정들은 대면의료에 해당하는 수술 등을 중심으로 규정되어 있어, 비대면의료에 해당하는 원격의료의 특유의 설명의무 내용은 규정하지 못하는 한계를 지니고 있다. 따라서 원격의료를 시행함에 있어 환자에게 충분한 설명이 이루어 질 수 있도록, 원격의료에 대한 의사의 설명의무 근거규정을 도입할 필요성이 있다 할 것이다.

3. 원격의료에서의 설명의무 구조의 변화

원격의료는 비대면성이라는 특성이 있지만, 기본적으로 의료행위라는 본질은 동일하다. 따라서 원격의료에 있어서 의사의 설명의무 또한 본질적인 면에서는 달라지지 않는다. 일반적인 의료행위에서 논해지던 설명의무의 내용은 원격의료에서도 큰 차이 없이 그대로 적용될 것이다. 하지만 원격의료의 경우 의사가 비대면으로 진료 및 진찰을 하기 때문에 원격의료 장비에 의하여 전송된 한정된 정보를 바탕으로 진단을 할 수밖에 없으며, 의사와 환자가 원격지에 있으므로 진료중의 일부 행위를 환자가 직접해야한다는 점 등의 문제가 있다.

환자가 혈당·혈압을 측정하거나 검사하는 등 기본적인 의료행위를 해야 하는데, 의료장비의 조작이 능숙하지 않으며 의료지식도 부족한 환자에 의하여 잘못된 정보가 전달되어 오진이 발생할 수도 있다.

이러한 문제들을 해결하기 위하여 원격의료에서는 의사의 설명의무가 더욱 강화되어야 하며, 설명의무의 대상과 영역 또한 늘어날 것이다.

원격의료에서의 의사의 설명의무는 일반적인 의료에서 논의되던 설명의무에 더하여 비대면성으로 인하여 발생하는 설명의무의 내용이 추가 된다. 따라서 원격의료에서의 의사의 설명의무는, 원격의료를 시행하기 전 대면 방식이 아니라 정보통신기술을 이용한 비대면 방식으로 의료행위가 진행된다는 점에 대하여 설명하는 '1단계 원격의료 특유의 설명의무'와 '2단계 기존의 설명의무'라는 2단계 구조를 지니게 된다.

원격의료를 함에 있어 의사는 1단계 설명의무와 관련하여 원격의료의 사용에 관한 장점과 단점을 환자에게 충분히 설명하여야 하는데, 정보통신 기술수단을 통하여 환자에게 원격의료를 시행한다는 점, 그 과정에서 영상이나 음성이 녹화 또는 녹음이 될 수 있다는 점,

기타 원격의료중 위험한 상황이 발생할 수 있는 점 등에 대하여 환자에게 자세하게 설명해주고 동의를 얻어야 한다. 또한 원격의료 중 발생할 수 있는 위험으로는 정보통신장비의 오작동으로 인한 원격의료서비스가 중단될 가능성, 환자의 상태에 대한 이미지 또는 정보가 잘못 전달될 가능성, 기기의 사용방법과 결함 가능성 등이 있는데, 이러한 위험은 환자의 건강에 직접적인 영향을 미치므로 이에 대하여는 특히 주의하여 설명의무를 이행할 필요가 있다.

4. 미국에서의 의견의무와 설명의무

미국에서는 이미 1970년대부터 현대적 의미의 원격의료를 시행하고 있으며 2000년대부터는 각 주마다 관습법 및 제정법을 통하여 원격의료에서의 충분한 설명에 의한 동의를 입법화하였다. 이에 충분한 설명에 근거한 동의 이론과 규정들을 살펴보고 우리나라의 원격의료에서의 의사의 설명의무 입법방안에 대하여 살펴보기로 한다.

1) 충분한 설명에 근거한 동의 이론

의사의 전단적인 의료행위와 불평등한 관계로부터 환자의 자기결정권을 보호하기 위한 의사의 설명의무는 독일의 경우 의사의 의료행위의 위험에 대한 설명을 구체화하면서 발전하였고, 영미에서는 의사로부터 충분한 설명을 듣고 난 후에 이에 근거하여 결정한 환자의 동의가 유효하다는 이론인 '충분한 설명에 의한 동의(Informed Consent)' 이론으로 발전하였다.

충분한 설명에 근거한 동의는 영미법의 의료행위 법리에 있어 매우 중요한 요소이며, 환자의 핵심적인 권리이다. 충분한 설명에 근거한 동의는 불법행위법에서 정립되었는데, Schloendorff v. New York Hospital 사례에서 "성인이며 건전한 정신을 보유한 모든 사람은 자신의 신체에 무엇이 행하여지는 지를 결정할 수 있는 권리를 가지며, 환자의 동의도 없이 수술한 의사는 폭행을 행사하는 것이며, 그에 따라 손해배상의 책임을 진다."라고 하였다. 환자는 의료행위에 앞서 의사로부터 충분한 설명을 제공 받아야 하며 이 과정에서 의료행위의 시술 방법과 치료수단에 대한 내용뿐만 아니라 잠재적인 위험과 부작용까지 모두 알고 난 후에, 의사가 제안한 의료행위에 대하여 동의하여야 한다.

환자는 의료행위에 대한 충분한 설명을 제공받음으로써 자신의 신체의 변화에 대한 결정과 통제를 할 수 있게 되었고, 이것이 현대적 의미의 설명의무의 기초가 되었다.

2) 미국의 원격의료에 관한 설명의무 관련 규정

미국의 경우 원격의료를 시행하는 경우 의사는 환자에게 충분한 설명에 근거한 동의를 받을 의무가 있는데, 여기에서 설명의 내용에는 제안된 치료방법과 절차 등에 대한 설명뿐만 아니라 정보통신 기기를 이용하여 원거리에서 제공되는 원격의료서비스에 대한 위험들에 대한 설명도 포함되며, 이러한 동의는 원칙적으로 서면에 의하여 이루어져야 한다.

이러한 내용의 설명의무 관련 규정은 2000년대부터 미국의 애리조나(Arizona), 캘리포니아(California), 오클라호마(Oklahoma), 텍사스(Texas) 등의 주에서 제정법으로 규정되어 시행되고 있다.

미국에서 시행되고 있는 원격의료에서의 의사의 설명의무와 관련하여 주요 내용을 정리하면 원격의료를 행함에 있어 의사는 최소한 다음과 같은 내용을 충분히 설명하여야 한다.

첫째, 원격지의사와 현지의사가 있는 경우 정보통신 기기를 이용하여 환자의 건강정보를 공유하고 토론할 수 있다.

둘째, 의사가 있는 원격지와 환자가 있는 현지 두 장소에서 의료기술 · 기기를 작동하기 위하여 비의료인이 관여할 수 있다.

셋째, 원격의료 상황이 오디오 · 비디오 등의 매체에 의하여 녹음되고 보관될 수도 있다.

넷째, 원격의료가 생소한 대부분의 환자에게 원격의료의 구체적인 내용과 비대면 방법으로 진행되는 의료행위에 의하여 발생할 수 있는 위험들에 대한 사실 등이 그 내용에 해당한다.

이렇게 엄격하게 강화되어 적용되던 미국 원격의료에서의 설명의무는 2011년경 캘리포니아주 원격보건 개정법에서 원격의료에만 적용되는 특별한 서면통지 및 동의 절차들 중 비효율적인 부분을 삭제하는 등 설명의무의 절차를 완화하는 모습도 보이고 있으나, 이는 오랜 기간동아 원격의료를 시행하면서 환자들의 원격의료에 대한 인식이 높아졌기 때문에 불합리한 절차부분에 대하여 정비를 하는 것이며 모든 설명의무를 완화하거나 제거하는 것은 아니다.

5. 원격의무에 있어서 의사의 설명의무 근거 규정 도입에 대하여(입법론)

원격의료에서의 의사의 설명의무는 '1단계 원격의료 특유의 설명의무'와 '2단계 기존의 설명의무'로 이루어진 2단계 구조로 구성되어 있다.

원격의료는 비대면성으로 인하여 의료사고 등의 위험이 높아질 것으로 예상되므로 1단계 설명의무인 원격의료 특유의 설명의무에 관하여 특히 엄격하고 강화된 설명의무를 적용할 필요성이 있다. 그러나 아직까지 우리나라 의료법에는 원격의료에서의 의사의 설명의무에 관한 규정이 없는 실정이다.

환자의 자기결정권과 국민의 건강을 보장할 수 있도록 의사의 설명의무에 대한 근거규정을 도입할 필요가 있으며, 다음과 같은 규정들이 포함되어야 할 것이다.

첫째, 의사는 환자에게 의료행위가 비대면 방식으로 이루어진다는 사실에 대하여 설명하여야 한다.

둘째, 촉진, 타진 등의 대면 의료행위가 없기 때문에 이와 관련하여 오진이 발생할 가능성이 있으므로 원격의료 과정에서 이에 대한 상세한 문답이 필요하다는 점을 환자에게 충분히 인식시켜야 한다.

셋째, 원격의료행위의 필요성 · 방법 · 내용과 원격의료행위 과정에서 발생할 수 있는 인터넷 연결문제, 장비의 결함 · 고장, 의료정보 전달오류 등 정보통신기기를 사용함에 따른 위험에 대하여 설명해야 한다.

넷째 원격의료 과정에서 환자가 의료기기 등을 조작 · 사용하여 검사 · 진단 · 투약 등의 의료행위를 할 수 있다는 점과 의료기기 등의 사용방법, 오작동의 가능성과 대처방법 등을 이해시켜야한다.

다섯째, 원격의료는 정보통신 장비에 의하여 진행되므로 이에 따라 진료기록 및 환자의 건강정보가 보관되고 활용된다는 사실을 설명해야 한다.

마지막으로 방법적인 측면에서 살펴보면, 설명의무의 이행에 대하여 서명으로 확인하는 방법만 규정한다면 제대로 된 설명도 없이 서명만 받는 등 설명의무가 형식화할 가능성이 크다. 따라서 환자에게 충분한 설명이 이루어 질 수 있도록 설명의무의 이행 과정을 영상 · 음성자료로 보관하여 설명과정이 형식화하는 것을 방지하고, 의사의 설명의무를 실질적으로 강화할 수 있는 방안을 마련하여야 할 것이다.

원격의료에서의 의사의 설명의무 규정(신설)

의료법 제34조의2(원격의료행위에 관한 설명)

① 의사 · 치과의사 또는 한의사는 원격의료행위를 하는 경우 제2항에 따른 사항을 환자(환자가 의사결정 능력이 없는 경우 환자의 법정대리인을 말한다. 이하 이 조에서 같다)에게 설명하고 동의를 받아야 하며, 설명 및 동의 방법은 제3항에 따라야 한다.

② 제1항에 따라 환자에게 설명하고 동의를 받아야 하는 사항은 다음 각 호와 같다.

1. 원격의료를 한다는 사실과 의료행위가 대면이 아닌 비대면으로 진행된다는 사실
2. 원격의료행위의 필요성, 방법 및 내용
3. 원격의료행위 과정에서 발생할 위험과 부작용
4. 원격의료행위 과정에서 환자가 의료기기 등을 조작 · 사용하여 검사 · 진단 · 투약 등의 행위를 할 경우, 의료기기 등의 사용방법, 오작동의 가능성과 대처방법
5. 원격의료행위의 위험성
6. 환자의 진료기록 및 건강정보에 대한 수집, 보관, 활용
7. 원격의료행위 전후 환자가 준수하여야 할 사항

학습 12

③ 제1항에 따라 환자에게 설명하고 동의를 받는 방법은 다음 각 호와 같다.
1. 제1항에 따라 동의를 받는 경우에는 서면(전자문서를 포함한다)에 의하여야 하며, 해당 환자의 서명(전자서명을 포함한다) 또는 기명날인이 있어야 한다.
2. 제1항에 따른 설명 과정은 영상녹화, 음성녹음 등의 자료로 작성하여 보존 · 관리하여야 한다.
3. 제1항에 따른 동의 및 설명의 방법 · 절차 등 필요한 사항은 대통령령으로 정한다

일반적인 의료와 원격의료는 비대면으로 의료행위를 한다는 점에서 차이가 있을 뿐 질병을 예방하고 치료하기 위한 행위라는 점에서 본질은 동일하다. 현재 우리나라는 의사와 환자 사이의 원격의료는 허용되지 않고 있으나 격지와 오지의 환자, 만성질환을 앓고 있는 환자, 전염병의 확산으로 인한 긴급상황 등에서 원격의료의 필요성은 커지고 있으며, 국민에게 수준 높은 의료서비스를 제공하기 위하여 원격의료는 조속히 도입되어야 할 것이다. 하지만 원격의료는 정보통신기술의 발달로 인하여 새롭게 등장한 의료 영역이며, 비대면으로 진행된다는 점 때문에 의료사고 및 부작용이 증가할 것으로 예상된다.

원격의료 시대에서는 환자가 비대면 의료서비스인 원격의료를 통하여 치료를 받을 것인지를 스스로 결정할 수 있어야 하고 원격의료 과정에서 발생할 위험에 스스로 대비해야 할 필요성이 커졌다. 따라서 환자에게 의료행위에 대하여 충분하게 설명하고 그에 따라 동의를 받아야 하는 의사의 설명의무가 더욱 중요해지고 있다.

그러나 현재 시행 중인 의료법을 살펴보면 제24조의2에서는 설명의무에 대하여 규정하고 있으나 대면의료를 중심으로 규정하고 있으며, 제34조에서는 의사와 의사 사이의 원격의료 허용에 관하여만 규정하고 원격의료에서의 설명의무에 대하여는 따로 규정을 하지 않고 있다. 아직까지 우리나라 의료법에는 원격의료에서의 의사의 설명의무에 관한 규정이 없는 실정이다. 우리나라는 의사와 환자 사이의 원격의료를 도입하기 위하여 의료법 개정을 계속 시도하고 있다.

하지만 원격의료에서의 설명의무에 대하여는 개정안에서도 구체화되지 못하고 있는 실정이다. 원격의료의 도입과 관련하여 혼란을 최소화 하고 환자의 자기결정권과 국민건강의 보호 · 증진을 모두 보장할 수 있도록 원격의료에서의 의사의 설명의무에 대한 명문의 근거규정을 도입하여야 할 것이다.

학습활동.12 교수 · 학습 방법

교수 방법

- 의료와 5G/원격 융합기술에 대한 관련 용어, 구성, 방식 이해 정도를 파악한 후 수업을 진행한다.
- 교수자의 주도로 의료와 5G/원격 융합기술 등의 내용을 PPT 자료로 제시한 후 설명한다.
- 가능하면 사전에 개인별 학습 자료를 준비하여 모든 학생이 참여할 수 있는 문제 해결식 수업, 협력 수업이 가능하도록 한다.
- 의료와 5G/원격 융합기술 전 과정을 작업의 순서에 따라 단계적으로 실습이 이루어질 수 있도록 지도한다.
- 교재를 통해 수업을 준비하는데 있어서 필요한 모든 정보나 팁, 힌트 등 도움이 될 만한 내용들을 확인할 수 있다.
- 학생들이 만들게 될 각 모델들은 수업시간에 중점적으로 다뤄질 부분과 어휘, 질문, 답을 포함하고 있으며 또한 탐구할만한 추가적인 아이디어들도 포함하고 있다.

학습 방법

- 의료와 5G/원격 융합기술에 대한 관련 용어를 숙지하고, 스마트로봇 EV3의 개요 및 구성에 대해 이해한다.
- 의료와 5G/원격 융합기술의 각 단계별 중점 사항을 체계적으로 학습한다.
- 의료와 5G/원격 융합기술의 수행순서의 전 과정을 실습한다.
- 의료와 5G/원격 융합기술의 내용을 이해한다.
- 의료와 5G/원격 융합기술을 이해하고 숙달이 될 때까지 학습한다.

학습활동.12 평가 및 피드백

평가 준거

- 평가자는 피평가자가 수행 준거 및 평가 내용에 제시되어 있는 내용을 성공적으로 수행할 수 있는 지를 평가해야 한다.

학습내용	평가항목	성취수준		
		상	중	하
의료와 5G/원격 융합기술	의료와 5G/원격 융합기술을 이해할 수 있다.			

학습 12

평가 방법

• 작업 포트폴리오

학습내용	평가항목	성취수준		
		상	중	하
의료와 5G/원격 융합기술	의료와 5G/원격 융합기술을 이해할 수 있다.			

• 필기시험

학습내용	평가항목	성취수준		
		상	중	하
의료와 5G/원격 융합기술	의료와 5G/원격 융합기술을 이해할 수 있다.			

• 체크리스트를 통한 관찰

학습내용	평가항목	성취수준		
		상	중	하
의료와 5G/원격 융합기술	의료와 5G/원격 융합기술을 이해할 수 있다.			

• 피드백

1. 작업 포트폴리오
   - 제출한 보고서를 평가한 후 주요사항에 대하여 표시하여 돌려준다.
2. 필기시험
   - 평가 결과 성적이 저조한 학생은 보고서 제출 기회를 부여한다.
3. 체크리스트를 통한 관찰
   - 실습 과정에서 평가한 후 개선해야 할 사항 등을 정리하여 돌려둔다.

참 | 고 | 문 | 헌

1. 스마트 헬스케어 유망시장 동향 및 진출전략, KOTRA, 2019.10.
2. 이승관, 글로벌 디지털 헬스케어 기술동향과 과제, IITA, 2017.12.13.
3. 프로스트 앤 설리번, Global Digital Health Outlook(2020), 2019.8.
4. 박찬호 · 이장우, 인공지능 헬스케어 산업의 실용화 동향, 정보통신기획평가원, 2020.6.17.
5. 김주한, 빅데이터 기반의 개인 맞춤의료 서비스, BioINpro 13호, 2015.
6. 스마트 헬스케어 의료기기 기술, 표준 전략 보고서, 식품의약품안전평가원, 2018.8.
7. 박소영, 중국의 빅데이터 시장 트랜드와 시사점, 국제무역통산연구원, 2020.11.
8. 김태형, 데이터가 생명을 살린다. 바이오협회, 2020.6.
9. Combining genomics and epidemiology to track mumps virus transmission in the United States, PLOS Biology, 2020, https://doi.org/10.1371/journal.pbio.3000611
10. Public health surveillance and data collection: general principles and impact on hemophilia care, Hematology, 2012, https://doi.org/10.1179/102453312X13336169156537
11. Mayo Clinic to sequence 100K participants to build genomic database for improved care and research in collaboration with Helix, https://newsnetwork.mayoclinic.org/discussion/mayo-clinicto-sequence-100k-participants-to-build-genomic-database-for-improved-care-and-research-incollaboration-with-helix/
12. Through partnership with Color, 10K NorthShore patients will get whole genome sequencing. https://medcitynews.com/2019/01/color-northshore/
13. Data-sharing brings hope to rare disease patients around the globe, https://www.ga4gh.org/news/data-sharing-brings-hope-to-rare-disease-patients-around-the-globe/
14. 문유정, 강지민, 데이터 3법개정과 의료빅데이터 활용방안, 경기도경제과학진흥원, 2002.3.16.
15. 박세환, 보건의료 빅데이터 활용 의료산업 동향, HIRA 빅데이터 브리프
16. 박재은, 헬스케어 분야에서의 빅데이터 활용 동향, KDB산업은행, 2019.10.28.
17. 빅데이터 및 인공지능(AI) 기술이 적용된 의료기기의 허가 · 심사 가이드라인(민원인 안내서), 식품의약품안전처, 2017.
18. 유헬스케어 진단지원시스템 임상시험계획서 작성 가이드라인(민원인 안내서), 식품의약품안전처, 2015.
19. 의약품 임상시험 통계 가이드라인(민원인 안내서), 식품의약품안전처, 2016.
20. 체외진단용 의료기기의 임상적 성능 허가심사 가이드라인(민원인 안내서), 식품의약품안전처, 2015.
21. 한 손에 잡히는 임상연구 : 설계와 실행의 모든 것, 임상시험리뷰 연구회 옮김, 2015.
22. Statistical Guidance on Reporting Results from Studies Evaluating Diagnostic Tests, FDA, 2007.
23. Use of Real-World Evidence to Support Regulatory Decision-Making for Medical Devices, FDA, 2017.

24. 김진한, 신약개발 프로세스 혁신을 위한 AI 활용, 한국제약바이오협회정책보고서, 2017.
25. 배영우, 인공지능을 이용한 신약개발 동향 및 활용사례, 생명공학정책연구센터, BioINpro, 2017.
26. 배수인, 4차 산업혁명 시대, 제약산업에서의 빅데이터 활용, 한국제약바이오협회정책보고서, 2017.
27. 배영우, 4차 산업혁명 시대, 인공지능을 활용한 신약개발, 한국제약바이오협회정책보고서, 2017.
28. 이관용 외, 의료 인공지능 현황 및 과제, 한국보건산업진흥원, 보건산업브리프, 2016.
29. Evaluate, World Preview 2016, Outlook to 2022, 2016.
30. 박순영, 인공지능을 활용한 신약개발 연구동향, 융합연구정책선터, 2018.1.
31. 전종홍 외 7, 감염병 재난에 대응하기 위한 의료인공지능의 기술 표준동향, ETRI Insight, 2020.01.
32. 박민주, 심사평가원, 블록체인 활용 보건의료분야 디지털 전환 기초마련, 헬스코리아뉴스(http://www.hkn24.com), 2020.12.28.
33. Global Blockchain Technology Market in the Healthcare Industry, 2018-2022.
34. 임지윤, 보건의료 블록체인 기술 활용 방안, 바이오협회, 2020.3.
35. 이은지, 블록체인 기술의 국외 보건의료분야 적용사례 및 시사점, HIRA,, 3030sus 14권 2호
36. 유성진 · 박기성 · 김종현 · 박영호 · 최한준, 헬스케어 산업에서의 블록체인 기술의 활용, 보건산업브리프, 2017.5.12.
37. 양자 컴퓨팅에 안전한 NTRU 기반 상용 기술 동향에 관한 연구, 한국통신학회, 2017.
38. 공개키 암호알고리즘 개발에 관한 연구, 정보통신부 한국정보보호센터, 1992.12.
39. 블록체인이 일으키는 금융, 유통, 의료, 에너지 업계의 변화. IDG DeepDive, 2017.
40. 디지털 세계의 신뢰를 확보하는 블록체인의 의미와 과제, 그리고 미래. IDG Tech Report, 2017.
41. 김수범, 글로벌 의료사물인터넷 시장동향, 보건산업브리프, 2017.12.1.
42. https://www.nexeonmed.com/
43. Frost & Sullivan, "Internet of Medical Things (IoMT) is an amalgamation of medical devices and applications that can connect to healthcare information technology (IT) systems using networking technologies," 2017.
44. 2020년도 AIoT 서비스 제품 및 기업편람, 한국지능형사물인터넷협회, 2020.
45. 미국 원격의료 시장 현황 및 전망, 생명공학정책연구센터, 2020.8.
46. 이준영, 5G시대, 디지털 헬스케어동향, 정보통신산업진흥원, 2019.12.26.
47. 디지털헬스케어 알쓸신잡, 미래에셋대우, 2017.9.5.
48. 5G Mobile : Impact on the Health Care Sector, Qualcomm, 2017.10.26.
49. 메디컬 증강현실(AR)/가상현실(VR) 시장동향 분석, 보건산업진흥원, 2017.12.1.
50. 5G, 미국 헬스케어 산업에 새로운 기회 창출, KOTRA, 2019.3.5.
51. 5G가 촉발할 산업생태계 변화, 삼성KPMG 경제연구원, 2019.3.19.
52. 혁신성장 실현을 위한 5G+ 전략, 관계부처 합동, 2019.4.8.
53. 안성의 기자, 5G 의료분야에 혁신을 가져온다, 바이오타임즈(http://www.biotimes.co.kr)
54. 김선의, 이현정, 원격의료도입을 둘러싼 갈등에 대한 행위자 중심 제도주의 분석, 한국정책학회, 추계학

술대회, 2019.
55. 최연석, 원격의료에 있어서의 의사의 설명의무에 관한 연구, 제주대 법과정책, 2020.8.30.
56. 프로스트 앤 설리번, Telehealth - A Technology-Based Weapon in the War Against the Coronavirus, 2020.4.
57. 프로스트 앤 설리번, EU4 Tele-consultation Market-Companies-to-Action, 2020.2.
58. McKinsey&Company, Telehealth: A quarter-trillion-dollar post-COVID-19 reality?, 2020.5.
59. OECD, BRINGING HEALTH CARE TO THE PATIENT : AN OVERVIEW OF THE USE OF TELEMEDICINE IN OECD COUNTRIES, 2020.1.17.
60. WHO, mHealth - New horizons for health through mobile technologies, 2011.
61. CDC, Uses of Telehealth during COVID-19 in Low Resource Non-U.S. Settings, 2020.7.21.
62. AHA(American Hospital Association), Fact Sheet : Telehealth, 2019.2.
63. HHS, Telehealth: Delivering Care Safely During COVID-19, 2020.7.15.
64. iPatientCare, Contribution of Telehealth from free-for-service payment to value-based payment 2020.4.6.
65. Steven R. Steinhubl et al, The emerging field of mobile health, 2016.
66. CMS, MEDICARE TELEMEDICINE HEALTH CARE PROVIDER FACT SHEET, 2020.3.17.
67. PR Newswire, Remote Patient Monitoring Market to Reach USD 2.14 Billion by 2027 | Reports And Data, 2020.6.18.

학습 12

학습 1	의료와 IT 융합기술의 개요
학습 2	의료와 IT 융합기반의 인프라 기술
학습 3	의료와 빅데이터 기술융합
학습 4	의료와 인공지능 기술융합
학습 5	의료와 블록체인 기술융합
학습 6	의료와 사물인터넷 기술융합
학습 7	의료와 XR 기술융합
학습 8	의료와 디지털콘텐츠 기술융합
학습 9	의료와 디지털트윈 기술융합
학습 10	의료와 3D프린팅 기술융합
학습 11	의료와 디지털마커 기술융합
학습 12	의료와 5G/원격 기술융합

학습 13 의료와 IT 기술융합의 미래

학습 목표

1. 의료와 IT 기술융합의 미래를 이해할 수 있다.

13-1 의료와 IT 기술융합의 미래 개요

1. 빅데이터 수집과 활용을 통한 정밀의료 실현

1) 배경 및 필요성

정밀의료란 질병의 예방과 치료에 있어 개인의 유전체 정보, 생활환경정보, 생활습관정보, 진료 및 임상정보에 따라 가장 적절한 예방과 치료 방법을 제시하는 것을 의미한다. 정밀의료는 과거 개인별 맞춤의료의 확장된 개념으로 볼 수 있는데 맞춤의학이 주로 유전체를 기반으로 하였다면 정밀의료는 단백체, 대사체 등 오믹스 정보와 더불어 IT기술에 힘입은 라이프로그 정보 등을 포함한 생명정보를 기반으로 한다는 점에서 차이가 있다. 정밀의료에서도 유전체정보가 차지하는 비중이 크다. 그러나 유전체정보와 생활습관, 환경과의 상호관계에 대한 이해를 바탕으로 건강행태의 변화 등을 통해 질병을 사전적으로 예방하고, 질병이 발생하였을 때

개인의 유전자 뿐 아니라 다양한 특성에 따라 효과적인 치료를 제시하고자 하므로 유전체 외의 정보 역시 중요하다. 실제 건강을 결정하는 요인 중 유전적 요인이 차지하는 비중은 약 30%이고, 건강행태가 40%, 사회 및 환경적 요인이 20%로 알려져 있다. 따라서 정밀의료를 실현하기 위해서는 유전체를 포함한 오믹스 정보, 라이프로그 정보, 환경, 생활습관, 의료 정보 등 방대한 데이터가 우선 축적되어야 한다.

이러한 데이터로부터 유전적 고위험군에서 어떠한 건강행태나 습관이 질병을 예방할 수 있는지, 유전적 특성에 따른 치료효과가 어떠한지 등에 대한 지식과 근거가 제시되어야 의료서비스에 적용이 가능하다. 현재 미국, 영국 뿐 아니라 중국, 일본 등 세계 여러 나라에서 정밀의료를 위한 대규모 코호트 등 빅데이터 수집과 활용에 막대한 예산을 투입하는 이유가 여기에 있다.

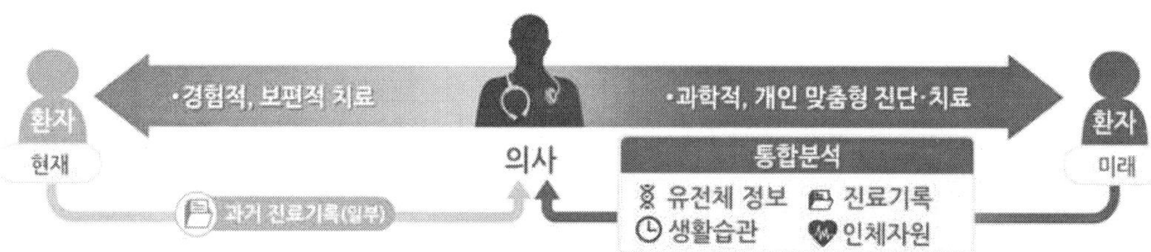

[그림 13-1] 정밀진단의 개념

2) 정밀의료 관련 보건의료 빅데이터의 활용

정밀의료를 위해 수집되는 보건의료 정보는 정보의 다양성 뿐 아니라 양적인 면에서도 빅데이터의 대표적 사례로 볼 수 있다. 유전체 분석기술의 발달로 개인의 전장유전체 분석이 수일 내에 가능하며 1인의 정보량도 100Gb에 이른다.

정밀의료를 위해서는 개인의 건강정보, 생활습관, 환경정보도 중요하며 검진, 병원에서의 진료 및 처방기록, 영상 데이터자료, 라이프로그, 위치정보 등 다양한 데이터가 수집 및 활용되고 있다. 최근 다양한 웨어러블 디바이스가 등장하면서 정보는 더욱 다양해지고 있다. 그러면 이러한 정보는 어떻게 활용될 수 있을까?

(1) 연구계

2003년 인간게놈정보가 공개된 후 지난 15년 동안 매년 수많은 질병 관련 유전자가 보고되어 왔다. 그 동안 표적유전자 및 SNP 마커를 중심으로 연구가 진행되어 왔으나 전장유전체 분석이 가능해지면서 새로운 유전자발굴은 앞으로도 한동

학습
13

안 이어질 것으로 예산된다. 특히 희귀질환의 경우 현재 7,000여 개 이상이 보고되었으나 상당수의 질환에서 원인유전자 중 일부만 알려져 있다. 즉 유전자 이상으로 의심되는 환자에서의 유전자 진단은 전장유전체분석에도 불구하고 현재 40% 정도에 불과한데 환자들의 임상정보와 유전체정보가 축적되면서 수년 내 많은 새로운 원인유전자가 발굴될 것으로 기대된다.

또한 다중오믹스 정보의 축적으로 암을 비롯한 많은 질환에서의 유전자 발굴이 이어질 것으로 예상된다. 표현형-유전자간의 분석이 확대되면서 새로운 유전자 발굴로 이어지고 질병의 진단을 넘어 새로운 치료제 개발도 가능할 것이다. 가족성 고콜레스테롤혈증 환자에서 PCSK9 유전자 돌연변이의 발견이 새로운 고지혈증 치료제의 개발로 이어진 것은 그 대표적인 예로, 거대 제약사들이 특정 표현형과 관련된 유전체정보 수집에 막대한 예산을 투자하는 이유도 새로운 치료 타겟 발굴에 있다.

(2) 산업계

정밀의료관련 시장은 2017년 47.8 billion USD에 이르며 2018~2024년까지 연평균 성장률은 10%를 상회할 것으로 예상하고 있다. 유전체분석(Sequencing) 뿐 아니라 빅데이터 분석, 생물정보, 신약타겟 발굴, 진단시장 등 산업화 영역도 다양할 것으로 예상하고 있으며, 질병도 암뿐 아니라 신경계, 면역계, 호흡기계질환 등으로 시장이 확대되고 있다.

아시아권에서도 중국, 일본을 중심으로 정밀의료 시장이 커지고 있다. 각 나라에서의 정밀의료 산업은 우선 정밀의료 빅데이터 구축에서 출발하고 있는데 중국이나 일본에서는 대규모 코호트를 기반으로 정밀의료 연구 사업이 추진되고 있으며, 이를 기반으로 새로운 서비스 산업 영역으로 확장되고 있다. 미국과 영국을 포함한 유럽에서의 정밀의료 연구는 산업계가 적극적으로 참여하는 형태로 추진하고 있으며 이를 통해 기업의 역량을 키우고 있다.

2. 의료와 IT 기술융합을 통한 항노화 치료 및 서비스

1) 항노화 산업의 정의 및 구분

의료와 IT 기술융합을 통한 항노화 산업은 "미래 의료기기는 노화 기전에 대한 예방 및 관리와 노화로 인한 신체적 질병을 예방, 관리, 치료하는 모든 제품 및 서비스를 포함하는 것이다.

의료와 IT 기술융합을 통한 항노화 치료 및 서비스는 '의약품/치료제'와 '식이보조제', '미용시술/관련 기기 및 제품', '항노화 화장품', '온천서비스' 등 5가지 항목으로 구분한다.

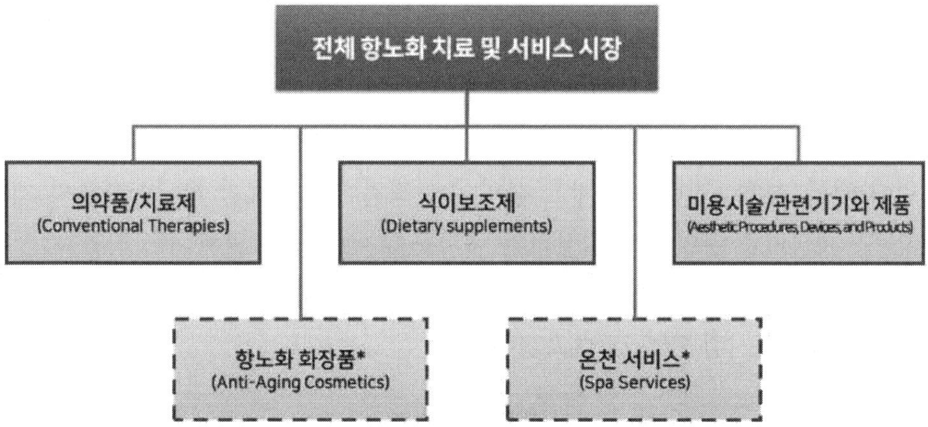

[그림 13-2] 항노화 치료 및 서비스 시장 분류

〈표 13-1〉 항노화 치료 및 서비스 시장의 분류별 주요 특징

구 분	특 징
의약품/ 치료제	• 알츠하이머병, 파킨슨병 등과 같은 노화 관련 질병이 대상 • 신경 퇴행성 질환(알츠하이머, 파킨슨병 등), 관절염(관절염), 골다공증, 노화 관련 안구 질환(백내장, 녹내장, AMD(Age-related Macular Degeneration : 노인 황반 변성)) 등)과 BPH(Benign prostatic hyperplasia : 전립선 비대증)를 포함한 노화 관련 질병이 포함
식이 보조제	• 소비자에게 직접 제공되는 항노화 중심의 보조제 • 비타민과 미네랄, 허브와 식물학, 스포츠 영양학, 전문보조제 등을 포함
미용시술, 관련 기기와 제품	• 항노화 미용과 관련된 시술 절차와 관련기기 • 보툴리눔 독소(Botulinum Toxin, 주름완화제) 히알루론산(Hyaluronic Acid), 레이저, 발광다이오드(LED) 및 광선회생장치(Hotorejuvenation Devices)를 포함한 최소 범위의 비침습성 화장품 시술 등을 포함

2) 의료와 IT 기술융합을 통한 항노화 치료제 및 서비스의 미래 트랜드 전망

의료와 IT 기술융합을 통한 항노화 치료제 및 서비스 미래시장은 융복합화 한 신기술의 의료기기를 통하여 노화 관리에 대한 복합적인 접근방식으로 진전될 것으로 전망한다. 이러한 시장의 성공은 노화 관련 요인을 목표로 전주기적인 '예방-

관리-치료' 관점의 복합적인 접근방식으로 달성 가능할 것으로 예상된다.

복합적인 접근방식은 의약적, 재생의료적, 디지털 융합적, 혁신적 보조제, 새로운 미용제품 및 기기로 미래시장의 가치가 높아질 것으로 예측한다. 특히, 재생의료적 접근방식은 줄기세포·유전자치료 등의 첨단바이오 의약 기술을 활용하여 항노화의 새로운 해결방법을 제공할 것으로 기대된다.

지난 2011년 일본에서는 230여개의 기업들로 구성된 재생의료포럼(Forum for Innovative Regenerative Medicine, FIRM)을 출범. FIRM은 재생의료 실용화를 위해 정부, 대학, 민간과 폭넓고 산업 주도적인 협력관계를 추구함으로써 재생의학 및 재생의료 분야에서 실질적인 돌파구를 추진하기 위해 구성되었다.

AI, IoT, 빅데이터, 클라우드 등의 디지털기술은 헬스케어 제공과 고령 환자의 참여를 활성화시킬 것으로 예측된다.

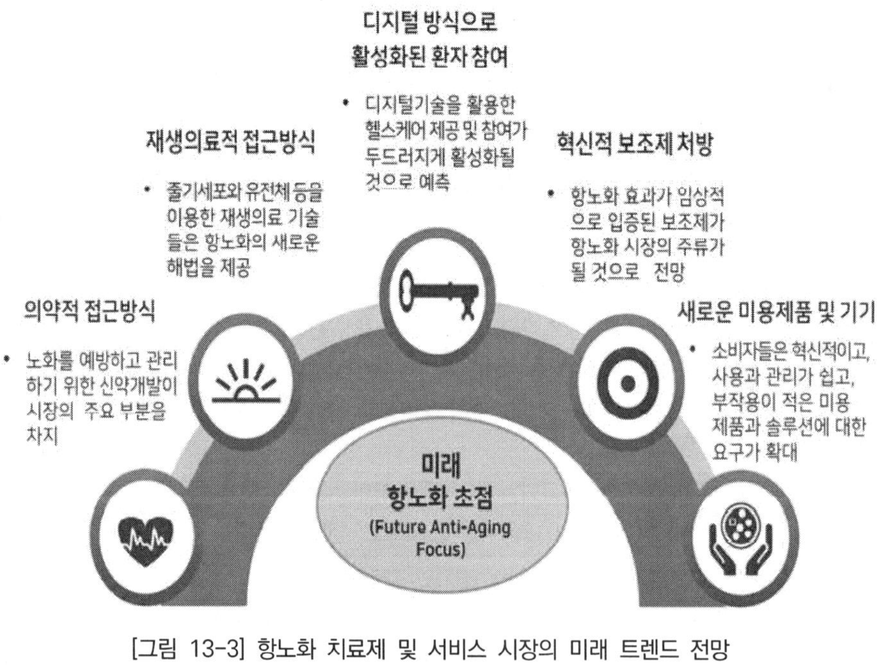

[그림 13-3] 항노화 치료제 및 서비스 시장의 미래 트렌드 전망

출처 : Frost&Sullivan, Anti-Aging Therapies and Services Market - Trends and Growth Opportunities, Forecast to 2022, 2018.6, 생명공학정책연구센터 재가공

3. 인공지능 기반 의료기기 산업 발전 전망

향후 마래의 의료기기 개발에 있어 인공지능(AI)은 '당뇨병 관리', '심장 이상 감지', '신경계 장애', '소비자 진단' 분야에서 중요한 진전이 있을 것으로 예측한다.

AI 의료기기를 이용하여 환자 개인 맞춤형 치료와 관리가 가능해질 것으로 전망된다. 특히 당뇨병 관리에 있어 AI 의료기기는 인슐린 투여와 관련하여 환자에게 최적화된 복용량을 제공할 수 있을 것으로 예상된다.

향후 AI기술과 AR/VR 및 전기의학, 의료로봇 등을 융합하여 새로운 의료기기를 개발할 것으로 전망된다. 또한 암 및 종양 진단, 뇌 손상 및 정신이상 치료, 의료로봇의 활용으로 정확한 수술 및 치료가 가능할 것으로 예측된다.

1) 질병관리 개선을 위한 AI 및 AR/VR 융합

AI와 몰입형 기술의 결합을 통한 건강관리 선진화될 것이다. 증강현실(AR)/가상현실(VR)과 같은 몰입형 기술과 함께 AI를 사용하면 치료 과정에서 환자의 포괄적이고 고급 데이터를 제공 및 활용하고 이를 통해 의사는 치료방법을 조정할 수 있다.

AR 현미경(Microscope)과 AI 알고리즘을 결합하면 환자의 병리학적 진단 개선에 도움이 될 수 있으며, 이는 조직 샘플의 실시간 지표를 병리학자에게 제공하여 진단개선 및 의료개입을 가능하게 한다.

2) 개인 맞춤형 바이오전자 의약품을 위한 AI와 전기의학의 융합

AI를 통해 환자별 전기치료제 활성화될 전망이다. 전자제품(Electroceticals) 또는 바이오전자제품(Bioelectronics)은 의료기기의 일종이며, 만성 질환 치료를 위해 환자 신체의 신경에 전기펄스를 전달한다. 이 기기의 제한은 환자 신경 활동을 실시간 추직 · 조질할 수 없으나, 환자 개개인의 치료빕을 조징 · 변형시키는 신경자극 장치를 개발하면 상태정보를 더 효과적으로 제공할 수 있다.

설명 가능한 인공지능(XAI, Explainable Artificial Intelligence)은 정교한 머신러닝을 사용하며, 신경 행동 마커와 상태의 생리학적 전기 패턴을 사용하여 XAI는 복잡한 자극(Complex Stimulation)을 개발할 수 있다.

3) 지능형 수술로봇을 위한 AI와 의료로봇의 융합

지능형 자율 수술 로봇(Intelligent Autonomous Surgical Robots)을 활용된다. 외과용 로봇은 머신러닝 알고리즘을 사용하여 복잡한 수술을 쉽게 수행할 수 있을 뿐만 아니라 전체 외과적 시술도 자동화할 수 있다. 이는 촉각 및 시각센서의 입력으로 환경을 인식하여 자율적으로 수술을 수행한다. 신체 접근이 어려운 부위의 접근 개선에 도움을 주며, 결국 인간의 실수 가능성을 줄여 임상 결과를 향상시킨다.

13-2 의료와 IT 기술융합의 미래 구현

1. 빅데이터 수집 및 활용을 통한 국내 · 외 정밀의료 구현 사례

1) 국외 동향

(1) 미국의 정밀의료연구

2015년 오바마 행정부가 정밀의료계획 발표 후 정밀의료코호트, 암 및 희귀질환에 대한 정밀의료연구에 대한 투자를 시작하였다. 이 중 예산의 60%이상을 정밀의료 코호트에 투자하는 계획을 세웠는데 현재 'All of Us(이하 AoU)'라는 이름으로 추진되고 있다.

2016년 130 million USD에서 시작하여 2018년 290 million USD를 투자하고 있는데 미국인을 대상으로 연구 참여를 원하는 자원자 100만 명을 모집하고 이들로부터 생체 시료를 포함한 유전정보, 검진정보, 생활습관, 환경, 라이프로그 정보와 더불어 의무기록 등을 수집하고 있다.

정밀의료 코호트의 목적은 100만 명으로부터의 방대한 데이터 수집을 통해 맞춤약물치료, 질병 치료와 예방을 위한 새로운 타겟 발굴, 모바일 기기 등 새로운 기술이 건강행태에 미치는 영향을 분석함으로써 이들 기술의 의료서비스 활용평가 그리고 다양한 질병에서 미래 정밀의료를 위한 과학적 지식을 축적하는 것이다. AoU 프로그램은 단순히 현재의 시점에서의 정보수집이 아니라 생애주기에 걸친 설문, 검진, 의료정보를 수집함으로써 미래 의료의 거대한 인프라로 활용하고자 하였다.

이렇게 수집된 데이터는 일반 연구자와 공유하고 있는데 정보의 민감성과 복잡성으로 데이터의 보안과 관리에도 많은 투자를 하고 있으며, 데이터 활용을 위한 분석도구(Tool)도 함께 제공함으로써 많은 연구자들이 활용할 수 있게 하였다. 주목할 만한 점은 연구계획 단계에서부터 연구참여자 자문단을 별도로 구성하고 슈퍼참여자 그룹을 활용하여 연구활성화뿐 아니라 데이터 수집과 공유에 따른 사회적 이슈를 최소화하고 있으며, 연구 참여자에게 본인의 선택에 따라 데이터, 연구 진행 상황, 연구결과에 대해 지속적인 정보를 받을 수 있도록 하고 있다. 그리고 필요한 경우 유전상담 등의 정보를 제공함으로써 기존의 코호트 연구와는 차별화하고 있다. AoU 프로그램은 다름과 같은 6개의 단위로 구성되어 있으며 주요 역할은 다음과 같다.

① 데이터 및 연구센터(Data & Research Center) : 정밀의료 연구를 위한 다양한 데이터 수집, 데이터 셋 구성, 보안시스템, AoU의 과학적 데이터 및 분석 도구를 제공하며 다양한 연구기관 및 산업계, 일반 과학자들까지 연구에 활용할 수 있는 정보를 제공한다.

② 바이오뱅크(Biobank) : Mayo Clinic 바이오뱅크는 AoU 참여자들의 3,500만개 이상의 생체시료를 저장하며, 생체 시료를 수집, 분석, 보관 및 배포 할 수 있도록 지원한다.

③ 커뮤니케이션(Communications and Engagement) : 일반 대중의 인식을 높이고 국가 및 지역사회와 지속적인 관계를 구축하며 AoU 사업 홍보한다.

④ 보건의료서비스 제공기관(HPO : HealthCare Provider Organizations) : 지역, 국립 의료센터, 보건소, 미국 재향군인회(VA)에서 운영하는 의료센터가 포함되어 있으며, 광범위한 네트워크로서 다양한 지역, 종교, 인종, 사회 경제학적 다양성을 대표할 수 있도록 설계하여 참여자들을 모집하고 연구 프로토콜 연구 및 계획 수립, 생체시료 및 필수 건강데이터를 직접 수집한다.

⑤ 참가자 센터(Participant Center) : 개인 참여자가 직접 참가자 센터를 통해 온라인으로 등록한다.

⑥ 참가자 기술 시스템 센터(Participant Technology Systems Center) : 어플리케이션과 웹사이트를 개발하여 참여자들에게 제공되며 지속적인 업데이트를 수행, 이를 통해 참여자들은 혁신적인 활용 도구를 이용하여 정보를 제공하며 참여자 중심의 보안시스템 테스트 및 업그레이드를 지속적으로 제공한다.

주요 조사항목은 2017년 7월부터 베타테스트를 시작하여 미국에 거주하는 18세 이상의 성인을 대상으로 25,000명의 참여자를 모집하였고, 2018년 5월부터 전국을 대상으로 본격적으로 모집을 개시하였으며 작년 말 75,000명 이상이 핵심프로토콜을 완료하였다. 또한 100만 명에 달하는 전장유전체분석을 위해 2018년 3개의 게놈 센터를 선정하였으며 28.6 million USD를 지원하고 있다.

2) 영국의 정밀의료 연구

영국에서는 정밀의료를 위해 2006년부터 50만 명을 대상으로 유전체연구를 위한 대규모 코호트를 구축하여 정보수집과 유전체분석결과를 공개하고 있다.

UK Biobank로 알려져 있는 이 거대코호트는 2010년까지 5년 동안 40~69세의 연구 참여자를 모집하였으며 20년간 추적조사를 목표로 하고 있다. 모집 당시 사회환경, 생활습관, 건강상태, 인지기능, 정신건강, 가족력 등에 대한 조사와 더불어 혈압과 신체계측 외에 악력, 골밀도, 혈관탄력, 안검사, Fittness test 등 검사, 웹 등을 통한 추적조사, 의무 기록연계 및 주요 질병발생, 이미지 정보, 식습관 등 광범위한 자료를 수집해오고 있다. 유전체 분석정보도 제공하고 있는데 80만개 이상의 마커에 대한 정보를 포함하고 있다.

이렇게 수집된 정보는 영국뿐 아니라 다른 나라의 연구자들에게도 공유하고 있으며 학계, 공공영역, 산업계 등 모든 연구자들에게 제한 없이 제공하고 있다.

UK biobank는 연구기금으로 운영되는 독립기구(Charitable Company)로 재원은 UK MRC(Medical Research Council)와 Welcome Trust에서 대부분 제공하고 있다.

영국의 경우 1946년 출생아 코호트(Birth Cohort)를 시작으로 50년 이상 다양한 관찰연구를 진행해왔으며 매년 30 million£정도를 대규모 코호트에 투자하고 있다.

코호트 연구는 참여자들의 자발적 동의에 의한 모집과 추적조사 참여율이 매우 중요한데 영국 국민들은 이렇게 생산된 데이터가 그들의 건강과 질병 극복에 도움이 된다는 믿음과 함께 데이터를 수집하고 활용하는 기관이나 연구자에 대한 신뢰를 바탕으로 연구에 적극적으로 참여하고 있다. 국민들이 개인정보에 해당하는 건강정보를 연구자들에게 기꺼이 제공할 수 있는 신뢰는 건강이나 유전체정보 등 민감 정보에 대한 철저한 관리가 있기에 가능하다. 또한 영국에서는 2013년 희귀질환 및 암의 정밀진단과 치료를 위해 10만 명을 대상으로 전장 유전체 분석(Whole Genome Sequencing, WGS)을 시행하는 'Genomic England'프로그램을 시작하였으며 2018년 희귀질환 환자 및 가족 7만 명, 암환자 3만 명에 대한 유전체분석을 완료하였다.

우리나라 건강보험체계와 유사한 National Health System(NHS)의 지원으로 Genomic England는 13개의 NHS Genomic Medicine Center를 지정하고 이들 센터로부터 참여자를 모집하였고 희귀질환 참여자 중 약 25%는 유전자 진단을 받을 수 있었다. 이 프로그램을 통해 얻어진 진단정보는 Genomic Medicine Center를 통해 결과와 더불어 유전상담도 함께 받을 수 있도록 하였다. Genomic

England 프로그램에서도 수집단계에서 뿐 아니라 NHS England, Public Health England 등으로부터 자료연계를 통해 의료정보를 수집하고 있다. 개인식별정보는 엄격한 보안과 함께 연구자들은 제공된 정보 외에는 다른 정보를 접근하지 못하도록 규정하고 있다. Genomic England 프로그램도 많은 연구자들이 새로운 질병 유전자를 찾아내고 이를 유전자 진단이나 맞춤치료에 응용할 수 있도록 데이터를 공유하고 있는데 질환 특성상 UK Biobank와 같은 공개가 아닌 연구자들이 필요한 제한된 정보를 연구자들에게 제공되고 있다. UK NHS는 이 프로그램의 성공적 결과를 바탕으로 2018년 10월부터 유전자진단 서비스를 지원하고 있다.

(3) 일본의 정밀의료 연구

일본은 Biobank Japan, Tohoku Medical Megabank, National Center Biobank Network 등 3개의 큰 바이오뱅크를 중심으로 유전체 데이터를 수집하고 있다. Biobank Japan은 2003년부터 47개의 질환자들로부터 임상정보, DNA를 포함한 인체유래물을 수집하고 5년간 매년 추적조사를 해왔으며 300,000명에 달하는 연구 참여자로부터 데이터를 수집하였다. 이 정보는 일본 내 다양한 연구기관 및 대학에 제공하고 있다. Tohoku Medical Megabank는 토호쿠 지역의 의료인프라 재건 및 예방의학, 맞춤형 의학과 같은 차세대 의료 시스템의 구축을 목표로 150,000명으로부터 시료를 모집하고 있다.

이와 더불어 2008년부터 Japan Genomic Medicine Program의 일환으로 National Center Biobank Network가 시작되어 임상 정보 및 라이프 스타일 정보의 수집 및 추적, 질병 관련 유전자에 대한 연구, ELSI 연구 등을 수행하고 있다.

일본도 바이오뱅크 자원으로부터 유전체 데이터를 생산하는 정밀의료 프로젝트를 추진하고 있으며, 정밀의료연구를 가속화하기 위해 자료통합 프로그램(Program for an Integrated Database of Clinical and Genomic Information)을 지원하여 임상 및 유전정보를 공유하기 위한 데이터 저장장치(DS : Data Storage)와 임상 및 유전적 통합 정보를 수집하는 통합된 데이터베이스(Integrated Databases, IDB) 개발도 지원하고 있다. 또한, 정밀의료 연구사업의 일환으로 2015년 희귀 질환에 대한 Initiative on Rare and Undiagnosed Diseases(IRUD)를 출범하여 희귀질환 및 진단이 어려운 질환자들을 대상으로 WES 등의 분석지원을 통해 유전자 진단을 지원하고 불명확한 환자들의 정보는 국제적 프로그램인 미진단자 국제협력연구를 통해 데이터를 공유하고 있다.

2) 국내 동향

(1) 국내 정밀의료 연구동향

국내에서도 미래 정밀의료를 위한 연구 사업이 일부 시작되었고 만성질환의 예방이나 맞춤의료를 위한 대규모 유전체정보 확보의 필요성이 논의되고 있다.

2017년부터는 난치암을 타겟으로 표적치료제 개발과 환자 맞춤형 의료서비스 제공을 위한 클라우드 기반의 정밀의료 병원정보시스템 개발이 추진되고 있다. 보건복지부에서 지원하고 있는'암 정밀 진단 · 치료법 개발 사업단'에서는 폐암, 위암, 대장암 환자 1만 명의 유전정보를 분석하여 임상시험을 통해 암 진단 · 치료법을 개발할 예정이다. 또한 '정밀의료 병원정보시스템 개발 사업단'은 의료정보를 활용한 클라우드 기반 소프트웨어를 개발하여 각 의료기관의 규모와 환경에 따라 병원정보시스템의 기능을 선택적으로 적용할 수 있도록 활용할 계획에 있으나 의료 정보의 자기결정권, 개인정보보호 등 여러 이슈로 난항을 겪고 있다.

이 외 각 부처에서 암 및 다양한 급 · 만성질환을 대상으로 유전체연구가 지원되고 있으나 임상자료의 미흡, 데이터 공유 등에 대한 계획이 사전에 수립되어 있지 않아 국가차원의 정밀의료 연구자원으로는 한계가 있다. 국립보건연구원에서는 2015년 10월 한 · 미 정밀의료 연구협약을 체결함으로써 아시아 정밀의료 산업 주도권을 확보하고자 하였으나, 아직 대규모 코호트 및 데이터 생산을 위한 예산을 확보하지 못한 상태이다. 국외에서와 같이 국내에서도 바이오뱅크 자원을 활용한 정밀의료연구가 검토되고 있다. 질병관리본부 국립보건연구원은 2001년부터 국내 코호트 자원을 축적하여 24만 명에 대한 역학정보, 유전정보, 인체유래물 등을 보존함과 동시에 국내연구자들에게 제공하고 있는데 장기간 추적조사가 일부 코호트에 제한되어 있고, 임상진료정보와의 연계가 부족하여 정밀의료 자원으로써의 활용성에 대해서는 논란이 있다. 또한 자원수집 단계에서 정밀의료 개념이 고려되지 않아 라이프로그 등의 정보 수집이 이루어지지 못한 한계도 있다. 코호트 참여자들의 동의하에 국민건강보험공단, 건강보험심사평가원 등이 보유한 자료와 연계되어 있으나 청구 자료의 한계로 질병발생과의 연관성을 보기엔 제한점이 있을 뿐 아니라 연계된 자료의 공유는 법적 근거가 없어 제한되어 있다.

따라서 향후 정밀의료 사업에 활용되기 위해서는 기 수집된 자원들의 활용을 위한 제도적 개선, 기존의 코호트 참여자들을 대상으로 추가 정보를 확보함과 동시에 새로운 참여자들을 대상으로 한 전향적 코호트가 필요하다.

(2) 데이터 공유 및 활용 현황

2000년대 초반부터 국내에서도 유전체연구에 대해 정부자원이 대규모로 투자되었으나 데이터 공유에 대한 국내 R&D 정책의 부재로 데이터공유는 연구자간 제한적으로 이루어지고 있다. 뿐만 아니라 유전체분석에 집중된 투자로 타 연구로의 확장성이 낮다. 근래 다부처 포스트게놈 사업에서 생산된 유전체 데이터의 일부가 국립보건 연구원에서 운영하는 Clinical & Omics Data Archive(CODA,http://coda.nih.go. kr) 및 한국생명공학연구원에 기탁되었으나 임상정보가 거의 없어 정밀의료 연구에 활용하기가 어렵다.

국립중앙인체자원을 통해 국립보건연구원 코호트를 기반으로 분석한 유전체연구 데이터의 일부가 공유되고 있으나, 생명윤리관련 제도가 확립되기 이전 수집단계에서 유전정보 제3자 동의획득을 하지 못한 일부 시료는 여전히 제한적으로 활용되고 있다. 현재 지원되고 있는 정밀의료연구개발 사업의 성과물인 데이터에 대해서도 아직까지 공유를 위한 체계를 갖추지 못하고 있다. 정밀의료연구는 다양한 정보의 통합에 의해 개인별 맞춤예방 및 최적의 치료법을 찾아 의료서비스에 활용하기 위한 연구이며 대규모 데이터로부터 많은 관련연구자들이 함께 자료를 분석할 필요가 있다.

따라서 향후 정부에서 지원하는 정밀의료 연구데이터는 수집단계에서부터 정보공유에 대한 참여자의 동의를 득하여야 하고 2차 자료 연계 등을 통해 지속적으로 임상정보를 축적함으로써 국내 연구자, 기업과 공유함으로써 의료서비스에 활용될 수 있는 정보와 이를 활용할 수 있는 서비스플랫폼 개발이 되어야 할 것이다.

3) 활성화 방안 및 시사점

유전체 정보 뿐 아니라 생활습관, 환경, 모바일기기로부터 얻게 되는 다양한 정보를 바탕으로 앞으로 미래 의료는 집단정보에 기반을 둔 진료지침을 넘어 정밀의료로 급격히 전환되고 있다.

일부 국가에서는 벌써 전장유전체정보 혹은 수천 개의 유전자 분석이 질병 진단서비스에 활용되고 있고 암 치료에서 유전체분석 정보를 활용한 맞춤약물, AI기반의 의료서비스가 시범적으로 시행되고 있다. 국내에서도 최근 NGS 기반 유전체분석에 대해 국민건강보험에서 제한적 선별급여로 지원하고 있다.

앞서 국외 연구동향에서 보듯 정밀의료의 실현을 위해서는 다음과 같은 지원과 개선이 필요하다.

첫째, 유전체정보 외 다양한 임상정보, 생활습관 등을 바탕으로 개인에 맞는 의료서비스를 제공하기 위해서는 대규모 빅데이터가 필요하다. 즉 정밀의료를 위해서는 대규모 참여자를 대상으로 정밀한 데이터 집적이 필요하다.

우리나라에서는 국립보건연구원 유전체역학사업(KoGES)과 일부 질환 코호트로부터 유전체정보를 생산하고 있으나 다양한 만성질환의 예측이나 질병발생 후 경과를 보기에는 대상자 수가 적고 추적조사 및 임상자료가 제한되어 있어 한계가 있다.

둘째, 데이터로부터 다양한 유의미한 결과를 도출하고 이를 활용하여 데이터 분석기술, 데이터기반 서비스, 표적유전자 발굴 등이 활발하게 진행되기 위해서는 연구데이터 공유기반이 갖추어져야 한다. 정부기관인 국립보건연구원에서 생산한 데이터는 공유되고 있으나 포스트게놈사업 등 정부지원으로 민간에서 생산한 인간유전체정보는 국립보건연구원(CODA)에 기탁함으로써 공유할 수 있도록 기획하였음에도 불구하고 이에 대한 제도나 관리체계가 갖추어져 있지 않아 일부데이터만 공유되고 있다. 유전체연구에는 막대한 비용이 소요되고 데이터가 공유될수록 더 많은 결과를 도출할 수 있다는 것은 외국의 사례에서 이미 입증되었다.

따라서 국내에서도 유전체 데이터 등 빅데이터를 생산하는 연구과제의 성과물은 공유되어 활성화 할 수 있도록 제도와 데이터플랫폼 등 시스템 기반이 갖추어져야 한다.

셋째, 유전체정보를 포함한 정밀의료에 대한 전문가와 일반인들의 이해도를 높이고 정보공유에 대한 인식개선이 필요하다. 국내 유전체는 연구자 및 분석서비스 기업 주도로 성장해 왔으며 이 외 관련 사업으로의 파급효과가 낮다. 그리고 의료인들조차 현재의 유전체분석 기술에 대한 이해, 결과의 해석 등에 대해 잘 알지 못한다. 일반인들의 경우에는 유전체에 대한 기본지식조차 갖추어져 있지 않은 상태에서 유전체정보나 의료정보를 연구에 활용함에 따른 개인정보침해의 우려를 앞세우고 있어 인간 대상의 연구 자체가 쉽지 않은 현실이다.

또한 생명윤리법의 강화로 동의 범위연구를 엄격하게 해석 및 제한하고 있어 데이터 공유 기반 연구는 더욱 어렵다. 미국에서는 정밀의료 코호트를 추진하면서 포괄적 동의에 대한 법적기반을 확보하여 추진하고 있으며, 유럽에서는 국민들의 신뢰를 바탕으로 포괄적 동의에 의한 연구 활성화 및 사망, 의료정보 등 이차자료 연계는 이미 일반화되어 연구가 진행되고 있다. 국내에서도 본인의 동의하에서는 데이터의 연계와 공유가 활성화될 수 있도록 법과 제도적 기반이 정비되어야 하고 장기적으로 코호트나 유전체연구 등에 대한 국민들의 인식이 개선될 수 있도록 지속적인 노력이 필요하다. 연구에 활용되는 데이터의 보안을 철저히 하고 목적 외 사용으로 인해 연구 참여자에게 피해가 가는 일이 없도록 법과 제도, 그리고 데이터의 안정적 관리를 위한 거버넌스 구축이 함께 이루어져야 한다.

넷째, 정밀의료관련 보건의료연구개발 사업은 범정부 차원에서 체계적으로 이루어져야 한다. 현재와 같이 단절적 연구지원으로는 미래 의료에 대응하기 어렵다. 많은 연구자들이 공동으로 활용할 수 있도록 대규모 데이터생산에 대한 지원과 함께, 데이터 분석에 대한 지원, 의료서비스에 적용하기 위한 툴 및 AI 기반 서비스 플랫폼 개발, 다양한 의료기관에서 활용할 수 있도록 데이터 표준화, 유전상담, 모바일기술 등을 활용한 라이프로그 정보의 유용성에 대한 연구 등 미래의료를 선도적으로 열어가기 위해 전략적 투자가 필요하다.

다섯째, 유의한 연구개발성과가 의료현장에 진입할 수 있도록 제도적 개선이 필요하다. 신의료기술의 안전성, 유효성이 입증된 기술이나 의료기기 등은 국내 시장에 진입하고 나아가 해외시장으로 나아갈 수 있도록 지원이 필요하다. 인구고령화, 건강에 대한 국민적 관심과 더불어 최상의 의료서비스를 받고자 하는 국민들의 니즈는 어느 때보다 높으며 IT와 생명과학 융합기술의 발달은 의료 환경을 급격히 변화시키고 있다.

특히 유전체기반의 정밀의료 기술발전은 질병 예방과 관리의 패러다임을 바꿀 것으로 기대한다. 따라서 이에 대한 정부, 학계, 기업을 비롯한 민간이 함께 힘을 모아 데이터를 수집하고 공유함으로써 우리나라 국민들에게 맞는 의료서비스를 우리의 기술로 제공하고 나아가 보건의료 산업의 강국으로 성장할 수 있기를 바란다.

2. 바이오 엔지니어링 융복기술을 통한 재생의료의 기술 사례

1) 재생의료 분야의 핵심 기술

손상된 인체 조직과 기능의 복구라는 재생의료의 본원적 목표 달성에는 여러 가지기술이 사용될 수 있으나 가장 중요한 기술을 꼽는다면 세포치료제, 유전자치료제, 조직치료제를 들 수 있다. 이 외에도 재생의료 기술의 범위에는 화합물이나 단백질을 이용하여 인체의 자가재생능력을 촉진시키는 기술, 자가 또는 동종 인체 조직을 그대로 이식하여 치료하는 기술과 돼지와 같은 이종 동물을 이용하여 이식 치료용 장기를 생산하는 기술 등이 있을 수 있다.

세포치료제와 유전자치료제의 경우 이미 제품이 출시되어 있으며 향후 기술 고도화를 통해 성능이 우수한 제품이 지속적으로 개발될 것으로 생각된다. 조직치료제의 경우 일부 관련 범주의 제품이 있으나, 아직 세포치료제와 뚜렷이 구분되는 차별화된 제품이 없다는 점에서 미래기술로 분류할 수 있다. 또한 자가재생촉진 기술의 경우 연구단계에서 가능성이 제시되고 있으나 상용화를 위해서는 추가적인 기술 개발 또는 다른 기술과의 접목이 필요할 것으로 생각된다.

인체 조직의 경우 침습적인 수술과 공급부족의 문제점이 있기 때문에 이미 기술적인 한계에 부딪혀 있고, 이종장기기술도 급성이식거부반응에 대한 문제가 아직 완전히 해결되지 못하고 있다. 이러한 현재 기술을 바탕으로 우리가 주목해야할 미래 재생의료 제품은 의공학기술을 바탕으로 이러한 핵심기술의 융복합을 통해 완성될 것으로 생각된다.

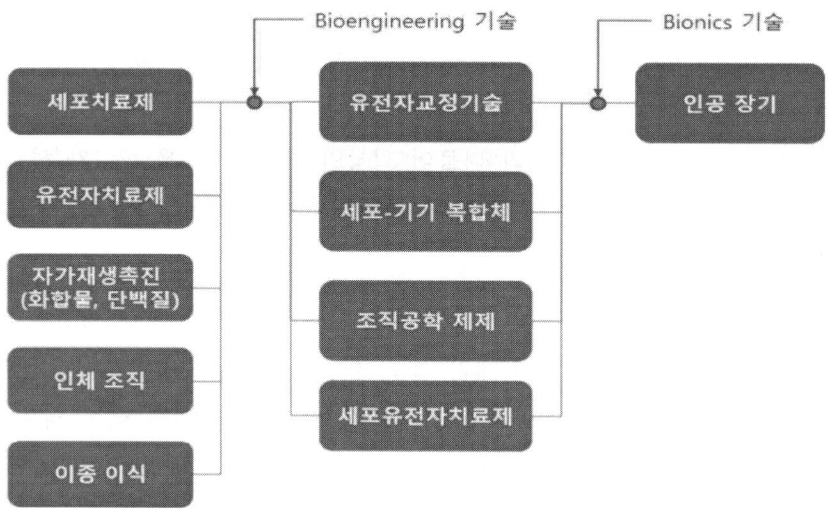

[그림 13-4] 재생의료 분야의 핵심 기술

첫째, 세포치료제와 유전자치료제를 결합한 기술은 일반적으로 사용되고 있으나, 향후 더욱 기술 맞춤형으로 최적화 될 것으로 보인다. 대표적인 예로 Chimeric Antigen Receptor(CAR)를 탑재한 항암 T 세포치료제를 들 수 있는데, 유전자 변형을 통해 특정 암세포에 대한 치료효과를 증대시킨 세포치료제라고 할 수 있다.

둘째, CRISPER를 이용한 유전자교정 기술도 향후 중요한 미래 기술로 대두되고 있다. CRISPER 기술은 손상된 유전자를 체내에서 직접 교정할 수 있기 때문에 다양한 유전질환에 대한 미래 치료 기술로서 큰 관심을 받고 있으나 안전성과 윤리적인 문제에 대한 우려도 같이 제기되고 있다.

셋째, 세포와 기기/장치를 접목하는 복합 제품이다.

넷째, 공학적 장기제작기술을 기반으로 하는 조직공학 제제를 들 수 있다.

세포-기기 복합 제품은 세포 및 유전자의 전달을 위한 약물전달기술과 세포를 이용하여 인체 보형물의 생체적합성을 높이는 기술 등을 예로 들 수 있다.

조직공학 분야의 경우 아직 3차원 조직/장기 배양을 위한 배지기술, 장치기술, 공정기술 등 다양한 기술이 복합된 미래 기술이며, 최근 대표적인 기술로는 3차원 프린팅 기술을 이용한 조직/장기 제작 기술과 인체 장기를 그대로 탈세포하여 조직 제작에 사용하는 'Whole Organ Engineering' 등을 예로 들 수 있다.

또한 궁극적으로는 조직공학 기술과 뇌-컴퓨터 연결(Brain-computer Interface) 기술을 접목하여 실제 인체의 신경기능까지 복원함으로써 손상된 조직과 장기의 완치에 한 발 더 가까이 갈 수 있을 것으로 생각된다.

2) 재생의료의 전망과 시사점

재생의료 기술은 질병의 완치를 목적으로 하는 점에서 기존 치료 기술과 다른 새로운 의료 패러다임을 제시하며, 아직 해결되지 않은 만성 및 난치성 질환에 대한 치료 대안으로 많은 기대를 받고 있다.

최근 재생의료 분야는 단순히 배양세포를 이용하는 수준에서 벗어나서 기술이 고도화 되고 있으며 유전자치료, 조직공학기술 등 다른 첨단기술이 융복합 되어 보다 포괄적이고 복잡해지고 있다. 이러한 기술 발전과 함께 전 세계적으로 다양한 제품들이 출시를 앞두고 있어 시장과 산업이 성숙되고 급속히 성장할 것으로 예상된다.

선진 각국은 재생의료를 차세대 전략 산업으로 지정하여 정책적으로 막대한 R&D 연구비를 지원하고 있으며, 제품의 상용화 촉진을 위해 위험도에 기반 하는 조건부승인제도와 같은 혁신적인 인허가 제도를 제시하고 있다. 우리나라도 이에 맞추어 재생의료에 대한 국가 로드맵을 작성하고 기술 혁신성과 글로벌 경쟁력을 갖춘 재생의료 제품 개발을 위해 전략적으로 투자하고 있다.

또한 현재 재생의료 산업 촉진 및 규제 선진화를 위해 재생의료촉진법을 발의하여 현재 국회통과를 기대하고 있다. 결론적으로, 재생의료는 국가 차세대 성장동력의 하나로서 향후 선진 각국 사이의 치열한 기술 및 시장 경쟁이 예상되며, 이에 대처하기 위해서는 경쟁력 있는 기술 개발을 위한 적극적 투자, 관련 제도와 산업 구조의 선진화 및 글로벌 네트워크 강화를 위한 선제적인 전략이 필요할 것이다.

수행 내용

재료 · 자료

- 의료와 IT기술의 융합 관련 자료

기기(장비 · 공구)

- 컴퓨터, 문서작성 프로그램, 프린터, 주변기기

안전 · 유의사항

- 의료 및 IT 관련 장비의 안전 및 유의사항을 숙지한다.

수행 순서

01 정밀의료의 응용분야에 대하여 분석하라.

정밀의학의 응용 분야는 크게 동반 진단, 표적치료, 유전체 분석을 통한 질병위험도 예측, 약물유전체 맞춤치료의 4가지 분야로 나눌 수 있다.

1. 약물유전체 맞춤치료

약물유전체 맞춤치료란 약물유전체학을 기반으로 개인의 유전적 요인에 따른 약물에 대한 반응의 다양성 및 차이를 관찰, 약물유전체 검사를 통해 환자별 특정 유전자 소인 유무에 따른 특정 치료제의 안전성, 유효성, 약물 용량을 결정하는 개인 맞춤형 치료를 말한다. 약물유전체 맞춤치료의 전제 조건으로는 약물대사에 연관된 효소 또는 유전자 발현, 약물 수용체의 염기 다형성 등 관련 지표들을 찾아내고 이들이 실제 약물의 효능 또는 부작용 발생에 어떤 영향을 미치는지 등에 대한 광범위한 데이터베이스 구축이 필요한데, 최근 신약개발의 단계에서부터 이러한 정보들이 일부 확보되고 있지만 기존 치료제에 대한 연구는 그 범위가 방대하여 데이터베이스 구축에 많은 시간과 노력이 필요하다. 약물유전체 맞춤치료를 구현하기 위한 이러한 노력의 일환으로 약물유전학 정보를 임상에 적용하기 위한 근거 마련을 위해 PharmGKB, CPIC(Clinical Pharmacogenetics Implementation Consortium), DPWG(Dutch Pharmacogenetics Working group) 등의 연구 단체를 통해 약물-유전자쌍에 대한 평가를 통해 근거를 획득하고 임상적으로 사용할 수 있는 가이드라인을 개발하고 있다.

약물유전체 맞춤치료의 한 가지 예를 들자면 효소 Cytochrome P450 2C9은 간에서 비스테로이드성 소염진통제, 항우울제, 항경련제, 항응고제 등 약 100종 이상의 의약품 대사 및 배설을 담당하고 있는데 Cytochrome P450 2C9 유전자 변이가 있는 환자가 항응고제의 일종인 Warfarin을 복용할 경우, Warfarin의 대사가 원활하지 않아 급성 신부전증, 출혈, 괴사, 골다공증 등의 부작용이 발생할 수 있다.

이 때 맞춤약물치료를 통해 특정 개인에게 적정한 용량의 적정한 약물을 복용하게 함으로써 이와 같은 부작용을 예방하고, 치료효과를 높일 수 있다

2. 동반 진단

동반 진단(CDx : Companion Diagnostics)은 특정 약물 치료에 대한 환자의 반응성을 예측하기 위한 분자 진단 기법의 일종으로 MRI, NIR Fluorescence 등과 같은 진단 기능과 동시에 치료용 목적의 물질이 하나의 형태로 구성된 것으로 환자의 유전적 특성 및 변이에 따른 개인적 차이로 인해 같은 항암제를 투여해도 치료에 차이가 나타나는 것에 착안하여 개인적 유전 특성 및 변이를 진단하고 의약품을 선택, 치료하기 위한 그 근거를 검출하기 위해 만들어진 진단 기법이다.

동반 진단에는 면역조직화학검사를 통해 특정 단백질의 과발현을 확인하는 방법, 특정 유전자의 유전자 증폭을 DNA Probe를 이용한 FISH(Fluorescense In Situ Hybridization) 또는 CISH(Chromogenic In Situ Hybridization) 검사를 통해 확인하는 방법, 그리고 q-PCR 등 유전체학적 기법을 이용하여 바이오마커 유전자의 돌연변이 여부를 검사하여 확인하는 방법 등이 있으며 이 중 한 가지 사례를 들자면 HER2/NEU의 과발현으로 인한 유방암은 전체 유방암 환자의 20~30%를 차지하며, 이에 초점을 맞춘 HER2 또는 HER2/NEU 진단을 위한 FDA 승인을 받은 동반진단 기법이 실제 임상 치료에 활용되고 있다.

3. 표적치료

표적치료는 흔히 암과 관련하여 정상 세포에 해를 입히지 않으면서 특정 암세포를 인

지하여 공격하는 약물 등을 사용하는 치료법으로 알려져 있지만, 정확히 말하면 앞서 언급한 생체지표와 동반진단을 활용하여 실제 임상 현장에서 행해지는 정밀맞춤의료의 총화라고 할 수 있는 질환이 발생하는 생물학적 중요 프로세스를 표적으로 하는 모든 형태의 치료 방법을 포괄하는 개념이다.

예를 들어 항암제 표적치료는 종양이 자라거나 인접 세포로 전이되는 것과 관련 있는 특정 분자의 기능을 저해하거나, 종양이 성장하기 위한 필수적인 혈관의 생성을 억제하거나, 특정부위의 암세포를 공격하도록 면역체계를 자극하거나 암세포만을 선택적으로 괴사시킬 수 있도록 독성 물질에 표지자를 달아 전달하는 등 이 모든 방법이 표적 항암치료제의 범주에 해당한다. 잘 알려진 표적치료제로는 폐암 치료제인 Elrotinib, Gefitinib, Cetuximab 등이 있다. 표적치료는 유전자와 같은 특정 원인 물질 및 발병 매커니즘을 알고 있더라도 실제로 임상 치료에 활용될 수 있는 약물이나 치료법이 개발되지 않으면 활용이 어려운 단점이 있는데, 이 때문에 표적치료에서는 임상적 타당성(Clinical Validity)의 유무가 중요한 이슈가 된다.

4. 유전체 분석을 통한 질병위험도 예측

최근 안젤리나 졸리의 유전체 검사로 인한 유방 절제로 유명해진 사례가 바로 유전체 분석을 통한 질병위험도 예측을 설명하기에 가장 적절한 사례라고 생각한다.

유방암에 걸리지도 않은 그녀가 가족력과 유전자 검사를 통해 BRCA1 유전자 돌연변이를 보유하고 있다는 사실만으로 유방 절제술을 선택한 것은 정밀의학이 유전체 정보를 이용한 예방중심 의학임을 단적으로 보여주는 예이다.

정밀의학은 다양한 질병에서 유전체 분석을 통한 유전 정보를 바탕으로 특정 질병의 발병 가능성을 낮출 수 있는 치료 등 예방적 조치를 취할 수 있고 유전자 검사는 현재 임상의 다양한 분야에서 활용되고 있다. 심지어 이러한 질병위험도를 예측할 수 있는데 대한 관심은 개인 유전체 분석의 수요를 늘려 해당 분야 산업의 발전을 촉진하였고 유전자 검사 및 그와 관련된 DTC 유전체 분석 사업이라는 새로운 산업 분야를 창출하는 등 정밀의학의 발전에도 많은 영향을 미치고 있다.

02 디지털 의료가 가져올 미래의 변화에 대하여 분석하라.

디지털 의료는 디지털화되고 객관적인 데이터를 의료인과 환자에 공급함으로써 의사-환자 간 동등한 지위를 부여하고 보다 환자중심의 참여형 의료로 변화하는 양상이라고 말했다. 심전도, 뇌파, 수면상태의 측정, 지속형 혈당 모니터링은 물론 개인의 유전형 분석, 장내미생물 분석 등에 이르기까지 개인이 직접 자신의 건강에 영향을 미치는 요인들에 대한 정보를 직접 획득할 수 있는 상황이 됐다. 정보에 대한 접근성으로 인해 개인은 자신의 건강에 영향을 미치는 의사결정에 보다 깊이 관여할 수 있게 된다. 물론 이러한 정보가 방대한 의학지식과 생리현상에 대한 이해에서 비롯된 인사이트를 보장하지는 않는다. 그러나 앞으로의 환자들은 과거 의사의 처방과 처치를 일방적으로 수용하던 의사-환자 관계에서 탈피해 자신의 건강 관리에 대한 주체성을 가진 적극적 참여자로 변화해 갈 가능성이 높아졌다.

〈표 13-2〉 전통 의료와 디지털 의료의 문화적 차이

	전통 의료	디지털 의료
치료 현장(point of care)	병원	환자
치료 기준	인구집단	개인
의사-환자 관계	위계적	협력적
의사의 역할	처방과 지시	의논과 안내
데이터 관리	병원	개인

의료는 꾸준히 진보했고 인류는 긴 삶을 얻었다. 우리가 기존의 의료체계에서 해결하지 못한 어떤 문제들에 대해서 디지털 기술이 합리적이고 수용 가능한 해법을 제시하기를 기대한다. 디지털 기술이 유일한 해답이 되지는 않겠지만 이미 알려진 다른 의료기술, 처방과 함께 요긴하게 쓰이기도 할 것이다. 이러한 과정 속에서 기술이 새로운 가능성을 제시하고 불합리한 비용구조를 개선하여 새로운 성장 가능성을 인정받아 이 분야에 활력을 유지하는 요인이 되기를, 그리고 의료 체계와 함께 진보하기를 기대된다.

학습 13

03 재생의료와 기존 의료기술의 차이점에 대하여 분석하라.

1. 재생의료의 정의

재생의료는 '손상된 인체 세포와 조직, 장기를 대체하거나 재생함으로써 정상기능을 복원하거나 새로 만들어내는 의료기술(Regenerative Medicine Replaces or Regenerates Human Cells, Tissue or Organs, to Restore or Establish Normal Function.)'로 정의할 수 있다. 정의에 따르면 재생의료는 인체의 세포와, 조직, 장기를 구조적으로 대체하거나 복원하는 것뿐만 아니라 기능적으로 대체하거나 복원하는 것도 포함하고 있으며, 이를 체외에서 제작하여 손상된 인체 부위를 대체하는 기술과 인체가 스스로 자가 재생하도록 촉진하는 기술을 모두 포함한다.

같은 맥락에서 초기의 재생의료는 주로 체세포 또는 줄기세포를 이용하여 새로운 치료용 세포와 조직을 제작하는 기술을 의미하였으나, 현재는 다양한 약물, 소재 및 의료기기 등을 이용하여 손상된 인체 부위의 재생을 촉진하는 기술까지 포괄하는 개념으로 이해된다. 그리고 학문 분야의 관점에서는 재생의학이라는 용어를 많이 사용하며, 재생의료와 직·간접적으로 관련된 다양한 연구 및 기술 분야를 포함한다.

2. 재생의료와 기존 의료기술의 차이점

기존의 수술치료와 약물치료는 질병의 증상을 완화하거나 진행을 억제하는 것을 주요 목적으로 하며, 손상된 인체 구조 및 기능을 원래의 형태로 복원하는 것은 불가능하다. 즉 질병의 진행이 중단된 다음 인체가 스스로 손상된 조직과 기능을 일부 복구할 수는 있으나 치료제가 손상 조직을 재생하는 개념은 가지고 있지 않다.

이에 비해 재생의료는 손상된 조직과 기능을 원래 상태로 복구하는 효과를 기본적인 치료 개념으로 한다는 점에서 기존의 의료기술과는 다른 새로운 의료 패러다임을 제시한다. 학문적인 관점에서는 기존의 의료기술이 질병의 치료 과정에서 발생하는 조직의 섬유화를 완전히 해결하지 못하는 반면 재생의료는 이러한 문제를 극복하여 최초의 온전한 조직으로 복구가 가능하다는 개념을 제시한다. 하지만, 현재의 재생의료 기술은 원래의 조직을 완벽히 재생하지는 못하며, 향후 기술 개발이 더 필요한 상황이다.

재생의료는 치료 접근법이 기존의 의료기술과 다르기 때문에 현대 의학이 해결하지 못하는 다양한 만성 및 난치성 질환에 대한 치료 대안으로서 많은 희망을 주고 있다. 하지만 재생의료가 모든 질병을 다룰 수 있는 것은 아니다.

예를 들어 세균이나 바이러스의 감염 시 이들을 감지하여 제거하기 위해서는 재생의료보다 기존의 의료기술이 더 효과적일 수 있다. 또한 줄기세포 또는 면역세포 등을 이용하여 감염된 세균이나 암세포를 죽일 수 있으나, 이를 인체 면역기능에 대한 복원으로 생각할 지 아니면 기존의 약물치료와 동일한 치료의 개념으로 생각해야 할지에 대해서도 논란이 있을 수 있다. 따라서 기존의 의료기술과 재생의료를 서로 배타적으로 생각하기보다 상호 보완적인 접근을 통해 질병의 치료 효과를 극대화하는데 주력해야 할 것이다.

3. 재생의료의 적용분야

재생의료는 광범위한 개념을 포괄하고 있고 이에 따라 현재 재생의료 기술이 적용되는 질환 분야도 매우 다양하다.

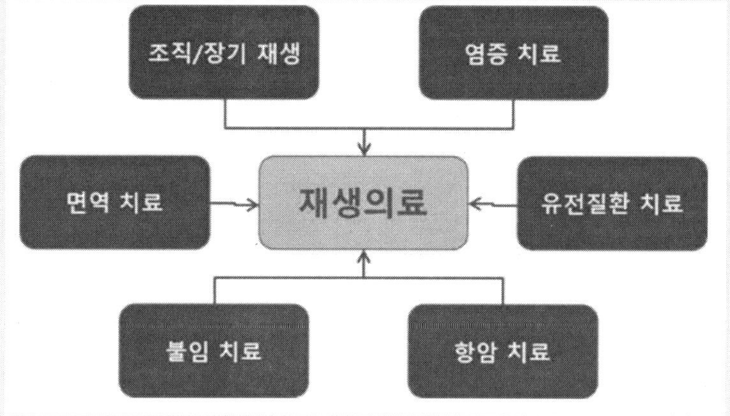

[그림 13-5] 재생의료의 주요 치료기술 분야

재생의료의 핵심기술은 세포이다. 세포는 손상된 인체 조직과 기능을 복원하는 재생의료의 목적을 수행하는데 매우 중요한 의미를 가지고 있다. 재생의료라고 하면 주로 다분화능을 가지는 줄기세포치료제를 먼저 생각하게 되지만, 실제로 초기의 많은 제품들은 분화된 체세포를 배양하여 원래 조직에 다시 이식하여 재생치료 효과를 얻는 기술이 주를 이루었다.

줄기세포 기반의 세포치료제는 2011년 우리나라에서 세계 최초로 성체줄기세포를 이용한 심근재생치료제를 출시한 이후 아직 전 세계적으로 6개 제품만 상용화되어 있다.

최근 성체 줄기세포치료제는 인체의 구조적 결손을 복원하는 개념보다는 기능적인 손실을 복구하는 개념이 주로 고려되고 있으며 염증질환, 면역질환, 종양, 유전질환 등 다양한 질환을 대상으로 기술이 개발되고 있다. 염증질환의 경우 주로 골수, 제대혈 또는 지방조직에서 분리된 성체줄기세포의 염증조절기능을 기반으로 하며, 면역질환의 경우 성체줄기세포의 면역제어 기능을 이용하거나, 인체 내에 존재하는 면역세포 또는 줄기세포로부터 분화된 면역세포를 이용하여 면역 기능을 복원하는 방법을 사용하고 있다. 종양의 치료를 위한 항암 세포치료제의 경우에도 면역세포를 많이 사용하고 있으며, 다른 한편으로는 종양살상바이러스를 이용한 유전자치료제도 활발히 개발되고 있다. 유전자치료제의 경우 결핍되거나 돌연변이를 가진 유전자를 체외에서 공급하여 본래의 기능을 복원한다는 점에서 재생의료의 범위에 포함시키고 있다.

배아줄기세포는 배발생 단계의 조직을 채취하여 제작하며 다양한 인체 세포로 분화가 가능하므로 재생의료의 개념에 가장 부합되는 세포원이라고 할 수 있다. 하지만 제품화를 위해서는 특정 세포로의 분화기술과 종양발생의 위험 등의 문제점을 극복해야 한다. 현재 안질환치료제, 척수손상치료제 등 배아줄기세포를 이용한 여러 제품들이 임상시험 단계에 있으므로 향후 상용화 제품이 출시 될 것으로 생각된다.

유도만능줄기세포는 체세포의 형질을 재프로그램 하여 배아줄기세포의 특성을 갖도록 만든 세포이다. 환자 자신의 체세포를 이용하여 치료용 세포를 만들 수 있다는 점에서 맞춤형 재생의료 제품의 개발이 가능하다는 장점이 있다. 하지만, 세포의 특성에 대한 표준화가 필요하며, 유전자조작 기술에 의존한다는 점에서 안전성 등에 대한 우려가 남아 있다. 최근에는 유도만능줄기세포를 발생학 등의 기초 연구와 질환기전 연구 및 신약개발에 활용하는 연구들이 활발히 진행되고 있다.

재생의료는 다양한 치료 적용이 가능하지만 감염, 급성 질환 또는 특이 기전을 갖는 질환 등은 재생의료 만으로 쉽게 접근하기 어려운 경우가 많기 때문에 기존의 의료기술과의 역할 분담이 필요하며, 향후 보다 효과적인 치료를 위해서는 복합 치료기술에 대한 개발이 중요할 것으로 생각된다.

04 바이오칩 연구동향에 대하여 분석하라.

1. 바이오칩의 개요

바이오칩(Biochip)은 DNA, 단백질, 항체 등의 생체물질들을 유리, 실리콘, 고분자 등의 작은 기판 위에 고밀도로 집적화한 초소형 칩으로 극미량의 시료를 초고속으로 분석해서 유전자 발현양상, 유전자 결함, 단백질 분포, 반응 양상 등의 생물학적 정보를 얻거나 생화학적 동정 및 반응속도 또는 정보처리 속도를 높이는 생체정보 감지소자이다. 바이오칩 기술은 인류의 질병 예측 및 임상 진단, 신약개발 등의 연구 분야뿐만 아니라 바이오컴퓨터 등 차세대 전자소자 개발에 이르기까지 혁신적인 변화를 일으킬 것으로 주목받고 있다.

2. 바이오칩의 종류

바이오칩은 제조 기술에 따라 크게 마이크로어레이(Microarray)와 마이크로플루이딕스(Microfluidics) 칩으로 나눌 수 있으며, 종류에 따라서는 DNA칩, 단백질칩(Protein Chip), Lab-on-a-chip 등이 있다.

마이크로어레이는 수천 혹은 수만 개 이상의 DNA나 단백질 등을 일정 간격으로 배열하여 붙이고, 분석 대상 물질을 처리하여 그 결합 양상을 분석할 수 있는 바이오칩을 말하며, DNA칩, 단백질칩 등이 포함된다.

마이크로플루이딕스칩은 'Lab-on-a-Chip' 이라 불리기도 하는데, 미량의 분석 대상 물질을 흘려보내면 칩에 집적되어 있는 각종 생물분자 혹은 센서와 반응하는 양상을 분석할 수 있다. Lab-ona-Chip의 궁극적인 목적은 각기 다른 화학반응을 하나의 칩에 집적하는 것으로 최근에는 분석 물질의 분리, 합성, 정량 분석 등이 가능한 칩도 개발되고 있다.

3. 주요 현황

의료/바이오헬스케어용 반도체는 환자 맞춤형 진단 및 치료로 바뀌고 있는 의료 환경 패러다임의 변화와 더불어 개인의 생활습관, 질병의 진단과 치료, 예후 등에 대한 대용량 데이터를 확보하여 분석하여 서비스를 제공하는 바이오헬스케어 산업에 사용하는 반도체를 의미한다.

바이오헬스케어 산업을 위한 차세대 반도체기술을 고려할 때 크게 생체에서 상시 또는 특정기간 동안 직접 정보를 획득하거나 분석, 제어를 담당하는 의료기기 · 헬스케어용 반도체 기술과 생명체로부터 생성된 간접적인 물질로부터 정보를 획득하고 분석하는 바이오칩 기술로 분류할 수 있다.

바이오칩 시장은 소수의 기업들이 참여하고 있는 신흥 시장이며, 이들의 핵심 역량에 따라 다양한 기업들에 의해 지배될 것으로 예상된다.

의료기기는 관련 기술의 발전에 따라 다양화 및 복합화가 진행되고 있으며, 반도체 기술의 발달로 기존 이미징 진단, 치료, 수술에 걸친 의료장비 시장에 큰 변화를 창출하고 있다.

인공지능(AI)과 빅데이터, 클라우드 기술을 기반으로 한 4차 산업혁명 흐름이 의료기기 시장의 추가성장을 주도할 것이라는 기대가 크며, 특히 반도체 기반의 의료분야의 새로운 가치창출 가능한 것으로 판단이 된다.

의료 분야에서는 유전이나 병균에 의한 질병을 분자 수준에서 정확히 진단하는 '분자 진단 기술(Molecular Diagnosis)'이 주목받을 전망이다. 분자진단에 활용되는 대표적인 기술은 PCR(Polymerase Chain Reaction) 기술인데, 이는 상당히 고가의 기술이며 부피도 커서 현장 진단에는 어울리지 않는다. 그 대체재로 주목받고 있는 것이 바로 바이오칩(Biochip)이다.

바이오칩을 활용한 분자진단 기술의 발달은 산업에 미치는 파급력이 대단할 것으로 보인다. 특히 진단과 치료를 현장에서 동시에 수행할 수 있어 미래에는 진단 치료학(Theranostics)이 혁신적인 질병 관리 기술로 자리 잡을 전망이다.

바이오 칩 센서의 큰 장점은 센서 표면에 분석하고자 하는 질병 바이오마커에 특이적으로 결합 가능한 다양한 종류의 탐침용 리간드를 도입함으로써 특정 질병 맞춤형의 센싱 플랫폼 제작이 가능하다는 것이다. 따라서 혈액 바이오마커 검출을 위한 칩 기반의 바이오칩 센서 개발에서 가장 중요한 요소 중에 하나는 바이오마커에 선택적으로 결합 가능한 리간드 선정과 이를 칩 표면에 고정하는 화학이라 할 수 있겠다. 이들 리간드로 주로 항체가 많이 사용되어 왔으나, 최근 DNA 압타머, 펩타이드 등을 리간드로 이용하여 바이오마커에 대한 선택성을 높임으로써 질병 진단의 정확도를 향상시키는 연구도 많이 이루어지고 있다. 특히 DNA 압타머의 경우, 항체에 비하여 온도에 영향을 크게 받지 않으며, in vivo 합성이 아니라 화학적으로 합성 가능하여 상대적으로 경제적이며, 실온 실험 환경에서 안정하며 장기적인 안정성 및 내구성이 우수하다는 장점을 가지고 있어 각광을 받고 있다.

향후 적어도 한 질병에 대한 여러 개의 바이오마커를 동시에 분석 가능한 다중감지 플랫폼의 바이오 칩 센서로 개선 및 개발된다면 좀 더 정확하고 정밀하게 질병 진단에 활용될 것이다.

학습활동.13 교수 · 학습 방법

교수 방법

- 의료와 IT 기술융합의 미래에 대한 관련 용어, 구성, 방식 이해 정도를 파악한 후 수업을 진행한다.
- 교수자의 주도로 의료와 IT 기술융합의 미래 등의 내용을 PPT 자료로 제시한 후 설명한다.
- 가능하면 사전에 개인별 학습 자료를 준비하여 모든 학생이 참여할 수 있는 문제 해결식 수업, 협력 수업이 가능하도록 한다.
- 의료와 IT 기술융합의 미래 전 과정을 작업의 순서에 따라 단계적으로 실습이 이루어질 수 있도록 지도한다.
- 교재를 통해 수업을 준비하는데 있어서 필요한 모든 정보나 팁, 힌트 등 도움이 될 만한 내용들을 확인할 수 있다.
- 학생들이 만들게 될 각 모델들은 수업시간에 중점적으로 다뤄질 부분과 어휘, 질문, 답을 포함하고 있으며 또한 탐구할만한 추가적인 아이디어들도 포함하고 있다.

학습 방법

- 의료와 IT 기술융합의 미래에 대한 관련 용어를 숙지하고, 의료와 IT 기술융합의 미래에 대해 이해한다.
- 의료와 IT 기술융합의 미래의 각 단계별 중점 사항을 체계적으로 학습한다.
- 의료와 IT 기술융합의 미래의 수행순서의 전 과정을 실습한다.
- 의료와 IT 기술융합의 미래의 내용을 이해한다.
- 의료와 IT 기술융합의 미래을 이해하고 숙달이 될 때까지 학습한다.

학습활동.13 평가 및 피드백

평가 준거

- 평가자는 피평가자가 수행 준거 및 평가 내용에 제시되어 있는 내용을 성공적으로 수행할 수 있는 지를 평가해야 한다.

학습내용	평가항목	성취수준		
		상	중	하
의료와 IT 기술융합의 미래	의료와 IT 기술융합의 미래를 이해할 수 있다.			

학습 13

평가 방법

• 작업 포트폴리오

학습내용	평가항목	성취수준		
		상	중	하
의료와 IT 기술융합의 미래	의료와 IT 기술융합의 미래를 이해할 수 있다.			

• 필기시험

학습내용	평가항목	성취수준		
		상	중	하
의료와 IT 기술융합의 미래	의료와 IT 기술융합의 미래를 이해할 수 있다.			

• 체크리스트를 통한 관찰

학습내용	평가항목	성취수준		
		상	중	하
의료와 IT 기술융합의 미래	의료와 IT 기술융합의 미래를 이해할 수 있다.			

• 피드백

1. 작업 포트폴리오
   - 제출한 보고서를 평가한 후 주요사항에 대하여 표시하여 돌려준다.
2. 필기시험
   - 평가 결과 성적이 저조한 학생은 보고서 제출 기회를 부여한다.
3. 체크리스트를 통한 관찰
   - 실습 과정에서 평가한 후 개선해야 할 사항 등을 정리하여 돌려둔다.

참 | 고 | 문 | 헌

1. 스마트 헬스케어 유망시장 동향 및 진출전략, KOTRA, 2019.10.
2. 이승관, 글로벌 디지털 헬스케어 기술동향과 과제, IITA, 2017.12.13.
3. 프로스트 앤 설리번, Global Digital Health Outlook(2020), 2019.8.
4. 박찬호 · 이장우, 인공지능 헬스케어 산업의 실용화 동향, 정보통신기획평가원, 2020.6.17.
5. 김주한, 빅데이터 기반의 개인 맞춤의료 서비스, BioINpro 13호, 2015.
6. 스마트 헬스케어 의료기기 기술, 표준 전략 보고서, 식품의약품안전평가원, 2018.8.
7. 박소영, 중국의 빅데이터 시장 트랜드와 시사점, 국제무역통산연구원, 2020.11.
8. 김태형, 데이터가 생명을 살린다. 바이오협회, 2020.6.
9. Combining genomics and epidemiology to track mumps virus transmission in the United States, PLOS Biology, 2020, https://doi.org/10.1371/journal.pbio.3000611
10. Public health surveillance and data collection: general principles and impact on hemophilia care, Hematology, 2012, https://doi.org/10.1179/102453312X13336169156537
11. Mayo Clinic to sequence 100K participants to build genomic database for improved care and research in collaboration with Helix, https://newsnetwork.mayoclinic.org/discussion/mayo-clinicto-sequence-100k-participants-to-build-genomic-database-for-improved-care-and-research-incollaboration-with-helix/
12. Through partnership with Color, 10K NorthShore patients will get whole genome sequencing. https://medcitynews.com/2019/01/color-northshore/
13. Data-sharing brings hope to rare disease patients around the globe. https://www.ga4gh.org/news/data-sharing-brings-hope-to-rare-disease-patients-around-the-globe/
14. 문유정, 강지민, 데이터 3법개정과 의료빅데이터 활용방안, 경기도경제과학진흥원, 2002.3.16.
15. 박세환, 보건의료 빅데이터 활용 의료산업 동향, HIRA 빅데이터 브리프
16. 박재은, 헬스케어 분야에서의 빅데이터 활용 동향, KDB산업은행, 2019.10.28.
17. 빅데이터 및 인공지능(AI) 기술이 적용된 의료기기의 허가 · 심사 가이드라인(민원인 안내서), 식품의약품안전처, 2017.
18. 유헬스케어 진단지원시스템 임상시험계획서 작성 가이드라인(민원인 안내서), 식품의약품안전처, 2015.
19. 의.약품 임상시험 통계 가이드라인(민원인 안내서), 식품의약품안전처, 2016.
20. 체외진단용 의료기기의 임상적 성능 허가심사 가이드라인(민원인 안내서), 식품의약품안전처, 2015.
21. 한 손에 잡히는 임상연구 : 설계와 실행의 모든 것, 임상시험리뷰 연구회 옮김, 2015.
22. Statistical Guidance on Reporting Results from Studies Evaluating Diagnostic Tests, FDA, 2007.
23. Use of Real-World Evidence to Support Regulatory Decision-Making for Medical Devices, FDA, 2017.

24. 김진한, 신약개발 프로세스 혁신을 위한 AI 활용, 한국제약바이오협회정책보고서, 2017.
25. 배영우, 인공지능을 이용한 신약개발 동향 및 활용사례, 생명공학정책연구센터, BioINpro, 2017.
26. 배수인, 4차 산업혁명 시대, 제약산업에서의 빅데이터 활용, 한국제약바이오협회정책보고서, 2017.
27. 배영우, 4차 산업혁명 시대, 인공지능을 활용한 신약개발, 한국제약바이오협회정책보고서, 2017.
28. 이관용 외, 의료 인공지능 현황 및 과제, 한국보건산업진흥원, 보건산업브리프, 2016.
29. Evaluate, World Preview 2016, Outlook to 2022, 2016.
30. 박순영, 인공지능을 활용한 신약개발 연구동향, 융합연구정책선터, 2018.1.
31. 전종홍 외 7, 감염병 재난에 대응하기 위한 의료인공지능의 기술 표준동향, ETRI Insight, 2020.01
32. 박민주, 심사평가원, 블록체인 활용 보건의료분야 디지털 전환 기초마련, 헬스코리아뉴스(http://www.hkn24.com), 2020.12.28.
33. Global Blockchain Technology Market in the Healthcare Industry, 2018-2022.
34. 임지윤, 보건의료 블록체인 기술 활용 방안, 바이오협회, 2020.3.
35. 이은지, 블록체인 기술의 국외 보건의료분야 적용사례 및 시사점, HIRA,, 3030sus 14권 2호
36. 최한준, 헬스케어 산업에서의 블록체인 기술의 활용, 보건산업브리프, 2017.5.12.
37. 유성진 · 박기성 · 김종현 · 박영호, 양자 컴퓨팅에 안전한 NTRU 기반 상용 기술 동향에 관한 연구. 한국통신학회, 2017.
38. 공개키 암호알고리즘 개발에 관한 연구. 정보통신부 한국정보보호센터, 1992.12.
39. 블록체인이 일으키는 금융, 유통, 의료, 에너지 업계의 변화. IDG DeepDive, 2017.
40. 디지털 세계의 신뢰를 확보하는 블록체인의 의미와 과제, 그리고 미래. IDG Tech Report, 2017.
41. 김수범, 글로벌 의료사물인터넷 시장동향, 보건산업브리프, 2017.12.1.
42. https://www.nexeonmed.com/
43. Frost & Sullivan, "Internet of Medical Things (IoMT) is an amalgamation of medical devices and applications that can connect to healthcare information technology (IT) systems using networking technologies," 2017.
44. 2020년도 AIoT 서비스 제품 및 기업편람, 한국지능형사물인터넷협회, 2020.
45. 박현영, 정밀의료 실현을 위한 보건의료 빅데이터 수집과 활용, 생명공학정책연구센터, 2019.1.
46. 김무웅, 글로벌 정밀의료 시장 현황과 전망, 생명공학센터, 2018.10.
47. 김무웅, 항노화치료 및 서비스 시장의 현황 및 전망,생명공학센터, 2020.2.
48. 문세영, 디지털 의료, BIO 경제레포트, 2018.9.
49. 김무웅, 의료기기 산업에 대한 AI영향력 분석, 생명공학정책연구센터, 2020.11.
50. 최병현, 재생의료 동향 및 전망, BioINpro. 21호, 2016.
51. 손광준 · 전성재 · 황태호 · 노태환, 바이오헬스케어용 반도체 기술 및 시장동향, 한국산업기술평가관리원
52. 김수희 · 이상혁 · 이혜진, 알츠하이머 질병 진단을 위한 혈액 바이오마커 검출용 바이오칩 센서 개발, 공업화학, 제28권. 제4호 2017.8.

저자약력

남 상 엽
- 삼성종합기술원 근무
- 모토로라반도체 기술연구소 근무
- 국제대학교 의료IT학과 교수(현재)

최 선 정
- 삼성SDI기술연구소 근무
- 국제대학교 의료IT학과 교수(현재)

홍 재 혁
- 삼성전자 / 삼성전기 근무
- 국제대학교 의료IT학과 교수(현재)

임 용 순
- LG전자 근무
- 국제대학교 의료IT학과 교수(현재)

의료 IT 융합기술 분석 및 응용

2023년 1월 15일 1판 2쇄 발행

저 자 남상엽 · 최선정 · 홍재혁 · 임용순
발행인 남 승 우

발행처 도서출판 상尙 학學 당堂
서울특별시 동작구 사당로9가길 6
TEL : 02) 595-1692~4
FAX : 02) 595-1394
E-mail : shdbooks@naver.com
신고 : 2-155호 (1968. 11. 29)

정가 33,000원

ISBN 978-89-6587-207-8 93560

〈디자인〉 편집 엄해숙 / 표지 토틀컴